临床常见疾病护理技术与应用

主 编 袁 越 宋春梅 李 卫 楼晨雁
吴宁旭 李 超 祁 艺 王 艳

中国海洋大学出版社
·青岛·

图书在版编目(CIP)数据

临床常见疾病护理技术与应用 / 袁越等主编. —青
岛:中国海洋大学出版社,2021.9
ISBN 978-7-5670-2939-2

Ⅰ.①临… Ⅱ.①袁… Ⅲ.①常见病－护理学 Ⅳ.
①R47

中国版本图书馆 CIP 数据核字(2021)第 197039 号

出版发行	中国海洋大学出版社		
社　　址	青岛市香港东路 23 号	**邮政编码**	266071
出 版 人	杨立敏		
网　　址	http://pub.ouc.edu.cn		
电子信箱	369839221@qq.com		
订购电话	0532－82032573(传真)		
策划编辑	韩玉堂		
责任编辑	韩玉堂	**电　　话**	0532－85902349
印　　制	蓬莱利华印刷有限公司		
版　　次	2021 年 10 月第 1 版		
印　　次	2021 年 10 月第 1 次印刷		
成品尺寸	185 mm×260 mm		
印　　张	21.75		
字　　数	560 千		
印　　数	1～1000		
定　　价	126.00 元		

如发现印装质量问题,请致电 0535－5651533,由印刷厂负责调换。

《临床常见疾病护理技术与应用》编委会

主　编	袁　越	山东第一医科大学第一附属医院
		山东省千佛山医院
	宋春梅	山东第一医科大学第三附属医院
		山东省医学科学院附属医院
	李　卫	山东省公共卫生临床中心
	楼晨雁	宁夏回族自治区中医医院暨中医研究院
	吴宁旭	漯河市中心医院
	李　超	山东省精神卫生中心
	祁　艺	内蒙古医科大学附属医院
	王　艳	中国人民解放军总医院第八医学中心
副主编	樊少华	河北省胸科医院
	张淑敏	无棣县人民医院
	甄　茹	山东省精神卫生中心
	何阳转	运城市中心医院
	于　楠	长治医学院附属和平医院
	吴　沙	山西省肿瘤医院
	牛彦斌	山西白求恩医院
		同济山西医院
	阿达力提汗·玉素音	乌鲁木齐市中医医院
	吴涛涛	胜利油田中心医院
	贾喜梅	北大医疗潞安医院
	赵春叶	鄂尔多斯市中心医院
	张雪晶	山西白求恩医院
		同济山西医院
	白俊超	中国人民解放军总医院第七医学中心
	周鲜玲	内蒙古巴彦淖尔市磴口县人民医院
	许　静	内蒙古巴彦淖尔市磴口县中蒙医院
	杜　瑞	内蒙古巴彦淖尔市磴口县人民医院
编　委	叶道芬	贵州省安顺市人民医院

前　言

　　随着现代医学模式的改变,对临床疾病患者的护理已不仅仅局限于对身体疾病的护理,而是扩展到心理护理,以及帮助患者重新适应社会等方面。这就要求广大临床医护人员,不仅需要具备良好的业务素质、丰富的护理学理论知识、娴熟的操作技能、细致的观察能力和敏锐的判断能力,而且要通过对患者的正确评估,发现患者现有或潜在的生理、心理问题,以协助医师进行有效的治疗。

　　本书介绍了各类临床常见病的护理技术,包括普外科、乳腺外科、胸外科、泌尿外科、神经内科、精神科、骨科、眼科、感染科、急诊科、妇产科、康复医学科、放疗科、中医内科疾病患者的护理及护理管理等方面。本书内容精炼,编排新颖,科学实用,临床指导性强,注重实用性和理论与实践的衔接,适合初、中级临床医护人员阅读参考。

　　其中,主编袁越编写了第二章,共 43.51 千字;主编宋春梅编写了第十章,共 32.19 千字;主编李卫编写了第六章第六节至第十节,共 21.23 千字;主编楼晨雁编写了第十三章第一节至第三节、第十三章第六节至第十节、第十三章第十三节至第十四节、第十四章第一节至第四节、第十四章第七节至第八节,共 102.65 千字;主编吴宁旭编写了第七章第一节至第四节,共 21.18 千字;主编李超编写了第五章第四节至第七节,共 21.11 千字;主编祁艺编写了第十一章第一节至第四节,共 21.09 千字;主编王艳编写了第六章第一节至第五节,共 21.01 千字;副主编樊少华编写了第三章、第四章,共 20.87 千字;副主编张淑敏编写了第十五章,共 10.56 千字;副主编甄茹编写了第五章第二节至第三节,共 10.51 千字;副主编何阳转编写了第十三章第四节至第五节、第十三章第十一节至第十二节,共 31.23 千字;副主编于楠编写了第九章,共 31.19 千字;副主编吴沙编写了第十一章第五节至第八节,共 30.85 千字;副主编牛彦斌编写了第十二章,共 10.46 千字;副主编阿达力提汗·玉素音编写了第八章第六节至第七节,共 5.42 千字;副主编吴涛涛编写了第七章第五节至第七节,共 10.39 千字;副主编贾喜梅编写了第八章第一节至第四节,共 30.19 千字;副主编赵春叶编写了第一章第一节至第五节,共 30.14 千字;副主编张雪晶编写了第五章第一节,共 5.40 千字;副主编白俊超编写了第一章第七节,共 5.38 千字;副主编周鲜玲编写了第十四章第五节至第六节,共 5.35 千字;副主编许静编写了第一章第六节,共 5.31 千字;副主编杜瑞编写了第八章第五节,共 5.27 千字;编委叶道芬编写了第六章第十一节,共 3.19 千字。

本书在编写内容上,力求与实际工作思维接近,简明实用,便于读者掌握。由于编者水平有限,书中难免存在疏漏之处,敬请读者提出宝贵意见并给予指正。

编者

2021 年 9 月

目　录

第一章　普外科疾病护理

第一节　细菌性肝脓肿

细菌性肝脓肿是指在患者抵抗力弱时,化脓性细菌经胆道、肝动脉、门静脉、开放性肝损伤等途径侵入肝,引起感染形成多腔或融合成单腔的肝脓肿。致病菌多为革兰阴性杆菌,其次是革兰阳性球菌和厌氧菌。本病多见于男性,男女之比约为 2∶1。临床上以寒战、高热、肝区疼痛、肝大和压痛为主要表现。

一、临床表现

细菌性肝脓肿通常继发于某种感染性疾病,起病较急,主要症状是寒战、高热、肝区疼痛和肝大。

1. 症状

(1)寒战和高热:是最常见的症状。体温常可高达 39 ℃～40 ℃,多表现为弛张热,伴有大量出汗、脉率增快等感染中毒症状。

(2)肝区钝痛或胀痛:多为持续性,有的可伴右肩牵涉痛,右下胸及肝区叩击痛。肿大的肝有压痛;如脓肿在肝前下缘比较表浅部位时,可伴有右上腹肌紧张和局部明显触痛。

(3)全身症状:主要表现为恶心、呕吐、乏力、食欲缺乏等。因肝脓肿对机体的营养消耗大,患者可在短期内出现重病消耗面容。严重者或并发于胆道梗阻者,可出现黄疸。

2. 体征

肝区压痛和肝大最常见。右下胸部和肝区有叩击痛。脓肿巨大时,右季肋部或上腹部饱满,局部皮肤可出现红肿、皮温升高,甚至局限性隆起可能触及肿大肝或波动性肿块,可出现腹肌紧张。

二、辅助检查

1. 实验室检查

(1)血白细胞计数明显升高,常大于 $20×10^9/L$,中性粒细胞可高达 90％以上,有核左移现象和中毒颗粒。

(2)血清转氨酶升高。

2. X 线检查

肝阴影增大:右肝脓肿显示右膈肌抬高、局限性隆起和活动受限;有时示胸腔积液;X 线钡餐造影有时可见胃小弯受压和推移。

3. B 超检查

B 超检查为首选方法,能分辨肝内直径为 1～2 cm 的液性病灶,并明确其部位和大小。

4. CT、MRI、放射性核素扫描

CT、MRI、放射性核素扫描对肝脓肿的定位与定性有很大诊断价值。

5. 诊断性肝穿刺

必要时可在 B 超定位下或肝区压痛最剧烈处行诊断性穿刺，抽出脓液即可证实，脓液送细菌培养。

三、治疗原则

早期诊断，积极治疗，包括处理原发病、防治并发症。

1. 非手术治疗

非手术治疗适用于急性期肝局限性炎症、脓肿尚未形成及多发性小脓肿、较大脓肿的基础治疗。

(1) 应用抗生素：大剂量、联合应用抗生素。在未确定病原菌以前，可首选对大肠埃希菌、金黄色葡萄球菌及厌氧性细菌等敏感的抗生素，如青霉素或氨苄西林＋氨基糖苷类抗生素、头孢菌素类＋甲硝唑或替硝唑等药物，或根据脓液或血液细菌培养、药物敏感试验结果选用有效抗生素；重度感染者，应用亚胺培南等新型强有力的广谱抗生素。多发性小脓肿经全身抗生素治疗无效者，可肝动脉或门静脉置管应用抗生素。

(2) 全身支持治疗：①肠内、外营养支持，积极补液，纠正水、电解质酸碱失调，补充 B 族维生素、维生素 C、维生素 K，必要时反复多次输清蛋白或血浆，纠正低蛋白血症；②护肝治疗。

(3) 积极处理原发病灶：尽早处理胆道结石与感染、阑尾炎等腹腔感染。

(4) 经皮肝穿刺抽脓或脓肿置管引流术：单个较大的脓肿如已经液化，可在 B 超定位引导下穿刺抽脓，抽脓后可向脓腔内注入抗生素或行脓肿置管引流术。

(5) 中医中药治疗：多与抗生素和手术治疗配合应用，以清热解毒为主，可根据病情选用柴胡解毒汤等方剂加减。

2. 手术治疗

(1) 脓肿切开引流术：适用于脓肿较大有穿破可能或已并发腹膜炎、脓胸及胆源性肝脓肿或慢性肝脓肿者，在抗生素治疗同时行脓肿切开引流术，放置 2 条引流管以便术后冲洗。常用的手术途径有经腹腔、经前侧腹膜外和经后侧腹膜外脓肿切开引流术。如果脓肿破入腹腔、胸腔或胆源性肝脓肿，应同时行腹腔、胸腔或胆道引流。

(2) 肝叶切除术：适用于慢性厚壁肝脓肿切开引流术后长期不愈，或肝内胆管结石合并左外叶多发性肝脓肿致肝叶严重破坏者。

四、护理评估

1. 健康史

评估患者既往是否体健，有无胆道疾病和其他部位化脓性病变，有无腹部外伤史，是否有药物、食物过敏史。了解患者发病诱因及病史治疗经过，是首诊还是多次诊治，药物使用情况，以及是否曾经手术治疗，效果如何，以便正确制订治疗方案。

2. 身体状况

(1) 肝区情况。①视诊：是否有因肝大致右季肋区局限性隆起或局部皮肤出现凹陷性水肿等情况；②触诊：判断是否有右下胸部和肝区叩击痛，右上腹有无肌紧张等；③问诊：了解患者是否出现肝区疼痛，以及疼痛的时间、性质，有无规律，是否为持续性胀痛或钝痛，是否伴有右肩牵涉痛。

(2) 全身情况：评估患者有无寒战、高热及神志改变，生命体征是否正常，四肢末梢血运如何,尿液是否正常,从而判断患者是否存在菌血症引起的感染性休克。患者是否出现恶心、呕吐、食欲缺乏、周身乏力、消瘦、贫血等因肝功能不良而导致的消化系统功能紊乱,以便及时调整饮食结构,给予营养支持。

3.心理-社会状况评估

患者对拟施手术及可能出现并发症的心理反应,对治疗和康复知识的掌握程度,家庭对患者治疗的经济承受能力等。

五、护理诊断

(1)体温过高与肝脓肿及其产生的毒素吸收有关。

(2)营养低于机体需要量与进食减少、感染、高热引起分解代谢增加有关。

(3)体液不足与高热致大量出汗、进食减少等有关。

(4)潜在并发症:腹膜炎、膈下脓肿、胸腔内感染、休克。

(5)缺乏出院后的自我护理知识。

六、护理措施

1.非手术治疗及术前护理

(1)心理护理:由于本病短期内呈现严重病容,全身中毒症状明显,患者及其家属多紧张,应亲切和蔼地对待患者,做各种护理操作时耐心解释,及时、恰当进行健康宣传教育。介绍有关的疾病知识,增强患者战胜疾病、恢复健康的信心与勇气。

(2)营养支持:鼓励患者多食高蛋白、高热量、富含维生素和膳食纤维的食物;保证足够的液体摄入量;贫血、低蛋白血症者应输注血液制品;进食较差、营养不良者,提供肠内外营养支持。

(3)疼痛的护理:遵医嘱应用镇痛剂。

(4)高热的护理。①调节室温:使室温维持在 18 ℃～22 ℃,湿度为 50%～70%,保证室内空气新鲜,定时开窗通风;②患者宜穿棉质衣裤且衣着适量,及时更换汗湿的衣裤及床单位,以免受凉感冒;③体温观察:体温在 39 ℃以上者,给予物理降温,如睡冰枕、酒精浴、冰盐水(4 ℃)灌肠等,必要时使用解热镇痛药如肌内注射安乃近、柴胡注射液等;④除需控制入水量者,应保证高热患者每日摄入 2 000 mL 液体,以防脱水;⑤遵医嘱应用抗生素,并观察用药后的反应,对使用抗生素时间较长者应警惕假膜性肠炎及继发性感染。

(5)并发症的观察和处理:严密观察患者的生命体征和腹部情况。若持续高热、血培养阳性,则提示为继发性脓毒血症;若出现雷诺尔德(Reynolds)五联征,则提示继发急性化脓性胆管炎;若出现大汗淋漓、四肢湿冷、呼吸急促、血压下降、脉率增快等症状和体征,则提示已发生中毒性休克。因此,一旦发现上述情况,应立即通知医师处理。

(6)用药护理:①使用抗生素前,在患者高热寒战时采血送检做细菌培养及药物敏感试验;②使用抗生素时,注意药物的配伍禁忌,了解药物在血中的浓度和半衰期,合理安排用药时间;③使用抗生素后,密切观察用药后的反应,慎防不良反应的发生,积极防治二重感染如菌群失调、口腔黏膜溃疡等。

2.术后护理

(1)饮食护理:术后禁食,肠蠕动恢复后,先进流质饮食,无不良反应逐步过渡至普食,指导患者进食富含蛋白、热量、维生素和膳食纤维的食物,同时做好口腔护理。

(2)体位与活动:术后绝对卧床休息,定时翻身、拍背,动作轻柔,保持皮肤完整性。肝叶切除术后为防止肝断面出血,不宜过早活动,常规用腹带加压包扎伤口。

(3)保持呼吸道通畅:肝细胞对缺氧非常敏感,肝叶切除术后应给氧 3 d 左右,术后及时清除呼吸道分泌物,必要时进行雾化吸入(2 次/天),有利于痰液的稀释与清除,术后早期不宜用力咳嗽,咳嗽时要对抗性按压腹部切口,以免引起肝断面出血。

(4)引流管护理:①解释引流管的重要意义,使患者及其家属自觉保护引流管;②妥善固定引流管,长短适宜,避免扭曲、受压、滑脱;③置患者于半卧位,以利于引流和呼吸;④每日更换引流袋,观察引流液量、色及性质,并如实记录;⑤严格遵守无菌原则,遵医嘱用生理盐水加抗生素多次或持续冲洗脓腔,观察和记录脓腔引流液的色、量。

(5)疼痛的护理:指导患者翻身,深呼吸,咳嗽时用手掌按压切口部位,减少因切口张力增加或震动而引起的疼痛,必要时给予镇痛处理。

(6)病情观察:密切监测患者生命体征变化,观察伤口敷料是否干燥,有无渗血及渗液。术后伤口引流管中鲜红血性液体超过 100 mL/h,并持续数小时,应高度警惕有腹腔内出血的可能,发现异常及时通知医师处理。

七、健康教育

(1)注意休息,加强营养,嘱患者出院后多进食高热量、高蛋白、富含维生素和纤维素的食物,多饮水。

(2)养成良好的个人卫生习惯,防止感染。

(3)遵医嘱服药,不得擅自改变剂量或停药。

(4)一个月后复查 B 超,出现水肿、黄疸、发热、腹痛等不适及时就诊。

(赵春叶)

第二节　原发性硬化性胆管炎

一、概述

原发性硬化性胆管炎(primary sclerosing cholangitis,PSC)是一种原因不明的慢性胆汁淤积性肝胆疾病,其特征为肝内、外胆管节段性或弥散性炎性改变和管壁纤维化,胆管变形,进行性狭窄,最终导致胆汁淤积,进而出现淤胆性肝硬化、肝功能障碍、肝衰竭、门脉高压等。本病少见,多发于成年人,以男性居多。在我国,该病常与慢性的胆道感染有关,也有继发于坏死性胆管炎之后。

二、病因

确切病因尚不明确。目前认为主要与以下因素有关:①感染因素;②免疫因素;③遗传因素;④胆管缺血因素;⑤环境污染血因素;⑥其他因素,如先天性胆道畸形、类圆线虫感染、酒精中毒等。

三、病理

胆管弥散性炎症,广泛纤维化增厚和胆管狭窄是本病的病理特征。胆管病变可为均一性、节段性、不规则性。病变可侵犯整个胆道系统，以肝外胆管病变明显，胆囊一般不受侵犯，并逐渐发展导致胆汁性肝硬化、门静脉高压症、肝衰竭而死亡。

四、诊断要点

1.临床表现

原发性硬化性胆管炎的症状可以是多样化的，但其主要表现为慢性进行性的胆管梗阻和胆管炎，有时在起病初期就有急性腹痛的表现，伴间歇性不规则发热等胆管炎的症状，患者常有慢性、持续性的梗阻性黄疸，伴有皮肤瘙痒、消瘦、精神欠佳。晚期患者常有重度黄疸、严重肝功能损害、胆汁性肝硬化、门静脉高压的表现。患者无特异性体征，黄疸和肝脾大是最常见的体征。

2.辅助检查

经内镜逆行胰胆管造影（ERCP）、经皮肝穿刺胆管造影（PTC）。

五、治疗

1.姑息性手术治疗

外科手术治疗的目的是引流胆汁、胆管减压以减轻肝损害，手术方式的选择应个体化，包括内引流、外引流和胆道重建术。

2.药物治疗

①利胆药物：熊去氧胆酸；②保肝药物：S-腺苷蛋氨酸；③抗感染药物：糖皮质激素有争议，不推荐使用；④抗纤维化药物；⑤抗生素。

3.内镜治疗

探条或球囊扩张术、支架植入术、内镜下鼻胆管引流及灌洗术等。

4.肝移植

肝移植术是目前治疗原发性硬化性胆管炎最有效的方法，也是终末期患者的唯一治疗方法，术后可延长患者的生存期和生活质量。

六、主要护理问题

（1）焦虑恐惧与患者对疾病的恐惧、担心预后有关。

（2）体温过高与胆道炎症或感染有关。

（3）营养失调（低于机体需要量）与食欲缺乏、消化吸收不良有关。

（4）舒适的改变与瘙痒、疼痛有关。

（5）自我形象紊乱与使用激素有关。

（6）潜在并发症：胆道出血、胆瘘。

七、护理目标

（1）患者焦虑/恐惧程度减轻，配合治疗及护理。

（2）疼痛减轻。

（3）体温恢复正常。

（4）患者营养状况得到改善或维持。

（5）患者主诉不适感减轻或消失。

(6)术后未发生相关并发症,或并发症发生后能得到及时治疗与处理。

八、护理措施

(一)术前护理措施

1.心理护理

(1)解释原发性硬化性胆管炎手术的必要性、手术方式、注意事项。

(2)针对个体情况进行针对性心理护理。

(3)鼓励患者家属和朋友给予患者关心和支持。

(4)鼓励患者表达自己内心的想法。

2.疼痛评估,缓解疼痛

(1)评估疼痛部位、性质、程度、诱因、缓解和加重因素,针对性地采取措施缓解疼痛。

(2)采取舒适体位。

3.营养支持

(1)准备手术者,禁食、休息,补充液体及电解质。

(2)非手术者据病情决定饮食。高蛋白、高糖、高维生素、低脂的普通饮食或半流质饮食。

(3)不能进食者遵医嘱经胃肠外途径补充足够的热量、氨基酸、维生素、电解质以维持患者良好的营养状态。

4.术前病情观察及护理

(1)观察并记录患者腹部体征。

(2)观察患者的生命体征变化,尤其是体温变化,警惕病员体温过高。

(3)注意观察患者皮肤状况并加强护理,避免患者抓破皮肤导致感染。

(4)皮质激素异常反应的护理,使用激素容易引起脸上多毛、满月脸、水牛背、向心性肥胖等不良症状,护理人员应做好讲解,严格控制用药时间和量,降低不良反应的发生。

5.术前常规准备

(1)术前行抗生素皮试,术晨遵医嘱带入术中用药。

(2)协助完善相关术前检查:如心电图、B超、出凝血试验等。

(3)术晨更换清洁病员服。

(4)术前清洁皮肤,必要时备皮。

(5)术晨建立静脉通道。

(6)术晨与手术室人员进行患者、药物核对后,送入手术室。

(7)麻醉后置尿管。

(二)术后护理措施

1.体位与活动

协助患者取舒适体位,有节律地深呼吸,达到放松和减轻疼痛的效果。

2.饮食护理

术后一天视患者情况拔出胃管,进少量温水,肛门排气后,可进食流质饮食,无腹胀腹痛等情况,可逐渐过渡到正常饮食。仍以清淡低脂饮食为主,少食多餐,勿进食过多、过饱。

3.健康宣教

(1)指导患者选择低脂、高糖、高蛋白、高维生素、易消化的饮食,忌食油腻食物及饱餐,肥胖患者应适当减肥,糖尿病患者应该遵医嘱坚持药物和饮食治疗,养成良好的生活习惯,避免劳累及精神紧张。

(2)向带"T"型引流管出院的患者解释"T"型管的重要性,告知出院后的注意事项,勿牵拉"T"型管以免脱出,保持其引流通畅,按无菌原则每周更换一次引流袋,保持敷料的清洁干燥,必要时予以更换,若发现引流不畅或身体不适等,应及早就医。

(3)注意门诊随访,预约患者复诊的时间。

(赵春叶)

第三节 胆石症

胆石症包括发生在胆囊和胆管的结石,是胆道系统的常见病和多发病。我国胆囊结石的发病率约占 10%,女性多于男性,以胆固醇结石多见。

一、病因

1.感染因素

胆汁淤滞、细菌或寄生虫入侵等会引起胆道感染,细菌产生的 β-葡萄糖醛酸酶可使水溶性的结合性胆红素水解为非结合性胆红素,后者与钙盐结合,形成胆色素结石;虫卵、成虫的尸体、炎症坏死组织的碎屑可成为结石的核心,诱发结石形成;胆道手术后的手术线结或 Oddi 括约肌痉挛导致胆道梗阻,胆汁淤滞于胆道内,成为结石形成的核心。

2.代谢因素

胆汁中含有胆盐、胆固醇、卵磷脂三种主要成分,三者以一定的比例混合,保持胆汁呈胶状溶解状态,其中胆固醇不溶于水,但可溶解于胆汁酸和卵磷脂形成的微粒胶中。当胆汁中胆固醇浓度明显增多,而胆盐和卵磷脂含量相对减少时,则胆固醇呈过饱和状态并析出、沉淀、结晶,从而形成结石。

3.其他因素

胆囊功能异常、雌激素、遗传因素与结石的形成有关。

二、分类

(一)根据胆结石的成分分类

1.胆固醇结石

有 80% 以上的胆囊结石属于胆固醇结石,主要成分为胆固醇,质地硬、表面光滑,呈黄色、白黄或灰黄,剖面呈放射状排列的条纹、单发或多发,呈多面体、圆形或椭圆形。X 线检查多不显影。

2.胆色素结石

其主要成分是胆色素,一般多发,形状大小不一,可呈长条状、粒状或铸管形。可分为两种:一种是无胆汁、无细菌、质硬的黑色胆色素结石,几乎均发生于胆囊内;另一种是有胆汁酸、细菌、质软易碎的棕色胆色素结石,主要发生在胆管。X 线检查不显影。

3.混合型结石

由胆色素、胆固醇、钙等多种成分混合而成。根据所含成分的不同而呈现不同的色泽和性状。X线检查可显影。

(二)根据结石的部位分类

1.胆囊结石

胆囊结石主要为胆固醇结石或以胆固醇为主的混合性结石和黑色胆色素结石。主要见于成年人,女性多于男性。胆囊结石约占全部结石的50%。

2.胆管结石

胆管结石分为发生在肝内、肝外胆管的结石。肝外胆管结石主要是胆囊结石或肝内胆管结石排入胆总管引起,另外与胆道感染、胆汁淤滞、胆道异物等有关。肝外胆管结石占全部结石的20%~30%,多数位于胆总管下端。肝内胆管结石病因复杂,主要与胆道感染、胆汁淤滞、胆道寄生虫、胆道变异等有关。左侧结石比右侧多见,占全部结石的20%~30%。

三、临床表现

1.胆囊结石

大多数患者无症状,称为无症状胆囊结石。胆囊结石的典型症状为胆绞痛,或表现为急性胆囊炎或慢性胆囊炎。

(1)胆绞痛:常在饱餐、进食油腻食物后或睡眠中体位改变时发作,因胆囊排空受阻导致。疼痛位于右上腹或上腹部,呈阵发性,或持续性疼痛阵发性加剧,可向右肩胛部和背部放射,伴恶心、呕吐。

(2)上腹隐痛:多数患者在进食过多、进食油腻食物、工作紧张或疲乏时出现上腹部或右上腹隐痛,或有饱胀不适、嗳气、呃逆等。

(3)胆囊积液:胆囊结石长期嵌顿或阻塞胆囊管但未合并感染时,胆囊黏膜吸收胆汁中的胆色素,并分泌黏液,导致胆囊积液。

(4)其他:少部分患者出现轻度黄疸;结石可进入胆总管称为胆总管结石,有时可诱发胆源性胰腺炎。

2.肝外胆管结石

肝外胆管结石一般无症状或仅有上腹部不适,当结石造成胆管梗阻时可出现腹痛和黄疸;若继发胆管炎时,可出现腹痛、寒战、高热、黄疸等表现,合称为Charcot三联征。

(1)腹痛:起病急骤,位于剑突下或右上腹,多为绞痛,呈阵发性发作,或为持续性疼痛阵发性加剧,向右肩背部放射。由于体位改变,结石下移,嵌顿于胆总管下端或壶腹部,引起暂时性梗阻,胆总管平滑肌或Oddi括约肌痉挛导致。

(2)寒战、高热:多发生于剧烈腹痛后,胆管梗阻继发感染,细菌毒素逆行至肝静脉,再进入体循环引起全身感染。为弛张热表现,体温可高达39 ℃~40 ℃。

(3)黄疸:胆管梗阻后胆红素逆流入血所致,其轻重程度、持续时间取决于胆管梗阻的部位、程度、是否继发感染。部分梗阻黄疸较轻,完全梗阻则黄疸较重。出现黄疸时,患者常伴有尿色变深、大便颜色变浅或呈陶土样大便、皮肤瘙痒等症状。

3.肝内胆管结石

肝内胆管结石可多年无症状或仅有上腹和胸背部胀痛不适。常见的临床表现是急性胆管炎引起的寒战、高热和腹痛。若合并肝外胆管结石或双侧胆管结石时,可出现黄疸。严重者可出现急性梗阻性化脓性胆管炎。反复胆管炎可导致多发的肝脓肿。长期梗阻甚至可导致肝硬化等。

四、辅助检查

1.实验室检查

合并胆道感染时,血白细胞计数及中性粒细胞升高。合并胆管炎时,血清胆红素及结合胆红素增高,血清转氨酶和碱性磷酸酶升高,尿中胆红素升高,尿胆原降低或消失,粪中尿胆原减少。

2.影像学检查

B超能发现结石并明确大小和部位,可作为首选检查方法。含钙量高的结石,腹部 X 线也可看到。有梗阻性黄疸时,经皮肝穿刺胆管造影(PTC)和经内镜逆行胰胆管造影(ERCP)可显示结石及部位。CT、MRI 也可显示结石部位、胆管扩张等。

五、处理原则

1.胆囊结石

无症状的胆囊结石一般不需要预防性手术治疗,可观察和随诊。有症状和(或)并发症者,首选腹腔镜胆囊切除术(LC)。病情复杂或没有腹腔镜条件也可开腹行胆囊切除术。在胆囊切除时,若出现以下情况需要行胆总管探查、T 管引流术:①术前病史、临床表现或影像学检查提示胆总管有梗阻;②术中证实胆总管有病变;③胆总管扩张超过 1 cm,胆管壁明显增厚,发现胰腺炎或胰头肿物,胆管穿刺引出脓性、血性胆汁或泥沙样胆色素颗粒;④胆囊结石小,有可能进入胆总管。

2.肝外胆管结石

肝外胆管结石以手术治疗为主。术中尽量取尽结石、解除胆道梗阻、术后保持胆汁引流通畅。

(1)非手术治疗:也可作为术前准备。包括:①应用抗生素,主要针对革兰阴性菌的抗生素;②解痉;③利胆;④纠正水、电解质及酸碱平衡失调;⑤加强营养支持和补充维生素;⑥保肝及纠正凝血功能异常。

(2)手术治疗:①胆总管切开取石、T 管引流术:可采用开腹或腹腔镜手术,术中可采用胆管造影、超声或纤维胆道镜检查,以防止和减少结石遗留;②胆肠吻合术:也称胆汁内引流术,手术同时需要切除胆囊。但此术废弃了 Oddi 括约肌的功能,目前已较少采用。

3.肝内胆管结石

无症状者可不治疗,定期观察、随访。症状反复发作者应手术治疗。手术方式包括胆管切开取石、胆肠吻合术、肝切除术等。为取尽结石,术中可应用胆管造影、超声等检查确定结石的数量和部位。可应用胆道镜术中取石。

术后残留结石可经引流管窦道胆道镜取石,激光、超声、微爆破碎石;经引流管溶石、体外碎石或中西医结合治疗等。

六、护理评估

1.目前身体状况评估

患者症状、体征以及辅助检查结果,判断胆结石的部位、大小,有无梗阻症状及合并感染。了解既往急性发作情况及诱发因素。

2. 与疾病相关的健康史

了解患者的年龄、性别、饮食习惯、家族史、既往史、手术史等。评估与胆石症发病的相关因素，如高热量、高糖、高脂、高胆固醇饮食；胆道寄生虫病史；肥胖；多次妊娠；长期口服避孕药；遗传；手术，如迷走神经切断术、小肠远端广泛切除术等。

3. 心理-社会状况

了解患者患病后的心理改变，有无紧张、焦虑。评估患者家庭的经济承受能力，以及家庭和社会方面对患者的支持程度。

七、主要护理诊断/合作性问题

(1)疼痛与胆结石嵌顿梗阻有关。

(2)体温过高与胆石症合并胆道感染有关。

(3)潜在并发症：感染性休克、胆汁性腹膜炎。

八、护理措施

(一)术前护理

1. 缓解疼痛

观察疼痛的部位、性质，发作的时间、诱因及缓解因素。对诊断明确且疼痛剧烈者，可给予消炎利胆、解痉止痛药物。禁用吗啡以免加重 Oddi 括约肌痉挛。低脂饮食或禁食，以免加重疼痛。

2. 降低体温

根据患者体温情况，采用物理降温或药物降温，遵医嘱应用抗生素，控制感染。

3. 病情观察

注意观察生命体征、意识状况、腹痛及发热进展情况。

4. 改善全身状况

遵医嘱补液以纠正水、电解质及酸碱平衡失调；加强营养支持和补充维生素；必要时，应用保肝药物及纠正凝血功能异常。

5. 做好术前常规准备

术前准备基本与腹部其他手术相同，但腹腔镜胆囊切除术术前应注意脐部清洁，同时，术前应加强呼吸功能锻炼，戒烟，避免感冒，以减少呼吸道分泌物，利于患者早日康复。

(二)术后护理

1. 病情观察

密切观察患者生命体征、神志、尿量、黄疸、腹部体征的变化，注意胃肠减压及引流液的颜色、数量、性状。如果患者出现腹痛、腹胀伴发热等腹膜炎表现，或引流管引流出黄绿色液体，应及时报告医生，警惕胆瘘的发生。

2. 饮食

禁食期间通过肠外营养维持患者良好的营养状态，待肠功能恢复后，由流食逐渐过渡到低脂饮食，注意少食多餐。

3. 切口护理

观察并记录切口情况，保持切口的清洁干燥，如渗血、渗液较多，应及时更换敷料。如有胆汁渗漏,防止损伤皮肤,应涂抹氧化锌保护皮肤。

4.补充液体和电解质

记录24 h液体出入量,保持水、电解质平衡。

5.做好T管引流护理

(1)妥善固定:将T管妥善固定,避免翻身、活动时牵拉T管,对躁动不安的患者应适当加以约束或专人守护,避免T管脱出。

(2)加强观察:观察并记录T管引流出胆汁的颜色、数量及性状。正常成人每日分泌胆汁800~1 200 mL,清亮无沉渣,呈黄色或黄绿色,有黏性。术后24 h内引流量为300~500 mL,饮食恢复后引流量可增至600~700 mL,以后逐渐减少至每日200 mL左右。术后1~2 d胆汁逐渐变清亮。如果胆汁突然增多,提示胆道下端梗阻;如果胆汁突然减少或无胆汁引出,应考虑引流管受压、扭曲、阻塞或脱出。

(3)保持引流通畅:T管要经常予以挤捏,保持通畅,防止引流液中混有的絮状物、血凝块、泥沙样结石阻塞管道,必要时可用生理盐水低压冲洗或用50 mL注射器负压抽吸。引流管的水平高度不要高于腹部切口高度,以免胆汁反流引起感染。引流袋也不宜过低,以免胆汁流出太多影响脂肪的消化和吸收。

(4)预防感染:严格无菌操作、定期更换引流袋。引流管口周围皮肤覆盖无菌纱布,保持干燥,防止胆汁浸润皮肤引起炎症反应。

(5)拔管:一般术后12~14 d,引流量逐渐减少至200 mL,引流液颜色正常,无脓液、沉渣及絮状物,无腹痛、发热、黄疸,大便颜色正常等可考虑拔管。拔管前先试行夹管1~2 d,如无腹胀、发热、黄疸等症状,说明胆总管通畅。再在X线下行T管造影,进一步确定胆总管通畅情况。造影后持续引流2~3 d,如无不良反应即可拔管。拔管后,用凡士林纱布填塞残留窦道,1~2 d可自行闭合。拔管后1~2周,密切观察患者体温、有无腹痛和黄疸发生、警惕胆汁外漏引起腹膜炎。若胆管造影发现结石残留,则需保留T管6周以上,再行取石或其他处理。

6.并发症的观察和护理

(1)出血:发生于术后24~48 h的出血多为腹腔内出血,可能与术中止血不彻底、结扎线脱落及凝血功能障碍等有关。术后早期、晚期均可发生胆管内出血,多数因为炎症、结石导致血管壁溃疡、糜烂或术中操作不当引起。如果腹腔引流管引流出大量血性液体多于100 mL/h,持续3 h以上并伴有心率加快、血压不稳时,提示腹腔内出血;胆管出血表现为T管引流出鲜血或血性胆汁,大便呈柏油样,也可伴有心率加快、血压降低等表现。应及时上报医生给予处理。

(2)胆瘘:由胆管损伤、胆总管下端梗阻、T管脱出等所致。如果患者出现发热、腹痛、腹胀等表现,或引流出黄绿色胆汁样液体,常提示胆瘘发生。将漏出的胆汁充分引流到体外是治疗胆瘘最重要的原则。长期胆瘘会影响脂肪的消化吸收,导致营养障碍及脂溶性维生素的缺乏,应及时补液防止水、电解质及营养失衡。

(3)高碳酸血症:因腹腔镜手术中CO_2吸收过多导致。患者出现呼吸变浅变慢,$PaCO_2$升高,需通知医生及时处理。术后常规低流量吸氧,鼓励患者深呼吸,有效咳嗽,促进体内CO_2的排出。

(4)肩背部酸痛:是腹腔镜手术后常见并发症,由于CO_2聚集在膈下产生碳酸、刺激膈肌引起肩背部酸痛、不适。一般无须特殊处理,可自行缓解。

(三)健康教育

(1)合理饮食,少量多餐,避免暴饮暴食。进食低脂、低胆固醇、高维生素、高纤维素食物。告知患者胆囊切除后会出现消化不良、脂肪性腹泻等情况,经饮食调节症状可逐渐消失。

(2)遵医嘱服用消炎利胆药物。保持心情舒畅,劳逸结合,合理安排作息时间。避免过度劳累及高度精神紧张。

(3)定期复查,如出现腹痛、腹胀、黄疸、陶土样大便等不良情况时,须及时就诊。

(赵春叶)

第四节　胰腺癌

胰腺癌是消化系统较常见的恶性肿瘤之一,发病隐匿,进展迅速。在我国发病率有逐年上升的趋势。男性多于女性,好发年龄为 40 岁以上。早期诊断率不高,90%的患者在诊断后 1 年内死亡,5 年生存率仅为 1%~3%,中晚期手术切除率低、预后差。

一、病因

病因尚不清楚。吸烟是目前唯一被公认的危险因素,可能与烟草中特异性 N-亚硝酸盐的致癌作用有关。高蛋白和高脂肪饮食可增加胰腺对致癌物质的敏感性。此外,糖尿病、慢性胰腺炎患者发生胰腺癌的危险性高于一般人群。

二、病理

胰腺癌包括胰头癌、胰体尾癌和胰腺囊腺癌等,以胰头癌最常见。组织类型以导管细胞腺癌多见,占 90%,其次为黏液癌和腺鳞癌、囊腺癌和腺泡细胞癌少见。肿瘤质硬、浸润性强而没有明显界限,易侵及附近的胆总管、十二指肠等器官和组织,出现相应的临床症状。胰头癌可经淋巴转移至胰头前后、幽门上下、肝十二指肠韧带、肝总动脉、肠系膜根部及腹主动脉旁淋巴结;晚期可转移至左锁骨上淋巴结。部分经血行转移至肝、肺、骨、脑等处。此外,还可经腹腔种植转移。

三、临床表现

(1)上腹疼痛、不适:是最常见的首发症状。早期由于肿块使胰管或胆管部分梗阻,造成胰管及胆道压力增高,出现持续且进行性加重的上腹部闷胀不适、隐痛、钝痛、胀痛,可放射至腰背部。胰头癌疼痛多位于上腹居中或右上腹部,胰体尾癌疼痛多在左上腹或左季肋部。晚期常因癌肿侵犯胆总管下段,压迫肠系膜上静脉或门静脉,累及十二指肠及腹腔神经丛致使疼痛加剧,夜间尤甚,一般止痛药无法缓解。

(2)黄疸:梗阻性黄疸是胰头癌的主要症状和体征,由癌肿侵及或压迫胆总管所致。黄疸呈进行性加重,伴尿黄、皮肤瘙痒、大便呈陶土色。

(3)消化道症状:因胆汁排出受阻,患者常有食欲缺乏、上腹饱胀、消化不良、便秘或腹泻等表现;部分患者可有恶心、呕吐。晚期癌肿侵及十二指肠可出现上消化道梗阻或消化道出血。

(4)消瘦和乏力:由于饮食减少、消化吸收障碍、严重疼痛影响睡眠及癌肿消耗,患者在短时期内即可出现明显的消瘦和乏力。

(5)发热:壶腹周围癌致胆管梗阻可继发感染,患者出现反复发热。

(6)其他:黄疸明显的患者,大多能扪及腹部肿大的肝和胆囊。晚期患者偶可扪及上腹肿块,质硬、固定,可有腹腔积液或远处转移症状。

四、辅助检查

1.实验室检查

(1)生化检查:胆道梗阻时血清总胆红素和直接胆红素、碱性磷酸酶升高,转氨酶可轻度升高。部分患者血、尿淀粉酶值升高或血糖升高,尿糖阳性。

(2)免疫学检查:包括癌胚抗原(CEA)、胰胚抗原(POA)、胰腺癌相关抗原(PCAA)及糖类抗原 19-9(CA19-9)等。其中,CA19-9 是最常用的辅助诊断和随访项目。

2.影像学检查

(1)B 超:为首选方法,可以发现 2 cm 以上的胰腺及壶腹部肿块、胆囊增大、胆管扩张。同时可观察有无肝及腹腔淋巴结肿大。胰尾体部肿块诊断率可达 80%～90%。

(2)X 线:钡餐检查可发现十二指肠曲扩大,局部黏膜皱襞异常、充盈缺损、不规则、僵直等;低张十二指肠造影或气钡双重造影可提高确诊率。

(3)CT、MRI:优于 B 超,可显示直径 1 cm 以上的肿瘤,诊断准确率可达 80% 以上,并能清楚显示肿瘤部位及与之毗邻器官的关系。

(4)经内镜逆行胰胆管造影(ERCP):可直接观察十二指肠乳头部的病变,并能进行活检,造影可显示胆管或胰管的狭窄、梗阻部位及程度。

(5)经皮肝穿刺胆管造影(PTC):可显示胆道的变化、了解胆总管下段的狭窄程度。同时行经皮经肝胆道置管引流(PTCD)可达到胆道减压、引流、减轻黄疸、改善患者一般情况的作用。

(6)选择性动脉造影:对判断根治性手术的可行性有一定意义,腹腔动脉造影可显示胰腺癌所造成的血管改变及有无肝转移。

3.腹腔镜检查

腹腔镜检查可直接观察胰腺形态,病变部位、大小和外侵情况,在直视下行活检或细针穿刺细胞学检查。

五、处理原则

争取手术切除是最有效的方法。不能切除者行姑息性手术,辅以放疗或化疗。

(一)手术治疗

1.胰头十二指肠切除术(Whipple 术)

切除范围包括胰头、远端胃、十二指肠、上段空肠、胆囊和胆总管,同时清除相关淋巴结,再将胰、胆管、胃与空肠吻合,重建消化道。

2.保留幽门的胰头十二指肠切除术

该术适用于幽门上下淋巴结无转移、十二指肠切缘无肿瘤细胞残留的患者。

3.姑息性手术

对不能手术切除或不能耐受手术的患者,可行姑息手术。包括:胆肠吻合术解除胆道梗阻；胃空肠吻合术解除或预防消化道梗阻；腹腔神经丛封闭或切断术减轻疼痛。

（二）辅助治疗

放疗和化疗对术后患者有一定的辅助治疗作用。常用化疗药物有氟尿嘧啶、丝裂霉素等。此外，可选用免疫疗法、中药等。合并糖尿病者需用胰岛素等控制血糖。

六、护理评估

1. 目前身体状况

（1）症状、体征：患者腹痛的性质、部位、程度、持续时间，有无放射痛、加重或缓解的因素，药物止痛效果如何；有无恶心、呕吐和腹胀。腹部有无压痛，是否能触及肿块，其部位、大小、活动程度；是否能触及肿大的肝；有无移动性浊音。患者的食欲、体质量减轻情况；有无消化不良的表现；大便次数、色和性状；有无黄疸，黄疸出现的时间、程度，是否伴有皮肤瘙痒；有无头晕、出冷汗、面色苍白、乏力、饥饿、头晕等低血糖症状。

（2）辅助检查：了解各项辅助检查的结果，判断患者各器官功能和对手术的耐受力。

2. 与疾病相关的健康史

了解患者的饮食习惯，是否长期高蛋白、高脂肪饮食；是否长期接触污染环境和有毒物质；有无吸烟史，吸烟持续的时间及数量；是否长期大量饮酒。有无其他疾病，如糖尿病、慢性胰腺炎等。家族中有无胰腺肿瘤或其他肿瘤患者。

3. 心理-社会状况

了解患者及其家属对胰腺肿瘤的诊断、治疗及预后有无信心，是否有不良情绪反应，是否了解有关术前及术后护理配合的有关知识。了解患者及其家属的社会支持系统以及家庭经济承受能力。

七、主要护理诊断/合作性问题

（1）疼痛与胰胆管梗阻，癌肿侵犯腹膜后神经丛及手术创伤有关。

（2）皮肤完整性受损与胆盐刺激神经末梢引起瘙痒有关。

（3）营养低于机体需要量与食欲下降、消化不良、反复呕吐及癌肿消耗有关。

（4）潜在并发症出血：感染、胰瘘、胆瘘、血糖异常。

八、护理措施

（一）术前护理

1. 心理护理

大多数患者是 40 岁左右的中年人，家庭负担较重，很难接受诊断，常会出现否认、悲哀、恐惧和愤怒等不良情绪，加之胰腺癌患者大多就诊晚，手术机会小，预后差，故患者对治疗缺乏信心。护理人员应予以理解，多与患者沟通，了解患者的真实感受，满足患者的精神需要。同时根据患者掌握知识的程度，针对性地介绍与疾病和手术相关的知识，使患者能配合治疗与护理，促进疾病的康复。

2. 疼痛护理

对于疼痛剧烈的胰腺癌患者，及时给予有效的镇痛，评估镇痛药的效果。

3. 改善营养状态

提供高蛋白质、高热量、低脂和丰富维生素的饮食，给予肠内、外营养或输注人体清蛋白等改善营养状况。有黄疸者,静脉补充维生素 K。营养支持治疗期间,应注意观察患者与营养相关的检测指标和人体测量指标,如血清蛋白水平、皮肤弹性、体质量等,以解治疗效果。

4.控制血糖

合并高糖血症者,应用胰岛素控制。若有低血糖表现,可适当补充葡萄糖。

5.控制感染

有胆道梗阻继发感染者、遵医嘱给予抗生素治疗。

6.皮肤护理

皮肤瘙痒患者,注意勤洗澡、更衣,不要用力抓挠。

7.肠道准备

术前 1 d 给流质并口服抗生素,如新霉素或庆大霉素。术前晚灌肠,以减少术后腹胀和并发症的发生。

(二)术后护理

1.观察生命体征

密切观察生命体征变化、伤口渗血、渗液及引流液量。如果出现脉搏增快、血压下降、面色苍白等休克症状,引流量较多且呈血性时,应及时通知医师进行处理,并做好急救准备,出血量大者需手术止血。

2.防治感染

遵医嘱给予有效广谱抗生素。

3.控制血糖

术后应定时监测血糖、尿糖和酮体水平,应用胰岛素控制血糖在 8.4～11.2 mmol/L,以免发生低血糖。

4.维持水、电解质和酸碱平衡

准确记录出入水量,每日监测电解质,遵医嘱及时补液,维持其平衡。

5.引流管的护理

妥善固定引流管,保持引流通畅。观察记录引流液的色、质和量,更换引流管时注意无菌。

6.营养支持

术后一般禁食 3～5 d,给予血浆、清蛋白、肠外营养等有效静脉支持治疗,肠蠕动恢复并拔除胃管后可给予少量流质,再逐渐过渡至正常饮食。胰腺切除术后,胰外分泌功能严重减退,应根据胰腺功能给予消化酶制剂或止泻剂。

7.常见并发症的观察和护理

(1)出血:术后早期 1～2 d 的出血可因凝血机制障碍、创面广泛渗血等引起,表现为引流液血性、量较多、心率增快等失血性休克的表现。术后 1～2 周发生的出血可因胰液、胆汁腐蚀以及感染所致,表现为呕血、便血、腹痛、腹胀、明显腹膜刺激征和休克。出血少量给予止血药、输血等治疗,大量出血者应再次手术止血。

(2)胰瘘:见于术后 1 周左右,患者表现为剧烈腹痛、腹胀、发热、腹腔引流液内淀粉酶增高;典型者自伤口流出清亮液体,腐蚀周围皮肤,引起糜烂和疼痛。应予以持续负压引流,保持引流装置有效。用氧化锌软膏保护周围皮肤,多数胰瘘可以自愈。

(3)胆瘘:多发生于术后 5～10 d,表现为发热、腹痛及胆汁性腹膜炎症状,T 管引流量突然减少,可见沿腹腔引流管或腹壁伤口溢出胆汁样液体。此时应保持 T 管引流通畅,做好观察和记录,发生胆瘘时应及时予以引流、保护好周围皮肤。

(4)胆道感染:多为逆行感染,胃肠吻合口离胆道吻合口较近,进食后平卧时易发生。表现为腹痛、发热、黄疸、肝功能损害,严重时可出现败血症。故进食后宜保持坐位 15～30 min,以利于胃肠内容物引流。主要治疗为应用抗生素和利胆药物,改善胃肠功能。

(三)健康教育

(1)定期返院复查,遵医嘱全面治疗。

(2)饮食宜少量多餐,予以高蛋白质、高糖、低脂肪饮食。继发糖尿病者,嘱进糖尿病饮食,并监测血糖、尿糖。

(3)凡是再次出现腹部不适、消化不良症状,要及时就诊。

(4)加强全民保健意识。重视早期症状,40 岁以上短期出现持续性上腹疼痛、闷胀,食欲明显减退,消瘦,应及时就诊。

(赵春叶)

第五节　急性化脓性腹膜炎

急性腹膜炎是由细菌感染、化学刺激、腹部损伤等引起的腹膜的急性炎症,临床所称的急性腹膜炎多指继发性急性化脓性腹膜炎,是常见的外科急腹症。

一、病因及分类

按病因分为细菌性和非细菌性两类;按累及的范围可分为弥散性腹膜炎和局限性腹膜炎两类;按发病机制可分为原发性腹膜炎和继发性腹膜炎两类。

(1)原发性腹膜炎又称自发性腹膜炎,是指腹腔内无原发感染病灶,病原菌经由血液循环、淋巴途径或女性生殖道进入腹腔而引起的腹膜炎,临床上较少见。多见于患有严重慢性病的儿童。病原菌多为溶血性链球菌及肺炎链球菌或大肠埃希菌。脓液的性质根据菌种不同而不同,常见的溶血性链球菌的脓液稀薄而无臭味。

(2)继发性腹膜炎是指腹膜受到来自腹腔内感染病灶、炎性渗出以及胃肠道内容物的直接刺激和损害而发生的急性炎症,也可以是腹部外伤和手术并发症所引起。外科临床上所遇到的一般均为继发性腹膜炎。引起继发性腹膜炎的细菌主要是胃肠道内的常驻菌群,其中以大肠埃希菌最为多见,其次为厌氧拟杆菌、链球菌、变形杆菌等。一般都有混合感染,毒性较强。

二、病理生理

细菌或胃肠内容物进入腹腔后,腹膜充血、水肿,失去原有光泽,产生大量浆液性渗出液,以稀释腹腔内的毒素;渗出液中的巨噬细胞、中性粒细胞,以及细菌、坏死组织和凝固的纤维蛋白,使渗出液变混浊而成为脓液。液体的大量渗出,引起脱水和电解质紊乱,加之肠管麻痹后的大量积液使血容量明显减少,细菌和毒素吸收入血,导致感染性休克。肠管扩张,使膈肌抬高而影响血液循环和气体交换,可加重休克而导致死亡。腹膜炎的结局取决于两方面:一方面是患者全身的和腹膜局部的防御能力;另一方面是污染细菌的性质、数量和时间。

三、临床表现

(一)症状

(1)腹痛:是最主要的症状。一般为持续性剧烈腹痛,深呼吸、咳嗽、改变体位时加重。疼痛先以原发病灶处最明显,随炎症扩散而波及全腹。

(2)恶心、呕吐:最初是腹膜受刺激引起的反射性恶心、呕吐,较轻微,呕吐物为胃内容物;并发麻痹性肠梗阻时可发生频繁呕吐,呕吐物含有胆汁,甚至呈粪汁样。

(3)体温、脉搏:原有炎症病变者,初始体温已上升,继发腹膜炎后更趋增高,但年老体弱者体温可不升。如果脉搏增快而体温反下降,提示病情恶化。

(4)感染中毒症状:随病情发展,可相继出现高热、寒战、脉速、呼吸急促、面色苍白、口唇发绀、四肢发凉、血压下降、神志不清等感染中毒表现。

(二)体征

1.腹部体征

(1)视诊:腹式呼吸减弱或消失;随病情发展出现腹胀,腹胀加重常是判断病情发展的一个重要标志。

(2)触诊:急性腹膜炎的典型体征是腹膜刺激征,即腹部压痛、反跳痛和腹肌紧张同时存在。压痛以原发病灶部最显著。腹肌紧张的程度与腹膜炎的严重程度相一致,与病因和机体状态也有关系:胃、肠和胆囊穿孔时因胃酸和胆汁化学性的刺激,可引起强烈的腹肌紧张,甚至呈"木板样"强直,临床上称"板状腹";而极度虚弱患者、小儿和老年人腹肌紧张可以很轻微,易被忽视,但压痛和反跳痛始终存在。当全腹压痛剧烈难以用触诊的方法辨别原发病灶部位时,轻轻叩诊全腹部常可发现原发病灶部位有较显著的叩击痛,对定位诊断很有帮助。

(3)叩诊:多为鼓音,当腹膜炎的腹腔渗液超过 500 mL 时,可有移动性浊音;当胃肠道穿孔、破裂,腹腔内有大量游离气体时,肝浊音界缩小或消失。

(4)听诊:由于肠麻痹,肠鸣音减弱或消失。

2.直肠指检

直肠前窝饱满及触痛,表示盆腔已有感染或形成盆腔脓肿。

四、辅助检查

1.血常规

白细胞计数及中性粒细胞比例增高。病情危重或机体反应能力低下者,白细胞计数可不升,但中性粒细胞比例增高,有中毒颗粒出现。

2.诊断性腹腔穿刺抽液或腹腔灌洗

根据抽出液的性质有助于判断病因。如结核性腹膜炎为草绿色透明腹腔积液;急性重症胰腺炎时抽出液为血性、胰淀粉酶含量高;胃十二指肠穿孔时抽出液为黄色、无臭味、含胆汁;腹腔内出血时抽出液为不凝血。

3.腹部立位平片

肠麻痹时可见小肠普遍胀气并有多个液平面,胃肠穿孔时可见膈下游离气体。

4.B超

B超可显示腹腔内有不等量的液体及实质性脏器的病变情况。

五、处理原则

1.非手术治疗

非手术治疗适用于病情较轻,或病程较长超过 24 h,且腹部体征已减轻或有减轻趋势者,或伴有严重心肺等脏器疾患不能耐受手术者。非手术治疗也可作为手术前的准备。

(1)禁食、胃肠减压:是非常重要的治疗措施,是腹膜炎患者不可缺少的治疗内容。

(2)体位:对血压平稳、无合并休克者宜取半卧位,利于腹腔渗出液积聚在盆腔,因盆腔脓肿中毒症状较轻,也便于引流处理。

(3)维持水、电解质和酸碱平衡。

(4)应用抗菌药物:抗感染是继发性腹膜炎的一项重要的治疗措施。在感染早期,及时有效地使用抗菌药物可使感染得到控制、炎症减轻甚至消散。

(5)营养支持:急性腹膜炎患者处于高代谢状态,当热量补充不足时,体内大量蛋白质被消耗,使患者抵抗力及愈合能力下降。因此,应该从一开始即给予营养支持。长期不能进食者,应及早行肠外营养。

(6)镇静、止痛、吸氧:已经确诊、治疗方案已定的及手术后的患者,可用哌替啶止痛;而诊断不清或需进行观察的患者,暂不用止痛剂,以免掩盖病情。

2.手术治疗

手术治疗的目的是消除病因,减少毒素吸收,改善全身情况。

(1)适应证:①腹腔内原发病灶严重,患者情况差;②弥散性腹膜炎无局限趋势或原因不明者;③经非手术疗法 6～8 h 无好转或加重者;④炎症重、有大量积液,如合并休克的应在抗休克的基础上积极手术治疗。

(2)手术处理原则:手术包括处理原发病灶、彻底清洗腹腔、充分引流等。

六、护理评估

1.目前身体状况

(1)症状、体征:了解腹痛发生的时间、诱因、性质、程度、部位、范围及伴随症状;了解患者全身状况,如神志、表情、生命体征,注意有无感染中毒反应,有无水、电解质、酸碱平衡失调的表现,有无休克现象等;注意腹部体征,如外形、有无腹膜刺激征、有无肠鸣音减弱或消失,有无移动性浊音等。

(2)辅助检查:了解血常规、B 超及 X 线检查结果。

2.与疾病相关的健康史

了解患者有无腹腔内脏炎症、穿孔病史、近期有无腹腔手术史或腹部损伤史;了解患者有无呼吸道感染、营养不良或抵抗力下降等情况。

3.心理-社会状况

疾病突然发作,且疼痛剧烈,患者及其家属常产生紧张和焦虑情绪,尤其是诊断不明时,患者及其家属因缺乏疾病相关知识,而强烈要求医护人员注射止痛剂,以减轻患者痛苦。

七、主要护理诊断/合作性问题

(1)急性疼痛与腹膜受炎症刺激有关。

(2)体液不足与炎症渗出、体液丢失过多有关。

（3）体温过高与感染及毒素吸收有关。

（4）潜在并发症：腹腔脓肿、脓毒症、腹腔粘连等。

八、护理措施

（一）非手术治疗护理及术前护理

1.体位

休克患者取休克体位；无休克者取半卧位，使腹腔内渗出液流向盆腔，减少毒素吸收和减轻中毒症状，有利于炎症局限和引流；同时膈肌下降，腹肌放松，减轻因腹胀挤压膈肌而影响呼吸和循环。

2.禁食、胃肠减压

胃肠道穿孔的患者禁食，行胃肠减压，可减少胃肠道内容物继续流入腹腔，有利于控制感染的扩散；减轻胃肠道内积气，降低张力，改善胃肠壁血液供给，促进胃肠道蠕动恢复。

3.纠正水、电解质、酸碱失衡

建立静脉通道，遵医嘱补液，根据患者临床表现及时调整输液的量、速度、种类。保持每小时尿量达 30 mL 以上。

4.应用抗菌药物

继发性腹膜炎多为混合性感染，应根据细菌培养及药敏结果选用抗菌药物控制感染。用药时注意药物配伍禁忌和不良反应。

5.观察病情

定时观察生命体征变化情况和腹部症状、体征的变化，以判断病情发展趋势和治疗效果。

6.对症护理

镇静、止痛，但在观察期间不宜用吗啡类镇痛剂，以免掩盖病情；高热的患者给予物理降温。

（二）术后护理

1.体位

全麻未清醒者给予去枕平卧，头偏向一侧，以保持呼吸道通畅。全麻清醒或硬膜外麻醉患者平卧 6 h，血压平稳后改为半卧位，并鼓励患者多翻身、活动，预防肠粘连。

2.禁食、胃肠减压

术后继续胃肠减压、禁食，待肠蠕动恢复，拔除胃管后逐步经口进食。根据病情补充水、电解质，必要时输血，维持水、电解质、酸碱平衡。

3.控制感染

术后遵医嘱继续应用抗菌药物，进一步控制腹腔内感染。

4.切口及腹腔引流管的护理

观察伤口敷料有无渗血、渗液、切口愈合情况、有无切口感染征象；妥善固定引流管，做好标记；保持引流管的通畅，维持一定的负压，检查引流管有无折叠、受压、扭曲或滑脱；及时清除双套管内的堵塞物；观察并记录引流液的性状、色泽和量，一般待引流量少于每日 10 mL，非脓性、无发热和腹胀时，表示腹膜炎已控制，可以拔除腹腔引流管。

5.病情观察

术后继续监测生命体征、尿量及腹部体征的变化，并观察有无脱水、休克和代谢紊乱情况，了解有无膈下或盆腔脓肿的表现,发现异常情况,及时通知医师,并协助处理。

(1)膈下脓肿:可有持续高热、呃逆,患侧上腹部疼痛,并向肩背部放射,局部有深压痛和季肋区叩击痛;X线检查可见患侧膈肌抬高,活动受限,肋膈角模糊、积液。B超及CT检查可以明确脓肿部位及范围,并可协助定位行诊断性穿刺,以明确诊断。膈下脓肿较小时,非手术治疗或穿刺抽脓可使脓肿缩小或吸收。较大脓肿则必须及时切开引流,以避免脓肿穿破膈肌造成脓胸或穿入腹腔引起弥散性腹膜炎。同时应用大剂量抗菌药及输液、输血等全身支持疗法,改善患者状况。膈下脓肿手术途径可经腹前壁肋缘下部或后腰部切开引流。

(2)盆腔脓肿:盆腔处于腹腔最低位,腹内炎性渗出物或腹膜炎的脓液易积聚于此而形成脓肿。盆腔脓肿常位于直肠子宫陷凹、直肠膀胱陷凹,常见于急性阑尾炎穿孔后或女性盆腔腹膜炎后。盆腔腹膜面积小,吸收毒素能力较低,全身中毒症状亦较轻。除体温升高、脉速等全身症状外,常有典型的直肠或膀胱刺激症状,如里急后重、大便频而量少、有黏液便、尿急、尿频、排尿困难等。腹部检查无阳性发现。直肠指检直肠前窝饱满并有触痛的包块,有时有波动感。脓肿形成初期,特别是小脓肿可进行物理治疗,热水坐浴、温盐水保留灌肠等,并给予抗菌药抗感染治疗。脓肿较大时,须手术治疗,经直肠前壁或阴道后穹隆切开引流。

(三)健康教育

向患者说明禁食、胃肠减压和半卧位的必要性,取得患者治疗上的配合;解释术后早期活动可以促进肠功能恢复,防止术后肠粘连的重要性,鼓励患者早期下床走动。

(赵春叶)

第六节　急性阑尾炎

急性阑尾炎是最常见的外科急腹症之一,可在各个年龄层发病,以青壮年发病率最高,男性比女性发病率高。阑尾腔的机械性梗阻是诱发阑尾急性炎症的主要病因。阑尾腔阻塞后,黏液分泌增多、腔内压力升高致血运发生障碍,阑尾壁充血、水肿,甚至坏死、穿孔。此外,胃肠道疾病(如急性胃肠炎、炎性肠病、血吸虫病等)直接蔓延至阑尾,或引起阑尾管壁肌肉痉挛,使其血运障碍引起炎症。同时,在机体或局部抵抗力降低时,阑尾也可因细菌入侵而引起炎症。

一、临床表现

1.症状

(1)腹痛:转移性右下腹疼痛伴胃肠道症状是急性阑尾炎的典型症状,也可伴有全身症状。腹痛最初通常定位于上腹部或脐周,程度一般不重,多持续数小时;当炎症波及局部腹膜表面时,疼痛转化为躯体型疼痛,表现为持续疼痛且程度较前加重,通常定位于右下腹。由于阑尾解剖位置的变异,急性阑尾炎的症状可有差异。

(2)胃肠道症状:病程早期常出现恶心、呕吐,盆腔位阑尾炎可刺激直肠、膀胱引起腹泻、尿痛症状。弥散性腹膜炎时可致麻痹性肠梗阻。

(3)全身反应:早期可有乏力、头痛等。急性单纯性阑尾炎患者体温一般为 37.5 ℃～38 ℃,化脓性常伴寒战、高热(体温为 38.5 ℃～39 ℃)。如并发门静脉炎,可出现黄疸。老年人反应性低,体温可不太高,小儿体温多在38℃以上。体温升高一般发生在腹痛以后。

2.体征

(1)右下腹压痛是急性阑尾炎最常见的重要体征。压痛点通常位于麦氏点,可随阑尾位置的变异而改变,但压痛点始终在一个固定的位置上。当炎症加重,压痛的范围也随之扩大。当阑尾穿孔时,疼痛和压痛的范围可波及全腹。

(2)腹膜刺激征:反跳痛、肌紧张、肠鸣音减弱或消失等是壁腹膜受炎症刺激出现的防卫性反应,提示阑尾炎症加重,出现化脓、坏疽或穿孔等病理改变。

(3)右下腹包块:查体可发现右下腹饱满,可扪及一压痛性包块,边界不清、固定,应考虑阑尾周围脓肿的诊断。

(4)其他体征:包括结肠充气试验、腰大肌试验、闭孔内肌试验、经肛门直肠指诊发现的异常。

二、辅助检查

1.实验室检查

多数患者的血白细胞计数和中性粒细胞比例增高。

2.尿常规检查

尿检一般无阳性发现,但盲肠后位阑尾炎可刺激邻近的右输尿管,尿中可出现少量红细胞和白细胞。

3.粪便常规检查

盆位阑尾炎和穿孔性阑尾炎合并盆腔脓肿时,粪便中也可发现血细胞。

4.X线检查

X线检查对不典型急性阑尾炎有一定帮助,可表现为:①回肠末端反射性肠腔积气积液;②阑尾区条索状气影;③部分患者可发现阑尾结石;④阑尾穿孔后部分患者可产生腹、肠管扩张、积气、积液明显。

5.B超检查

用加压超声探头检查可发现急性阑尾炎的阑尾呈低回声的管状结构,压之形态不改变、僵硬,横切面呈同心圆似的靶样结构图像,并以此特征作为急性阑尾炎的超声诊断标准。

三、护理评估

1.术前评估

(1)健康史:询问患者既往病史,尤其是有无阑尾炎发作史、胃和十二指肠溃疡、右侧输尿管结石,育龄妇女特别要注意妇产科疾病,手术治疗史;患者发病前是否有剧烈运动及不洁饮食的诱因;老年患者有无心血管疾病、糖尿病及肾功能不全等病史。

(2)身体状况:①了解腹痛发生的时间、部位、性质、程度及范围,有无转移性右下腹疼痛;②触诊是否有右下腹固定压痛或压痛性包块,有无腹膜刺激征;③生命体征变化及全身反应,是否出现口渴、出汗、脉率加快、寒战、高热等全身感染中毒症状。

(3)心理-社会状况:急性阑尾炎起病急,腹痛明显,且需紧急手术治疗。术前了解患者及其家属对疾病和手术的认知程度,对手术前后的配合及康复知识的掌握程度,同时了解家庭的经济承受能力。

2.术后评估

评估患者麻醉和手术方式、术中情况、原发病变。若患者有留置引流管,了解引流管放置的位置、是否通畅及其作用,评估引流液的色、量、性状等。评估术后切口愈合情况,是否发生并发症等。

四、护理诊断

(1)急性疼痛与阑尾炎症刺激壁腹膜或手术创伤有关。

(2)焦虑与对疾病的发生及预后缺乏了解、生活方式改变有关。

(3)体温过高与阑尾化脓性感染有关。

(4)潜在并发症:腹腔脓肿、门静脉炎、出血、切口感染、阑尾残株炎及粘连性肠梗阻等。

(5)缺乏阑尾疾病的相关知识。

五、护理措施

(一)非手术治疗护理/术前护理

(1)病情观察:定时测量体温、脉搏、血压和呼吸;加强巡视,观察患者的腹部症状和体征,尤其应注意腹痛的变化;在非手术治疗期间,出现右下腹痛加剧、发热;血白细胞计数和中性粒细胞比例上升,应做好急诊手术的准备。

(2)体位护理:卧床休息,取半坐卧位,以降低腹壁张力,减轻疼痛。

(3)饮食护理:禁食,遵医嘱予以静脉输液。

(4)避免肠内压力增高:非手术治疗期间,予以禁食,甚至胃肠减压,同时给予肠外营养;禁服泻药及灌肠,以免肠蠕动加快,增高肠内压力,导致阑尾穿孔或炎症扩散。

(5)控制感染:遵医嘱及时应用有效的抗生素;脓肿形成者可配合医师行脓肿穿刺抽液,根据脓液的药敏结果选用有效的抗生素。

(6)镇痛:已明确诊断或已决定手术的患者疼痛剧烈时可遵医嘱给予解痉或镇痛药,以缓解疼痛。

(7)腹腔脓肿的观察和护理:腹腔脓肿是阑尾炎未经有效治疗的结果。以阑尾周围脓肿最常见,也可在盆腔、膈下或肠间隙等处形成脓肿。临床表现有压痛性肿块,麻痹性肠梗阻所致的腹胀,亦可出现直肠、膀胱刺激症状及全身中毒症状等。B超和CT检查可协助定位。可采用B超引导下穿刺抽脓、冲洗或置管引流。必要时做好急诊手术的准备。

(8)门静脉炎的观察和护理:门静脉炎少见。急性阑尾炎时细菌栓子脱落进入阑尾静脉中,可沿肠系膜上静脉至门静脉,导致门静脉炎。表现为寒战、高热、轻度黄疸、肝大、剑突下压痛等。若进一步加重可致全身性感染,亦可发展为细菌性肝脓肿。一旦发现,除应用大剂量抗生素治疗外,应做好急诊手术的准备。

(9)急诊手术前准备:拟急诊手术者应紧急做好备皮、配血、输液等术前准备。

(10)心理护理:了解患者及其家属在紧急情况下的应激反应,通过良好的沟通,告诉患者及其家属有关疾病的知识、手术的重要性和手术前后注意事项,以缓解和稳定患者情绪,积极配合治疗及护理。

(11)用药护理:遵医嘱抗感染、纠正水、电解质平衡紊乱。禁灌肠,禁服泻药,禁用吗啡及哌替啶等镇痛剂,以免掩盖病情变化。

(二)术后护理

(1)密切监测病情变化:遵医嘱测量体温、脉搏、呼吸、血压,观察腹部症状体征,肛门排气排便情况,及时发现术后并发症,通知医师协助处理。

(2)体位护理:全麻术后清醒或硬膜外麻醉平卧 6 h 后,血压、脉搏平稳者,改为半卧位,以降低腹壁张力,减轻切口疼痛,有利于呼吸和引流,并可预防膈下脓肿形成。

(3)腹腔引流管的护理:阑尾切除术后较少留置引流管,只有在局部有脓肿,或阑尾残端包埋不满意及处理困难时采用,目的在于引流脓液,或若有肠瘘形成,肠内容物可从引流管流出。一般在 1 周左右拔除。妥善固定引流管,防止扭曲、受压,保持通畅;经常从近端至远端挤压引流管,防止因血块或脓液而堵塞;观察并记录引流液的颜色、性状及量。

(4)饮食护理:术后当日禁食,遵医嘱静脉输液,第 1 天进食流质,第 2 天半流质,经 3～4 d 普食。重症患者待肛门排气后进食流质。

(5)抗生素的应用:术后应用有效抗生素,控制感染,防止并发症发生。

(6)早期活动:鼓励患者早期下床活动,以促进肠蠕动恢复,防止肠粘连的发生。手术当日即可下床活动,重症或身体虚弱者应在床上活动,待病情稳定后再下床活动。

(7)出血的观察和护理:多因阑尾系膜的结扎线松脱而引起系膜血管出血。常发生在术后 24～48 h,表现为腹痛、腹胀和失血性休克等。一旦发生出血,应立即输血、补液,紧急手术止血。

(8)切口感染的观察和护理:切口感染是阑尾切除术后最常见的并发症,多见于化脓性或穿孔性阑尾炎。表现为术后 3 d 左右体温升高,切口局部胀痛或跳痛、红肿、压痛,甚至出现波动等。感染伤口先行试穿抽出脓液,或在波动处拆除缝线敞开引流,排出脓液,定期换药。

(9)粘连性肠梗阻的观察和护理:粘连性肠梗阻与局部炎性渗出、手术损伤和术后长期卧床等因素有关,不完全梗阻者行胃肠减压,完全性肠梗阻者则应手术治疗。

(10)阑尾残株炎的观察和护理:阑尾切除时若残端保留过长超过 1 cm,术后残株易复发炎症,表现为阑尾炎的症状,X 线钡剂检查可明确诊断。症状较重者,应手术切除阑尾残株。

(11)粪瘘的观察和护理:粪瘘少见,发生的原因有残端结扎线脱落、盲肠原有结核或癌肿等病变、手术时因盲肠组织水肿脆弱而损伤等。可于术后数日内见切口处排出粪臭分泌物,其余表现类似阑尾周围脓肿。经换药等非手术治疗后,粪瘘多可自行闭合,少数需手术治疗。

六、健康教育

(1)术后 7～10 d 拆线,拆线后 2～3 d 允许洗澡、淋浴。1 个月内避免增加腹压的剧烈运动。2 周左右可恢复日常工作。

(2)指导健康人群改变不良的生活习惯,如改变高脂肪、高糖、低膳食纤维的饮食习惯,注意饮食卫生。积极治疗或控制消化性溃疡、慢性结肠炎等。

(3)向患者提供阑尾炎护理、治疗知识。告知手术准备及术后康复方面的相关知识及配合要点。

(4)告诉患者出院后,若出现腹痛、腹胀等不适,应及时就诊。阑尾周围脓肿未切除阑尾者,出院时告知患者 3 个月后再行阑尾切除术。

(许　静)

第七节　慢性胰腺炎

一、概述

慢性胰腺炎(chronic pancreatitis,CP)是各种原因所致的胰实质和胰管的不可逆性的慢性炎症,特点为反复发作的腹部疼痛伴不同程度的胰腺内、外功能减退或丧失。近年来,随着生活水平的提高与饮食结构、生活方式的改变,慢性胰腺炎发病率呈上升趋势。

二、病因

胆道疾病和慢性酒精中毒是导致慢性胰腺炎的主要病因。此外,甲状旁腺功能亢进、高脂血症、营养不良、急性胰腺炎造成的胰管狭窄等与本病的发生有关。

三、病理

典型的病变是胰腺萎缩,呈不规则结节样变硬。胰管狭窄伴节段性扩张,可有胰管结石或囊肿形成。显微镜下见腺泡组织呈不同程度的萎缩,间质弥散性纤维组织增生和淋巴细胞、浆细胞浸润;大小导管不同程度扩张,内含嗜酸性物质或白色结石。

四、诊断要点

1. 临床表现

腹痛、体质量下降、糖尿病和脂肪泻称为慢性胰腺炎的"四联征"。

(1)腹痛:最常见,发作时持续剧烈疼痛,呈进行性加重。

(2)体质量下降、消瘦:早期因进食后害怕疼痛而减少进食造成体质量下降;晚期因胰腺外分泌功能损害导致吸收不良引起消瘦。

(3)糖尿病:为慢性胰腺炎晚期表现。

(4)腹泻:为慢性胰腺炎晚期症状。因胰腺外分泌功能下降导致脂肪及蛋白质消化吸收障碍所致,表现为排便次数增多,粪便量增加、恶臭或酸臭,上层可见发光油滴。

(5)黄疸:多见于胆源性及酒精性慢性胰腺炎。

(6)其他:腹部肿块、腹腔积液。

2. 辅助检查

(1)实验室检查:早期血、尿淀粉酶可增高;粪便在显微镜下见脂肪滴;部分患者尿糖和糖耐量试验阳性。

(2)影像学检查。①腹部 X 线片:胰腺的钙化或胰管结石影;②B 超:显示胰腺的体积、胰管结石、胰腺囊肿等;③CT:显示胰腺腺体形态改变,具有诊断价值;④经内镜逆行胰胆管造影(ERCP):可见胰管扩张或不规则的串珠状扩张。

五、治疗

1. 非手术治疗

(1)病因治疗:治疗胆道疾病,戒酒。

(2)饮食控制:少食多餐,高蛋白、低脂、高维生素饮食,注意补充脂溶性维生素。

(3)镇痛:可使用长效抗胆碱能药物或镇痛药控制腹痛。

（4）治疗糖尿病。

（5）补充胰酶制剂：对于脂肪泻患者补充外源性胰酶制剂。

（6）营养支持。

2.手术治疗

目的在于减轻或消除症状、治疗并发症、解除胰胆管和消化道梗阻及保存胰腺功能。手术治疗能延缓疾病进展，但不能逆转病理过程。

（1）胆道手术：适用于有胆管结石或 Oddi 括约肌狭窄者。

（2）胰管空肠侧侧吻合术：适用于胰管有多处狭窄者。

（3）胰腺切除术：适用于胰腺纤维化严重但胰管未扩张者。

（4）内脏神经破坏手术：仅用于其他方法不能缓解的顽固性疼痛者，或作为其他手术方法的辅助手术。

六、主要护理问题

1.焦虑

焦虑与病程迁延，反复疼痛、腹泻有关。

2.营养失调：低于机体需要量

营养失调与食欲缺乏、恶心、呕吐、腹泻和慢性消耗有关。

3.急性/慢性疼痛

急性/慢性疼痛与胰管内压增高、胰腺及其周围组织炎症、胆道梗阻和狭窄等有关。

七、护理目标

（1）患者焦虑程度减轻，配合治疗及护理。

（2）患者营养状况得到改善或维持。

（3）患者主诉不适感减轻或消失，疼痛得到有效控制。

八、术前护理措施

1.心理护理

关心安慰患者，耐心解释病情，介绍病情的发展和预后、治疗过程及各种检查、治疗和手术的必要性，理解和同情患者，鼓励其诉说不适，及时给予帮助，介绍成功的案例，增强患者信心。

2.疼痛护理

采取舒适的体位，提供安静舒适的环境。评估患者疼痛情况，观察患者疼痛的性质、程度、时间、规律、伴随症状及诱发因素。根据疼痛的程度采用非药物镇痛和药物镇痛，禁用吗啡和可待因，以免引起 Oddi 括约肌收缩。

3.饮食护理

向患者说明合理饮食的重要性及必要性，指导患者进低脂、富含维生素、易消化的饮食，保证热量的需求，严格戒烟酒，限茶、咖啡、辛辣及过量进食，糖尿病患者按糖尿病饮食进餐。

九、术后护理措施

1.术后护理常规

（1）全麻术后护理常规：①了解麻醉和手术方式、术中情况、手术切口情况；②持续低流量吸氧;③持续心电监护;④床档保护防坠床。

(2)病情观察:①严密监测生命体征;②维持水、电解质平衡,准确记录 24 h 出入量,观察腹部体征,了解有无腹痛、腹胀及腹膜刺激征等。

(3)伤口观察及护理:观察伤口有无渗血、渗液,如有渗液及时更换敷料,有渗血时根据出血量做相应处理。

(4)呼吸道管理:①生命体征平稳后给予半坐卧位休息;②协助患者床上翻身、活动;③指导患者进行有效咳嗽、咳痰,必要时遵医嘱给予雾化吸入。

(5)各管道观察及护理:①保持输液管道通畅,留置针或中心静脉置管妥善固定,注意观察穿刺部位皮肤有无肿胀及渗血;②留置尿管者按照尿管护理常规进行,患者病情平稳后可拔除尿管。

(6)疼痛护理:①提供安静舒适的环境;②评估患者疼痛情况;③有镇痛泵的患者,注意管道是否通畅,评价镇痛效果是否满意;④遵医嘱给予镇痛药物。

(7)基础护理:做好口腔护理、患者清洁等工作。

2.腹腔双套管的护理

(1)保持引流通畅:①持续低负压吸引,保持引流通畅;②勿折叠、扭曲、压迫管道;③保持引流管口与引流袋 60～70 cm 的有效引流距离。

(2)妥善固定:①妥善固定腹腔引流管于床旁;②保持引流袋位置低于引流口平面,以防引流液逆流造成感染;③翻身活动时注意管道保护,防止牵拉引起脱管;④告知患者安置腹腔引流管的重要性,切勿自行拔管。

(3)观察和记录。①观察引流液颜色、性状及量,并准确记录;当发现引流液颜色及性状发生改变时,应警惕出血、胰瘘或肠瘘的发生。②观察腹腔引流管周围敷料情况,如有渗出及时更换。③定期更换引流袋,注意无菌技术操作,避免感染;引流袋上标注管道安置时间及引流袋更换时间。

(4)引流管的冲洗:目的是冲洗脱落坏死组织、浓稠的脓液或血块,常采用生理盐水加抗菌药持续冲洗,现配现用,20～30 滴/分钟。准确记录冲洗液量及引流液量;若有堵塞及时通知医生处理,必要时更换内套管。

(5)拔管:根据患者病情及引流情况,由医生判断是否拔管,拔管后保持局部敷料清洁、干燥。

3.胃管护理

(1)保持引流通畅:定时挤捏管道,使之保持通畅,勿折叠、扭曲、压迫管道,保持胃肠减压的有效性,及时倾倒胃液。

(2)妥善固定:妥善固定胃管于床旁,每班检查胃管安置的长度,每日更换固定胃管的胶布,更换时调整胃管固定方向,避免鼻黏膜同一部位长期受压。翻身活动时应防止牵拉引起胃管脱出,告知患者安置胃管的重要性,切勿自行拔管,若胃管不慎脱出,应通知医生查看患者后遵医嘱重置胃管。

(3)观察和记录:①观察胃液颜色、性状及量,并准确记录,胃肠减压引流液颜色通常为无色透明、淡黄色或墨绿色,若引流液为褐色、咖啡色或血性液体应警惕应激性溃疡或胃黏膜糜烂出血的发生;②观察患者胃肠功能恢复情况,注意有无腹胀;③监测患者电解质及酸碱平衡。

(4)注意事项:轻型急性胰腺炎 3～5 d 即可拔管,重症急性胰腺炎的胃管安置时间较长,需根据胃肠功能恢复情况及症状消退情况综合判断。

4.空肠造瘘管的护理

(1)保持管道通畅、妥善固定:①勿折叠、扭曲、压迫管道,将空肠造瘘管妥善固定于腹壁;②翻身活动、更换衣服时应防止牵拉引起管道脱出;③每次滴注营养液前后应用生理盐水或温水冲洗管道,防止堵塞,持续输注时每4 h冲洗1次;④若发生滴注不畅或管道堵塞,可用生理盐水或温水行"压力冲洗"或负压抽吸,使之恢复通畅。

(2)观察和记录:①每天记录排便次数和量,听诊肠鸣音,观察有无恶心、呕吐、腹胀、腹泻等不良反应;②遵医嘱定时监测血糖、尿糖、电解质的变化;③准确记录24 h出入量。

(3)注意事项:营养液现配现用,使用时间不超过24 h,输注时注意营养液的速度、温度和浓度。

5.健康宣教

(1)减少诱因:积极治疗胆道疾病,戒酒,暴饮暴食者养成良好的饮食习惯,遵医嘱准确服用药物,防止再次诱发胰腺炎。

(2)休息及活动:出院后4~6周劳逸结合,保持良好心情,避免疲劳和情绪激动。

(3)饮食指导:养成良好的饮食习惯,规律饮食,少食油腻食物(如肥肉、花生、核桃、芝麻、火锅等),忌食刺激、辛辣食物,绝对禁烟酒。

(4)控制血糖、血脂:监测血糖及血脂,定期复查,必要时可以使用药物控制。

(5)定期随访:定期到医院复查,出现胰腺假性囊肿、胰瘘、出血等并发症及时就诊。

(白俊超)

第二章　乳腺外科疾病护理

第一节　急性乳腺炎

一、概述

急性乳腺炎是由细菌感染引起的乳腺组织的急性化脓性感染,多见于哺乳期或初产后3~4周的妇女。主要表现为乳房肿胀、疼痛,伴有恶寒、发热等症状,常因乳头皲裂、畸形、内陷或乳汁淤积而诱发,致病菌主要为金黄色葡萄球菌,少数为链球菌。应及时治疗,否则易形成乳房脓肿。

二、临床表现

(一)症状体征

1.局部表现

早期患侧乳房红、肿、发热、压痛和胀痛,可出现多个炎性肿块。随着炎症的发展,可在同一乳房内先后形成脓肿。浅脓肿可向外破溃,也可穿入乳管自乳头排除脓汁,深部脓肿可穿入胸大肌前的疏松组织中,形成乳房后脓肿。常伴有患侧腋窝淋巴结肿大。

2.全身表现

全身症状明显,可出现高热、寒战、脉率快。严重感染者可并发脓毒症。

(二)辅助检查

1.实验室检查

血常规检查示血白细胞计数及中性粒细胞比例升高。

2.诊断性穿刺

在乳房肿块波动最明显的部位或压痛最明显的区域穿刺,抽到脓液表示脓肿已形成。

3.乳腺超声检查

乳腺超声检查提示乳房有液性暗区。

三、护理措施

(一)术前护理

1.缓解疼痛

(1)防止乳汁淤积:停止哺乳,及时排空乳汁。

(2)局部托起:用宽松的胸罩托起乳房,可减轻乳房疼痛和肿胀。

(3)局部热敷、药物外敷或理疗:以促进局部血液循环和炎症的消散,如25%硫酸镁溶液湿热敷、中药六合丹外敷、红外线照射等。

2.控制体温和感染

(1)控制感染:遵医嘱早期应用抗生素,并观察药物疗效。

(2)采取降温措施:高热者给予物理降温,必要时遵医嘱使用降温药物。

3. 病情观察

(1)定时测量体温、脉搏、呼吸。

(2)观察乳房局部的变化。

(3)定期监测血白细胞计数及分类变化。

(4)必要时行血培养及药物敏感试验。

4. 心理护理

(1)讲解疾病相关知识。

(2)鼓励患者表达自身感受。

(3)针对个体情况进行针对性的心理护理。

(4)鼓励患者家属和朋友给予患者关心和支持。

5. 术前常规准备

(1)术前行抗生素皮试,遵医嘱带入术中用药。

(2)协助完善相关的检查:心电图、超声、凝血试验等。

(3)协助更换清洁病员服。

(4)术前备皮:备皮范围为上至锁骨上部,下至脐水平,两侧至腋后线,包括同侧上臂上1/3和腋窝。

(5)术前建立静脉通道。

(6)术前与手术室人员进行患者药物核对后,送入手术室。

(二)术后护理

1. 全麻术后护理

常规了解麻醉和手术方式,术中情况、切口和引流情况;持续低流量吸氧;持续心电监护;床挡保护防坠床;严密监测生命体征。

2. 伤口与管道观察及护理

(1)观察伤口有无渗血渗液,若有,应及时通知医生并更换敷料。

(2)各管道观察及护理:输液管保持通畅,留置针妥善固定,注意观察穿刺部位皮肤情况。脓腔引流管注意妥善固定,保持有效负压吸引,观察并记录引流液的量和性状。

3. 疼痛护理

评估患者疼痛情况,对有镇痛泵(PCA)患者,注意检查管道是否畅通,评价镇痛效果是否满意。遵医嘱给予镇痛药物。

4. 饮食护理

全身麻醉清醒后 6 h 进普食,局麻者可尽早进食。

5. 体位与活动

全麻清醒前去枕平卧位头偏向一侧;全麻清醒后手术当日取平卧位或半卧位;术后第 1 天起,可下床活动并逐渐增加活动量。

四、健康教育

预防急性乳腺炎的发生,关键在于对孕妇进行早期乳房保健知识的教育。

(一)保持乳房清洁

妊娠期(尤其是初产妇)应经常用肥皂及清水清洗乳房,尤其注意乳头和乳晕部位。妊娠后期应每日清洗一次。

(二)纠正乳头内陷

妊娠期应每日向外挤捏、提拉乳头。

(三)养成良好的哺乳习惯

(1)定时哺乳,每次哺乳尽量让婴儿吸净一侧乳房后再吸另一侧。如有乳汁淤积,及时用吸乳器或手法按摩排空乳汁。

(2)每次哺乳前后,均需要清洗乳头和乳晕,保持局部清洁和干燥。

(3)养成婴儿不含乳头睡眠的好习惯。

(4)注意婴儿口腔卫生,及时治疗婴儿口腔炎。

(四)乳头、乳晕有破损或皲裂时,暂停哺乳

可用吸乳器将乳汁吸出后哺育婴儿,局部清洗干净后涂抗生素软膏,待愈合后再行哺乳。

(袁　越)

第二节　乳腺纤维瘤

乳腺纤维瘤病又称为腹壁外韧带样瘤,侵袭性纤维瘤病,为局部浸润性但不转移的交界性肿瘤,病变来源于乳腺组织的成纤维细胞和肌纤维母细胞。该病罕见,占乳腺肿瘤的 0.2%,平均年龄为 37 岁,绝大部分在 20～35 岁。男女比例为 2:1,与高雌激素状态有关,例如怀孕。虽然多为散发病例,但是具有家族性腺瘤息肉病的患者 10%～20% 会患有纤维瘤病。30% 的纤维瘤病患者中有外科手术创伤史。最近报道 12 例乳腺假体置入后发生的纤维瘤病,平均发病时间为置入假体后 2.5 年。

乳腺纤维腺瘤是由腺上皮和纤维组织两种成分混合组成的良性肿瘤,好发于青年女性,与患者体内性激素水平失衡有关。

本病还有腺纤维瘤、腺瘤之称,是由于构成肿瘤的纤维成分和腺上皮增生程度的不同所致:①当肿瘤构成以腺上皮增生为主,而纤维成分较少时称为纤维腺瘤;②若纤维组织在肿瘤中占多数,腺管成分较少时,称为腺纤维瘤;③肿瘤组织由大量腺管成分组成时,则称为腺瘤。

上述三种分类只是病理形态学方面的差异,其临床表现,治疗及预后并无不同,故统称为纤维腺瘤。

乳腺纤维腺瘤好发于乳房外上象限,呈圆形或卵圆形,临床多见直径 1～3 cm,生长缓慢,妊娠或哺乳期时可急骤增长。极少数青春期发生的纤维腺瘤可在短时间内迅速增大,直径可达8～10 cm,称为巨大纤维腺瘤,仍属良性肿瘤。纤维腺瘤恶变成纤维肉瘤或乳腺癌者极少见,不到 1%。

一、病因

乳腺纤维腺瘤的发病原因可能与体内内分泌激素紊乱有关,总体来说有两种机制。

(1)雌、孕激素分泌失衡:雌激素水平相对或绝对升高,雌激素的过度刺激可导致乳腺导管

上皮和间质成分异常增生,形成肿瘤。

(2)局部乳腺组织对雌激素过度敏感:乳腺不同部位的腺体组织对雌激素敏感性不一,敏感性较高的乳腺组织易发生纤维腺瘤。不同妇女乳腺组织对雌激素刺激的敏感性不同,易感女性患病概率大大增加。饮食及身体因素如高脂肪高热量饮食、肥胖、肝功能障碍、精神抑郁或脾气暴躁等都通过上述 2 个机制增加乳腺纤维腺瘤的发病机会。

(3)遗传倾向:20%~30%的乳腺纤维腺瘤患者存在基因异常。

二、临床表现

乳腺纤维瘤病通常表现为患侧乳腺出现单侧孤立性、无痛性、质地较硬的肿块,双侧发病少见。肿瘤可以累及皮肤,出现皮肤或乳头皱缩、乳头溢液罕见。

1.青春期乳腺纤维腺瘤

乳腺纤维腺瘤多见于青年女性。患者常在无意中发现自己乳房内有无痛性肿块,可以单侧或双侧发生,一侧乳房可以有单个或多个肿块,不痛或仅有轻微的胀痛、钝痛,这种疼痛和大小与月经周期无关。

2.普通型的纤维腺瘤

普通型的纤维腺瘤一般生长较缓慢,大多数长到一定大小后会停止生长,直径一般不超过 3 cm。肿瘤外形多为圆形或椭圆形,结节状、质地韧实,表面光滑,大多数边界清楚,活动度良好,触诊有滑动感,也有少数肿瘤与周围组织分界不很清楚,活动受限。切除后的大体标本上常伴有包膜。

3.巨大乳腺纤维腺瘤

乳腺纤维腺瘤一般与皮肤和深部组织不粘连。在妊娠、哺乳期,随着体内激素水平的变化,肿瘤可出现导管增生和形成腺泡,导致瘤体迅速增大,甚至有乳汁产生。在绝经后乳腺纤维腺瘤可与周围腺体一样退化萎缩。

三、检查

1.B 超

B 超检查能显示乳腺各层次软组织结构及肿块的形态、大小和回声状况。纤维腺瘤多表现为圆形或椭圆形低回声区,边界清晰整齐,内部回声分布均匀,呈弱光点,后壁线完整,有侧方声影。肿瘤后方回声增强,如有钙化时,钙化点后方可出现声影。

2.乳房 X 线片(俗称钼靶)

乳腺 X 线均表现为腺体内、边界清楚、圆形或椭圆、密度均匀一致的肿块影,这符合乳腺纤维瘤病的乳腺 X 线表现。

乳腺内脂肪较丰富者,纤维腺瘤表现为边缘光整、锐利的类圆形阴影,密度均匀,有的在瘤体周围见一层薄的透亮晕。少数肿瘤发生钙化,可为片状或轮廓不规则的粗颗粒钙化灶,与乳腺癌的细砂粒样钙化完全不同。致密型乳腺者,由于肿瘤与乳腺组织密度相似,在 X 线片上显示不清。因此,对于年轻女性,由于乳腺腺体结构相对致密,如无特殊必要,可不行钼靶检查。

3.磁共振检查

磁共振检查不能替代乳腺 X 线片和乳腺及相应淋巴引流区域的超声检查,费用也较高,但能检出 X 线片和 B 超不能查出的病变,同时能进行立体测量、功能诊断,大大提高了诊断准确率。

4.穿刺活检

当临床包括影像学检查不能明确诊断时,可考虑穿刺活检。常用的有细针穿刺细胞学检查和空芯针穿刺组织学检查,细针穿刺细胞学检查的创伤小,诊断符合率也可达 90％以上。空芯针穿刺组织学检查准确性更高。真空辅助乳腺活检系统可以对体积较小肿瘤进行微创切除活检。兼顾了诊断和治疗的作用。

四、诊断

(一)诊断

结合病史及临床表现和相关实验室检查可进行诊断。

(二)鉴别诊断

(1)本病主要与浸润性导管癌鉴别:脂肪坏死在整体上表现相似,一般曾有外伤和手术史。钙化和中央区回声增强提示脂肪坏死。Ⅰ型糖尿病患者的糖尿病性乳腺病也可有相似的超声表现。乳腺分叶状肿瘤表现为增长较快的乳腺肿物,肿物具有光滑的边界,没有钙化。

(2)与梭形细胞癌和纤维瘤病鉴别:在影像学上难以区别。

(3)与假血管瘤样间质增生鉴别:假血管瘤样间质增生是良性肿瘤,该肿瘤常见于绝经前妇女。乳腺纤维瘤病由梭形细胞和胶原纤维组成,梭形细胞为增生的纤维母细胞或肌纤维母细胞,呈束状条带状交错排列,蔓延在小叶导管间,瘤组织间可见不同程度的胶原化及玻璃样变。细胞核呈梭形或卵圆形,染色质稀疏,可见核仁,胞质丰富,淡伊红色。细胞异型不明显,病变周围瘤组织呈特征性性指突样浸润性生长。瘤细胞 vimentin 和 SMA 阳性,Calponin desmin 少数细胞阳性,CK(AE1/AE3)、ER、PR、p53、CK5/6、CD34 和 S100 蛋白均阴性,Ki-67增生指数<5％。

五、治疗

(一)手术治疗

对明确诊断的普通型纤维腺瘤可不行手术治疗,但需要严密观察,定期复查。提高乳腺纤维腺瘤诊断准确性是减少手术率的关键。

手术是乳腺纤维腺瘤最有效的治疗手段,无论是普通型纤维腺瘤还是幼年型、巨纤维腺瘤等特殊型纤维腺瘤,只要完整切除都可使其治愈。单发性乳腺纤维腺瘤的手术治疗容易,但多发性乳腺纤维腺瘤手术治疗就困难些。对于散在分布的多发性乳腺纤维腺瘤,如果全部切除,乳腺上满布切口,显然是难以接受的。可考虑选择较大的肿瘤或者有怀疑的肿块予以切除,而对那些典型纤维腺瘤肿块予以观察,在观察过程中,如发现肿块增大,或不能除外恶性肿瘤,可及时再行手术治疗。

部分患者完整切除后仍在原手术部位或乳房其他部位甚至对侧乳腺再出现新的肿瘤,这并不是原来肿瘤的真正复发,而是第二原发肿瘤的缘故。所谓"切除了乳腺纤维腺瘤会导致另外肿瘤的发生"的说法是没有任何依据的。

1.手术时机

(1)对未婚女性:诊断基本明确者可在严密随访下,根据患者的意愿考虑婚前或婚后选择手术切除。

（2）对婚后拟妊娠生育的患者：多建议在计划怀孕前手术切除，有助于避免妊娠哺乳期手术，因怀孕和哺乳均可使肿瘤生长加快。

（3）怀孕后发现肿瘤者：宜在孕4～6个月间行手术切除。

（4）对于无妊娠、哺乳、外伤等促使肿瘤生长的情况：肿瘤短期内突然生长加快，应及时手术。

（5）手术时间：最好避开月经前期及月经期。

2.手术方式

（1）传统手术切除：根据美学和手术完整切除的便利性选择手术皮肤切口，沿乳晕边缘的弧形切口愈合后瘢痕小且在视觉上不那么明显，多发者可考虑行乳腺下缘折褶处切口。手术时要贯彻分层切开的原则，皮肤及皮下层可顺皮纹方向，而乳腺腺体层需行以乳头为中心的放射状切开以减少乳腺导管的损伤。手术要完整切除整个肿瘤。传统手术的缺点是会留下皮肤切口瘢痕，影响乳房美观。对于肿瘤大、切除范围较大影响乳房美容效果者，可以酌情考虑合并行乳房成形重建术。

（2）微创手术切除：一般选择乳腺纤维腺瘤诊断明确者。是在腋下或乳晕等隐蔽的地方戳孔（约3 mm），在超声或钼靶引导下应用麦默通或埃可乳腺肿瘤真空辅助旋切系统将肿物旋切出来，一次进针多次切割，痛苦小，术后只留下一个3 mm左右的孔痕，恢复快，切口不需缝合所以不用拆线。可以通过一个切口、一次性同时切除多个肿瘤，临床摸不到的微小肿瘤特别适合采用这种手术。缺点是费用较高，易出现局部出血、皮下瘀斑，有时不能保证完全切除。因为存在临床误诊漏诊的可能性，所以手术切除的标本应常规行病理检查。根据病理检查的结果给予相应的恰当处理。对于传统手术切除的标本也可以先行术中冰冻快速切片病理检查。

乳腺纤维腺瘤术后，乳房其他部位依然有相似概率再生长纤维腺瘤，因此，术后依然要重视定期体检和影像学检查。

（二）药物治疗

1.西药治疗

（1）非细胞毒性方法：包括单独采用抗雌激素受体药物他莫昔芬，或与非甾体类药物舒林酸联合应用。15％～20％的纤维瘤病应用他莫昔芬后缩小，25％～30％保持稳定。另一项回顾性研究发现采用他莫昔芬能够使65％的患者获益，病变保持稳定、缩小甚至完全缓解。

（2）联合非甾体药物比单药能够提高抗激素治疗的效果：舒林酸作为一种非细胞毒性治疗方法临床数据越来越支持将其应用于硬纤维瘤治疗，对于保持肿瘤的稳定性有明显效果，1年和2年的肿瘤无进展率分别为66％和55％，但是部分或完全缓解非常低，为6％～9％。非细胞毒性的治疗需要6～8个月，部分病例在缩小和稳定之前会有所增长，因此，治疗乳腺纤维瘤病早期肿瘤的轻度的增大不应当被视为治疗失败。

（3）细胞毒性治疗：在非细胞毒性治疗无效时可以采用。多柔比星联合其他药物是最为常用的治疗方案，有效率为40％～100％。蒽环类单药用于治疗腹腔内型硬纤维瘤有效率为75％。一项包括30例患者，中位随访时间62个月的研究发现，甲氨蝶呤联合长春新碱能使70％的患者获益。

2.中医药治疗

可考虑中医药治疗，中医治则是疏肝解郁，化痰散结。可用于小的基本确诊的患者或多发性乳腺纤维腺瘤患者选择性切除术后。一般不建议内分泌药物治疗。

（三）放疗

越来越多的证据支持采用放疗的方法治疗硬化性肿瘤。这些数据多源自乳腺外的硬化性肿瘤,控制率为73%~94%。放疗的控制率好于单纯应用外科治疗,并且在切缘阴性和初次术后的效果比复发病例更好。关于术后放疗,有些支持者建议,无论是切缘阳性还是阴性均进行术后放疗,但是一些专家仅推荐用于切缘阳性病例。腹膜外局部复发的可以考虑进行放疗。

六、护理常规

1. 术前

(1)心理护理:积极与患者沟通,消除患者紧张恐惧情绪。

(2)完善各项检查:包括血常规、血凝常规、血生化、血型及免疫学检查,胸部X线片、心电图检查,必要时进行乳腺B超、钼靶检查及磁共振等辅助检查。

(3)术前1 d的准备。①饮食指导:术前一日晚22∶00后禁食、禁饮;②手术区域皮肤准备:上缘至下颌水平,下缘至肋弓水平,左右两侧分别为:健侧锁骨中线(包含健侧乳头),患侧腋后线(包含腋窝及乳头、乳晕)。

(4)手术日晨的准备:①监测生命体征:若患者体温升高或月经来潮,及时通知医师,因高血压、糖尿病需口服药物者,术日6∶00饮5 mL温水将药物吞服;②协助患者更衣,检查活动性义齿是否取下,避免佩戴手表及饰物;③接台手术患者术前需补液;④术前30 min肌内注射苯巴比妥0.1 g,东莨菪碱0.3 mg;⑤填写手术转交接单,与手术室人员做好患者及物品交接。

2. 术后

(1)术后体位:局部麻醉患者无不适可自由体位,静脉复合麻醉患者未清醒前取去枕平卧位,头偏向一侧;清醒或血压平稳后采取自由体位。

(2)病情观察:静脉复合麻醉患者给予鼻导管吸氧3 L/min,应用心电监护观察生命体征变化。监测心率、血压及血氧饱和度情况。

(3)伤口护理:保护切口,观察敷料是否干燥,如有大量渗血及时通知医师给予处理,术后第2天即可佩戴文胸,以减轻切口张力。

(4)管路护理:保持创腔引流管通畅,妥善固定。连接空针者定时抽吸引流液,并观察色、质、量,做好记录。

(5)并发症的预防和护理:观察伤口局部有无渗血、渗液,伤口周围有无瘀斑,患者有无局部胀痛等,保持引流管通畅。

(6)心理护理:保持心情开朗,学会自我调整,积极参加社会活动。

3. 健康教育

(1)休息与运动:术后注意劳逸结合,通常1周即可参加轻体力劳动。

(2)饮食指导:嘱患者进普食或治疗饮食。

(3)心理指导:保持心情开朗,学会自我调整,积极参加社会活动。

(4)康复指导:保持切口敷料干燥,特别在夏季要避免出汗,1周后切口愈合良好方可沐浴,指导患者定期进行乳腺自检。

(5)复诊:术后1周复诊检查切口愈合情况。

七、预防

预防乳腺肿瘤要做到以下几点。

（1）饮食要有规律,少吃油炸、油腻的食物及反季节蔬果、快速催熟的禽畜。

（2）控制饮食,保持适量的运动以避免肥胖。

（3）慎用含雌激素类的保健品、美容化妆品、丰乳产品,少用一次性塑料制品。

（4）保持良好的心态和健康的生活节奏。

（袁　越）

第三节　乳腺囊性增生

乳腺囊性增生病是女性多发病,常见于中年妇女,是乳腺组织的良性增生,可发生于腺管周围并伴有大小不等的囊肿形成;也可发生于腺管内,表现为不同程度的乳头状增生伴乳管囊性扩张,也有发生在小叶实质者,主要为乳管及腺泡上皮增生。

一、病因

本病的发生与内分泌失调有关:一是体内雌、孕激素比例失调,黄体素分泌减少、雌激素量增多导致乳腺实质增生过度和复旧不全;二是部分乳腺实质中女性雌激素受体的质与量的异常,致乳腺各部分发生不同程度的增生。

二、临床表现

周期性乳房胀痛和肿块。

1.乳房疼痛

乳房疼痛特点是胀痛,具有周期性,表现为月经来潮前疼痛加重,月经结束后减轻或消失,有时整个月经周期都有疼痛。

2.乳房肿块

一侧或双侧乳腺有弥散性增厚,可呈局限性改变,多位于乳房外上象限,轻度触痛;也可分散于整个乳腺。肿块呈结节状或片状,大小不一,质韧而不硬,增厚区与乳腺组织分界不明显。

3.乳头溢液

少数患者可有乳头溢液,呈黄绿色或血性,偶为无色浆液。

三、辅助检查

钼钯 X 线片、B 超或活组织病理学检查等均有助于本病的诊断。

四、处理原则

1.非手术治疗

非手术治疗主要是观察和药物治疗。观察期间可用中医中药调理,或口服乳康片、乳康宁等;抗雌激素治疗仅在症状严重时采用,可口服他莫昔芬。由于本病有恶变可能,应嘱患者每隔2～3个月到医院复查,有对侧乳腺癌或有乳腺癌家族史者应密切随访。

2.手术治疗

若肿块周围乳腺组织局灶性增生较为明显、形成孤立肿块,或 B 超、钼靶 X 线片发现局部有沙粒样钙化灶者,应尽早手术切除肿块并作病理学检查。

五、常见护理诊断/问题

疼痛与内分泌失调致乳腺实质过度增生有关。

六、护理

(一)护理措施

1.减轻疼痛

(1)心理护理:解释疼痛发生的原因,消除患者的思想顾虑,保持心情舒畅。

(2)用宽松乳罩托起乳房。

(3)按医嘱服用中药调理或其他对症治疗药物。

2.定期复查和乳房自我检查

定期复查和乳房自我检查以便及时发现恶性变。

(二)护理评估

(1)评估患者乳房局部情况:是否有红肿、疼痛等;全身情况:有无寒战等。

(2)评估患者心理状态。

(三)术前护理

(1)操作者穿戴整齐,精神饱满,熟悉疾病相关知识。

(2)环境宽敞、光线充足、空气清新、安全。

(3)呼吸道准备:注意保暖,防止感冒和咳嗽。

(4)睡眠:保证充足睡眠,必要时术前晚给予镇静药辅助睡眠。

(5)检查手腕带及手术部位标识。

(6)特殊:终止妊娠或哺乳。

(四)术后护理

1.伤口、管道护理

伤口敷料有无渗湿,伤口有无疼痛,有无胸闷不适,有引流管者,保持引流管通畅,注意观察引流液变化,根据医嘱正确执行术后用药。

2.心理护理

减轻患者焦虑情绪。

(五)出院指导

1.复查时间

术后1～6个月门诊复查,发生异常(如伤口愈合不良等)随时就诊,坚持每月自查。

2.饮食

饮食不吃辛辣刺激等食物。

3.运动与休息

术后1个月之内不可做剧烈的扩胸运动;2周左右可恢复日常工作,保持心情愉快。

4.其他

严密观察伤口渗血情况,保持伤口加压包扎 72 h,保持伤口干燥,术后 10～12 d 拆线。

（袁　越）

第四节　乳腺癌外科治疗的护理

乳腺癌是女性常见的肿瘤,在我国发病率为 23/10 万。近年来乳腺癌的发病率逐年增高,25～30 岁发病率开始增加,30 岁增加明显,绝经期发病率继续增高,但较年轻时增高缓慢,54 岁以后减少。我国乳腺癌发病高峰为 40～60 岁,其中以更年期和绝经期前后的妇女尤为多见。易感染因素包括乳腺癌家族史、>35 岁未育、≥35 岁生育第一胎、行经期>35 年或初潮≤12 岁、长期服用避孕药和内分泌药物等。另外,营养过剩、肥胖、脂肪饮食,可能加强或延长雌激素对乳腺上皮细胞的刺激,从而增加发病机会。乳腺癌的治疗方法以早期手术治疗为主,辅以化学抗癌药物、放射、内分泌、免疫等措施的综合治疗。在 20 世纪 20 年代至中期,乳腺癌的手术方式呈现为以扩大根治术为代表的扩大手术派和以改良根治术为代表的缩小手术派。在外国,改良根治术从 20 世纪 60 年代以来开始迅速取代根治术。我国目前手术方式多种多样,但由于各种原因,患者就诊时间的延误,多数患者入院后肿瘤都在 Ⅱ、Ⅲ 期,改良根治术不能完全代替标准根治术,故临床上多采用乳腺癌标准根治术。

同时,根据大量病例的实践和随访观察,对于第 Ⅰ 期和隐匿癌的患者,应用标准根治术及改良根治术的生存率并无明显差异,但统计显示乳腺癌标准根治术后局部复发者较少。

一、心理护理

人的情绪与癌症的发生有关,这在医学上早已为人们所注意,而且最早提到与情绪有密切关系的癌症便是乳腺癌。我国金元时期的医学家朱丹溪曾指出:"忧怒郁闷,朝夕积累,脾气消阻,肝气横逆则病乳岩。"乳岩即是现代医学中的乳腺癌。国外医学家也强调乳腺癌患者中 2/3 以上的人都有压抑自己情感的倾向,这说明精神紧张、性格内向、郁闷不欢等不良心理因素是乳腺癌发病的重要原因之一。自 20 世纪 80 年代以来,心理护理已作为身心整体治疗的重要手段应用于临床。由于乳腺癌患者趋向年轻化,所受教育层次越来越高,在中国经济与世界接轨之际,患者参与社交范围越来越广,性器官作为女性体态美的标志,显得越来越重要。通过护士的护理,可提高患者对住院环境、手术应激、术后形体特征的适应能力,以及家族社会关系的处理能力,减少手术并发症,提高患者生活质量及延长生存期。

(1)加强卫生宣教,提供心理支持。乳腺癌患者大多为无意中发现肿瘤(体检或偶尔触摸到),因此对疾病往往没有足够的思想准备,患者常为疾病预后及自己的生存时间担忧,故从诊断开始就有悲伤、恐惧,表现出害怕、焦虑、忧郁及过分要求等行为反应。为此责任护士要热情接待新患者,主动自我介绍主管医生及同室病友,介绍病区环境和有关规章制度。保持病室整洁、温湿度适宜、安静,给患者一个良好的休养环境,以消除患者的孤寂、陌生感。由于患者及其家属均担心手术效果,护士应主动关心体贴患者,了解患者的心理状态,耐心倾听患者的诉说,并给予帮助,使患者在精神上有所依托,有一种温暖感,力求尽快从心理上转入医院环境。

要动用心理学知识给患者做术前卫生指导,向患者简介有关乳腺癌的治疗进展、成活率方面的信息及有关疾病与手术知识,强调说明乳腺癌虽属恶性肿瘤,但其发展速度较慢,恶性程度较低,及时治疗尤其是根治后预后效果一般较好。有目的地给患者介绍一些治愈的病例,帮助患者树立乐观情绪,克服恐惧紧张心理,保证手术顺利进行。

(2)乳腺癌多发于中、老年女性。中年时期是每个人的最敏感期,这时因智力体力均已达到了一个顶点,并开始向老年时期转化,此时,若患乳腺癌,患者会出现消极悲观的情绪。由于对工作、学术、事业的计划通通被疾病所中断,心情十分焦虑。加之中年人的家庭负担繁重,心理压力更大。因此,她们在患病后对时间的安排要求特别精确严格,希望在短期内完成各种治疗,尽快回到自己的工作岗位。作为医护人员应设身处地为患者着想,抓紧时间,制订严密的诊疗方案,帮助患者顺利完成各种治疗措施。

老年人都有一定的自尊、焦虑、多疑的心理。在患乳腺癌后,因疾病及各种治疗的影响,给生活带来很多改变,会发生性格上的改变,如脾气变得暴躁,易哭闹,对治疗缺乏信心,喜欢周围有人陪伴,依赖性强等特点。医护人员必须对老年人更有耐心,并应该经常关心她们,使她们感到有安全感和可依赖感。

对于年轻人而言,除了上述各项外,更多了对未来的担忧。因乳腺癌标准根治术的手术创伤大,切除范围广,术后对体态、外表形态的影响是显而易见的。此时,护士应关心、疏导患者,让其认识到手术的必要性,并让患者认识到什么是真正的美,以及一些有关的术后矫形信息,以解除患者的后顾之忧,让其安心地接受手术。

(3)对于意志薄弱、情绪低落及晚期癌症患者,不能缺乏家庭及社会的关心,这时医护人员及亲属要有同情心,从语言、行为特点去发现其内心活动,给予安抚、疏导。患者的心理因素很大程度上受家人的影响,责任护士应指导家属在与患者接触中控制感情,减少患者的猜疑和忧虑。并要求患者的丈夫及其他家属充分理解患者心理上的痛苦,密切地与医护人员配合,积极鼓励和支持患者,无微不至地关心患者,以减少患者心理压力,消除孤独感,使其得到安慰,增强战胜疾病的信心。

(4)对于疼痛者,护士要多接触患者,建立良好的护患关系,提供安静舒适的环境,改善患者不良的情绪,保证休息与睡眠,使机体处于接受手术的最佳状态。当护士接到患者癌痛的自诉时,要以同情的态度对待她并立即采取止痛措施,解除患者的疼痛是必要的,但是必须告知患者,止痛需要靠自己,客观的帮助患者分析引起疼痛的原因。除教给患者非麻醉性止疼药、麻醉性止痛药的应用方法、时间、不良反应外,还要告诉患者怎样服药才能预防疼痛的发生。也有的患者因癌痛很痛苦,想以止痛药来了却一生,来到医院要求用大剂量的止痛药。护士应及时发现这一情况,耐心细致地做好患者的思想工作,让其认识到人生的意义及她对家庭、社会的重要性,恢复患者的求生欲望,以积极的态度来面对疾病。

(5)术后加强心理护理。手术后患者除去病灶,度过了手术关,可是乳房的丧失、胸廓的变形影响患者的形体美,却又造成了患者心理上新的压力,因此多数患者情绪极其低落,表现出烦躁、自卑。此时责任护士对她们肉体上的痛苦、内心的苦衷应给予同情和安抚,细致有效地做好思想工作,真诚地劝导患者正确对待疾病,明确地让其知道,乳房切除带来的形象损害与乳腺癌对生命的影响相比,是必须付出的代价。一个人的体表形象还可以各种方式来弥补,告知可行乳房重建术,使患者看到生活的美好和希望,增强患者与疾病拼搏的决心,勇敢地面对现实。

（6）乳腺癌标准根治手术后，大部分患者尚需做化学治疗，会有一些不良反应及并发症，如食欲减退、呕吐、脱发及血白细胞减少等，患者会产生恐慌心理。护士针对患者的情况，要给患者创造良好的治疗环境，态度亲切和蔼，尽量多守护在患者身旁，调动患者积极的心理因素，并针对其不良反应，依医嘱给予相应的治疗措施。让患者从护士的行动、神态和语言中获得安全感，疏导其心理压力，使患者充满希望，树立信心，积极地配合治疗。

（一）入院初期的心理特点及护理

大多数乳腺癌患者从发现乳腺有一肿物，到成为乳腺癌患者，时间很短。从一个健康的人，变成癌症患者，这种突变，引起思想和情绪的骤变，尤其在入院初期，诊断尚未完全明了，患者从癌症联想到死亡，恐惧常唤起对过去和未来的对比联想，考虑到今后的生活、家庭及事业，进一步引起患者消极反应。沉重的心理压力造成患者的心理危机，此期患者焦虑、抑郁评分为最高阶段，此阶段护理工作的关键是进行心理救援。

在护理观察中，可发现患者情绪反应为：紧张、坐立不安、心烦易怒或悲伤哭泣、语少声低、厌世、自责、呆滞。由此产生的躯体症状为睡眠障碍、头痛、心悸、血压升高、心率加快、皮肤多汗、大小便次数增多、食欲缺乏等。

住院初期的焦虑抑郁，通常白天症状稍轻，到了夜间，极度痛苦，情绪难以控制，有的患者在床上辗转反侧，难以入眠，有的患者则反复在楼道徘徊，不肯回病房，有的患者则莫明其妙地站在护士站、值班室门口张望。面对这种情况护士应理解这是患者无依无靠、孤独感的流露，期望得到心理的安慰。护士绝不能用怀疑的目光审视患者，更不允许训斥患者或流露出厌烦、冷漠的表情，以及简单地给一片安眠药了事。应轻声询问患者的感觉和需求，护送患者到床前，帮助整理一下被子、枕头，在患者的床前坐一会儿，使患者感到慰藉，从而早期与患者形成相互依赖的关系。入院初期，患者除去对疾病不安外，因住院失去作为母亲、妻子的作用心情沉重。针对此情况可适当允许患者在周六、日请假回家，处理一下家务，承担一些义务，使患者由此感受到家庭的温馨，感受到自己的责任与义务，增强治疗的信心。

在此阶段，防止患者不良情绪的主要护理措施是：在乳腺病房防止沉闷气氛，应建立乳腺康复治疗室，进行系统的乳腺癌患者健康宣教，请抗癌明星与患者座谈，现身说法，使患者感受到自己置身于一个群体中，减轻孤独感和不幸感，使患者感觉到患乳腺癌并非我一个人，有一个集体在与癌症斗争，别人行，我也行，我不比别人差。

（二）手术前后的心理特点及护理

乳腺癌患者一旦决定实施手术，即说明患者将不惜以损害自己的生命质量为代价来保全生命，这也是患者坚定与癌症进行抗争的第一步。然而手术常被看作是人生中的最大挫折与不幸，切割肌肤意味着疼痛和流血，切除乳腺将意味着失去女性的第二性征，失去女性的美，甚至失去丈夫的爱，失去家庭。此时，患者恐惧手术所带来的痛苦，随着手术的逼近，会产生比较强烈的生理与心理应激反应。这些反应过于强烈，不仅对内分泌、循环系统产生影响，而且还会干扰手术的实施，影响手术效果。因而此阶段，多数患者有强烈的求知欲，即迫切想知道有关手术的知识信息。根据这一特点，护理人员可利用不同方式，及时向患者提供从术前准备，到麻醉配合及术后康复过程的程序性和感觉性信息，以及心理准备措施，并向患者示范和讲解如何配合各项医疗活动，如何减轻痛苦与不适，加速身体康复的种种应对方法，如腹式呼吸、床上排便、咳嗽、咳痰方法，手术后开始功能锻炼的时间、方法、要求等，增强患者的信心和自我控制感，为术后顺利康复打下基础。

随着手术日期的临近，焦虑逐渐加剧，手术前是患者焦虑的高峰。因此，术前应给予相应的心理支持，如请患者观看手术室环境的照片，请手术医生讲课，请手术后恢复良好的患者现身说法，同时根据患者的焦虑程度，给予适量的镇静药物，减轻患者剧烈的应激反应。在手术日晨，护士应鼓励患者：您与其他患者一样，会顺利康复的。并预祝患者手术顺利，对患者及其家属的心理将是一种极大的安慰。

乳腺癌不同于其他癌症，诊断无法向患者隐瞒，决定进行根治术，诊断即明了。每位患者在手术室等待冰冻化验结果时，即如同等待着判决，分分秒秒都在煎熬之中，此时，护理人员千万不要忽视患者，要注意患者的情绪变化，尽量努力安慰患者或陪伴在患者身边，与患者聊聊天，尽量缓和一下紧张的气氛，使患者在尽可能轻松的心境下等待化验结果，而不能因为是手术的间隙，大夫、护士一起谈笑聊天。这样，会使患者产生被抛弃感，引起患者的怨恨心理。

一旦报告为阳性，告知患者需行根治术，大夫一定要向患者许诺，请她放心，会仔细、认真地将肿瘤全部切除，使患者感到有一个集体在帮助她与疾病做斗争，使患者体会到医护人员的良好情感，从而替代负性情绪。手术后精神紧张度有所下降，情感状态有所改善，这提示手术治疗可减轻患者对癌症威胁生命的恐惧。然而当患者从麻醉反应、伤口疼痛中缓解下来时，第一次换药，将给患者一次强烈的打击，许多患者在第一次换药时紧闭双目，不敢正视自己的伤口。

大多数患者尤其是比较年轻的患者，面对惨不忍睹的伤口，产生了自怜悲观和怨恨情绪，怜悯自己患不治之症，怨恨自己为什么偏偏得了这种病，有许多人把它看作是对自己的惩罚。

因委屈、怨恨，在短时间内，患者可产生性格上的较大变化，原来开朗、健谈的人可能变得沉默寡言，对人冷漠；原来比较温和讲理的人，变得脾气暴躁，甚至不讲理，与病友和医务人员发生冲突。

此时，护士应以极大的同情心去理解患者，安慰和教育患者。伤残已成现实，只有敢于面对这个现实，正视由这个现实的强烈刺激而造成的内心痛苦，积极主动地调整自己的心态，才能不被这种内心的痛苦所压倒，更不会被这种内心的痛苦淹埋了生存的欢乐。鼓励她们，我们曾经以顽强的精神战胜了死亡，更能以振奋的精神战胜疾病。

(三)康复期的心理特点及护理

乳腺癌术后患者因躯体受到严重伤残导致的内心痛苦和担忧而产生心理障碍。她们在摆脱了疾病对生命的威胁后，一些心理问题与日倍增，在康复期，主要表现为以下几点。

(1)失去了第二性器官，担心今后夫妻之间的关系，怕引起性生活障碍。

(2)体型的缺陷，造成患者自尊心伤害，社会交往活动困难等。

我们治病救人，包括对人体、人性、人的各种需求的保护。乳腺癌的患者，尤其是 30 岁以上年龄的人，术后均有对性的担忧，但患者羞于开口从不主动询问。

护理人员应以人类的宽容、同性共鸣为基础，为患者讲解手术对女性哪一方面产生具体影响，告之患者，乳腺切除术不会影响正常的夫妻生活。我们应该承认，乳腺癌根治术会给患者与其丈夫的性生活带来很多不便与困窘，丈夫的拘谨，则表现出对妻子的照顾，以及对妻子病情不明的担忧。妻子也会因身体的缺陷，羞于暴露自己身体，同时担心性生活会对自己的身体造成不良影响，因此，会对正常的夫妻生活造成一定程度的影响。我们应指导患者，此阶段双方可能通过非形体接触的情爱来弥补这一缺陷，经过一段时间双方的心理适应了，这种情况便会好转。

对于需行卵巢去势的患者,应告诉她们,因雌激素水平下降,影响阴道腺体的分泌,但不直接影响夫妻生活质量,恰恰相反,由于丢掉了对怀孕的顾虑,性生活的质量反而会提高。

另外,还应告诉患者,其丈夫在患者整个治疗过程中,心理创伤并不亚于患者,加之术前、术后的奔波忙碌,这一切都倾注了对患者的爱,希望患者在适当时机,向丈夫表达感激与爱的情绪,尤其是在刚刚恢复性生活时,注意双方的语言和非语言交流。在性生活中,避免暴露伤口,可配戴硅胶假乳,减少不良刺激。对于社会活动问题,可指导患者配戴合适的假乳,解决形体问题。病情允许和个人有需求时,可行乳房重建。术后身体康复,可参加正常的社交活动。

术后康复期,护士应指导患者战胜自己心理上的病态,克服心理上的自卑感,才能走出自我痛苦的误区,走出自我虐待的困境,积极地完善自我形象,潇洒地重返社会,重返生活和工作岗位。

(四)患者丈夫的心理支持和指导

对患者丈夫的心理支持是对患者护理的关键因素。这种心理指导,在患者一住院就应开始,首先护理人员与家属二者之间应建立一种相互信赖的关系,并对家属进行适宜的心理支持与指导。

1. 做好患者丈夫的心理及家庭功能重建的指导

告诉患者的丈夫,其妻子患病住院,家庭内部的各个角色需要重新调整,要改变日常的生活规律,丈夫要承担起平时妻子所干的家务,减轻患者的后顾之忧。同时,要合理安排好患者的饮食,在探视时间内,多抽出时间,陪伴在患者身边。告诉患者,乳腺癌患者此时比正常人需要家庭的温暖和支持,尤其是做丈夫的。丈夫要多与患者沟通,表现出要听妻子的倾诉。若患者表示不需要别人帮助时,也要弄明白她是真不需要帮助,还是内心存在有其他消极想法,要尽量体贴、关心、爱抚患者。告诉他们,对患者来讲,夫妻间的情爱是任何爱都不能替代的,这种爱是帮助患者战胜癌魔的强有力的武器。

2. 康复期的心理指导

要告诉患者家属,在尽力支持、爱护患者的同时,也要对患者的自身健康负责,需要把她们看成是有能力承担责任的人,患者能做到的事,尽量让她们自己去做,通过丈夫的支持,让患者勇敢地站起来,正确面对疾病,面对未来的生活,达到生活及心理两方面的康复。无论患者在病情上,还是精神上、体力上,只要有一点点进步,就应予以鼓励和支持。过分的疼爱患者不利于患者身体康复。

二、手术前护理

(1)术前常规完成各项检查工作,有异常即应术前控制。改善重要脏器的生理功能,以提高手术耐受性,减少术后并发症。若是妊娠期及哺乳期妇女发生乳腺癌,应终止妊娠、哺乳,避免激素作用活跃而加快乳腺癌的发展。

(2)饮食指导:乳腺癌患者因情绪波动、病情进展及肿瘤治疗而产生食欲缺乏、恶心、呕吐,造成营养缺乏。护士应指导患者进食高蛋白、高维生素、高糖且清淡易消化食物。注意食物的色、香、味,增加患者的食欲,以满足机体营养的需要,并储备能量,达到耐受手术,以利术后康复的目的。

(3)术前指导患者进行有效的咳嗽、排痰动作;保持大便通畅,必要时给予缓泻剂,避免术后并发症的发生。

（4）皮肤准备：上至锁骨上部，下至髂嵴，前自健侧腋前或乳头线，后过背正中线，包括患侧上臂 1/3 及腋窝部。若要植皮者，则做好供皮区的皮肤准备。备皮动作应轻巧，以防刮破皮肤。对已有皮肤溃破的患者，从术前 3 d 开始每日换药，并用酒精消毒溃疡周围的皮肤。

（5）备血 400～800 mL。

三、手术后护理

（1）卧位：术后患者血压稳定后改为半卧位，以利呼吸、咳痰及引流。

（2）饮食：术后患者饮食相当重要，除需增加热量外，还应增加蛋白质、维生素和微量元素，以促进组织生长及伤口愈合。

（3）严密观察生命体征变化：对行扩大根治术的患者，应严密观察呼吸情况。如发现呼吸困难、胸闷等情况，应立即给氧，并仔细听诊肺部情况，必要时行胸部 X 线检查，判断是否因手术损伤胸膜而引起气胸，或是因痰液黏稠，不易咳出而引起呼吸道阻塞。发现异常，应及时通知医生，并给予相应的处理，例如超声雾化吸入、吸痰等。

（4）切口护理：妥善固定皮瓣，乳腺癌标准根治术后用绷带、多层敷料加压包扎，使胸壁与皮瓣紧密贴合，包扎松紧度要适当。术后护理时要注意患侧肢体远端的血液循环，注意皮肤颜色、肢端温度、脉搏，注意有无腋窝处血管、神经受压。若患肢脉搏摸不清、皮肤发绀、皮温降低，或上肢肿麻，提示腋部血管、神经受压，应调整绷带松紧度；若绷带松脱应重新包扎，必要时局部用沙袋压迫。

（5）行乳腺癌标准根治术，切除了腋窝淋巴结，易引起上肢水肿。术后护理时应预防性抬高患侧上肢，促进静脉和淋巴的回流，避免过劳和受凉。术后 5 d 患肩应制动，以免腋窝处皮瓣移动，影响愈合。绝对禁止在患侧上肢进行操作，如输血、静脉点滴、量血压等。

（6）患者麻醉清醒后，即取半卧位，患肢用三角巾悬固，并以小枕支撑，使肩关节内收，有助于引流，防止或减轻淋巴性水肿。

（7）功能锻炼：功能锻炼对患侧上肢功能恢复起着重要作用。术后 3 d 内，可做伸指、握拳、屈腕等活动；术后 4 d 活动肘关节；术后 5 d 方可作肩部活动。伤口愈合后，指导患者循序渐进地增加肩部功能锻炼，如用患侧手梳头，做手指爬墙运动，或经头顶扪到对侧耳廓等动作，尽量恢复患侧上肢功能。

（8）术后 24 h 内，限制活动范围，可活动手腕、肘等。例如，手指屈伸、握球，手掌向上，然后向下活动前臂，可促使恢复手臂的正常功能。

（9）24 h 后的活动练习，应考虑到伤口愈合、缝合的情况，通常在医生的指导下，根据术式进行练习。更多的活动，开始于术后一周，或拔除引流管后进行。护士及时向患者解释这些锻炼，对防止肌肉萎缩、关节痉挛以及肌肉紧张度丧失方面是非常必要的。

（10）术后 7 d 之内，嘱患者禁止肩关节外展活动，尤其是在起床活动时，要由护理人员协助，以免过度牵拉伤口，造成皮下积液。

（11）由于敷料或胸带束缚胸部，使肺组织不能充分扩张，术后应鼓励患者深呼吸，用力咳嗽，防止肺不张。

（12）乳腺癌根治术，如果损伤胸膜，术后应注意气胸的观察，发现患者烦躁、憋气、胸痛等情况，应及时报告医生。必要时照床旁胸片，行胸腔闭式引流。

（13）预防感染、发炎、水肿等并发症的发生。如果患肢皮肤破裂，用肥皂和清水冲洗后，涂消毒剂(如碘酊)覆盖好伤口,如果不愈合,要通知主管医生。

夏季使用防虫剂,避免昆虫叮咬患肢。避免患肢循环不畅,不要在患侧上肢戴过紧的首饰,穿过紧的衣服,患肢避免持物过久或持过重物品。

指导患者注意腋窝的初始护理,如避免使用防臭剂和刮除腋毛,指导患者何时使用防臭剂和刮腋毛才是安全的。

(14)向患者询问患侧上臂是否有麻木感,向患者描述手臂和腋窝感觉的改变,并解释发生的原因。

(15)注意观察患肢末端皮肤颜色、温度、疼痛等情况,如发生患肢末端疼痛、苍白、皮肤冰冷,可能为动脉缺血,应请医生处理,如发绀、肿胀,可能为静脉回流不畅,应抬高患肢,重新松解三角巾及敷料。

(16)告诉患者手术缝线区域皮肤轻微的红肿、发紫、水肿是正常现象,愈合过程需要一段时间。

(17)告诉患者术后几乎不需要改变她的衣着。

(18)向患者演示使用临时性的假体或胸罩,建议患者在出院前配制适宜的假体和胸罩。告诉患者,这对于弥补外形的缺陷和自身保护都是很重要的。

(19)与病情允许的患者共同探讨和评估将来关于行乳房重建手术的需要。

(20)出院指导:教会患者正确的锻炼方法,正确掌握运动量;指导患者出院后综合治疗的方法及注意事项,定期到医院复查,适当增加营养;如行化疗应注意血白细胞水平及肝肾功能的监测;采用疏导、暗示法帮助患者恢复健康的心理状态;教会患者健侧乳房自我监测的方法;嘱患者出院后不宜在患侧上肢测量血压、静脉穿刺;5 年内需避孕。向患者介绍义乳或乳房矫形手术,以恢复形体,改善自我形象。

(21)引流管的护理

1)引流管要妥善固定,防止扭曲、打折并嘱患者经常活动,变换体位。卧位时,要采取患侧卧位,以利于引流。

2)密切观察引流通畅情况及引流管负压状态,以保证有效吸引。

3)密切观察引流液的性质、量。术后当日引流液可呈鲜红色,以后逐渐变淡,呈浆液状,术后 24 h,引流液一般为 100 mL 左右,若大于 150 mL 或每小时大于 50 mL,提示有活动性出血可能,应报告医生及时处理。术后 5 d 引流液仍不减少,颜色浅、量多、逐渐变为白色,应考虑淋巴管漏,可加压包扎、引流。

4)患者下床活动时,可将引流瓶提于手中,指导患者引流瓶不能高于创面,以免引流液倒流,造成感染。

(22)常见并发症的护理

1)出血:多因术中止血不彻底或创口大量渗血,以及术后剧烈恶心、呕吐引起。术中除应严格止血外,术后护士要做好对症处理。剧烈的恶心、呕吐,应遵医嘱给予适量的止吐剂、镇静剂。术后 24~48 h,患者起床时,护士应协助,以免因过度牵拉造成出血,并应在术后 24 h 内,随时观察引流液的性质、量。如有活动性出血的表现,应及时报告医生,必要时重新止血。

2)皮下积液:是指液体集聚在手术区域,常见于术后伤口引流不畅引起,其原因可能包括以下各种情况:①引流管位置不当;②抽吸不及时;③固定皮瓣线位置不合适;④腋窝淋巴结融合成团,创面过大、过深引起;⑤患者过早进行患侧上肢外展活动。

3)皮瓣坏死:多由于皮瓣过紧、牵拉后血运不好造成。因此,术后应保持伤口清洁、干燥、防止感染,指导患者适当练功,以免由于皮瓣贴合不好,皮肤血运差,造成大面积坏死。对于已形成坏死者,可行局部清创,生肌橡皮膏换药。

4)患肢淋巴水肿:淋巴水肿是乳腺癌根治术后最常见的并发症,可发生于术后2个月,持续15~20年。最主要的因素是,大量切除淋巴组织和腋静脉分支,导致患侧上肢的静脉和淋巴回流不畅因而产生水肿。轻度的淋巴水肿,临床上不易观察到,一旦患者告诉她们两侧肢体不同,测量并记录下来。发生水肿,应嘱患者抬高患肢,轻微活动,局部自下而上,行向心性按摩,每次20~30 min,每日两次,限盐,避免局部过热或受伤,加以弹力绷带保护是基本的需要。如果仅是轻度水肿,患者应在用弹力绷带的基础上,定期测定,第2~3个月反复评估,看水肿有否发展。中度或重度淋巴水肿,使用周期性加压袖,有自动调节、缩短循环时间的功能。

(23)患肢功能康复的训练

1)练功原则:①术后第1天,主要练指关节、腕部及肘部的活动;②术后3 d以后,逐渐增加肩关节的伸屈活动;③术后10 d以后,逐渐增加肩关节外展活动。

2)注意事项:①术后1~3 d,肩并节限制活动,以免影响皮瓣愈合;②患肢皮下积液时,练习次数应减少;③严重皮瓣坏死者,术后三周内避免大范围活动;④术后3 d渗血较多者,肩关节活动要减少,以免出血;⑤凡植皮者,练功时间应推迟一些。

3)目的:术后的床上练功,可使患侧手指关节及腕部关节的功能得到恢复,增强手部及腕部前臂的活动能力,减少并发症,为以后的功能锻炼打下基础。集体练功既可增进术后病友们的思想交流,还可根据患者身体恢复情况锻炼斜方肌、肱二头肌、肱桡肌等肌群,以达到手术后患侧手臂肌肉力度增加,提高其伸长程度,建立侧支循环,促进肌肉的功能代偿目的。康复室练功可使患者消除抑郁的情绪,通过不同的器械锻炼,增强背部斜方肌、三角肌、肱二头肌、背阔肌等肌群的锻炼,以达到代偿胸部的肌肉,为今后生活提供保障。

4)练功的具体步骤和方法①床上练功:术后3 d内患者可在床上作相应的患侧上肢功能锻炼;术后第1 d,患者半坐卧位,患侧手部活动,主要活动指、腕、肘关节及前上臂肌肉,上、下午各一次,每次50~100个回合;术后第2~3 d,协助患者用健侧手托扶患侧上肢,练习肘关节伸屈活动,先屈肘90度握拳,再伸肘90度伸指,为一个回合;术后3 d后,患者可下床活动,并进一步进行功能锻炼;术后4~5 d,协助患者用健侧手握住患侧拇指向前上举,练到肘关节伸直位,手与头齐平,并练习肩关节活动;术后6~7 d(一般在引流管拔除后),行患侧上肢上举运动。②集体练功:术后一周后,如无伤口出血、积液等情况发生,除以上活动外,患者可在护士带领和指导下,结合音乐伴奏集体练功:第一节,握拳运动,患者手掌握拳,伸展;第二节,屈肘运动,用手托住患侧肘部尽量伸直,然后屈曲;第三节,肩部运动,上、下提拉,左右旋转;第四节,患肢上提,用健侧手握住患肢拇指,双臂前伸,向上提举;第五节,上肩运动,手指搭在肩部,前旋后转;第六节,臂摆运动,前至丹田,后至腰部;第七节,摸耳运动,患肢扣及对侧耳郭;第八节,上举运动,患肢上举,单手攀天;第九节,调整运动,平臂摇摆,双臂轻摇;第十节,患肢攀墙,手指以墙为支点,向上移行。③康复室练功:采用配乐练功操,每日1次,每次20~30 min,根据患者具体情况,吸取中老年迪斯科部分动作,编排成练功操,由康复室护士带领并指导患者在音乐伴奏下练习;患者术后恢复良好,无自觉不适症状,可在康复室护士指导下,根据患者术式、手术日期,行器械练功。

(袁　越)

第五节　乳腺癌辅助治疗期间的护理

化学治疗是乳腺癌常规的辅助治疗,但是,在显示治疗效果的同时,也伴随出现一些不良反应,最常见的是恶心、呕吐、脱发、体质量改变、疲乏无力和停经等症状。其不良反应的发生率、频率和严重程度,是受特定药物、多种药物联合应用和治疗时间影响的。护士应熟知各种化疗药物的药性、使用方法及不良反应的发生,尽力解除和减轻患者化疗期间的不适。

一、化疗前护理

1.对患者及其家属的健康教育

这是对接受化疗的乳腺癌患者的重要护理内容之一。大多数患者,入院前后对癌症和化疗常有耳闻目睹,深感畏惧。如果让患者在化疗前了解其治疗方案、治疗作用、可能出现的不良反应及预防和减轻毒副作用的措施等,患者将可能较好地配合治疗。

护士通过多种途径,对患者及其家属进行健康教育,如编写有关知识的科普文章、小册子,指导患者及其家属阅读,还可利用讲课、咨询、交谈等方式,对患者及其家属进行宣教工作。但是,在进行宣教前,必须评估宣教对象的理解力,所需求知识的范畴,因人而异,做到所宣教的内容必须是她(他)们了解后能理解和接受的,否则,会适得其反,增加其思想顾虑和对化疗的恐惧。

2.分散注意力

化疗中,"分散注意力"是有效的行为治疗技术之一。护理人员通过指导患者合理安排休息,如化疗期间遵医嘱适量使用镇静剂。建议患者化疗期间听一听轻音乐,收看电视,护士与患者交谈,并教会患者使用放松技术等分散对化疗的注意力,使其尽可能在轻松的心境下接受化疗。

二、用药期间的护理

1.静脉选择

化疗输液,禁选用患侧肢体,静脉选择由末梢向近心端分段使用,避开关节处,避免使用一次穿刺失败的血管。

2.给药方法

输入对组织刺激性较强的药物时,如 ADM、VCR、NVB 等,应快速滴注,护士应在药物完全滴入血管后才能离开,以免药液外渗,造成局部皮下组织坏死。

3.配伍禁忌

维生素 B_6 和 MTX 两种药物同时输入时,应间隔一定时间,一旦相混,产生白色结晶。5-Fu 与 MTX 联合用药时,应间隔 0.5～6 h 可增效。用 5-Fu 500 mg＋5％葡萄糖液 500 mL 化疗时,应在 6 h 左右滴完,过快、过慢均影响治疗效果。

三、化疗不良反应的预防

(1)禁忌空腹化疗。空腹化疗会加重化疗期间恶心、呕吐症状。化疗前不食用含香料、辣调味品的食物,避免对消化道的刺激。化疗前 0.5～1 h,化疗后 4～6 h 给予适量镇静剂和止吐剂。一般常用药物为:安定 10 mg,氟美松 5 mg 肌肉注射,同时静脉输入康泉 8 mg 或格拉斯琼 3 mg,加入 100 mL 液体中滴注,可有效减轻患者恶心、呕吐症状。

（2）ADM、MTX 对皮肤毛囊损害，可引起脱发。告诫患者化疗期间不能烫发，化疗时，头部可使用冰帽、发卡、发带，有助于减慢血流，减少脱发的发生。

（3）大多数年龄≥40 岁的患者，在进行化疗过程中，可能出现一定程度的药物引起的卵巢功能障碍，并随药物周期进行性加重。停经症状包括：面色潮红、出汗、头痛、阴道润滑功能下降、交媾困难。停经症状干扰了日常生活，明显地影响了睡眠，因此给予患者宣传、指导和对症处理是很有必要的。睡前给予安定 10 mg 肌内注射能控制睡眠，小剂量苯海拉明能减少燥热的发生，并告诉患者，停药后，上述症状会逐渐消失。

（4）疲乏无力。在行辅助性化疗的患者中，有一半以上患者有疲乏。她们描述全身无力、焦虑、双腿疲乏、愿意躺着、健忘、眼睛疲劳，因此，护士要对患者加强宣传、指导，指导患者在化疗中，合理安排休息和膳食，增强营养，充实体力。

（5）体质量改变。接受全身辅助性化疗的患者，体质量普遍增加。使用激素治疗的患者，绝经前患者及化疗时间较长的患者体质量增加稍多。食欲增加、活动减少、增加热量的摄入，轻度恶心，情绪改变，血清雌二醇水平下降与体质量增加有关。因此，在化疗中，给予患者营养指导，鼓励患者进行适量有氧锻炼，是治疗中减轻恶心，并能促进患者控制体质量增加的有效治疗手段。

四、特殊化疗药物用药方法及护理

1. 诺维本（异长春花碱，NVB）

近年来，广泛应用于中、晚期乳腺癌患者，疗效较显著。但 NVB 除常见的化疗反应外，对静脉有较强的刺激作用，可致局部疼痛、灼热，渗入皮下可致皮肤溃疡。

诺为苯主要特异性作用于细胞有丝分裂期，干扰其动力学平衡，终止细胞分裂，属细胞毒性药物。此药渗透性高，渗入皮下间隙后导致浓度增高，破坏了细胞膜内外渗透压的平衡，使局部 pH 值改变，引起静脉或毛细血管痉挛，局部供血减少，导致组织缺血、缺氧，造成局部出现水泡，形成硬结或慢性溃疡。另外，NVB 属碱性药物，可使血管内二氧化碳聚积，血管内压升高，血管渗透压升高。同时，长时间刺激血管，可使血管痉挛，而漏至皮下。

（1）选择血管：选用远离肌腱末端及关节的较大静脉，尽量不使用下肢静脉。

（2）给药方法：输入 NVB 前，先输入生理盐水，确认在血管内后，用生理盐水 50 mL 稀释，从小壶中快速滴入，或加入 100～150 mL 生理盐水中滴注，在 10～30 min 内滴完，之后，用 250～500 mL 生理盐水做静脉冲洗。

如果 NVB 与 DDP 联合使用时，必须先 NVB 输入，再进行水化和静脉加药。

2. 泰素（紫杉醇）

（1）保存：泰素浓缩液冷藏 2 ℃～8 ℃，并避光，配制后的溶液，可在 25 ℃光照条件下，保持稳定 27 h。

（2）配制：使用 5％葡萄糖液或生理盐水稀释，必须用玻璃注射器配制（因使用聚氯乙烯注射器，会使药物中二乙基、乙基肽酸化合物增加）。由于药物昂贵，为避免浪费，宜反复用稀释液冲洗药瓶，直至完全抽吸干净。配制时，可出现雾状，并不影响药物作用。使用前，应肉眼检查溶液内是否有颗粒，溶液的色泽是否有变化。泰素是一种细胞毒性抗癌药，配制时，应注意自身防护，最好在化疗操作台内进行。无条件者，应戴手套、口罩。皮肤、黏膜污染了该药，应立即冲洗，然后用肥皂彻底清洁。

（3）静脉输液方法及护理：由于药物特点，输液时间较长，应选择较粗、直的血管，并注意固定稳妥。使用特制的聚丙烯输液器和玻璃瓶液体(输液器微孔膜滤过)。为防止过敏反应,分别于给药前 12 h 及 6 h,给地塞米松 20 mg 口服,给药前 30 min 苯海拉明 20 mg 肌肉注射,西米替丁 300 mg 肌肉注射。输液方法:5%葡萄糖液 500 mL＋泰素静脉点滴,3 h 滴完,过快、过慢均会对药效有影响。或用生理盐水 200 mL 冲瓶。

(4)不良反应的观察:过敏反应轻微的症状,如面色潮红,皮肤反应,胸闷,血压偏低或心动过速,不需中断药物。当出现严重反应时,应停药,对症处理。循环系统反应,泰素可导致降低血压和严重房室传导阻滞,因此,在使用时,应注意血压、心电图 PR 间期的监测。如注药后 1 h 内,血压下降,心动过速,应进行连续的心电监护,出现严重传导阻滞,给予对症处理。停药后仍需继续进行心、肝功能监测。

(5)其他注意事项:泰素与顺铂联合使用时,应先输泰素,再输顺铂。因顺铂抑制代谢,使泰素被清除率明显降低,增加药物毒性。

五、抗癌药物渗漏的识别与护理

抗癌药物属细胞毒性药物,静脉用药一旦渗漏到血管周围软组织中,轻则肿胀、剧痛,重则可引起皮肤缺血性坏死,甚至功能障碍或肢体残疾。

临床输液,液体外渗一般认为无特定的致溢因子。有学者对 28 个危险因素用 logistic 回归模型多元分析建立了多因子数学模型,结果表明,患者血小板数量多,静脉注射部位的血管弯曲,血管充盈性差,患者不合作,输液量大是造成外渗的 5 种主要危险因素。

但是,抗肿瘤药物有其特殊性,像 CTX、PDD、博莱霉素、氮介等,pH 低,可导致静脉炎,使血管通透性增加,也是造成药物外渗的一个重要原因。尽管临床常用的溶媒皆偏酸,对化疗药物碱性有一定缓冲,但仍不足以使溶液 pH 调至 7.0 左右,而 pH＞7.0 左右的溶液,极少发生渗漏。直接毒性作用:化疗药物渗漏至皮下组织与肌体组织细胞的 DNA 结合或干扰其功能,造成组织细胞尤其是代谢活跃的皮肤基底细胞、成纤维细胞、血管内皮细胞等死亡。

间接作用:化疗药物,如 VCR、ADM、MMC 等的强刺激作用,局部产生非炎症性水肿,细胞与毛细血管间距离扩大,造成氧弥散障碍,继而组织细胞缺氧、变性和坏死。一旦发现药物外渗表现,应立即终止输液,用注射器进行多方向强力回抽出尽量多的外渗液,并可经原静脉通路滴入解毒剂(5%$NaHCO_3$、VitC、1%普鲁卡因)也可冷敷(4 ℃~6 ℃)乃至冰敷,持续 20 h,可使局部血管收缩,减少药物吸收,并灭活外渗药。局部封闭对强刺激性药物,如 VP-16、ADM、MMC、VCR 等可用 1%或 2%普鲁卡因 2 mL,强的松龙,行带状封闭,局部涂以金黄膏。如局部皮肤发生溃疡,应及时换药。常用氟哌酸＋新斯的明研成粉状,外用换药。临床治疗收到较好效果,对于创面较大者必要时行清创术或外科植皮术。

(袁　越)

第六节　乳腺癌放射治疗期间的护理

放射治疗近年来发展较快,已成为肿瘤治疗的重要手段之一,仅次于手术治疗,而位于第二位。对于晚期乳腺癌和保留乳房手术的患者,放射治疗在治疗中扮演了更重要的角色。

由于乳腺癌放射治疗的射野较为固定,范围局限,故可引起的放疗反应也较少,尤其行辅助性放射治疗的患者,在行 2～3 周以后放疗可能会出现很少的不良反应或根本没有,最常见的反应是疲乏无力和皮肤改变。

除了疲乏和皮肤改变之外,少数患者还可有失眠、喉痛、嗳气、乳房改变及日常活动的改变。皮肤改变包括痒感、触感、水肿、干燥和令人不适的温度升高。这些改变通常出现在治疗的第 3 周末。嗳气是新近发现的症状,有 38% 的患者持续至第 5～6 周,75% 患者有乳房感觉的改变,为一时电击样感,只持续片刻,但可昼夜出现。乳腺癌放射治疗患者护理重点,首先强调对患者及其家属的教育,解除患者的思想顾虑,让患者了解相关的放疗知识,如放射治疗的计划和实施过程,要达到预期疗效,以及可能发生的不良反应。但护士要着重强调放射治疗的治疗价值,不可过分宣扬可能发生的不良反应,以免加重患者及其家属的思想顾虑。

另外,对可能出现的不良反应,积极采取保护性措施,密切观察治疗期间的生理情况,使患者在放疗期间保持健康和充分营养,以保证达到放疗的预期效果。

一、皮肤反应的护理

皮肤反应是放疗期间最常见的不良反应,通常发生于放疗后的第 2～3 周,常见 4 种典型的皮肤反应有:红斑、干或湿性脱屑、脱毛等。首先在照射区域出现界限分明的局部红斑,然后进展为干性脱屑,患者常主诉慢性痛痒。此时,皮肤损害不大,虽不影响治疗,但应采取保护性措施,可局部涂用无刺激性软膏,如 VitA.D 和羊毛脂等,可减轻干燥和痛痒。氢化可的松软膏有助于减轻炎症。

大多数皮肤反映到干燥脱屑为止,但少数病例可进展为湿性脱屑。此种皮肤损害较为严重,可出现水泡和组织表层丧失,必要时,需中断治疗,待其痊愈。护理措施包括:清洗局部,避免增加刺激,局部用药减轻不适,促进痊愈。为了减轻皮肤反应的发生,放疗期间应告之患者如下方面内容。

(1)穿着宽松合适、柔软的衣服,如全棉 T 恤衫、针织棉胸罩,每天更换内衣,减少汗渍对局部皮肤的刺激,洗衣服时用中性肥皂,禁用洗衣粉,有助于减少对局部皮肤的刺激。

(2)未经医生同意,放疗区域皮肤切勿使用软膏、乳膏、洗剂或粉剂。

(3)除医生另有规定外,放疗期间可使用淋浴,但治疗区域禁止直接使用肥皂、香水、除臭剂等。淋浴时,应很快冲洗治疗区皮肤,可轻拍局部皮肤,但不能揉搓,不能擦洗。

(4)紫色标记十分重要,如因淋浴、出汗等原因有褪色情况,应及时报告医生、护士,重新描记清楚。

(5)照射区皮肤避免阳光直接照射、强风、强冷或过热、盐水、经氯处理的游泳池等。

(6)治疗完成后,告诉患者,局部皮肤可变黑,并将持续一段时间,以后逐渐消退。

二、疲乏的护理

如果患者感到疲劳,建议患者每天午睡 1～2 h 或晚上睡觉时间提前,增加睡眠时间对缓解疲乏是有帮助的。帮助患者制订合理饮食计划,保证营养食物和液体的充分摄入,可采用精心烹调和少量多餐的饮食方法,以助于增强体质,减轻身体的不适。

三、其他护理

因乳腺癌照射区域较为固定,常用的手势是将手放于头的后面。由于手术的原因,可能在开始治疗时,有轻度的不适。为减轻不适,应嘱患者,继续坚持上肢的功能锻炼。必要时,可于治疗前 1 h 服用适量的止痛剂。

护士应告诉患者,如果腋窝受到照射治疗,很可能会影响汗腺和毛发,这意味着那里不会再有毛发生长,不会再出汗,这可能持续一小段时间,也可能时间很长。另外,照射患者离开治疗室后,身体不再带有残存射线,所以,不需要任何保护性措施,以减轻患者及其家属的思想顾虑。

（袁　越）

第七节　乳腺癌生物治疗期间的护理

生物治疗是一种较为特殊的治疗肿瘤的方法,护理人员必须熟悉 BRM 的性质,具有较强的专业知识、熟练的操作技能。目前,临床应用的生物应答调节剂(biological response regulator,BRM)主要分为四大类:①重组的细胞因子;②过继转移的免疫细胞;③单克隆抗体及其导向药物;④分子疫苗。

一、生物制剂的保管及使用

大多数 BRM 需要低温保存,以保证其性能稳定,充分发挥其活性。使用 BRM 前常规备好各种抢救器械、药品,以备急需时使用,使用 BRM 时需注意其有效期限,并注意三查七对。对某些有过敏史或精神紧张者,开始治疗前给某些抗过敏药物,安定镇静药等,消除或减轻患者用药后可能出现的不良反应。

二、不同途径给药的护理

肌肉注射,使用前认真检查药液有无混浊及沉淀,此药在室温中不稳定,应现用现抽,严格无菌操作,按常规消毒皮肤,进针时动作轻柔、准确,缓缓将药液注入肌肉层。防止注射过浅影响药物吸收而造成局部疼痛、出血、硬结。

肌肉注射时要注意针头垂直,快速均匀注入,拔针后穿刺点涂碘酒,纱布覆盖固定,用手指有效按压 3～5 min。应注意,如果腹部肿瘤注药时,可嘱患者深吸气后鼓起腹部,有助于快速进腹腔,减轻疼痛。如胸腔内注药时,嘱患者应经常变换体位。

三、常见不良反应的护理

1. 发热

(1)密切观察体温的变化及发热的热型,观察伴随的症状和体征,注意与病原性发热相鉴别。

(2)遵医嘱使用退热药或其他的对症处理,尽量减轻不适。

(3)鼓励患者进高热量、高维生素饮食,增加饮水量或液体入量。

(4)注意口腔卫生,防止口腔糜烂。

(5)发热反应多在治疗后 30～90 min 发生,大多数体温在 38.5 ℃左右,少数在 39.5 ℃,个别可达 40 ℃,一般持续 2～4 h 左右可恢复正常,不需特殊处理。

2. 厌食

鼓励患者为提高自身的抗病能力而进食,可采取少食多餐,选择患者平时喜爱的食物,适当使用调味品,提高色、香、味,以促进食欲。

3.恶心、呕吐

(1)提供安静、舒适的环境,病室空气新鲜,避免不良气味刺激,护理人员可提供指压内关穴位,防止呕吐。

(2)观察呕吐物的性质、量、次数,时间与用药的关系,并做好记录。

(3)每日测体质量一次,并记录液体出入量,观察有无脱水,适当增加液体入量。

(4)密切观测电解质的变化,防止电解质紊乱。

4.腹泻

(1)观察粪便的性质、量、次数、有无黏液、血便或伪膜等,注意伴随的症状、体征,排除其他原因的腹泻。

(2)避免进粗糙、油腻、辛辣或其他刺激性食物。

5.毛细血管渗漏综合征

(1)每日测量体质量的变化,准确记录 24 h 出入量。

(2)按医嘱给予白蛋白,以补充丢失的蛋白质。

(3)出现周围性水肿时应抬高患肢。

(4)注意观察电解质变化。

(5)监测中心静脉压。

6.低血压

(1)白细胞介素Ⅱ具有扩张血管的作用,同时由于寒战,代谢产物堆积,使血管通透性增高,血液外渗增多,故要严密观察生命体征变化,注意血压有无异常。

(2)患者卧床休息,避免直立性休克。

(3)指导患者出现眩晕时闭目静卧,直至症状消失。

(4)用药期间不能独立外出,以避免发生意外。

7.局部疼痛

局部治疗后,患者感觉肿瘤部位出现疼痛,可能是治疗反应的现象,大多数患者可以忍受,严重者可肌内注射 654-2、安痛定或哌替啶注射液。

(袁　越)

第八节　晚期乳腺癌

对晚期乳腺癌患者应采用多学科的综合护理方式更有效,而其中给予患者及其家属提供强有力的心理支持,全方位满足患者生理、心理需求,最大程度缓解疼痛和减轻症状的护理支持是晚期乳腺癌患者护理的目标。

一、心理护理

晚期乳腺癌患者具有特殊的心理和社会需求,因此,必须在满足控制疼痛、保持舒适状态的基础上,通过建立融洽的医患、护患关系,有效地解除患者的心理痛苦。

（一）满足求知心理

医护人员应通过与人倾心交谈,掌握患者心态,评判其心理承受能力。对迫切要了解病情的患者,应尊重其求知权力,采用合适的语言将诊断结果和预后告知患者,缩短其期待诊断的焦虑期。告之的目的不是宣传诊断,而是通过告知,使患者认识病症,用意识调动行动,同癌症进行斗争。在告知后,要不失时机地给予心理援助,避免患者独自承受痛苦。通过正向引导使患者面对现实,利用求生的欲望调动潜在力量,使其余生更充实,提高生命质量。对于不愿知道诊断的晚期患者,医护人员应协同家属采取必要的保护措施,合理隐瞒,以防患者"精神崩溃",会使病情急转直下。

（二）支持求生心理

晚期乳腺癌患者,怀有强烈的求生愿意,患者仍然积极追求和向往美好的生活,医护人员应紧紧抓住患者这种特有的心理特点,及时给予支持和鼓励,维护其自信心。患者这种求生心理反应,会使大脑产生良好的兴奋灶,可通过大脑边缘系统传输到自律神经中枢至下垂体,使免疫活动增强,异常细胞减少。因此,应积极营造出一种消除患者心理恐惧和减轻心理负担的良好气氛,使患者能以乐观愉快的心境与死神较量。

这种积极的求生心理适应机制可有效地解除患者心理痛苦,有助于改善病情和缓解肉体上的痛苦,真正提高患者的生命质量。

（三）帮助接受不幸事件

害怕死亡,不能接受死亡,必然给患者心理上带来极大的痛苦。当晚期乳腺癌患者意识到生命即将结束,还有未完成的事业,未成年的子女及所担负的家庭责任时,往往陷入极度的悲哀和沮丧中。面对患者的这种心理,医护人员应及时给予必要的心理支持,帮助患者认识生存的价值,树立正确、豁达的生死观。让患者认识到只有以积极乐观的态度对待自己的生命,才真正理解了生存的意义,真正安慰了家人和亲友,使患者在认识到自己生存价值的基础上,提高其生命质量。

二、症状护理

（一）控制疼痛

疼痛是晚期乳腺癌患者最主要的问题之一。在晚期乳腺癌患者中普遍存在着疼痛的症状,护士应给予患者最高质量的管理,安全有效的护理措施,解除或缓解患者的痛苦。

护士对晚期癌痛护理的重要步骤是对病史的收集和评估,其主要内容包括:疼痛的部位、性质、程度、频率和持续时间,加重或缓解的相关因素,疼痛对生活的影响,以前和现在缓解疼痛的方法等,从而全面地了解患者疼痛的原因,正确评估疼痛程度,制订控制疼痛的措施。

控制癌性疼痛的方法很多,归纳起来主要是以下三种。

1. 药物治疗

（1）消化道给药:口服止痛药是最常用的方法,患者也易接受。

（2）消化道外给药:当大量口服止痛药不能控制疼痛时或有严重的胃肠反应如恶心、呕吐等到不良反应时,需采用胃肠道外给药途径。

（3）皮下连续输入麻醉剂:其给药的安全性和效能已经肯定,现已较为普遍应用。

（4）静脉连续输入麻醉剂:广泛应用于各种癌性疼痛患者。

（5）静脉给药患者自控止痛:广泛应用于意识正常而没有鸦片类药物成瘾的各种晚期癌痛

患者。有较好的止痛效果。

2.麻醉技术控制疼痛

硬膜外麻醉镇痛法,经硬膜外导管通过可控性微管持续给小剂量止痛药。方法简易,尤其适用于长期疼痛患者。

3.心理疗法

(1)生物反馈疗法。通过机器让患者本人感觉到植物神经系统的机能。

(2)通过附加自发反应条件用意识控制这些机能。

(3)自我催眠疗法可减轻疼痛的感觉和苦恼,其内容是鼓励患者与疼痛做斗争,想象疼痛从伤口浸出而消失。

(4)图像法:通过与患者交谈制成图像,以提供患者控制疼痛的感觉。另外,接触疗法、幽默、自主训练、音乐疗法等也正在研究和发展中。

(二)癌性疼痛的护理原则

(1)按需给药改为按时给药到病除:转变过去的传统观念,减少控制患者止痛药用量,防止成瘾。最好根据药物半衰期按时给药,一般在前次服药、药效消失 1 h 前给药为宜,尽可能口服,最后才考虑注射。

(2)分阶梯复合给药到病除:WHO 建议癌痛治疗选用镇静剂必须从弱到强按三个阶梯开始,首选第一类非鸦片镇痛剂;第二类,鸦片类镇痛剂;第三类,强鸦片类镇痛剂。由于癌性疼痛具有急性和慢性疼痛两种特点,用止痛药既有长期计划应付持续性疼痛,也要根据疼痛程度经常变换止痛药,在充分缓解下尽可能减少止痛药用量。实践表明,合理的间隔时间,充分的剂量及科学的药物搭配,应用非麻醉性止痛药可使大多数癌性疼痛缓解。

(3)注意心理护理:晚期癌症患者极为敏感,需要格外关注,不仅需要技术上治疗,也需要情感上的照顾,给予心理安慰、鼓励,使其精神上摆脱恐惧感,并教育患者及其家属改变对药物不良反应及耐受性的错误认识,使广大患者从痛苦中解脱出来,努力提高患者在有限的生命期间的生存、生活质量。

(三)压疮的护理

压疮是晚期乳腺癌伴有胸椎、腰椎及其他重要脏器转移患者最常见并发症之一,其护理的关键是做好预防,注意清除及减少压疮发生的危险因素。

(1)受压组织持续缺血、缺氧,酸性代谢产物堆积对细胞的毒性作用致细胞变性坏死。

(2)压疮发生的原因:①是否发生压疮取决于压力的大小和受压时间的长短,经测定一个体位持续达 14 h,可引起不可逆的细胞转化,晚期乳腺癌患者,由于肿瘤发生多处组织和脏器的转移,致运动感觉神经冲动传导障碍,肌张力降低,同时,神经营养功能失调致软组织抗压能力下降,因此,患者如果采取一种卧位持续时间过久,就很容易形成压疮;②局部皮肤经常受潮湿、摩擦等物理刺激,床上活动及不正确更换床单时产生摩擦,半卧位时产生剪切力共同作用,可致皮肤抵抗力下降而受损;③全身营养障碍,晚期乳腺癌患者,由于肿瘤广泛转移,而致营养不良、高热、恶液质、病理性骨折等,造成能量摄入不足是压疮发生的因素之一。

(四)压疮的预防

根据压疮发生的原因,对压疮高危患者做出评估,采取综合措施预防。

(1)有效地间歇性地解除压力,恢复受压部位的血液供应,是预防压疮的一种有效方法。对凡诊断为"潜在的压疮"可能的压疮或同时存在危险因素≥4 项者,从入院始 2 h 翻身一次,夜间不超过 3 h,建立翻身时间登记卡。

(2)防止剪切力。患者如需半卧位时,可在其足底部放一坚实的木板,尽量减少躯体下滑,坐轮椅患者各支持面必须应用软垫垫起,使患者尽量直坐。

对压疮好发部位用红花酒精局部按摩,每次 15～20 min,每日 3～4 次,可促进局部血液循环,使局部皮肤保持清洁、干燥,在预防压疮中取得良好效果。

保持床单清洁、干燥,减少局部的摩擦,避免潮湿等物理性刺激。保持皮肤的完整性。

(五)压疮的治疗

(1)控制感染:全身性感染性压疮患者虽不多见,但都是常见的死亡原因,发生败血症的患者必须应用强有力的抗生素,并对创面作充分引流和清创。

(2)局部治疗:解除局部压迫,强调体位及翻身的重要性;创面处理,对有水泡者,在无菌操作下,抽出渗出液,并用红外线照射,每次 15 min,保持创面干燥。

(3)外科治疗:对于大面积、深达骨区的压疮,可采用外科处理加速愈合,外科治疗包括引流、清除坏死组织、修补缺损等。

(4)药物治疗:目前治疗的方法较多。最新选用,且在临床治疗中取得较好疗效的药物有以下几种。

1)安普贴:是一种水胶体敷料,适用于压疮浅表溃疡,无合并感染者。本敷料与伤口之处有良好的黏附性,能形成密封腔,减少创面继发感染的机会,并有促进上皮组织生长,有利于伤口愈合的功效。最可贵的是,敷料对局部溃疡处可形成保护膜,不影响卧位,减少摩擦,尤其适用于骨转移的患者。

2)贝复济:是一种无色透明液体,适用于压疮形成大面积溃疡者。本药是一种多功能细胞生产因子,对来源于中胚层和外胚层的细胞,具有促进修复和再生的作用,并能促进毛细血管再生,改善局部血流循环,加速创面愈合,从而主动促进创面修复,全面提高创面愈合质量,对于感染性创面,可酌情联合局部和全身使用抗生素,效果更佳。

(袁　越)

第三章 胸外科疾病护理

第一节 脓 胸

脓胸是指脓性渗出液积聚在胸膜腔内的化脓性感染。多发生于青壮年。致病菌以肺炎球菌、链球菌多见,葡萄球菌、大肠埃希菌、铜绿假单胞菌、真菌等有增多趋势。

一、护理评估

(一)术前评估

1.健康史

评估患者有无胸部外伤、异物残留、胸膜邻近器官感染史,有无结核病史或接触史等。

2.身体状况

(1)症状:有无发热及发热的程度和热型,有无胸闷、胸痛、气促,有无咳嗽、咳痰,痰液的颜色、量及性状如何。

(2)体征:有无肋间隙改变、气管移位,了解有无胸部叩诊、呼吸音异常,有无胸廓塌陷、杵状指(趾)等。

(3)辅助检查:胸部 X 线有无积液及其他病理改变,胸腔穿刺有无脓液,了解脓液细菌培养和药物敏感试验结果。

(二)术后评估

了解患者的麻醉、术式及术中情况,术中出血、输液、输血情况;评估患者生命体征是否平稳,呼吸功能是否正常,呼吸道是否通畅;伤口有无渗液、渗血,留置引流管的位置,引流管是否通畅,引流液的颜色、性状及量;有无出血、肺不张、肺部感染、支气管胸膜瘘等发生。

(三)心理-社会状况

了解患者对疾病的认识程度,有无因脓痰臭味、病程迁延等原因引起的不良心理反应,了解家属对患者的照顾程度、家庭经济条件等。

二、主要护理诊断/问题

1.气体交换障碍

气体交换障碍与脓液积聚压迫肺组织、胸廓及肺扩张受限有关。

2.清理呼吸道无效

清理呼吸道无效与脓痰较多不易排出、排痰无力有关。

3.体温过高

体温过高与胸膜腔感染有关。

4.营养失调:低于机体需要量

营养失调与感染性消耗及营养摄入不足有关。

三、护理目标

(1)患者呼吸平稳,维持正常的呼吸功能。

(2)患者能够有效排痰,保持呼吸道通畅。

(3)患者体温逐渐恢复正常。

(4)患者营养状态逐步改善。

四、护理措施

(一)术前护理

1.体位

患者侧卧时应避免患侧在上,以免脓液流入健侧或窒息。

2.保持呼吸道通畅

指导患者有效地咳嗽排痰,咳痰无力者给予叩背、雾化吸入等方法协助。

3.降温

高热患者应给予物理或药物降温,保证患者足够的饮水量,做好高热的护理。根据脓液的细菌培养和药敏试验选用有效、足量的抗生素,遵医嘱及时给药。

4.改善营养

积极改善营养不良,给予高蛋白、高热量、高维生素的饮食,注意根据患者的口味调整饮食,增进患者的食欲。必要时可通过静脉补充营养,对出现贫血、低蛋白血症的患者酌情给予少量、多次的成分输血。

5.生活护理

对体质虚弱、重病卧床的患者,应注意皮肤护理,避免压疮的发生。咳脓痰后协助患者漱口,必要时给予口腔护理,以减轻口腔异味、预防感染。

6.心理护理

患者常因病程迁延、治疗费用高等原因产生不良的心理反应,如紧张、焦虑、情绪低落等。脓胸的臭味,甚至有的患者脓胸穿破胸壁,更会使患者感到形象受损,产生自卑、孤独、痛苦等。护士应多与患者接触,了解患者的思想动态,耐心解答患者提问并满足其合理要求。进行生活护理时,应热情主动,避免伤及患者自尊心的言行。

(二)手术后护理

1.吸氧与体位

根据病情给予吸氧。术后一般取半卧位,利于引流和呼吸。胸廓成形术后取术侧向下卧位。

2.改善呼吸功能

(1)促使肺膨胀:应鼓励并协助患者有效地咳嗽、咳痰、深呼吸、吹气球等,以促使肺充分膨胀,消除脓腔。

(2)胸部加压包扎:胸廓成形术后要用大而厚的棉垫加压包扎胸部,以消除反常呼吸运动。加压包扎应松紧适宜,护士应注意患者的主诉和松紧度。过松会使软化胸壁浮起,产生反常呼吸;过紧则可严重限制胸廓运动而导致缺氧。

(3)缓解疼痛:指导患者进行腹式呼吸,减少胸廓的活动。必要时给予药物镇痛,以免因疼痛限制呼吸运动的幅度。

3.有效的胸膜腔引流

(1)排除脓液：协助医生对急性脓胸患者进行胸腔穿刺抽脓,每次不超过 1 000 mL,观察患者在穿刺、抽液时及抽液后的反应。

(2)保持引流管通畅：是引流的关键,尤其是对于脓液多而黏稠的患者,应定时挤压引流管。对于胸膜腔开放引流者,应妥善固定引流管,及时更换敷料,涂氧化锌软膏保护引流口周围的皮肤。

4.术后常见并发症的观察及护理

(1)胸腔内出血：胸膜纤维板剥除术后患者容易发生大量渗血。应密切观察引流量及颜色,尤其是术后早期数小时内。监测患者的生命体征,及时发现血压变化。如发生进行性血胸而保守治疗效果不佳,即应做好急诊手术准备。

(2)肺不张和肺部感染：术后患者如出现气促、发绀、脉快、气管向术侧移位、术侧肺呼吸音明显降低且叩诊呈实音,则往往提示肺不张。如同时出现高热、咳出脓性痰、血白细胞计数升高,则应考虑为肺部感染。处理方法除应用有效足量的抗生素、对症及支持治疗外,护理的重点是保持患者呼吸道通畅,促进肺复张。

(三)健康教育

1.营养与活动

加强饮食营养,增强体质,禁烟酒,避免上呼吸道感染。注意休息,适当增加活动量,逐步进行户外活动。

2.康复锻炼

胸廓成形术后患者应尽早开始康复锻炼,避免手术切断某些肌群引起的功能障碍;指导患者采用正确的姿势,如头端正、肩摆平、腰挺直,以避免上体畸形。

3.出院指导

指导带管出院的患者做好胸膜腔闭式引流的自我护理。

(樊少华)

第二节　食管癌

食管癌是一种常见的消化道恶性肿瘤,我国是世界上食管癌高发地区之一,其中河南、河北、山西三省发病率位列前三名,此外,江苏、福建、陕西、安徽、湖北、山东、新疆等省均有相对集中高发区。食管癌发病年龄多在 40 岁以上,男性多于女性。

一、护理评估

(一)术前评估

1.健康史

了解患者的居住地是否为食管癌的高发地区,有无家族史;了解患者的饮食习惯及饮食性质,有无饮食过硬、过热、进食过快等情况;有无吸烟、饮酒等习惯;有无心脏病、糖尿病、高血压等慢性病史。

2.身体状况

(1)症状:有无进行性吞咽困难、胸骨后疼痛、脱水、营养不良症状,晚期患者有无癌肿侵入邻近组织、远处转移的相应症状。

(2)体征:有无锁骨上淋巴结肿大、相应的远处转移体征。

(3)辅助检查:了解食管吞钡 X 线双重对比造影、CT、超声内镜、纤维食管镜等检查结果。

(二)术后评估

了解患者的麻醉方式、术式及术中情况,术后诊断,术中输液、输血情况;评估患者术后生命体征是否平稳,是否出现呼吸困难、伤口有无渗液、渗血,留置引流管的位置,引流管是否通畅,引流液的颜色、性状及量;术后有无吻合口瘘、吻合口狭窄、肺不张、肺炎、呼吸衰竭、乳糜胸等并发症发生。

(三)心理-社会状况

评估患者是否知道病情及对疾病的认知程度,是否有恐惧、愤怒、悲伤、焦虑等不良的心理反应。评估患者对手术和术后康复情况是否了解,能否配合手术治疗和护理,是否配合禁食和饮食护理。评估患者的医疗费用支付情况,家属对患者的关心、照顾程度等。

二、主要护理诊断/问题

1.营养失调:低于机体需要量

营养失调与进食困难或不能进食、肿瘤消耗等有关。

2.体液不足

体液不足与水分摄入不足、吞咽困难有关。

3.焦虑

焦虑与面对恶性肿瘤的威胁、担心手术及预后有关。

4.潜在并发症

潜在并发症包括吻合口瘘、吻合口狭窄、肺部感染、乳糜胸等。

三、护理目标

(1)患者的营养状况改善。

(2)患者体液维持平衡。

(3)患者情绪稳定,自述焦虑减轻或消失。

(4)患者未发生并发症或并发症得到及时发现和处理。

四、护理措施

(一)术前护理

1.改善营养状况指导

尚能经口进食的患者进食高热量、高蛋白、维生素丰富的流质或半流质饮食,如鱼汤、肉汤、菜汤、米汤、牛奶、蛋花汤、鸡蛋羹等。对梗阻严重的患者,应禁食水,给予全胃肠外营养,也可给予肠内营养。合并低蛋白血症或贫血的患者,应静脉输入清蛋白制剂或输成分血。

2.缓解疼痛

观察患者疼痛的部位、性质、程度及持续时间。应避免进食过热、粗糙、辛辣、酸性等刺激性食物,以减少局部刺激。教会患者采用自我放松疗法缓解疼痛,疼痛剧烈时遵医嘱给予镇痛药物。

3. 心理护理

护士应经常巡视患者,取得患者的信赖,充分了解患者的内心感受,分析其心理状况、患者及其家属对疾病和手术等治疗方法的认知程度。根据具体情况,适时向患者讲解治疗方法和护理的作用、配合与注意事项等,鼓励亲朋好友对患者进行安慰,必要时陪伴。

4. 术前特殊准备

除胸外科常规术前准备外,术前的特殊准备如下。

(1)口腔准备:指导患者进食后漱口,保持口腔清洁。对口腔、咽部感染性疾病应积极治疗。

(2)呼吸道准备:术前戒烟至少两周,指导并训练患者有效咳嗽、排痰和腹式深呼吸;必要时使用抗生素控制呼吸道炎症。

(3)食管准备:嘱患者每餐进食后饮水以冲洗食管。术前1周遵医嘱给予患者口服抗生素溶液,术前1d晚遵医嘱予生理盐水100 mL加抗生素冲洗食管及胃,起到减少术中污染、预防吻合口瘘的作用。

(4)胃肠道准备:术前3d进流质饮食,术前1d禁食。拟行结肠代食管手术的患者,术前3 d进食少渣饮食,并口服抗生素,如甲硝唑、庆大霉素等,术前晚行清洁灌肠或全肠道灌洗后禁食水。术日晨酌情置胃管,梗阻严重者,不可强行通过,可于术中直视下留置胃管。

5. 生活护理

对体质虚弱的患者,嘱其卧床休息,患者活动时应有人陪伴,避免发生意外。

(二)术后护理

1. 病情观察

严密监测生命体征,若发现患者烦躁不安、脉搏细速、血压下降、面色苍白、尿少等血容量不足的表现,引流液增多并呈血性时,应及时报告医生给予处理,同时做好配合抢救的准备,并做好记录。

2. 引流管的护理

(1)胸膜腔闭式引流管护理:按胸膜腔闭式引流常规护理。术后3 h内引流量>100mL/h,颜色鲜红并有较多血凝块,提示活动性出血;引流液中有食物残渣,提示食管吻合口瘘;引流液量多,由清亮渐转混浊,提示有乳糜胸。

(2)胃肠减压护理:持续胃肠减压,妥善固定胃管,保持胃管通畅,严密观察引流液颜色、量、性状并记录。待患者肠蠕动恢复、肛门排气后,可停止减压或拔除胃管。

(3)胃肠造瘘管护理:应妥善固定,防止造瘘管脱出、阻塞。造瘘管周围如有胃液漏出,应及时更换敷料,在瘘口周围涂氧化锌软膏或凡士林纱布保护皮肤,防止发生皮炎。

(4)结肠襻内减压管护理:结肠代食管术后需留置结肠襻内减压管,应保持通畅,观察引流液的情况。若从减压管内吸出大量血性液或呕吐大量咖啡样液,并伴有全身中毒症状,应考虑代食管的结肠襻坏死。

3. 饮食护理

术后3~4 d应严格禁食水,避免咽下唾液,在拔除胃管24 h后,排除吻合口瘘,即可开始进食。先试饮水少量,如无不适,可进流质饮食;术后5~6 d可给予全量流质饮食,如水、果汁、菜汤等,每2 h 100 mL,每日6次;以后逐渐加入半流质饮食,如烂面条、米粥等;术后2周进软食,术后3周后进普食。应注意少食多餐、由稀到干、细嚼慢咽,避免进食生、冷、硬食物。术后患者可因吻合口水肿引起进食后呕吐,对于呕吐严重者应禁食,给予肠外营养,待3~4 d水肿消退后再继续进食。若患者术后3~4周再次出现吞咽困难,应考虑吻合口狭窄,可行食管扩张术。

4.结肠代食管患者的护理

注意观察腹部体征。患者术后常嗅到粪便气味,应向患者解释原因,是由于结肠逆蠕动引起的,一般半年后能逐步缓解,指导患者注意口腔卫生。

5.并发症的观察与护理

(1)吻合口瘘:主要表现为呼吸困难、胸腔积液及寒战、高热、血白细胞计数升高、休克甚至脓毒血症等全身中毒症状。一旦发现吻合口瘘,应立即通知医生并配合处理。护理措施包括:嘱患者立即禁食,直至吻合口瘘愈合,一般需要6周;行胸膜腔闭式引流并常规护理;遵医嘱及时静脉抗感染及营养支持治疗;严密观察生命体征、肺部及全身情况,若出现休克症状,应积极治疗;需再次手术者,应积极配合医生完善术前准备。

(2)肺部并发症:食管癌术后患者易发生呼吸困难、缺氧,并发肺不张、肺炎,甚至呼吸衰竭。应密切观察呼吸频率、节律、双肺呼吸音,注意患者有无呼吸困难、缺氧征兆。术后第1天,每1~2 h鼓励患者进行深呼吸、吹气球、深呼吸训练器,促使肺的膨胀。应保持呼吸道通畅,协助患者翻身叩背,给予雾化吸入,必要时经鼻导管吸痰,或行纤维支气管镜、气管切开吸痰。

(3)乳糜胸:密切观察胸膜腔闭式引流的情况,患者在未进食时发生乳糜胸,胸膜腔闭式引流液可为浅黄色、透明微混,进食后则为乳白色,量可达数百毫升至一两千毫升。一旦出现乳糜瘘应迅速处理,放置胸膜腔闭式引流,同时给予全胃肠外营养支持治疗。若10~14 d未愈,应协助医生进行胸导管结扎术的准备。

(三)健康教育

1.饮食指导

手术后指导患者遵循饮食原则,逐渐恢复正常饮食,避免因饮食不当引起吻合口瘘和呕吐等情况。告知患者餐后应适当活动,促进胃肠蠕动,以免胸腔内的胃对心肺压迫产生胸闷、气短等。压迫症状一般需要3个月可缓解,安慰患者不必惊慌。

2.体位与活动

患者术后取半卧位,防止进食后反流、呕吐,利于引流和肺的膨胀。根据患者的耐受情况指导患者术后早期活动,以达到减少肺部并发症、促进肠蠕动恢复、减少下肢静脉栓塞等目的。

3.功能锻炼

指导患者进行术侧肩关节活动,预防关节强直、肌肉萎缩。麻醉清醒后即可被动活动肩关节,术后第1 d开始进行肩关节的主动运动,如过度伸臂、内收和前屈上肢。

4.定期复查

出现吞咽困难等食管狭窄的情况,应及时就诊。

5.坚持放疗化疗

做好放疗化疗的自我护理。

(樊少华)

第四章 泌尿外科疾病护理

第一节 良性前列腺增生症

良性前列腺增生（benign prostatic hyperplasia，BPH）简称前列腺增生，俗称前列腺肥大，是男性老年人排尿障碍原因中最为常见的一种良性疾病。

一、护理评估

（一）术前评估

1. 健康史

（1）个人情况：了解患者的年龄、生活习惯、性生活情况、烟酒嗜好、饮水习惯、排尿习惯、睡眠情况、饮食和营养状况等。

（2）既往史：既往有无发生尿潴留、尿失禁，有无并发腹股沟疝、内痔或脱肛。患者有无其他慢性病，如高血压、糖尿病、脑血管疾病等。既往手术史、外伤史。

（3）用药史：有无服用性激素类药物，有无使用治疗前列腺增生的药物等，目前或近期是否服用影响膀胱出口功能或导致下尿路症状的药物。

2. 身体状况

（1）主要症状与体征：患者排尿困难的程度，排尿次数、时间、每次尿量、饮水量，有无血尿、膀胱刺激症状，是否有尿失禁，有无肾积水及程度，肾功能受损程度，有无其他并发症。了解患者国际前列腺症状评分 I-PSS。

（2）辅助检查：B超检查结果提示前列腺的大小如何、残余尿量；尿流率检查结果提示尿路梗阻程度。

3. 心理-社会状况

患者是否因夜尿、排尿困难、尿潴留感到焦虑及生活不便，患者与家属是否知晓良性前列腺增生的治疗方法。

（二）术后评估

1. 术中情况

了解患者的手术、麻醉方式，术中出血、补液、输血情况。

2. 生命体征

是否平稳，患者是否清醒；水、电解质平衡情况。

3. 伤口与引流管情况

伤口是否干燥，有无渗液、渗血；膀胱冲洗是否通畅，血尿程度及持续时间。

4. 有无并发症

有无发生出血、经尿道电切术（TUR综合征）、膀胱痉挛、尿失禁、尿道狭窄等术后并发症。

二、常见护理诊断/问题

1. 排尿形态改变

排尿形态改变与膀胱出口梗阻有关。

2. 有感染的危险

有感染的危险与逼尿肌功能不稳定引起尿路梗阻、导尿管刺激、膀胱痉挛等有关。

3. 潜在并发症

潜在并发症包括术后出血、TUR 综合征、尿失禁、尿道狭窄。

三、护理目标

(1)患者恢复正常的排尿形态，排尿通畅。

(2)患者主诉疼痛减轻或消失。

(3)患者未发生并发症，或并发症被及时发现和处理。

四、护理措施

(一)非手术治疗的护理

1. 心理护理

尿频尤其是夜尿不仅给患者带来生活上的不便，且将严重影响患者的休息与睡眠；排尿困难与尿潴留又给患者带来极大的身心痛苦。因此，护理人员应理解患者的身心痛苦，帮助患者更好地适应前列腺增生给生活带来的不便。给患者解释前列腺增生的主要治疗方法，鼓励患者树立治疗疾病的信心。

2. 急性尿潴留的预防与护理

(1)预防：避免急性尿潴留的诱发因素，如受凉、过度劳累、饮酒、便秘、久坐。指导患者适当限制饮水，可以缓解尿频症状，注意液体摄入时间，如夜间和社交活动前限水，但每日的摄入量不应少于 1 500 mL。勤排尿、不憋尿，避免尿路感染；注意保暖，预防便秘。

(2)护理：当发生尿潴留时，及时留置导尿管或膀胱造瘘管，恢复膀胱功能，预防肾损害。同时做好管道护理。

3. 药物治疗的护理

(1)α_1 受体阻滞剂类：主要不良反应为头晕、直立性低血压，应睡前服用，用药后卧床休息，改变体位时动作慢，预防跌倒，同时与其他降压药分开服用，避免对血压的影响。

(2)5α 还原酶抑制剂：主要不良反应为勃起功能障碍、性欲低下、男性乳房女性化等。起效缓慢，需在服药后 4～6 个月后才有明显效果，停药后症状易复发，告知患者应坚持长期服药。

4. 安全护理

夜尿次数较多的患者，嘱患者白天多饮水，睡前少饮水。夜尿频繁者，睡前 2 h 减少饮水量，夜间睡前在床边为患者准备便器。如需起床如厕，应有家属或护士陪护，以防跌倒。

(二)手术治疗的护理

1. 术前护理

(1)协助做好术前检查：前列腺增生患者大多为老年人，多合并各种慢性病，故术前应协助做好心、脑、肝、肺、肾等重要器官功能的检查，以评估其对手术的耐受力。

（2）慢性尿潴留者，应先留置尿管引流尿液，改善肾功能；尿路感染者，应用抗生素控制炎症。

（3）术前指导患者有效咳嗽、排痰的方法；术前晚灌肠，防止术后便秘。

2. 术后护理

（1）病情观察：观察患者神志、生命体征、心功能、尿量、尿液颜色和性状。

（2）饮食：术后 6 h 无恶心、呕吐者，即可进流食。患者宜进食易消化、富含营养与含纤维的食物，以防便秘。留置尿管期间鼓励患者多饮水，每日 2 000 mL，可稀释尿液、冲洗尿路以预防泌尿系统感染。

（3）膀胱冲洗的护理：术后需用生理盐水持续冲洗膀胱 3～5 d，目的是防止血凝块形成致尿管堵塞。冲洗液温度控制在 25 ℃～30 ℃，可有效预防膀胱痉挛的发生。①冲洗速度：可根据尿色而定，色深则快、色浅则慢。②确保膀胱冲洗及引流通畅：若血凝块堵塞管道致引流不畅，可采取挤捏尿管、加快冲洗速度、施行高压冲洗、调整导管位置等方法；如无效可用注射器吸取无菌生理盐水进行反复抽吸冲洗，直至引流通畅。③观察、记录引流液的颜色与量：术后均有肉眼血尿，随冲洗持续时间的延长，血尿颜色逐渐变浅；若尿液颜色逐渐加深，应警惕有活动性出血，及时通知医师处理；准确记录尿量、冲洗量和排出量。

（4）膀胱痉挛的护理：前列腺切除术后患者可因逼尿肌不稳定、导管刺激、血块堵塞冲洗管等，引起膀胱痉挛。患者表现为尿道烧灼感、疼痛、强烈的便意或尿意不尽感，常伴有尿道血液或尿液渗出，引流液多为血性，持续膀胱冲洗液逆流。如不及时处理，可能会加重前列腺窝出血。应及时安慰患者，缓解其紧张焦虑情绪；保持适宜的膀胱冲洗液温度，可用温热毛巾湿热敷会阴部；减少气囊/尿管囊内液体；保持尿管引流通畅；遵医嘱给予解痉镇痛药，必要时给予镇静药。

（5）并发症的观察与护理

1）出血：与电切部位渗血、静脉窦开放、凝血功能障碍等有关。术后观察冲洗液的颜色，是否伴有血块，有无低血容量表现。预防：保持排便通畅，避免用力排便时腹压增高引起出血；术后早期禁止灌肠或肛管排气，避免造成前列腺窝出血。护理：①对于非凝血功能障碍造成的出血，用气囊尿管牵拉压迫前列腺窝止血，同时持续膀胱冲洗或配合间断人工冲洗，避免血块形成堵塞尿管，尿管引流不畅可致膀胱腔及前列腺窝过度扩张，加重出血；②对于凝血功能障碍的出血，根据不同原因给予止血药物治疗或输血。

2）TURP 综合征：行 TURP 的患者因术中大量的冲洗液被吸收，可致血容量急剧增加，出现稀释性低钠血症。患者可在几小时内出现烦躁不安、血压下降、脉搏缓慢等，严重者出现肺水肿、脑水肿、心力衰竭等症状，血清钠低于正常水平。术后应加强病情观察，注意监测电解质变化。一旦出现异常，应立即吸氧，遵医嘱给予利尿剂、脱水剂，减慢输液速度；纠正低钠；注意保护患者安全，避免坠床、意外拔管等。有脑水肿征象者遵医嘱行降低颅内压治疗。

3）尿失禁：即拔尿管后尿液不随意流出。术后尿失禁的发生与尿道括约肌功能受损、膀胱逼尿肌不稳定和膀胱出口梗阻等因素有关。患者拔除尿管后有无急迫性或者压力性尿失禁表现。多为暂时性，一般无须药物治疗。可指导患者行盆底肌训练、膀胱功能训练，必要时行电刺激、生物反馈治疗。

4）尿道狭窄：属远期并发症，与尿道瘢痕形成有关。定期监测残余尿量、尿流率，必要时行尿道扩张术或尿道狭窄切除术。

(6)引流管护理

1)导尿管:术后利用导尿管的水囊压迫前列腺窝与膀胱颈,起到局部压迫止血的目的。护理:①妥善固定导尿管:取一粗细合适的无菌小纱布条缠绕尿管并打一活结置于尿道外口,将纱布结往尿道口轻推,直至压迫尿道外口,注意松紧度合适;将导尿管牵拉并固定于大腿内侧,稍加牵引,以利于止血;防止因坐起或肢体活动致气囊移位,影响压迫止血效果;②保持导尿管引流通畅:防止尿管受压、扭曲、折叠;③保持会阴部清洁,用苯扎溴铵棉球消毒尿道外口,每日2次。

2)拔管。①TURP:术后5～7 d尿液颜色清澈,即可拔除导尿管;②开放性手术:耻骨后引流管术后3～4 d,待引流量很少时拔除;③耻骨上前列腺切除术后7～10 d拔除导尿管;④膀胱造瘘管通常留置10～14 d后拔除。

(三)健康教育

1.活动指导

前列腺切除术后1～2个月内避免久坐、提重物,避免剧烈活动,如跑步、骑自行车等,防止继发性出血。

2.康复指导

(1)肛提肌训练:若有溢尿现象,指导患者继续做肛提肌训练,以尽快恢复尿道括约肌功能。

(2)自我观察:TURP患者术后有可能发生尿道狭窄。术后若尿线逐渐变细,甚至出现排尿困难者,应及时到医院检查和处理。附睾炎常在术后1～4周发生,故出院后若出现阴囊肿大、疼痛、发热等症状应及时去医院就诊。

(3)定期复查:定期作尿流动力学、前列腺B超检查,复查尿流率及残余尿量。

3.性生活指导

前列腺经尿道切除术后1个月、经膀胱切除术2个月后,原则上可恢复性生活。前列腺切除术后常会出现逆行射精,但不影响性交。少数患者可出现阳痿,可先采取心理治疗,同时查明原因,再进行针对性治疗。

4.复查指导

定期做尿流动力学、前列腺B超检查,复查尿流率及残余尿量。

(樊少华)

第二节 上尿路结石

上尿路结石是指肾和输尿管结石。以单侧多见,双侧占10%。

一、护理评估

(一)术前评估

1.健康史

(1)个人情况:患者的年龄、性别、职业、居住地、饮食及饮水习惯等。

(2)既往史:患者既往有无结石史,有无代谢和遗传性疾病,有无泌尿系统感染、梗阻性疾病,有无甲状旁腺功能亢进、痛风、肾小管酸中毒、长期卧床病史等。

2.身体状况

(1)主要症状与体征:评估疼痛的部位、性质与程度,肾绞痛的发作情况;血尿的特点,有无活动后血尿;尿石排出情况;是否并发尿路感染、肾积脓、肾积水、肾损害。查体是否有肾区叩击痛。

(2)辅助检查:实验室检查、影像学检查有无异常发现。

3.心理-社会状况

患者是否了解尿石症的治疗方法;是否担心尿石症的预后;是否知晓尿石症的预防方法。

(二)术后评估

1.术中情况

了解患者手术、麻醉方式与效果,术中出血、补液、输血情况。

2.生命体征

生命体征是否平稳,患者是否清醒。

3.伤口与引流管情况

伤口是否干燥,有无渗液、渗血;肾造瘘管及导尿管是否通畅,引流量、颜色与性状等。

4.治疗效果

尿路梗阻解除程度,肾功能恢复情况,结石排出情况。

5.并发症

有无尿路感染、出血、"石街"形成等并发症发生。

二、常见护理诊断/问题

1.急性疼痛

急性疼痛与结石刺激引起的炎症、损伤及平滑肌痉挛有关。

2.潜在并发症

感染、"石街"形成、出血。

3.知识缺乏

缺乏预防尿石症的知识。

三、护理目标

(1)患者自述疼痛减轻,舒适感增强。

(2)患者未发生并发症,或并发症被及时发现和处理。

(3)患者知晓尿石症的预防知识。

四、护理措施

(一)非手术治疗的护理

1.缓解疼痛

嘱患者卧床休息,局部热敷,指导患者做深呼吸、放松,以减轻疼痛。遵医嘱应用解痉止痛药物,并观察疼痛的缓解情况。

2.饮水与活动

大量饮水可稀释尿液、预防感染、促进排石。在病情允许的情况下,适当做一些跳跃运动或经常改变体位,有助于结石的排出。

3.病情观察

观察体温、尿液颜色与性状、尿中白细胞数,及早发现感染征象。观察结石排出情况,排出结石可做成分分析,以指导结石治疗与预防。

(二)体外冲击波碎石的护理

1.术前护理

(1)心理护理:向患者及其家属解释体外冲击波碎石术(ESWL)的方法、碎石效果及配合要求,解除患者的顾虑;嘱患者术中配合做好体位固定,不能随意变换体位,以确保碎石定位的准确性。

(2)术前准备:术前忌进食产气食物,术晨行腹部平片复查,了解结石是否移位或排出。

2.术后护理

(1)鼓励患者多饮水:每日饮水 2 500~3 000 mL,可根据出汗量适当增减饮水量,促进排石。

(2)采取有效体位、促进排石:ESWL 治疗后卧床休息 6 h;若患者无全身反应及明显疼痛,适当活动、变换体位,可增加输尿管蠕动、促进碎石排出。①结石位于中肾盏、肾盂、输尿管上段:碎石后取头高脚低位,上半身抬高;②结石位于肾下盏:取头低位;③肾结石碎石后:一般取健侧卧位。

(3)病情观察:严密观察和记录碎石后排尿及排石情况。可用纱布过滤尿液,收集结石碎渣做成分分析;定时摄腹部 X 线片观察结石排出情况。若需再次治疗,间隔时间不少于 7 d。

(4)并发症的观察与护理:①血尿:碎石术后多数患者出现暂时性肉眼血尿,一般无须特殊处理;②发热:感染性结石患者,由于结石内细菌播散而引起尿路感染,往往引起发热,遵医嘱应用抗生素,高热者采用降温措施;③疼痛:结石碎片或颗粒排出可引起肾绞痛,应给予解痉止痛等处理;④“石街”形成:是常见且较严重的并发症之一,体外冲击波碎石术后碎石过多地积聚于输尿管内,可引起“石街”,患者有腰痛或不适,有时可合并继发感染,可用输尿管镜碎石将结石击碎排出,较大的肾结石进行 ESWL 之前常规留置双“J”管以预防“石街”形成。

(三)手术治疗的护理

1.术前护理

(1)心理护理:向患者及其家属解释手术治疗的方法与优点,术中的配合要求与注意事项。解除患者的顾虑,使其更好地配合治疗与护理。

(2)控制感染:术前感染的控制是手术安全的保证。对于伴有感染的患者,选择合适的抗菌药物。

(3)术前准备:①除常规检查外,应注意患者的凝血功能是否正常,并了解患者近期是否服用阿司匹林、华法林等抗凝药物,嘱患者停药,待凝血功能正常后再行碎石术;②体位训练:术中患者需取截石位或俯卧位,术中俯卧位时患者不舒适、其呼吸循环受到影响,因此,术前指导患者作俯卧体位练习,从俯卧 30 min 开始,逐渐延长至 2 h,以提高患者术中体位的耐受性。

2.术后护理

(1)病情观察:观察患者生命体征,尿液颜色和性状。

(2)做好各引流管护理

1)肾造瘘管:经皮肾镜取石术后常规留置肾造瘘管,目的是引流尿液及残余碎石渣。护理:①妥善固定:搬运、翻身、活动时勿牵拉造瘘管,以防造瘘管脱出;②位置:引流管的位置不得高于肾造瘘口,以防引流液逆流引起感染;③保持导管通畅:保持引流管位置低于肾造瘘口,勿压迫、冲洗、折叠导管,定期挤捏导管,防止导管堵塞;④观察记录:观察引流液的量、颜色和性状,并做好记录;⑤拔管:术后 3～5 d 若引流尿液转清、体温正常,可考虑拔管。拔管前先夹闭 24～48 h,观察患者有无排尿困难、腰腹痛、发热等不良反应,如无不适则可拔除。

2)双"J"管:碎石术后于输尿管内放置双"J"管,可起到内引流、内支架的作用,还可扩张输尿管,有助于小结石的排出,防止输尿管内"石街"形成。护理:术后指导患者尽早取半卧位,多饮水、勤排尿,勿使膀胱过度充盈而引起尿液反流。鼓励患者早期下床活动,但避免活动不当(如剧烈活动、过度弯腰、突然下蹲等),防止咳嗽、便秘等使腹压增加的动作,以防引起双"J"管滑脱或上下移位。双"J"管一般留置 4～6 周,经复查 B 超或腹部摄片确定无结石残留后,在膀胱镜下取出双"J"管。

3)肾周引流管护理:开放性手术后常留置肾周引流管,起引流渗血、渗液作用。护理:妥善固定,保持引流通畅,观察、记录引流液量、颜色与性状。

(3)并发症的观察与护理。①出血:经皮肾镜手术(PCNL)术后早期,肾造瘘管引流出血性尿液,一般 1～3 d 内尿液颜色转清,不需特殊处理;若术后短时间内造瘘管引出大量鲜红色血性液,须警惕为出血,应安慰患者,嘱其卧床休息,并及时报告医师处理;除应用止血药、抗感染等处理外,可再次夹闭造瘘管 1～3 h,造成肾盂内压力增高,达到压迫性止血的目的;若经止血处理后,患者生命体征平稳,再重新开放肾造瘘管;②感染:术中冲洗易导致尿路感染,术后应密切观察患者体温变化,遵医嘱应用抗生素,嘱患者多饮水,保持各引流管通畅,留置导尿管者做好尿道口与会阴部的清洁;③输尿管损伤:术后观察有无漏尿及腹膜炎征象,一旦发生,及时处理。

(四)健康教育

1.双"J"管的自我观察与护理

(1)自我护理:部分患者行碎石术后带双"J"管出院,其间若出现排尿疼痛、尿频、血尿时,多为双"J"管膀胱端刺激所致,一般经多饮水、减少活动和对症处理后均能缓解。嘱患者术后 4 周回院复查并拔除双"J"管。避免过大的体力活动强度,一般的日常生活活动不需受限。

(2)自我观察:如果出现无法缓解的膀胱刺激征、尿中有血块、发热等症状,应及时就诊。

2.复查

定期行 X 线或 B 超检查,观察有无残余结石或结石复发。若出现腰痛、血尿等症状,及时就诊。如果出现无法缓解的膀胱刺激征、尿中有血块、发热等症状,应及时就诊。

(樊少华)

第五章 神经内科及精神科疾病护理

第一节 周围神经损伤

一、康复护理目标

1.早期目标

止痛、消肿、减少并发症、预防伤肢肌肉和关节的挛缩。

2.恢复期目标

促进神经再生,恢复肌力,增加关节活动度,促进感觉功能的恢复,对于不能完全恢复的肢体,使用支具,促进代偿,最大限度恢复其生活能力。

二、康复护理

1.早期康复护理

保持功能位:应用矫形器、石膏托等,将受损肢体的关节保持在功能位。如垂腕时,将腕关节固定于背伸 20°～30°,垂足时,将踝关节固定于 90°。

2.指导 ADL 训练

在进行肌力训练时,结合日常生活活动(ADL)训练,如上肢练习洗脸、梳头、穿衣等训练;下肢练习踏自行车、踢球动作等。训练应逐渐增加强度和时间,以增强身体的灵活性和耐力。

3.心理康复护理

周围神经病损患者,往往伴有急躁、焦虑、抑郁、躁狂等心理问题,担心病损后不能恢复、就诊的经济负担、病损产生的家庭和工作等方面的问题。可采用医学教育、心理咨询、集体治疗、其他患者示范等方式来消除或减轻患者的心理障碍,使其发挥主观能动性,积极地进行康复治疗。

4.康复健康教育

对周围神经损伤的患者应做如下的康复健康教育。

(1)使患者和家属了解疾病的概况、病因、主要临床表现,以及各种功能障碍的状态和预后情况等。

(2)向患者及其家属介绍康复治疗措施:包括正确的肢体功能位置、如何保持关节活动度、主要的物理治疗以及感觉功能是如何促进和恢复的。

(3)感觉障碍的患者教育:对于感觉障碍的患者要关注夹板内皮肤的完整情况观察以及关节活动度的范围等。

(4)注意保护,防止伤害:教会患者在日常生活活动中,注意保护肢体,防治再损伤。如患手接触热水壶、热锅时,应带厚手套,避免烫伤;外出或日常生活活动时,应避免他人碰撞患肢,必要时佩戴支具使患肢保持功能位。

(5)尽快适应生活:指导患者学会日常生活活动自理,患者肢体功能障碍较重者,应指导患者如何进行生活方式的改变,指导患者如何单手穿衣、进食等。

(6)向患者及其家属讲解健康饮食的重要性:要多吃含高蛋白、高热量、高维生素食物。同时注意原发性疾病如高血压、糖尿病的控制情况。

(7)改善心理状态:指导患者减轻或解除因损伤带来的焦虑、忧虑、躁狂等。

三、康复护理

结合帕金森病的特点,对患者进行语言、进食、走路动作以及各种日常生活功能的训练和指导十分重要。

1.饮食护理

根据患者的年龄和活动量予以足够的热量并评估患者的营养状况,口味需要,提供营养丰富的食物,原则上以高维生素、低脂、适量优质蛋白、易消化饮食为宜。多吃谷类和蔬菜瓜果,以促进肠蠕动,防止便秘。

(1)钙是骨骼构成的重要元素,因此对于容易发生骨质疏松和骨折的老年帕金森病患者,每晚睡前喝一杯牛奶或酸奶是补充身体钙质的极好方法。

(2)蚕豆(尤其是蚕豆荚)中含天然的左旋多巴,在帕金森病患者的饮食中加入蚕豆,能使患者体内左旋多巴和甲基多巴肼复合药物(复方卡比多巴)的释放时间延长。

(3)限制蛋白质的摄入,每天摄入大约 50 g 的肉类,选择精瘦的畜肉、禽肉或鱼肉。一只鸡蛋所含的蛋白质相当于 25 g 精瘦肉类。为了使半天的药效更佳,也可尝试一天中只在晚餐安排蛋白质丰富食物。

(4)不吃肥肉、荤油和动物内脏,有助于防止由于饱和脂肪和胆固醇摄入过多给身体带来的不良影响。饮食中过高的脂肪也会延迟左旋多巴药物的吸收,影响药效。

(5)对偶有呛咳者可在护士指导下正常进食。频繁发生呛咳者指导患者进食时取坐位或半坐卧位,头稍向前倾;对于卧床患者,进食时应抬高床头≥45°,以利于下咽,减少误吸。指导患者家属正确协助患者进食:当患者发生呛咳时应暂停进食,待呼吸完全平稳再喂食物;对频繁呛咳严重者应暂停进食,必要时予以鼻饲。

2.用药护理

对老年人给予明确用药指导是预防药物不良反应最有效的方法之一。遵医嘱及时调整药物剂量和用药时间,空腹用药效果比较好,如多巴丝肼应在餐前 30 min 或餐后 45 min 服用。告知患者的服药配伍禁忌:如单用左旋多巴时禁止与维生素 B_6 同时服用。苯海索使老年患者易产生幻听、幻视等精神症状,以及便秘、尿潴留等,应及时发现药物不良反应。抗抑郁剂,尤其是 5-羟色胺(5-HT)再摄取抑制剂,由于起效作用慢应督促患者坚持按时、按量服用。

3.ADL训练康复护理

室内光线要充足,地面要平坦。病房内尽可能减少障碍物,病床加用防护栏,以防坠床。嘱患者穿防滑拖鞋,卫生间要有扶手,以防跌倒。指导患者衣物尽可能选用按扣、拉链、自粘胶式以代替纽扣,便于穿脱。裤子与鞋要合身,不能过于肥大,以免自己踩踏导致摔伤。起床或躺下时应扶床沿,动作缓慢进行,避免直立性低血压的发生。患者在外出活动或做检查时应有专人陪护。

4.语言功能训练

因肌肉协调能力异常,导致语言交流能力障碍。护士要多从营造良好语言氛围入手,让患者多说话、多交流、多阅读，沟通时给患者足够时间表达，训练中注意患者的发音力度、音量、语速频率，鼓励患者坚持连续不间断的训练，减缓病情发展。

5. 大小便护理

因老年人特点及治疗用药可能产生的不良反应，多数患者伴有不同程度的便秘。对便秘患者，应多摄取粗纤维食物、蔬菜、水果等，可多饮蜂蜜、麻油，以软化食物残渣。可配以效果好，不良反应小的内服及外用药物，如冲饮适量番泻叶，口服芪蓉润肠口服液及排便前外用开塞露等，促进排便。小便困难者可按摩膀胱、听流水声刺激排尿，必要时可导尿，总之以效果最好、不良反应最小的能持久使用的方法，减少患者痛苦，维护正常排二便功能。

四、运动功能训练康复护理

帕金森病患者在用药物治疗的同时配合正规、系统且有针对性的康复训练是一种既安全可靠又有明显疗效的方法。运动功能训练根据患者的震颤、肌强直、肢体运动减少、体位不稳的程度，尽量鼓励患者自行进食、穿衣、锻炼和提高平衡协调能力，做力所能及的事情，减少依赖性，增强主动运动。随着病情发展，针对每个患者情况注意以下几个方面训练。

1. 步态练习

肌肉持续的紧张度致患者肢体乏力，行走不自如，重心丧失，步态障碍。加强患者行走步伐的协调训练。

(1)原地反复起立。

(2)原地站立高抬腿踏步，下蹲练习。

(3)双眼平视合节拍地行走。患者如有碎步时，可穿摩擦力大的胶底鞋防滑倒。有前冲步时，避免穿坡跟鞋，尽量持手杖协助控制前冲，维持平衡等。

2. 面部训练

鼓腮、噘嘴、龇牙、伸舌、吹气等训练，以改善面部表情和吞咽困难现象，协调发音，保持呼吸平稳顺畅。

3. 基本动作及运动功能训练

(1)上、下肢的前屈、后伸、内旋、外展，起立、下蹲。

(2)肩部内收、外展及扩胸运动，腰部的前屈、后仰，左、右侧弯及轻度旋转等。

(3)在有保护的前提下适当运动，进行一些简单的器械运动项目，有助于维持全身运动的协调。

4. 功能锻炼注意事项

功能锻炼越早越好，要按照康复治疗方案执行；运动时间及运动量应因人而异，渐渐地增加运动强度；不宜采取剧烈活动，做到劳逸结合，从一项训练过渡到另一项训练应缓慢进行，避免“跳跃式”运动；运动时动作要轻柔、缓慢，注意安全，避免碰伤、摔伤等事故发生。后期患者没有自主运动能力时，可依靠家属帮助进行被动运动，以尽早恢复一定的自主运动。康复锻炼应循序渐进，及时表扬、鼓励；康复效果不要急于求成，以免产生失望、抑郁心理。

五、预防并发症

帕金森病是一种慢性进展性变性疾病，疾病晚期由于严重肌强直、全身僵硬终致卧床不起。本病本身并不危及生命，肺炎、骨折等各种并发症是常见死因。因此，做好基础护理工作，积极预防并发症不容忽视。①本病老年患者居多，免疫功能低下，对环境适应能力差，护理工作者应注意保持病室的整洁、通风,注意病室空调温度调节适度,天气变化时,嘱患者增减衣服,以免受凉、感冒,加重病情;②对于晚期的卧床患者,要按时翻身,做好皮肤护理,防止尿便浸渍和压疮的发生;③被动活动肢体,加强肌肉、关节按摩,对防止和延缓骨关节的并发症有意义;④皮肤护理,翻身时,应注意有无皮肤压伤,并防止皮肤擦伤;⑤坠积性肺炎、泌尿系感染是最常见的并发症,因此要给患者定时翻身、叩背,鼓励咳痰,预防肺部感染,鼓励患者多饮水,以稀释尿液,预防尿路感染。

六、康复健康教育

让患者对自己的病情有正确的认识,减缓病情进展,让患者充分认识到康复的作用。向患者和家属介绍主要的治疗措施及方法并取得配合。指导患者注意锻炼的强度从小到大,循序渐进,持之以恒,并根据患者的体力进行调整。指导患者按时按量正确服药,不可随意增量、减量、停药,戒烟、忌酒,满足患者糖、蛋白质需要,少食动物脂肪,适量海鲜类食物,多食蔬菜、水果,多饮水保持大便通畅。

(张雪晶)

第二节 精神分裂

精神分裂症患者临床症状复杂、病程迁徙、预后不佳,且患者自知力有不同程度的损害,部分生活不能处理,可能对自己或周围人群造成损害,影响社会秩序等。因此,做好精神分裂症患者的护理十分重要。

一、护理评估

对精神分裂症患者的护理评估重点包括健康史、一般情况、精神检查、心理-社会方面等,主要通过交谈、观察、体格检查结合相应的辅助检查进行评估。由于精神分裂症患者对自身疾病缺乏自知力,很难正确反映病史,所以还要通过家属、朋友、同事或护送人收集资料,也可借助于一些心理、社会功能量表进行评估。

(一)健康史

(1)评估患者成长发育过程如何,包括母孕期健康状况、患者的智力发育、学习成绩、就业情况、婚姻状况等,女性患者还应评估月经史和生育史。

(2)评估此次发病的时间、表现、有无诱因、对学习工作的影响程度、就医经过、饮食、睡眠、是否服用安眠药等。

(3)评估有无躯体疾病或物质滥用引发精神病性症状或诱发精神分裂症的可能性;过去是否有过发病;第一次发病的时间和表现、治疗经过、效果如何、是否坚持服药、病后的社会交往能力等。

(4)评估两系三代有无精神障碍、精神异常和行为异常史,特别是精神病家族史。

(二)生理评估

(1)评估患者的饮食、营养状况,评估有无营养失调。

（2）评估患者的睡眠情况，有无入睡困难、早睡、多梦等情况。

（3）评估患者有无排尿困难、尿失禁、尿潴留、便秘、大便失禁等情况。

（4）评估患者自我照顾及个人卫生情况，如衣服、头发、指甲是否整洁，有无体味难闻，能否自行如厕等。

（三）心理评估

（1）患者有无幻觉、错觉，幻觉的表现形式和内容等。

（2）患者有无思维联想障碍，如思维插入、思维中断、思维云集、思维松散、思维破裂等；有无思维逻辑障碍，如词语新作、逻辑倒错；有无思维内容障碍，如有无妄想，其种类、内容、性质、出现时间、涉及范围是否固定，发展动态有无泛化趋势，内容荒谬或接近现实。

（3）患者的情感反应，有无情感淡漠、情感迟钝、情感反应与周围环境是否相符等。

（4）患者的意志是否减退，行为是否被动、退缩；患者的行为与周围环境是否适宜，有无意向倒错，有无违拗等。

（5）病前个性特点与人格。患者病前性格特点如何，是内向还是外向型；兴趣爱好有哪些，学习、工作、生活能力如何。患者有无人格改变、人格衰退、人格解体等表现。

（6）对疾病的认知。有无自知力，是否存在不承认自己有病。患者对住院、治疗的依从性如何，是否配合治疗和检查，对医护人员的态度如何。

（四）社会评估

（1）患者在近期（半年内）有无重大生活事件发生，如至亲死亡、工作变化、失业、离婚等，患者有什么样的反应等。

（2）患者是如何应对挫折和压力的，具体的应对方式有哪些，效果如何。

（3）患者病前的社会交往能力如何，是否善于与人交往；患者病前对于社会活动是否积极、退缩、回避等。患者人际关系如何，有无特别亲密或异常的关系，包括与家人、男女朋友、同事和同学等。

（4）患者的社会支持系统如何，患病后单位同事、同学、亲属与患者的关系有无改变，家庭成员对患者的关心程度、照顾方式、婚姻状况有无改变等。

（5）患者自身的经济状况如何，对医疗费用支出的态度等。

二、护理诊断/护理问题

（1）冲动、暴力行为与幻觉、妄想、精神性兴奋、缺乏自知力等有关。

（2）思维过程改变与思维内容障碍（妄想）、思维逻辑障碍、思维联想障碍等有关。

（3）不合作（特定的）与幻觉、妄想、自知力缺乏、对药物的不良反应产生恐惧、违拗等有关。

（4）生活自理缺陷与紧张性木僵，疾病急性期，精神症状丰富，极度焦虑和紧张，精神衰退、生活懒散，自伤、他伤而造成行为不便等因素有关。

（5）睡眠形态紊乱与环境生疏、警觉性增强、精神病症状干扰等因素有关。

（6）个人应对无效与无能应对妄想的内容、对现实问题无奈、难以耐受的药物不良反应等因素有关。

（7）营养低于机体需要与幻觉、妄想、极度兴奋、躁动，消耗量过大及摄入量不足有关。

（8）医护合作问题与药物不良反应，如急性肌张力障碍、直立性低血压等有关。

三、护理目标

(1)患者在住院期间能定时、定量进餐,能满足机体代谢的需要。

(2)患者身体清洁无异味,并最大限度地形成良好的生活自理模式。

(3)患者的睡眠质量得到改善,能按时入睡,睡眠质量有所提高。

(4)患者的精神病症状逐步得到控制,且日常生活不被精神病症状所困扰,表现出符合自身的社会角色特点,能最大限度地完成社会功能。

(5)患者能有效处理与控制情绪和行为,在住院期间不发生冲动伤人、毁物的现象,能控制攻击行为。

(6)患者对疾病有正确的认识,自知力部分或全部恢复,能主动服药,能描述不配合治疗的不良后果。

四、护理措施

(一)生活护理

1.饮食护理

确保患者每天营养摄入量,以维持机体的新陈代谢,增强抵抗力和预防疾病。因被害妄想拒食的患者可让其自行选择食物,对有自罪妄想拒食的患者要耐心劝说其进食,并可将饭菜混合后让患者食用;有异食症的患者应在护士看护下进食,尽量限制患者的活动范围,随时观察患者的异常行为;对服用抗精神病药出现锥体外系反应患者,护士应协助进食并密切观察,防止因吞咽困难导致噎食;对于木僵患者在环境无刺激时可自行活动、进食、排便的特点,将饭菜放置于患者伸手可及之处,同时准备好便器,放置于患者视线范围之内,在不引起患者注意的情况下观察患者进食和排便情况。如果患者出现蜡样屈曲症状,护士要随时保证患者肢体处于功能位状态。

2.睡眠护理

提供良好的睡眠条件,保持环境安静,温度适宜,避免强光刺激。对于新入院的患者因环境陌生而入睡困难,护士应在病房多陪伴,直至其入睡;合理安排患者作息制度,防止睡眠规律倒置,鼓励患者白天尽量多参加集体活动,保证夜间睡眠质量,指导患者睡前不喝浓茶、咖啡等饮料,或使用一些促进睡眠的方法,如深呼吸、放松术等;对严重的睡眠障碍的患者,经诱导无效,可遵医嘱运用镇静催眠药物辅助睡眠,用药后注意患者睡眠的改善情况并做好记录与交班。

3.个人卫生护理

对于生活懒散、行为退缩的患者,护士需与患者一起制订生活计划,并督促检查其完成情况,必要时协助和指导其生活自理能力,如穿衣、叠被、洗脸、刷牙等。对于木僵或不能完全自理的患者,护士要定时为患者更衣、沐浴,做好口腔护理、皮肤护理、女性患者的经期护理、二便护理。

(二)安全护理

精神分裂症患者由于缺乏对自己行为控制的能力,在精神病症状的支配下,可能发生各种行为障碍。因此,加强患者的安全管理,采取有效的防范措施,防止意外事件的发生,一直都是护理工作的重要内容。

1.合理安置患者

将妄想明显、症状活跃、情绪不稳等患者与木僵、痴呆等行为迟缓的患者分开安置;将易激惹与兴奋躁动的患者分开安置;有自伤、自杀、逃跑等行为者,应安置在重症病房,有专人看护,一旦有意外发生,应及时处理。

2.有冲动行为的患者护理

预防患者冲动行为的发生是非常重要的。做好病房的安全管理工作,提供安静、舒适的环境,患者需在护士的视线下活动;一旦出现冲动行为,护士应保持冷静,沉着、敏捷地给予口头限制,并配合药物控制;如有伤人、毁物等暴力行为,给予保护性约束,病情缓解后及时解除约束;冲动结束后与患者共同评价冲动前后的感觉,并让其说出自己的感受,给予理解和支持。

3.妄想患者的护理

妄想是精神分裂症患者最常见的思维障碍,在妄想内容的影响下,患者出现自杀、伤人、毁物、拒食、拒服药等情况,应根据妄想的内容,有针对性地处理。如有被害妄想者,护士应耐心劝导,外出有人陪伴;如拒食,可采用集体进餐;如对同病房患者有被害嫌疑时,应及时将患者安置在不同病房;如护士也被牵连进其妄想内容,护士不要过多解释,注意安全,必要时进行调整。有关系妄想者,护士在接触时语言应谨慎,避免在患者看不到却听得到的地方低耳轻语、发出笑声或谈论其病情症状,以免加重其病情。对有自杀倾向的患者,要禁止其在危险场所逗留,禁止单独活动,外出时严格陪伴制度。

4.不合作患者的护理

对于不合作患者,护士应主动关心、体贴、照顾患者,让其感到自己被重视、接纳;严格执行操作规程,发药到手,看服到口,服后检查口腔、水杯,确保药物到胃,但要注意采取适当的方式,需尊重患者的人格;对拒绝服药的患者,应耐心劝导,必要时采取注射或使用长效制剂。

(三)药物治疗的护理

药物治疗是治疗精神分裂症的主要方法。但药物在治疗精神病症状的同时,又会出现各种不良反应,从而导致患者服药依从性差。患者药物依从性差是疾病复发的重要原因。因此,对于服用抗精神病药物的患者应加强护理,从而提高患者的服药依从性,减少复发。

1.确保患者服下药物

给药前要熟悉了解患者情况,包括他们的精神病症状和躯体状况等。发药时必须集中注意力,做到准确无误。有些患者往往不能清楚地叙述自己的姓名和床号,护士必须做好"三查八对",认清患者姓名、床号、面貌后再发药,并看着患者确实将药物吞下后方可离开,防止患者弃药而得不到应有的治疗。此外,要警惕患者藏药累积后吞服自杀。对拒绝服药者,要耐心说服、劝导,尽量取得合作。对劝说无效者,应与医生协商,改用其他给药方式,如肌内注射长效针剂等。

2.注意观察患者服药效果及不良反应

护理人员要知道给药的目的、药物疗效、常用剂量和可能发生的不良反应,细心观察疗效及药物不良反应,如发现患者有眩晕、心悸、面色苍白、皮疹、黄疸、吞咽困难、意识模糊等,视情况暂缓给药,并报告医生,做重点观察和详细交班。

(四)心理护理

1.与患者建立良好的护患关系

精神分裂症患者意识清晰,智能良好,但无自知力,对住院常持敌视态度,对周围持有怀疑或抵抗态度,对医护人员警觉性高。因此,只有与患者建立良好的护患关系,取得患者信任,才能深入了解病情,顺利完成观察和护理工作。对于患者的精神病症状应予理解接纳,尊重其人格;态度和蔼、耐心、温和、冷静、坦诚,避免谈及敏感话题而激惹患者。

2.正确运用沟通技巧

护士应掌握与患者接触的技巧,如耐心倾听患者的述说,鼓励其用语言表达内心感受而非冲动行为,并做出行为约定,承诺今后用其他方式表达愤怒和激动情绪;与患者交谈时,态度亲切温和,语言具体、简单、明确,给他们足够时间回答问题,严禁训斥、责备及讽刺患者。不与患者争论有关妄想的内容,并且适当提出自己的不同感受,避免一再追问妄想内容的细节。对思维贫乏的患者,护士不要提出过多要求。

(五)社会支持

(1)鼓励患者参加集体活动,淡化不良刺激因素对其的影响,安排合理娱乐活动,转移注意力,缓解其恶劣情绪。

(2)当患者病情缓解后,可与其共同制订生活技能训练、社交技巧训练,以及工作康复训练计划,鼓励患者自理,并参加各项工作娱乐活动,促进患者的社会功能的康复。

(六)预防与健康教育

(1)指导患者和家属掌握有关精神分裂症的基本知识,使其认识到疾病复发的危害,认识药物维持治疗、心理治疗对预防疾病复发防止疾病恶化的重要性。

(2)让患者及其家属了解有关药物的知识,如药物的作用、不良反应,告诉患者服用药物应维持的年限及服用时的注意事项。教育患者按时复诊,并在医生的指导下服药,不擅自增药、减药或停药。使患者及其家属能识别药物的不良反应,并能采取适当的应急措施。

(3)教育患者及其家属识别疾病复发的早期征兆,如睡眠障碍、情绪不稳、生活不能自理、懒散、不能正常完成作业等现象,应及时到医院就诊。

(4)保持良好的生活习惯,避免精神刺激;引导患者以及与亲朋好友的交往,扩大接触面,克服自卑心理,进一步提高生活自理和工作技能,尽早回归社会。

(甄　茹)

第三节　躁狂症

躁狂症是躁狂抑郁症的一种发作形式。以情感高涨、思维奔逸以及言语动作增多为典型症状。以情感高涨或易激惹为主要临床相,伴随精力旺盛、言语增多、活动增多,严重时伴有幻觉、妄想、紧张症状等精神病性症状。躁狂发作时间需持续一周以上,一般呈发作性病程,每次发作后进入精神状态正常的间歇缓解期,大多数患者有反复发作倾向。

一、护理评估

(一)生理、心理评估

生理评估应重点评估患者的营养状况,有无食欲旺盛,性欲亢进;睡眠情况,有无入睡困难、早醒、醒后难于入睡等情况;心理评估特别包括情感与认知特点的评估,如有无易激惹、兴奋、情感高涨、夸大、自负或抑郁、焦虑,尤其是有无自杀意念等表现。

1.心境高涨或易激惹为必备的症状

(1)患者主观体验愉快,自我感觉良好:患者兴高采烈,讲话时眉飞色舞,喜笑颜开,表情生动,似乎从来没有忧愁和烦恼。

(2)患者内心体验与周围环境相符合:具有"感染力"的特征,能引起周围人的共鸣。

(3)部分患者以易激惹的心境为主:会因某种小事而发怒,显得蛮不讲理,好争吵、好斗,好似有股"怨恼"的情绪,甚至出现破坏和攻击行为,但很快转怒为喜或又赔礼道歉。

2.思维奔逸

(1)联想迅速,涉及内容多而广:患者自述脑子反应特别快,好像"加了润滑剂""舌头在和脑子赛跑""不假思索可出口成章",表现为口若悬河、滔滔不绝,但讲话的内容较肤浅,凌乱无意义,方向不确定。

(2)话题"随境转移":即随外界环境改变而转移。有的患者可出现音联和意联,按词汇的同音押韵或意义相近来转换话题。

3.活动增多

(1)精力旺盛:自感全身有使不完的劲;对各种事物都感兴趣,活动明显增多。

(2)被动注意增强:做任何事常常是虎头蛇尾,有始无终,一事无成;爱管闲事,好打抱不平。

(3)对自己的行为缺乏正确判断:如任意挥霍钱财,乱购物,随意将礼物赠送同事或陌生人;社交活动多,主动与人打招呼,没有陌生感;行为轻浮,且好接近异性,如女性患者打扮艳丽,说话及行为失去女性羞涩,大胆接触男性。

4.精神病性症状

部分患者可能出现幻觉与妄想。幻觉多见于幻听,内容大多是称赞自己的才能和权力的,与其情绪相符合。妄想的内容常常与自我评价过高密切相关。患者自认为是世界上最聪明、能力最强、最富有、最漂亮的,能解决所有问题。甚至形成夸大妄想,自称有显赫的家族或权威的地位,如称自己是"亚洲总统""能管理几十个国家"。有的由此派生出被害妄想,认为别人嫉妒他的钱财和地位,要加害于他。但妄想一般持续时间不长,多继发于情感高涨。

5.躯体症状

患者很少有躯体不适主诉,常表现为面色红润,两眼有神,心率加快。患者食欲增加,但因活动增多,可出现消瘦。性欲亢进,睡眠需要减少,每日只睡 2～3 h,主要为入睡困难。

(二)社会功能评估

评估患者的社会功能、社会支持系统等。

二、护理诊断

(1)暴力行为与易激惹、易挑剔、过分要求受阻有关。

(2)睡眠形态紊乱与入睡困难、早醒,与兴奋、不知疲乏、精力旺盛有关。

(3)生活自理能力下降与躁狂兴奋、无暇料理自我有关。

(4)营养低于机体需要量与兴奋消耗过多,入量相对不足有关。

(5)外伤与易激惹、活动过多、对外界环境的愤怒等因素有关。

(6)遵医行为障碍与自控能力下降、易激惹等因素有关。

（7）思维过程的改变：随境转移、思维奔逸、夸大妄想，与情绪过度高涨有关。

（8）便秘与生活起居无规律和肠蠕动减弱等因素有关。

三、护理措施

（1）为患者提供安全的生活环境是首要的护理措施。躁狂症患者往往躁动不安，很容易受周围环境刺激，因此，提供一个陈设简单、空间宽大、安静的环境，常具有镇静作用，可以稳定患者的情绪。

（2）建立良好的护患关系。患者常常兴奋好动，语言增多。患者诉说的诸多感受，往往并非是真正的内心感受和体验，而是用否认的意念来逃避真正的想法。因此，建立良好的护患关系有利护患间的沟通和交流，让患者表达内心的真实想法，以利病情的缓解。

（3）提供高营养、易消化的食物及充足的饮水，以满足患者的生理需求。患者由于极度兴奋、精力充沛，整日忙碌于他认为有意义的活动，而忽略了最基本的生理需求。因此护理人员必须为患者提供充足的食物和饮水。同时，安排好患者的活动，使患者能得到适当的休息和睡眠。另外，鼓励患者自行完成一些有关个人卫生、衣着的活动，也是护理人员需要注意的事情。

（4）引导患者朝有益的建设性方向消耗过剩的精力是护理人员很重要的工作。躁狂症患者往往精力充沛、不知疲倦，且急躁不安，判断力差，易使精力的发泄变成破坏性，不仅伤害自己，也伤害别人及损坏周围的物品。

护理人员可根据患者病情及医院场地设施等，安排既需要体能又不需要竞争的活动项目，如健身器运动、跑步等。也可鼓励患者把自己的生活"写"或"画"出来，这类静态活动既减少了活动量，又可发泄内心感受。护理人员对患者完成的每一项活动，应及时予以鼓励和肯定，以增加患者的自尊，避免破坏性事件的发生。

（5）预防患者的暴力行为。部分躁狂症患者以愤怒、易激惹、敌意为特征，动辄暴跳如雷、怒不可遏，甚至可出现破坏和攻击行为。护理人员需及时了解每个患者既往发生暴力行为的原因，评估这些原因是否仍然存在，或是否有新的诱发因素出现，设法消除或减少这些因素。此外，护理人员还需善于早期发现暴力行为的先兆，如情绪激动、挑剔、质问、无理要求增多，有意违背正常秩序、出现辱骂性语言、动作多而快等，以便及时采取预防措施，设法稳定患者情绪，避免暴力行为的发生。

对处在疾病急性阶段的患者，应尽可能地满足其大部分要求，对于不合理、无法满足的要求也应尽量避免采用简单、直接的方法拒绝，以避免激惹患者。当确定患者有明显的暴力行为先兆时，应立刻按照暴力行为的防范措施处理。

（6）保证药物治疗的顺利实施。药物是矫正患者行为的有效手段，在用药的过程中，护理人员应密切观察患者的合作性、药物的耐受性和不良反应，特别是对应用锂盐治疗的患者要更加关注，注意血锂浓度的监测。

对恢复期的患者，应明确告知维持用药对巩固疗效、减少复发的意义，并了解患者不能坚持服药的原因，与患者一起寻找解决的办法。

（甄　茹）

第四节　脑器质性精神障碍

一、常见脑器质性精神障碍临床特点

脑器质性精神障碍患者的临床表现，不仅与器质性损害或脑功能障碍的程度有关，而且与病前人格、对疾病的反应与应对能力、家属的反应、社会支持以及患者周围的其他环境状况有关。临床上患者主要表现为以下几类综合征：谵妄、痴呆、精神病性症状、情感障碍、神经症样症状、人格改变等。其中谵妄常出现在急性脑器质性精神障碍；痴呆综合征常出现在慢性脑器质性精神障碍。本节重点介绍谵妄综合征、痴呆综合征的临床特点，简要介绍常见的脑器质性精神障碍。

(一)谵妄综合征

谵妄是一种急性认知损害综合征，其核心表现是在意识清晰度下降的基础上出现意识内容的障碍，可表现为注意、知觉、思维、记忆、动作与行为障碍、情绪障碍和睡眠—觉醒节律的紊乱。

谵妄状态下的中枢神经系统的变化一般认为是广泛部位的脑神经细胞急性代谢紊乱的结果，一般认为是可逆的、非结构性的病变。谵妄可发生在任何年龄阶段，尤其在 60 岁以上老人更多见。在综合医院的住院患者中，谵妄的发生率是 10%～30%，但在外科术后患者中则有 50%会出现谵妄。值得注意的是，许多疾病的终末期会伴发谵妄，如癌症。

(二)痴呆综合征

痴呆是在脑部广泛性病变的基础上出现的一种常见的脑部慢性综合征。临床上以缓慢出现的智能减退为主要特征，伴有不同程度的人格改变，但没有意识障碍。引起痴呆最常见的病因是脑组织变性引起的疾病，其中阿尔茨海默病最常见，占所有老年痴呆症的 60%～70%，女多于男，大部分发生在 65 岁以上；其次是脑动脉硬化引起脑部的多发性梗死，男多于女，大多发生在中年后期(50～60 岁)；其他的脑部疾病如外伤、脑瘤、中毒、缺氧等也可引起痴呆。

(三)常见脑器质性精神障碍

1. 阿尔茨海默病(Alzheimer's disease，AD)

阿尔茨海默病是一种病因未明的中枢神经系统原发性退行性变性疾病，主要临床相为痴呆综合征。发病以女性多见，患病率随年龄增加而上升，是导致老年前期和老年期痴呆的首要原因。此外，其发病率还与社会人口学因素有关，如教育程度以文盲组的患病率最高；丧偶者患病率明显高于有配偶者；经济水平低者患病率高。该病总病程一般为 2～12 年，其中发病早、有痴呆家族史者病程进展较快。前 2～4 年病情呈阶梯状进展，通常 5～10 年就可发展为严重痴呆，该病预后不良，最终常因营养不良、压疮、肺炎等并发症引起脏器衰竭而死亡。

2. 血管性痴呆(vascular dementia，VD)

血管性痴呆是脑血管病引起以痴呆为主要临床相的疾病，是老年期痴呆的第二个常见原因。急性或亚急性起病，具有明显的阶梯性、波动性，有的患者也可以在较长时间处于稳定，甚至有的患者因为脑血流供应的改善而出现记忆改善或好转。多于 60 岁以后起病，男性多于女性，患病率也随年龄的增长而增加。临床表现一般包括早期症状(以脑衰弱综合征为主)、局限性神经系统症状(如构音障碍、吞咽困难、麻痹、偏瘫、失语、癫痫发作等)和痴呆症状。该病平均病程 6～8 年,最终往往死于心血管疾病或卒中发作。

3. 麻痹性痴呆

麻痹性痴呆是由梅毒螺旋体侵犯大脑引起的慢性脑膜脑炎,主要的病理变化在大脑实质,同时也可涉及神经系统其他部分,并引起躯体功能的衰退,最后导致痴呆和全身性麻痹。该病的潜伏期5～25 年,以 10～50 岁人群多见,男性患病率明显高于女性。一般起病缓慢,并逐渐进展,如不经治疗,多在 3～5 年内因全身麻痹或感染而死亡。个别患者可自发缓解,从1～2 个月到数年不等。

4. 癫痫所致精神障碍

癫痫是一组常见临床综合征,以反复发作的神经元异常放电所致的暂时性脑功能失常为特征。癫痫性精神障碍可发生在癫痫发作之前、发作期、发作之后、发作间歇期,可分为发作性精神障碍和持续性精神障碍两种。前者为一定时间内的感觉、知觉、记忆、思维等障碍,心境恶劣、精神运动性发作或短暂精神分裂症样发作,发作具有突然性、短暂性及反复发作的特点;后者为分裂样障碍、人格改变或智能损害。按意识是否清晰分为两类:意识不清晰时发生的有精神运动发作、自动症、朦胧状态、漫游症等;意识清晰时发生的有性格改变、慢性妄想状态。治疗应在治疗癫痫的基础上根据精神症状选用药物,注意选择致癫痫作用较弱的药物。

5. 脑外伤伴发的精神障碍

脑外伤伴发的精神障碍是指颅脑遭受直接或间接外伤后,在脑组织损伤的基础上所产生的各种精神障碍。精神障碍可以在外伤后立即出现,也可在外伤后较长一段时间出现。脑外伤伴发的精神障碍还与一些社会、心理因素有关,如受伤前的人格特征、对外伤的态度、外伤对生活及工作的影响。

急性期往往出现意识障碍,恢复后出现记忆障碍(如顺行性或逆行性遗忘)。而慢性期可出现头痛、头晕、睡眠障碍、记忆减退、思维迟缓等神经症性综合征,也可出现自主神经功能紊乱、癫痫或人格改变。

6. 颅内肿瘤所致精神障碍

颅内肿瘤损害正常脑组织,压迫周围脑实质或脑血管,造成颅内压增高,出现神经系统症状,癫痫发作或精神症状。精神症状常见,尤以智能障碍最为常见。

不同部位的肿瘤可产生不同种类的幻觉,颞叶肿瘤有较复杂的幻嗅、幻味、幻视和幻听及癫痫发作;枕叶肿瘤有简单的原始性幻视;顶叶肿瘤有幻触和运动性幻觉。此外,还可出现焦虑、抑郁、躁狂等其他精神症状。

二、脑器质性精神障碍患者的护理

(一)护理评估

脑器质性精神障碍所表现的症状常因中枢神经系统受损部位的不同而有很大差别。患者的病态表现一方面反映中枢神经系统的功能障碍,另一方面也反映患者的适应能力如何。因此在评估时应仔细分辨,同时护士还应注意两个问题:一是患者语言能力的受损常干扰信息的交流,因而应设法了解患者发出的讯号,从患者异常的信息中去分析患者真实的感受;二是器质性精神障碍常表现出冲动、控制力差、反应慢、不安、抗拒或个人生活自理差。尤其是处理这些问题的措施效果不佳时,可能使护士失去耐心,或感到嫌恶,因此应充分了解自己对患者异常反应的感受,以免这种感受影响了对患者病情变化的观察与评估。对脑器质性精神障碍患者的护理评估从以下几个方面进行。

1.生活史

患者的成长过程、受教育的程度、职业性质、生活方式和习惯、生活自理程度,有无烟酒嗜好等。

2.生理方面的评估

(1)患者的一般情况:包括意识、生命体征、瞳孔、营养状况、睡眠状况及大小便是否正常等。

(2)神经系统:是否存在阳性症状与体征,程度如何。如震颤、抽搐发作、口齿不清、瘫痪、共济失调、步态不稳、肌张力增高等症状。

(3)原发疾病的进展情况:包括原发疾病的主要症状表现、发展趋势、治疗情况、疗效以及预后等。

(4)自我照顾能力:评估患者在进食、沐浴、如厕、活动等方面能否自我照顾、是否需要帮助、需要帮助的程度。

3.精神心理方面的评估

精神心理方面的评估主要包括认知功能、精神症状、个性特征与应对能力等。

(1)认知功能:评估患者瞬时记忆有无受损。是否存在定向力障碍,轻度时出现时间定向力障碍,严重时出现地点及人物定向力障碍。有无推理、判断能力受损,思维不连贯现象。

(2)精神症状:评估患者是否存在幻觉、妄想,情感是否协调,有无冲动行为。

(3)意识状况:是否存在意识清晰度下降,嗜睡、昏睡、昏迷等意识障碍。意识模糊或嗜睡提示意识轻度下降,意识混浊或呈昏睡状态提示意识中度下降,进入昏迷状态提示意识重度下降。另外,尚需评估有无意识清晰度波动幅度较大、昼轻夜重等现象;有无意识内容改变,如幻觉、妄想等;有无意识范围改变,如意识范围缩小,呈朦胧状态等。

(4)个性特征与应对能力:评估患者病前的个性特征、兴趣爱好,生活、学习和工作能力等;是否发生过严重的生活事件,患者的反应和应对情况。

4.社会方面的评估

社会方面的评估主要包括患者的社会功能、生活环境、家庭与社会支持、社区情况等。

(二)护理诊断/问题

1.急性或慢性意识障碍(如嗜睡、意识模糊、谵妄等)

急性或慢性意识障碍与脑部感染、外伤、变性改变、肿瘤、严重躯体疾病等有关。

2.睡眠形态紊乱

睡眠形态紊乱与脑部病变导致缺氧、焦虑、环境改变等有关。

3.生活自理能力缺陷

生活自理能力缺陷与意识障碍、痴呆、原发性脑部疾患有关;与躯体疾病有关;与精神障碍有关。

4.营养失调

营养失调与生活自理能力差有关;与情绪焦虑、抑郁、食欲差有关;与合并感染、机体消耗大有关。

5.语言沟通障碍

语言沟通障碍与认知功能障碍有关。

6.潜在的暴力行为(对自己或对他人)

潜在的暴力行为与精神障碍、意识障碍等有关。

7.社会交往障碍

社会交往障碍与精神障碍、低自尊、社会歧视等有关。

(三)护理目标

(1)患者意识及生命体征恢复正常、平稳,避免发生并发症。

(2)患者的营养状态得到改善。

(3)患者能有效地控制情绪和行为,未发生安全意外。

(4)患者的基本生活需要得到满足。

(5)患者的精神症状得到对症护理。

(6)患者的社会功能得到改善或维持。

(7)患者的家人或照顾者能给予适当的支持。

(四)护理措施

1.生活护理

应保持环境清洁、整齐、安静,创造良好的睡眠条件。病室内空气要新鲜,温度要适宜。观察患者睡眠质量及其深浅度,对睡眠状况密切观察并详细记录。加强晨晚间护理,协助患者洗漱、洗澡、更衣,保持皮肤清洁,维持皮肤的完整性,防止皮肤感染。维持患者正常的营养代谢,进食富于营养性的软食,防止噎食。观察大小便排泄情况,减少影响排便的不利因素,协助患者养成定时排便的习惯,尿潴留患者要尽量减少对膀胱和尿道的刺激。

2.安全护理

谵妄患者常有恐怖性的幻视,伴有恐惧、焦虑情绪,也可出现暴力行为,有的患者因为惊恐而想逃离现场,甚至出现跳楼的行为。而痴呆患者可能有感觉和知觉方面的缺失,对环境有不协调的反应。因此,护士应预防意外伤害,注意环境的安全,尽量减少室内的家具,提供一对一的护理观察,并不断重复指导。密切观察病情变化,如谵妄患者的症状变化快,要善于观察患者细微的病情改变,从活动过少突然转至活动过多,突发冲动、逃离行为、无目的地兴奋走动等要及时给予干预。加强评估患者暴力行为和自杀性行为,及时采取有效的护理干预,24 h监测患者的安全及躯体状况的变化。

3.症状护理

重视生命体征、瞳孔、意识的变化,如体温过高,要考虑合并感染的可能。当患者血压升高,脉搏缓慢有力、呼吸慢而深时应考虑是否有颅内压急性增高的可能。两侧瞳孔不等大,对光反射迟钝,散大瞳孔的对侧出现肢体乏力或瘫痪,有可能是发生脑病的前兆。意识障碍的程度常预示着颅内疾患或躯体疾病的严重程度,要随时观察患者意识清晰度的变化,帮助患者增强认知能力,使其最大限度地了解周围发生的事情。口服药后要检查患者口腔,确认药物已服下,观察用药后的不良反应,有异常症状应及时与医生沟通并积极处理。

4.心理护理

与患者之间建立良好的护患关系,缓解患者对疾病的恐惧心理,指导患者充分表达自己的感受。正确运用治疗性沟通技巧,促进患者接受治疗和主动配合,减轻患者抑郁、焦虑、自杀等消极的心理因素,帮助其学会自我调节和控制情绪。制订切实可行的活动计划及相应的健康目标,鼓励患者与社会接触,促进自我健康能力及社会功能的恢复。应对患者的需求有敏感性,鼓励患者自我照顾,让患者有做决定的机会,尊重患者的隐私权,倾听患者的诉说,决不能愚弄或漫不经心地对待患者。

(五)护理评价

(1)患者意识和生命体征是否恢复正常平稳,有无发生并发症。

(2)患者的营养状态是否得到改善。

(3)患者是否能有效地控制情绪和行为,有无发生意外伤害。

(4)患者的基本生活需要是否得到满足。

(5)患者的精神症状是否得到有效控制。

(6)患者的社会功能是否得到改善或维持。

(7)患者的家人或照顾者能否给予适当的支持。

(六)健康教育

(1)告知患者及其家属本病与脑部器质性病变的关系,根据原发疾病的性质及轻重程度的不同,其精神症状可能是暂时的,当原发病得到控制以后,精神症状可以减轻或者消失。但是部分患者的精神症状可能会持续很长时间,或转为慢性状态。为了使精神症状能够尽快地恢复,避免导致严重的后果,应该积极地治疗原发疾病。

(2)急性期患者多出现意识障碍或兴奋症状,有时因兴奋导致自伤、伤人等冲动行为,因此应尽快带患者到医院接受治疗。在疾病的慢性期,患者主要以记忆力减退、智能减退和人格改变为主,此时应照顾好患者的日常生活,防止发生营养缺乏、感染、跌伤、压疮等。

(3)指导家属掌握观察病情的方法和药物的正确使用,发现病情变化和药物的不良反应,及时带患者到医院复查。

(4)指导家属帮助患者进一步恢复生活功能和社会功能,以提高患者生存质量。

(李　超)

第五节　神经症性障碍

一、焦虑障碍

焦虑障碍是以广泛和持续性的焦虑或以反复发作的惊恐不安为主要特征的神经症性障碍,常伴有头晕、胸闷、心悸、呼吸困难、口干、出汗、尿频、发抖、神经肌肉紧张等自主神经系统和运动性不安等症状。患者的紧张程度与现实情境不符,其焦虑情绪也并非来自于实际的威胁或危险。可分为广泛性焦虑障碍(general anxiety disorder,GAD)和惊恐障碍两种形式。

二、恐惧性焦虑障碍

恐惧性焦虑障碍是对某种客观事物或情境产生异乎寻常的恐惧和紧张,并常伴有明显的自主神经症状。患者明知这种恐惧反应是过分的或不合理的,但在相同场合下仍反复出现,难以控制,以致极力回避所恐惧的客观事物或情境,影响其正常活动。

三、强迫障碍

强迫障碍(obsessive-compulsive disorder,OCD)是以反复出现强迫观念和强迫行为为主要特征的一类神经症性障碍。特点是有意识的自我强迫与反强迫并存,两者强烈冲突使患者感到焦虑和痛苦;患者意识到强迫内容不必要、无意义,但不能控制,因无法摆脱强迫症状而痛苦、焦虑。

四、护理评估

神经症性障碍患者的护理评估可从患者生活史、生理、心理-社会三方面进行。另外,因为神经症性障碍在确立诊断前需排除器质性疾病引起的焦虑,所以护士在评估时,除观察患者的外显的症状外,还需仔细聆听患者对其精神、情绪的主观描述,并应用专业技术判断患者目前的心理状况和可能的内在、外在压力源对患者日常生活所带来的影响程度。

(一)生活史

生活史包括患者个人成长发展史、现病史、既往史和家族史。评估患者婴幼儿期、青少年时的生活及个人成长中的重大事件以及现在对它的评价,近期有无重大生活事件,内容及强度如何;本次起病时间和病程经过等;评估患者既往健康状况如何,包括躯体疾病和精神疾病两个方面;家族成员中有无神经症性障碍病史及其他遗传病史。

(二)生理评估

有无运动性不安、肌肉紧张、自主神经功能紊乱等表现;是否有感觉过敏、异常、缺失、皮肤不适等;是否有躯体化症状,如胃肠道不适,泌尿、生殖器症状等;躯体功能是否正常,有无实质性的躯体疾病。

(三)心理-社会评估

1.精神状况

有无焦虑、抑郁、恐惧、强迫、疑病症状或各种躯体不适感的精神障碍。

2.个性

患者病前性格如何,面对应激的心理应对方式。

3.社会功能

患者社会背景、受教育程度如何;社交及人际关系是否受影响;家属对患者患病前、后的评价如何,患者社会关系如何,患病后有无改变;患者对住院所持态度怎样。

五、护理诊断/问题

神经症性障碍的临床表现广泛,包括患者主观感受和客观表现、精神症状和躯体不适,因此护理诊断涉及十分广泛,这里仅就其精神症状及具有共性的躯体症状方面提出如下诊断以供参考。

(一)生理方面

1.睡眠形态紊乱

睡眠形态紊乱与焦虑引起的生理、心理症状有关。

2.舒适度的改变

舒适度的改变与疑病症状有关。

3.皮肤完整性受损

皮肤完整性受损与强迫行为(反复洗手)有关。

4.潜在的或现存的营养失调,低于机体需要量

潜在的或现存的营养失调与焦虑症状导致的食欲差有关。

5.进食自理缺陷

进食自理缺陷与紧张不安、担心出事的焦虑症状有关。

(二)心理-社会方面

1.焦虑

焦虑与焦虑症状,担心再次发作有关。

2.恐惧

恐惧与对某物体或情景不合理的害怕有关。

3.抑郁

抑郁与不适症状持续存在,影响社会功能有关。

4.无能为力

无能为力与认知能力受损、自我概念的影响有关。

5.自尊紊乱

自尊紊乱与缺乏自信心、角色功能改变有关。

6.社会交往障碍

社会交往障碍与恐惧人际交往有关。

7.个人应对能力失调

个人应对能力失调与恐惧、焦虑反应而采用一些不适应的行为有关。

六、护理目标

(一)短期目标

(1)患者症状减轻。

(2)患者基本的生理及心理需要得到满足,舒适感增加。

(3)能正确认识疾病表现,以及与内心冲突的关系。

(4)能接受症状。

(二)长期目标

(1)能运用有效的心理防御机制及应对技巧处理压力和控制不良情绪,减轻不适感觉。

(2)能与他人建立良好的人际关系。

(3)家庭及社会支持提高。

(4)社会功能基本恢复正常。

七、护理措施

(一)生理护理

1.保证患者安全

密切观察患者情绪变化,对有抑郁情绪,自杀、自伤倾向的患者,注意防范患者发生自杀自伤的情况;做好安全检查,避免环境中的危险物品和其他不安全的因素。

2.满足生理护理,提高躯体舒适度

提供基础护理,保证患者饮食、活动、睡眠、排泄等生理需要的满足;对于个人生活自理能力下降的患者,协助患者做好沐浴、更衣、头发、皮肤等护理。

(二)心理护理

在对神经症性障碍患者的护理中,要帮助患者恢复或者改善社会功能,护士应遵循的原则是:接受患者症状,理解患者;帮助患者认识症状,减轻症状或者能够带着症状生活。

1.建立良好的护患关系

以支持、真诚和理解的态度接触患者,使患者对医护人员产生信任。

2.接受患者

与患者接触过程中,护理人员对患者所主诉的疼痛不适,以接受的态度倾听,接受患者的症状。

3.鼓励患者表达自己的感受

鼓励患者表达自己的感受,这有利于患者认识自己的焦虑,也帮助护士发现患者的心理问题,制订相应的护理措施。护士与患者交流时,应音调柔和、速度慢、字句简明。

4.与患者共同探讨与疾病有关的压力源,协助患者解决问题

护理人员应从患者的描述中,倾听出其中隐藏的信息,包括患者生活中的压力源与焦虑,把患者内在的焦虑提升到意识层面,让患者对目前的处境有进一步的认识。护理人员进一步询问患者如下问题:"你在什么时候感觉最累""在什么情况下会让你紧张""什么时候感受疼痛"等,有技巧地协助患者将话题从身体症状转移到目前生活中的情境,协助患者认识相关的压力源与疾病的关系,确立解决的方法,但护士不能代替患者做决定,而应鼓励患者自己做出决定。

5.帮助患者矫正扭曲的认知

改变各种不正确的看法,从而使患者改善或消除不良的情绪和行为。

6.帮助患者建立积极的调适技巧

如教会患者负性思维阻断的行为技术,以阻断负性思维;指导患者使用放松技巧,引导想象,深呼吸运动,视觉或听觉转移等以减轻症状。

7.重建正确的疾病概念

重建患者对待疾病的态度,顺其自然,接受症状,带着症状参加力所能及的活动。

(三)社会方面的护理

(1)与患者共同探讨其压力源及诱因,与患者制订出适合患者的压力应对方式,并提供环境和机会让患者学习和训练新的应对技巧。

(2)协助患者获得家庭的理解和可及的社会支持。有研究表明,短期或长期的家庭治疗对改善患者的人际关系十分有效。指导患者的配偶和亲友对患者的疾病应建立积极、关心、帮助的家庭气氛。

八、护理评价

(1)患者情绪是否稳定,有无焦虑、恐惧、紧张等不良情绪。

(2)患者的安全和生理需要是否得到满足。

(3)患者能否正确认识应激事件,是否学会有效的应对方法。

（4）患者是否接受了症状，是否能够顺其自然，带着症状生活。

（5）患者的社会功能是否得到提高。

九、健康教育

（1）指导患者了解疾病的相关知识，正确认识疾病，帮助其领悟自己的心理症状，增强个人的应对能力。帮助患者适应现实，正确面对现实，带着症状生活。

（2）指导患者使用恰当的应对技巧：①学习自主技巧，以便恰当掌控自己的情绪；②选择感兴趣的活动，转移注意力，同时可以疏通情绪；③使用放松技巧，如缓慢深呼吸、肌肉松弛法等；④树立正确的人生观和生活观念，以健康的心态适应现实环境；⑤寻求药物治疗，协调情绪与行为的一致。

（3）向家属宣教疾病的有关知识，使家属多给患者心理上的安慰和精神上的支持，减少家属因观念模糊而焦虑、抑郁，指导家属配合治疗护理，掌握家庭治疗护理的知识，防止复发。

（李　超）

第六节　睡眠障碍

一、概述

正常人每隔 24 h 有一次觉醒与睡眠的节律性交替。正常人对睡眠的需求因年龄及个体差异而不同。精神科常见的睡眠障碍是各种心理-社会因素引起的非器质性睡眠障碍。

二、护理

（一）护理评估

1.生活史

生活变迁、学习或工作状况，应激事件，疾病史。儿童还应评估成长环境与发育过程情况。特别要评估精神活性物质使用史。

2.生理功能

目前的躯体健康状况，睡眠的质和量，以及睡眠障碍的特点。如果患有某种疾病，还应评估患者对疾病的认知评价。

3.心理与社会功能

个性特征，精神状况，学习或工作适应情况，与睡眠障碍有关的心理-社会因素。

（二）护理诊断/问题

1.睡眠型态紊乱

睡眠型态紊乱与环境改变、生活事件、个性特征等有关。

2.个人应对无效

个人应对无效与应对生活压力能力、应激事件强度、个性特征等有关。

3.焦虑

焦虑与睡眠型态紊乱、内心冲突持续存在、长期的担忧等有关。

(三)护理目标

(1)叙述妨碍睡眠的因素,学习帮助睡眠的技巧,恢复睡眠型态。

(2)描述自己的焦虑和应对模式,采用有效的应对机制处理焦虑。

(3)患者能确认可利用的资源或支持系统。

(4)患者能描述可以选择的应对策略。

(四)护理措施

1.生理护理

(1)评估患者的睡眠质量,改善环境,创造良好的睡眠环境。

(2)养成良好的入睡方式与习惯。睡前减少活动量,不宜过饱、喝浓茶和咖啡、可用热水泡脚、洗热水澡等。

2.心理护理

(1)评估患者的个性特征,生活事件,应对方式,情绪状态。

(2)让患者认知失眠症与生活事件、内心冲突和个性特征等的关系,并通过心理干预技术,如支持性心理治疗、认知疗法、放松技术等,提高患者的认知能力,建立新的应对方式,以改善睡眠质量。

(五)护理评价

(1)患者的睡眠情况是否改善。

(2)患者对睡眠是否有理性的认识。

(3)患者是否应对有效。

(李　超)

第七节　精神发育迟滞

一、概述

精神发育迟滞(mental retardation,MR),又称智力低下、精神发育不全,是指个体在18岁以前,由于先天和后天的各种不利因素引起的以智力低下和社会适应困难为主要特征的心理发育障碍。临床上表现为认知、语言、情感、意志、行为和社会化等方面的障碍,大脑在成熟和功能水平上都显著落后于同龄儿童,可同时伴有其他精神障碍或躯体疾病,是导致人类残疾的主要疾病之一。根据智力缺损的程度和社会适应能力不良,一般分为轻度、中度、重度和极重度精神发育迟滞四个临床类型。

二、护理

(一)护理评估

1.生活史

生活史包括母孕期情况、出生时状况、发育情况、父母的教养方式、学习情况、与同龄人的交往情况、有无躯体疾病史(特别是中枢神经系统疾病和遗传病史)、家族史(父母是否近亲婚配、有无遗传疾病者、有无智力低下者)等。

2.生理评估

评估患者目前的躯体状况,有无躯体疾病、畸形或缺陷,有无运动障碍,有无贪食、食欲减退、便秘、睡眠障碍等。患者辅助检查的各项指标情况,如颅脑 CT/MRI、脑电图、心电图、各种化验检查、染色体检查等。

3.心理-社会评估

心理-社会评估包括个性、智力水平、精神状况和社会功能四个方面。

(1)个性:患者的个性是稳定型的还是兴奋型的,稳定型患者一般较安静、和善、听话、不吵闹、依赖性强、容易接受教育;兴奋型患者一般容易兴奋、多动、情绪多变、好争吵、容易与人发生冲突,引起法律问题等。

(2)智力水平:一般通过韦氏儿童智力量表测验得出患者的智商。对于不合作无法完成者可通过简单的测定如计算力、常识、抽象思维能力等方法,结合临床表现、社会功能等来确定。

(3)精神状况:患者的感知觉状况,有无错觉和幻觉;情绪状况如何,包括情绪稳定性、控制力、有无焦虑及抑郁等;意志行为状况如何,有无意志活动增强或减退,有无冲动攻击、自伤、刻板动作等行为。

(4)社会功能:评估患者的生活自理能力和语言交往能力。患者能否独立进食、穿衣、洗漱、大小便、能否独立外出、做饭、买东西等。患者的语言发育情况、表达能力如何,有无言语障碍,能否使用日常的社交性语言,以及是否能用语言较好地表达自己的感受和意愿。

(二)护理诊断/问题

(1)营养失调。

(2)有受伤的危险。

(3)有冲动行为的危险。

(4)生活自理缺陷。

(5)言语沟通障碍。

(6)社会交往障碍。

(三)护理目标

(1)患者维持正常的营养状态,体质量维持在正常范围。

(2)患者避免受伤。

(3)患者避免出现冲动行为,如果出现则采取相应的有效措施。

(4)患者的生活自理能力改善。

(5)患者的言语沟通能力改善。

(6)患者的社会交往能力、学习能力改善。

(四)护理措施

1.生活护理

生活护理主要包括卫生、饮食、睡眠等方面的护理,一般根据患者精神发育迟滞的严重程度不同,采取不同的护理方法进行护理,如督促、协助、替代等。轻度者具有相对较好的生活自理能力,主要是督促患者养成良好的生活习惯,按时起床、进餐、洗漱、大小便、进行适当的活动,保证营养摄入;中度患者的生活自理能力较差,护士要协助患者料理个人生活;重度的患者不能生活自理,完全需要别人的照顾,患者由于常常合并器质性疾病,运动功能严重受损,所以护士要帮助其料理个人生活。

饮食护理时需要注意的是进餐前应尽量使患者情绪稳定,切记态度粗暴。有些患者不能控制进食量,要注意防止暴饮暴食。有些患者具有挑食、偏食行为,要注意纠正。有些患者需要特殊的饮食,护士需要格外注意。如苯丙酮尿症的患者则需要低苯丙氨酸饮食,所以护士配合医生严格执行饮食治疗,监督患者食用低苯丙氨酸食物如羊肉、大米、大豆、玉米、淀粉、蔬菜等,限制小麦、蛋类、鱼、虾、乳类等富含苯丙氨酸的食物摄入。半乳糖血症的患者要注意不要食用乳类食物,地方性克汀病要注意及时补碘。

2.安全护理

患儿居住的环境应温馨、安全、简单、实用,排除不安全的隐患和设施,如锐器、火柴、药品、电源插座等不要放在患儿可以触及的地方。禁止患儿进行攀爬、打闹等危险活动。不要放置危险物品,每天要检查是否有危险物品。对于影响患者安全的活动应及时制止,防止出现危险。有的患者具有自伤或冲动、伤人、毁物行为,更需要护士严加防范和处理。对不能正确述说躯体不适的患者应更加注意观察,及时向医生汇报,以尽快控制精神或躯体症状。

3.心理护理

精神发育迟滞患者的心理年龄远远落后于实际年龄,心理发育落后,其在日常生活中容易遇到一些不良的生活事件,如被歧视、被拒绝、失败、无助感等,从而产生内心冲突和心理问题,出现焦虑、愤怒等不良情绪,所以心理护理非常重要。

(1)建立良好的护患关系:精神发育迟滞患者语言表达能力差,与人交流困难,护士要对其具有强烈的爱心、同情心和耐心,充分了解患者的喜好,取得患者的充分信任,才能取得良好的护理效果。

(2)充分了解患者各方面的情况:心理护理前护士要充分了解患者生长发育情况、家庭情况、父母的教育方式、躯体情况、精神症状和教育训练情况等,与医生和家长密切配合,保证治疗方案的顺利实施。

(3)注意交流的方式:护士与患者交流时注意态度和蔼可亲,不要冷落、嫌弃、讽刺患者,并且用简单、易懂的语言交流。

(4)精神症状的护理:精神发育迟滞的患者的精神症状主要是情绪和行为问题。当患者出现焦虑、恐惧、愤怒、冲动、伤人或自伤等不良情绪和行为时,护士应保持冷静,将患者带离引起上述情况的环境,采取安慰、转移患者的注意力、做游戏等方法控制其情绪和行为。轻度精神发育迟滞的患者具有一定的理解和自控能力,护士要帮助其分析出现不良情绪和行为的原因,使其学会控制自己的情绪。

(5)护士要协助医生进行心理治疗和行为干预。

4.教育训练

(1)轻度、中度精神发育迟滞的患儿:学习掌握与其智力水平相当的文化知识、日常生活技能和社会适应技能,从而具备基本的生活自理能力和一定的社会适应能力。

(2)重度精神发育迟滞的患儿:重点训练基本的生活技能,在特殊教育学校或专门机构中进行基本生活技能训练、语言功能训练、劳动技能训练和道德品质教育。

(3)基本生活技能训练:包括大小便自理、饮食、穿衣、洗澡、睡眠以及安全等方面训练,使患儿学会如何躲避危险、如何求助,也可教他们学习交通安全知识及简单的救护常识等。训练时可以先选择目前最迫切要求学会的生活技能作为训练的起点,注意积极鼓励患者,持之以恒,才能取得较好的训练效果。

(4)语言功能训练:主要是对中度和重度的精神发育迟滞患者进行训练,训练要注意和家庭、学校密切配合,协同进行。训练的方式是通过反复教、模仿并配合实物和动作使他们尽可能多地掌握一些词汇,多与外界接触,多说话、多练习,及时表扬和强化,提高患儿的学习兴趣和信心。

(5)劳动技能训练:劳动技能训练必须结合患者的实际情况,如智力水平、动作发展水平和病情严重程度进行,可从自我生活劳动培养,如洗脸、刷牙、穿衣、吃饭、扫地等,逐渐进入社会生活服务劳动技术的培养。然后根据实际的工作需求,进行定向职业技能培训。

(6)道德品质教育:患者由于心理发育落后、智力低下,其认识水平低,对事物分析能力差,应变能力差,往往不能预见自己的行为后果。因而常出现一些不符合社会规范和要求的行为,甚至犯罪行为如偷窃、抢劫、性犯罪等。所以做好患者的道德品质教育很重要。道德品质教育可以和其他教育训练相结合,贯穿于教育训练之中。道德品质教育要注重提高患者分辨是非的能力,培养遵纪守法、有礼貌、勤劳善良的品质。同时还要注意患者的生理、心理特点,充分了解每位患者的缺陷,保护患者的自尊心,把缺陷行为和不道德行为严格区分开。

5.健康教育

健康教育主要是针对家长和教师进行。

(1)疾病知识教育:首先要求家长了解精神发育迟滞的基本知识,如临床表现、治疗方法、病程、预后等,使家长和教师正确认识疾病的特点,从而根据患者的实际情况进行教育,也能对其将来的发展寄予恰当的希望。

(2)治疗和教育训练知识:要求家长和教师充分了解精神发育迟滞的治疗方法和需要注意的事项,特别是教育训练方面的知识和技能,最好让家长和教师能够学会一些重要的、能在家庭和学校开展的教育训练技能。

(3)预防知识教育:要向家长和教师宣传预防精神发育迟滞发生的知识,如优生优育、孕期保健、做好产前检查和围生期保健、遗传咨询等。

(五)护理评价

(1)患者的生活自理能力是否改善。

(2)患者的语言能力是否改善。

(3)患者的社会功能是否改善。

(4)患者的精神症状如异常的情绪和行为等是否改善。

(5)患者是否有受伤的情况发生。

(6)患者的营养状况是否改善。

(7)患者的家庭功能是否改善,如家属对疾病的认识、对待患者的态度、对治疗的配合程度、家庭的教养方式、家庭对患者的教育训练情况等。

(李　超)

第六章 感染科疾病护理

第一节 胸壁结核

胸壁结核是指胸壁软组织、胸骨、肋骨及骨膜发生结核病改变的一种常见的疾病,以青少年较多见。本病常继发于肺结核及胸膜结核,结核杆菌沿淋巴管引流至胸壁,因此多发生在胸骨和脊柱旁淋巴结集中处。

一、病因及感染途径

胸壁结核大多为继发感染,最常见的原发病变是肺结核、胸膜结核或纵隔淋巴结结核。

1. 淋巴逆流症状

肺结核、胸膜结核、胸椎结核患者,结核杆菌由淋巴管感染肋间淋巴结,而引起脊柱旁及前胸壁结核。

2. 血行播散

结核杆菌经血液循环侵及肋骨、胸骨或骨膜而引起胸壁结核。

3. 局部蔓延

同侧肺或胸膜结核病灶直接侵犯胸腔、肋骨或肋软骨形成胸壁结核。

4. 间接传播

肺结核与结核性脓胸手术时如污染胸壁创面,也可引起胸壁结核。

二、临床表现

1. 结核中毒

结核中毒症状表现为低热、盗汗、消瘦、疲乏无力、精神不振。

2. 局部表现

多数患者以局部肿块而就诊。其特点为局部肿胀,但不热,无痛或轻微疼痛,脓肿形成时有波动感,穿刺可抽出乳白色脓液,可含有干酪样物质,称为冷脓肿。如有混合感染时,局部可有红、热、疼痛以及全身发热等急性炎症的典型表现。发生于胸骨上的结核则质地坚硬,X线表现可见肋骨或胸骨破坏。

三、辅助检查

①血常规检查,红细胞沉降率增快;②结核菌素试验阳性;③X线检查肋骨或胸骨破坏。

四、诊断

(一)诊断要点

(1)有结核病史和结核中毒症状。

(2)X线发现肋骨或胸骨破坏伴冷脓肿。

（3）结核菌素试验阳性。

（4）胸壁冷脓肿穿刺可抽出乳白色脓汁，脓汁结核菌培养为阳性。

（5）病灶活检绝大多数患者可确诊。

（二）鉴别诊断

与椎旁脓肿、胸壁肿瘤、肋软骨炎、乳腺结核、胸壁脓肿鉴别。

五、治疗

（1）全身抗结核治疗。

（2）局部治疗。对于较小的胸壁寒性脓肿，可试行穿刺排脓及腔内注射抗痨药物治疗。在尽量抽空积脓之后，注入链霉素 0.5 g，并行加压包扎，每 3 d 重复一次，再配合全身药物治疗，有部分患者可获痊愈。经上述治疗不愈，可切开脓肿引流，然后彻底清除病灶。在缝合伤口以前，可放入链霉素，缝合后加压包扎。术后继续抗结核治疗。

六、护理

1.一般护理

（1）休息：活动性肺结核患者应卧床休息，减少活动量，从而减轻机体的消耗，以利于疾病的康复。

（2）饮食：给富于营养的高热量、高蛋白、高维生素、易消化的食物。如瘦肉、豆制品、牛奶、新鲜蔬菜等。

（3）病室内保持空气流通、温度适宜，每天紫外线消毒。

2.术前护理

（1）胸壁结核患者术前术后都要用抗结核药物治疗，向患者讲明服药的意义，使患者主动接受治疗和护理。

（2）心理护理。通过图片、文字等资料使患者了解疾病的相关知识，对手术和预后有初步的了解，减轻恐惧心理。

3.术后护理

（1）胸壁结核病灶清除后伤口常放置引流管，应观察引流情况，勤挤压引流管，促进伤口渗出物尽快排出。同时观察引流液的颜色、性质及量。

（2）密切观察伤口渗出情况，及时更换敷料，保持伤口创面干燥，避免感染。

（3）引流管拔除后，伤口常用棉垫加压包扎两周，避免残腔形成而复发，每天检查胸带松紧度。

4.全程化疗

胸壁结核的化疗同肺结核患者的化疗一样，遵循早期、联合、适量、规律、全程化疗的总原则。总疗程不少于 9 个月。

七、健康指导

（1）坚持服药，定期检查肝功能，以确保抗结核药物化疗的顺利进行。

（2）防止过度劳累，好转期患者应从事轻体力劳动，劳逸结合，使疾病早日康复。

（3）预防感冒和各种感染，感冒或感染时抵抗力降低，疾病容易复发。要讲究卫生、适当锻炼身体，随气温变化及时增减衣服。预防感冒，增强机体的抗病能力。

(4)要注意消毒隔离,特别是有肺结核病史患者,到公共场所要戴口罩,咳嗽、打喷嚏应轻捂口鼻。用具、便器、痰具用后要消毒。被褥书籍用日光曝晒两小时。室内经常开窗换气。避免交叉感染。

(5)定期复查,结核病有容易复发的特点,所以出院后要定期到医院检查,确诊疾病转归。

（王　艳）

第二节　垂体结核

结核病是由结核杆菌引起的慢性传染病,可累计全身多个脏器,包括较少见的内分泌腺系统。近年来,随着医学科学的进展,医疗技术水平的日益完善,以结核菌感染为病因的内分泌系统疾病国内外也有陆续的报道,其中脑垂体结核逐步被临床所重视。垂体可分为腺垂体和神经垂体两部分,腺垂体是体内最重要的内分泌腺,分泌促甲状腺激素(TSH)、促肾上腺皮质激素(ACTH)、促性腺激素(GnH),促进相应的靶腺合成与释放激素,维持各靶腺的功能活动;分泌生长激素(GH),促进物质代谢与生长发育;分泌催乳素(PRL),促进乳腺组织发育及乳汁分泌。神经垂体产生抗利尿激素(ADH)和催产素(OXT),前者具有促进肾远曲小管和集合管对水的重吸收作用,后者具有促进哺乳期乳汁的排出、刺激子宫收缩和轻度的抗利尿作用。

一、病因及发病机理

垂体结核有报告是局部病灶的蔓延或血行播散所致,极少数由临近组织结核病变扩展而波及。有报告是因粟粒结核性脑膜炎死亡的儿童,在脑垂体上可见粟粒结节,后叶比前叶多见,或播及整个垂体。垂体或下丘脑的结核病变,影响垂体内分泌功能,可表现为"垂体前叶功能减退症"。

二、临床表现

垂体结核所致的垂体功能减退的严重程度与垂体受到的损害程度有关。通常认为,垂体组织丧失达95％临床表现为重度,丧失75％为中度,丧失60％为轻度;丧失50％以下者不致出现功能减退的症状。

垂体前叶多种激素分泌不足的表现,通常逐渐出现。一般先出现泌乳素、促性腺激素、生长激素分泌不足的症状,继而出现促甲状腺激素分泌不足,最后才出现促肾上腺皮质激素衰减。各种垂体激素分泌不足时,临床表现如下。

1.泌乳素分泌不足

泌乳素分泌不足后乳房不胀,无乳汁分泌。

2.促性腺激素分泌不足

女性患者出现闭经,性欲减退或消失,乳房及生殖器明显萎缩,丧失生育能力。男性患者表现为第一性征退化等表现。

3.生长激素分泌不足

因生长激素有升血糖的作用,在成人易发生低血糖反应。

4.促甲状腺激素分泌不足

促甲状腺激素分泌不足表现为:患者面色苍白,面容衰老,毛发稀疏,皮肤干燥、细薄而萎缩或水肿,表情淡漠,反应迟钝,智力减退,有时幻觉妄想,精神失常,出现狂躁,有心率缓慢等心电图改变。

5.促肾上腺皮质激素分泌不足

促肾上腺皮质激素分泌不足表现为虚弱、乏力、食欲减退,恶心呕吐,体质量下降,心率缓慢,血压下降,不耐饥饿,易出现低血糖的表现。机体抵抗力差,易发生感染。一旦感染易发生休克、昏迷。

6.黑色素细胞刺激素分泌不足

肤色较淡,因黑色素细胞刺激素和促肾上腺皮质激素均有促使皮肤色素沉着作用,两者缺乏故肤色较淡。

三、实验室及其他检查

1.直接测定

血中脑垂体激素卵胞雌激素(FSH)、黄体生成激素(LH)、促甲状腺激素(TSH)、促肾上腺皮质激素(ACTH)、泌乳激素(PRL)、生长激素(GH)浓度皆低于正常。

2.靶腺激素水平

①甲状腺功能低下,血中 T_3、T_4 浓度低于正常,甲状腺摄碘率低于正常;②肾上腺皮质功能低下,血浆皮质醇及尿中 17-羟皮质类固醇与 17-酮皮质类固醇测定值低于正常;③性腺功能低下,男性尿 17-酮类固醇明显减低,阴道涂片细胞学检查示激素水平低落。

3.头颅 X 线片

头颅 X 线片可提示蝶鞍区块状阴影或蝶鞍扩大、变形及管结构破坏。

4.头颅 CT 或磁共振

常可提示影响密度的改变及病变的范围等。

四、诊断

根据病史、典型临床症状、体征,结合实验室及影像学检查,诊断多无困难。

五、治疗要点

1.一般治疗

进高蛋白、高热量、高维生素膳食,建立合理的生活制度,避免过度劳累、激动,预防感染,注意保暖以防诱发垂体危象。

2.激素替代治疗

酌情给予肾上腺皮质激素、甲状腺激素、性激素治疗,青年女性患者可给以人工月经周期疗法。

(1)糖皮质激素最为重要,应先于甲状腺激素的治疗,以提高机体应急性,以免诱发肾上腺皮质危象。首选氢化可的松,一般剂量 10~30 mg/d,以每日上午 8 时前服三分之二,下午 2 时服三分之一为好。

(2)甲状腺激素小剂量开始,以免增加代谢率,增加肾上腺皮质负担而诱发危象。初始甲状腺素片 15~30 mg/d,每 4~7 d 加 15~30 mg,至达维持量 60~80 mg/d。

(3)性激素治疗,青年女性患者可给以人工月经周期治疗。恢复月经和维持第二性征。

3.病因治疗

抗结核化疗按常规系统治疗。

六、护理

1.一般护理

(1)病室:应保持环境清洁、安静、舒适、阳光充足、空气新鲜,定期通风,合并脑膜炎时防止强光的刺激。

(2)卧床休息,合并脑膜炎时绝对卧床休息,治疗护理集中进行,减少对患者的刺激,神志不清醒伴头痛呕吐者,头可偏向一侧,防止吸入性肺炎。按时翻身,防止压疮的发生。

(3)保持呼吸道通畅,必要时吸氧。

(4)掌握与疾病有关的饮食要求、控制原则和方法。耐心细致地指导患者,减少不良反应的发生。加强饮食指导,增强免疫力,因许多激素分泌不足,导致精神和体力不足、消瘦、应急能力降低,严重时可发生危象、昏迷。因此,护理的关键在于提供合理的饮食,建立规律的生活,预防危象。鼓励患者进高蛋白、高热量、高维生素、富含营养食物,可少食多餐。防止低血糖的发生。

2.心理护理

(1)情感支持:由于各种激素水平的低下,造成外在形体的改变,因此亲属的态度及护士的言行举止对患者自我概念有着重要作用。护士应在家属的理解和协助下以尊重和关心的态度与患者交流,让患者以各种方式表达外形改变所致的心理感受,接受在交谈中表现的焦虑和失落,同时给予情感上的支持。

(2)心理安慰:根据患者的具体表现,护士要注意保护患者的隐私,做耐心细致的解释工作,增强其信心,使之积极配合治疗,保持情绪稳定。

(3)提高适应能力:与患者一起讨论,认识激素水平异常是导致形体改变的原因,经治疗后随激素水平的恢复可得到改善,逐步消除因体形改变而引起的焦虑害怕的情绪,提高对疾病的适应能力。

(4)鼓励患者参加社会活动:在病情稳定、允许下,参加一定的社会工作。

3.疾病的护理

(1)告知患者了解所患疾病的治疗原则,功能减退者给予激素替代治疗。

(2)指导患者正确用药,告知用药的名称、作用剂量和服用的方法。激素给药的时间易模仿其分泌周期,安排在上午8点前和下午2点以前。激素替代治疗者必须长期坚持,不可中断,在感染外伤等应急情况下应增加剂量。教育患者了解药物的不良反应,激素过量或不足的表现,任意减量或停药可能导致危象的发生。

(3)观察生命体征和精神状态,警惕垂体危象发生的可能。若出现体温过高过低,脉搏、呼吸异常,意识模糊,血压下降,示病情危重,须尽快处理。

(4)了解观察患者服药的效果,询问患者用药后的不良反应,发现异常及时与医生联系。减少在应用激素的过程中的毒副作用。

七、健康指导

(1)宣传结核病的知识,切断传播途径,控制传染源。

（2）加强激素替代治疗的用药指导，长期规律服药治疗，不可间断。

（3）增强抗病能力，积极预防感冒。如发生感染、外伤应急时，即时就诊。

（4）易发生低血糖者，嘱咐患者随身带糖果或点心，有饥饿感、心慌大汗时用。

（王　艳）

第三节　甲状腺结核

甲状腺有丰富的血运和稠密的淋巴网状结构，含氧量较高，一般不利于结核菌生长。甲状腺对结核杆菌有高度的免疫性，对其他细菌亦有较强的抵抗力，故甲状腺不易被结核杆菌所感染，在临床上甲状腺结核较少见。

一、发病率及感染途径

甲状腺结核又称结核性甲状腺炎，是一种罕见的特异性甲状腺疾病，常为全身性结核的一部分，其发病率各家报道不一，国外报告发病率为 0.1％，国内报告为 0.4％～0.76％，男女比例 1∶（3～4）。于 1862 年首次报道，国外文献报道约占甲状腺手术标本的 0.1％～0.4％，国内曾报道 1372 次甲状腺手术中，甲状腺结核 7 例，占 0.51％。国内亦有人报告为 0.23％。甲状腺结核以女性多见，多为血行感染，大都为粟粒性结核。其次是受邻近器官的结核病灶（如气管结核、下颌骨结核）直接波及。再次是通过淋巴道感染。

二、临床表现

1. 症状

（1）一般症状：除有午后低热、乏力、消瘦、盗汗等全身中毒症状外，若病变范围较广，可有类似恶性甲状腺肿的压迫症状，如吞咽困难、声音嘶哑、咳嗽频繁，有的伴有放射性疼痛压迫和喉返神经麻痹。

（2）甲状腺功能障碍：结核菌破坏甲状腺组织，出现甲状腺功能障碍，以甲状腺功能亢进症状为主。临床表现突眼，甲状腺肿大，可触及结节，有压迫症状。如结核菌破坏大量甲状腺组织，可呈现甲状腺功能减退，表现为怕冷、声音嘶哑、体质量增加、顽固性便秘等。

2. 体征

局部体征为甲状腺肿大，可扪及大小不等的肿块。多数发生于一侧，偏硬，表面光滑，少数凹凸不平，双侧少见。如已形成结核性脓肿，可触及波动，可穿破皮肤形成瘘管。急性发作期合并细菌感染时，有局部红肿、压痛等急性炎性症状。

三、诊断

仅根据症状、体征及甲状腺功能测定、红细胞沉降率、甲状腺同位素扫描等检查，诊断本病仍较困难。仅少数人同时有其他部位的结核病或有结核病史，部分患者可触及同侧颈淋巴结硬结，尤应考虑本病，但也要与甲状腺癌、甲状腺肿等疾病鉴别。以往多数情况都是术后病理才得以证实，近年来，细针穿刺抽吸细胞学检查的广泛开展，使本病诊断率明显提高。

甲状腺结核病理学检查镜下典型表现：甲状腺组织内见干酪样坏死灶，其周围见类上皮细胞、郎罕斯巨细胞及淋巴细胞构成的结核结节,结核杆菌抗酸染色可为阳性。结合病理,临床上常被分为三型。

1.粟粒型

甲状腺无明显增大,局部症状不明显,临床一般不易被发现。

2.干酪坏死型

术前穿刺或术中可见到干酪样物质或寒性脓肿,混合感染可破溃形成窦道,临床上较多见。

3.弥散纤维型

甲状腺肿大,表面不光滑,呈结节状,临床常误诊为结节性甲状腺肿或慢性甲状腺炎。

四、治疗

首选正规抗结核治疗,弥散型、粟粒型一般不需手术,用利福平、异烟肼、乙胺丁醇三联或再加吡嗪酰胺四联,较常规疗程要长。同时针对甲状腺功能障碍,给予对症处理。若有甲状腺功能亢进症状,可给予短期抗甲状腺药物。反之,出现甲状腺功能减退,可用甲状腺制剂或甲状腺素替代治疗。手术治疗对象是以单个结节为主要临床表现者。若术前经细针穿刺细胞学检查确诊,可仅用全身抗结核治疗。术前未确诊,术中有条件者应快速冰冻切片检查。若为增生型可行病灶切除或腺叶切除。对弥散性肿大、性质未定且有气管压迫症状者,可行峡部切除。干酪型已形成脓肿且周围粘连较紧,不应强求病灶完全切除,以免损伤神经、血管,可行脓肿切开引流,术后用抗结核药局部灌洗。

五、护理

1.尊重和关心患者

当患者入院时,护士要主动扶助,热情介绍,深入了解患者的饮食习惯,生活爱好,使患者有如同家中的温暖和踏实。尊重老人,给予尊称。对患者的某些不良习惯和嗜好,要耐心说服,善言诱导。

2.加强宣传

宣传结核病治疗、传染及预防知识,提高患者及其家属对结核病及其药物治疗的认识程度和接受知识的能力。

3.指导休息与活动

①有高热等严重结核病毒性症状,及有吞咽困难、咳嗽频繁、局部红肿压痛明显者,应卧床休息;②轻症患者在坚持化疗同时,可进行正常工作,但应避免劳累和重体力劳动,保证充分睡眠和休息,做到劳逸结合;③保持环境安静、整洁、舒适,避免烦躁,以最佳心态接受治疗。

4.饮食护理

向患者及其家属宣传饮食营养的重要性,根据患者的全身营养及进食状况制订全面的饮食营养摄入计划,保持体内水和电解质平衡。

5.手术治疗的术后护理

(1)术后一至两天给予流质饮食,以利于吞咽,亦可防止或减轻切口疼痛。但患者如有喉上神经损伤,为防止误咽、呛咳,则不宜给流食,应予半流食或补液。

(2)术后患者因切口疼痛不愿吞咽,口腔分泌物较多,利于细菌繁殖,因此术后 1~2 d 加强做好口腔护理非常重要。

（3）积极预防和护理甲状腺术后出血。多数是由于术中血管结扎脱落或止血不彻底所致，咳嗽、呕吐、活动频繁等是诱发因素。出血时间多发生于术后 24～48 h 内。在护理中，如发现切口渗血较多或呼吸不稳时应及时报告医生，协助医生清除血块，解除压迫症状，送往处置室或手术室进行止血。

（4）呼吸困难或窒息是甲状腺手术紧急而严重的并发症，原因是多方的，其中气管软化、喉头水肿、沙袋的机械性压迫最为常见。如抢救不及时，常可导致死亡。因此，术后应密切观察呼吸、脉搏、血压及切口渗血情况，尤其是沙袋摆放位置，一定要严禁横放直接压迫气管。如发现患者有压迫感、呼吸困难、憋气、烦躁、多汗、心率增加，即应密切观察，早期发现早期处理。

六、预后

甲状腺结核预后较好。手术切除病灶者术后仍需抗结核治疗，大多无复发。

（王　艳）

第四节　胃结核

胃结核临床上少见，病理统计报告其发病率为 0.02%～0.22%，我国有报告胃结核占胃手术病例的 0.25%～2.4%。在国内报告的胃结核患者中，女性较多。发病年龄大都在 20～50 岁之间。好发部位：以胃小弯最常见，其次为胃幽门和胃大弯，约 10% 病例十二指肠同时受累。

一、发病原因及机理

原发性胃结核甚为罕见，多继发于肺及腹膜、肠结核等其他腹腔脏器的结核病。其中肺结核最多见，约占半数；其次为肠结核。胃结核发病率低的原因可能与以下因素有关：①胃黏膜较完整；②胃壁淋巴滤泡较少；③咽下的结核菌，因胃的排空较快，在胃内存留的时间短。

结核菌侵入胃壁的可能途径有：①咽下的结核菌直接侵犯受损的胃黏膜；②结核菌随血行播散致胃黏膜下层或肌层；③结核菌经淋巴系统侵入胃壁；④胃邻近的淋巴结结核或腹膜结核直接蔓延至胃。一般说，胃结核多与其他胃部疾病同时并存，如胃溃疡、胃癌等。

二、病理

据报道，胃结核发病常始于黏膜下层，发病部位常位于胃小弯、近幽门处，病变侵及黏膜可形成大小、深浅不一的溃疡。少数呈息肉状或较大结节状肿块。显微镜下常显示病变为干酪样坏死和典型的结核性肉芽肿。病理上主要分以下几种类型。

1. 溃疡型

溃疡型为胃结核最常见的一种类型。溃疡可单发或多发。边缘不整，一般较小而浅，偶有达 10 cm 以上者或穿透肌层达浆膜，但引起胃穿孔者少见。溃疡的基底呈灰黄色，由于结缔组织增生及瘢痕形成，可引起胃窦部狭窄、缩短及肥厚。

2. 粟粒结节型

粟粒结节型为全身粟粒结核的一部分，在胃壁的黏膜下直至浆膜，可见粟粒样结节。

3.肿块型

由于炎性肥厚及增生性病变而形成大小不等肿块。肿块内可有干酪样病变。

4.炎性增生型

病变多位于幽门窦部,常累及十二指肠,病变侵及胃壁各层,致使胃壁增厚、黏膜息肉样增生,可形成结核性肉芽组织及瘢痕组织,也可与外周组织粘连,常易发生幽门梗阻。

三、临床表现

胃结核无特异的临床表现。一般说,全身情况和营养均较差,常有贫血、午后低热、盗汗、乏力、消瘦等。胃肠症状存在时间较长,早期症状似慢性胃炎或溃疡病,常有胃痛、胃部不适,并伴有食欲缺乏和体质量下降。有时胃结核可引起胃出血,呕吐咖啡样物,其临床表现又很像胃癌,但严重呕血和便血少见。此外,胃结核可引起幽门梗阻,出现相应的幽门梗阻的症状和体征。有的患者可触及腹部肿块。

四、实验室及其他检查

1.实验室检查

胃酸测定常在正常范围内,早期胃酸高,后期则多呈低酸或无酸。多数患者有贫血或红细胞沉降率增快,大便潜血可阳性,但柏油便少见。

2.X线检查

胃结核常无特征性X线表现。它与胃、十二指肠溃疡、胃癌的X线特征相类似,几乎无法鉴别。胃结核的X线表现与病理类型有关。可以呈:①类似胃溃疡的龛影,但通常较大;②胃结核瘤或结核性脓肿则可见充盈缺损似良性肿瘤,也可呈不规则阴影,而似恶性肿瘤;③局限性和广泛性黏膜皱襞增厚,或伴有息肉样改变,胃壁尚软,但也可僵硬,个别病例呈皮革样胃;④由于胃外肿大的淋巴结压迫和侵蚀,以及因胃窦部纤维组织增生及收缩,导致胃窦部狭窄,胃体扩张,胃排空延缓,而呈现典型幽门梗阻的X线表现,同时,十二指肠球部多被累及,并致畸形。

3.胃镜检查

胃镜检查下可发现有结核结节或溃疡改变。典型的溃疡为多发性匐行性溃疡,底部呈暗色,在溃疡周围常有灰色结核性结节。多数情况下很难与胃溃疡及胃癌鉴别,常需靠病理或细菌学检查确诊。

五、诊断要点

因胃结核的临床表现和X线改变均缺乏特异性,临床诊断相当困难,多经胃镜、手术或尸解证实。但胃结核可同时合并有肺、肠、腹膜及腹腔淋巴结结核,在临床上应全面了解病史,分析其临床表现,再结合X线钡餐检查及纤维胃镜所见等才有可能做出正确的诊断。本病很难与胃溃疡和胃癌鉴别,尤其同时合并胃溃疡或胃癌,需进行鉴别。胃结核多伴有其他系统的结核病,可有结核病的中毒症状。

而单纯性胃溃疡患者,除有相应的胃局部的症状和体征外,一般情况尚好。胃癌患者多有胃部不适,短期内进行性消瘦明显,伴有黑便、贫血等体征。及早行胃镜检查是必要的,以明确诊断。至于抗结核药物试验治疗常需时较长,易延误诊断,故不提倡。

六、治疗要点

胃结核及同时合并其他脏器结核,均应给予有效抗结核化疗,疗程宜长,至少 9～12 个月。当胃结核合并有幽门梗阻或胃穿孔、出血,或与胃癌难以鉴别时,在无手术禁忌证时,应予以手术切除治疗。术后应常规给予抗结核联合化疗。一般 6 个月以上。胃结核术后一般预后良好。

七、护理

1.休息

全身毒血症状严重、大便潜血阳性者应卧床休息,以减少机体消耗,减轻腹痛。病情稳定时,可逐步增加活动量。避免过劳,注意劳逸结合。

2.饮食

患者食欲差,并时有恶心、呕吐和胃部疼痛,常发生营养不良。尽量给予适合患者口味的高热量、高蛋白、易消化的食物,少食多餐,避免粗糙、酸辣等刺激性食物,以利于溃疡面的愈合。如有幽门梗阻应禁食,必要时遵医嘱行胃肠减压、静脉补液、静脉营养等。

3.心理疏导

胃结核为慢性病,病程长及反复发作等特点直接影响患者的学习和工作,患者易产生焦虑急躁情绪。部分患者表现麻痹大意。因此应加强与患者沟通,保持乐观的情绪,避免焦虑、忧伤、紧张。

4.病情观察

观察有无恶心、呕吐、腹胀、腹痛、便血及生命体征变化等。对突发性腹部剧痛,应注意有无梗阻症状体征,排便和肠鸣音情况。大便呈柏油样或呕血说明消化道出血,应及时报告医师。

5.口腔护理

呕吐患者协助漱口,及时清理呕吐物。胃肠减压患者观察记录 24 h 出入量。禁食患者每日做 2～3 次口腔护理。

八、健康教育

(1)生活规律,劳逸结合,保证睡眠。

(2)保持良好的心境和乐观主义精神,正确对待疾病。

(3)营养合理,禁烟酒、浓茶、咖啡等刺激性食物。如有疼痛、反酸、恶心、呕血、黑便等症状及时就医。

(4)遵医嘱,坚持服药,注意用药不良反应,定期复查。

（王　艳）

第五节　脾结核

脾结核是一种临床极为少见的腹腔脏器的结核病,但大量尸检证明并非罕见。据 Lubarsch 报告:在结核患者尸检中,脾脏结核发病率为 41.5%。在慢性全身结核患者以及急性、亚急性粟粒结核患者中 100%(全部)可发现脾脏结核病变。可见脾结核诊断在临床上应占有相当重要的地位,任何年龄均可发病,以 30～40 岁最多,女性多于男性。

一、发病原因

临床上通常把脾脏结核分为继发性和原发性病变,前者为全身结核病的一部分;至于后者,已证实此类患者至少可同时发现肺或纵隔、肺门淋巴结钙化的结核病变。所以脾结核可能是这些胸内原发病灶活动时,通过血行传播,累及脾脏而发病,所以,现已基本肯定脾结核是继发性,但临床上仍习惯把孤立性脾结核认为是原发性。

1. 感染途径

(1)结核菌通过血液或淋巴液循环侵及脾脏。

(2)邻近脏器结核病直接蔓延至脾脏。

2. 脾结核分类

根据发病情况,临床上将其分为急性、亚急性和慢性三种,以后者多见。Cynmon 氏则将临床分为以下三型。

(1)肝-脾型:系继发于肝内结核而播散所致。

(2)淋巴结-脾-肝型:常同时伴发淋巴结结核。

(3)脾-肝-淋巴结-骨髓型:由于脾脏、骨髓、腹腔内淋巴结广泛性结核病常导致造血系统异常,有时伴发黄疸或恶性贫血等。

二、病理

(一)关于脾结核的病理有不同的分类方法,Lubarsch 主张将脾结核分为四型。

(1)粟粒性结核。

(2)慢性干酪性结节性结核。

(3)结核性栓塞形成。

(4)结核性脾肿大。

(二)一般根据脾脏的病理变化分为以下几种。

1. 粟粒型

为脾结核早期病变,脾内呈散在分布的灰白色粟粒样结核结节。

2. 干酪坏死型

干酪坏死型为脾结核进展期,脾实质内结核病灶融合成黄色干酪样病变区,可液化成脓腔。

3. 钙化型

钙化型为脾结核治愈的标志或脾实质内呈弥散性纤维性变,为脾结核的稳定期。

三、临床表现

急性粟粒型时,多同时伴有肺或全身播散性结核病,患者常有明显结核中毒症状,发热则为主要症状,体温常在 39 ℃以上。而慢性局限病变者,可在初期无自觉症状,随着脾肿大,可出现季肋部重压感和疼痛。此外,还可表现胃部或胸部不适,有时也有体质量减轻、倦怠衰弱等全身症状。慢性患者多数无发热。

体征:脾脏肿大为主要局部体征,通常Ⅰ～Ⅱ级,有明显触痛,多光滑而硬,有的凸凹不平,酷似肿瘤。脾区叩击痛明显。同时多伴有肝肿大和其他脏器的结核。患者可有贫血、血小板减少,故可发生皮肤黏膜及胃肠道出血等。

四、实验室及其他检查

1.实验室检查

实验室检查发现多数患者红细胞沉降率增快,可伴有贫血和血小板减少。但 Winterniz(1912)报告:结核性脾肿大病人有 1/4 出现红细胞过多症和发绀,红细胞数可达 $6×10^{12}/L$,也可红细胞一度升高。

2.X 线钡餐检查

可发现脾周围有粘连征象,平片可显示左膈下钙化点。

3.腹部 B 超检查

对孤立性脾结核有重要诊断意义,可显示脾脏体积增大,散在回声不均的光团及不伴声影,有时可见不规则的液性暗区等。

五、诊断要点

临床上发现脾肿大是比较容易的,但要肯定其病因,确诊脾结核则相当困难,特别是在急性型尤为困难。因为急性型患者常可有高热和脾肿大,与其他原因引起的急性感染性脾肿大,如疟疾、败血症等难于鉴别。此外,也易与淋巴瘤混淆,临床上有时也可遇到原因不明脾肿大患者在脾切除或死后尸检,方得以确诊。

随着医学科学的发展,医疗仪器的不断更新及检查手段的多样化,如腺苷酸脱氨酶(ADA)、抗结核抗体、血结核菌 PCR、腹部 CT、MRI 检查及 CT 定位下脾脏活检等检查,可大大提高诊断水平。

六、治疗要点

1.抗结核治疗

同血行播散性结核病化疗方案。疗程宜长,1.5～2.0 年。

2.手术治疗

局限性干酪坏死型脾结核可行手术治疗,但手术前后,均应予以化疗。钙化型病变已进入稳定期,可随访观察,但需注意发现其他脏器有无活动性结核病。

总之,经早期发现,合理化疗后,预后一般均良好。

七、护理

1.休息

室内温度适宜,空气新鲜,定时开窗通风,但勿使患者着凉。病情轻或病情稳定期患者适当休息,病情严重者、高热患者应卧床休息,有谵妄、意识障碍时应加床档,注意安全。脾大明显,伴有腹水、呼吸困难者,卧床并取半卧位。

2.监测体温

体温在 38.5 ℃以上者,每 4 h 监测体温一次,给予物理降温或遵医嘱给药,30 min 后复测体温。37.5 ℃以上者每日 4 次,直至体温恢复正常 72 h。

3.饮食

提供高热量、高蛋白、富含维生素的食物,高热患者给营养丰富的流质、半流质饮食。

4. 病情观察

观察患者体温变化,注意患者末梢循环情况,高热而四肢厥冷、发绀,出现抽搐、休克等,应及时报告医师。观察患者盗汗,腹部疼痛性质、时间及放射痛情况。患者大量出汗、食欲不佳及呕吐时,应密切观察有无脱水现象。观察贫血现象,如乏力、耳鸣、眼花、恶心、呕吐、体质量下降等。

5. 心理疏导

注意患者心理变化,及时疏导,耐心解释,让患者保持心情愉快,处于接受治疗的最佳状态。

6. 口腔皮肤护理

每日口腔护理2～3次,进食前后漱口。注意皮肤清洁卫生,穿棉质内衣,及时更换内衣和床单,温水擦浴,保持皮肤干燥。卧床患者应注意按摩身体受压部位。

7. 贫血护理

①严重时卧床休息,限制活动,注意安全;②伴心悸气促时按医嘱给予吸氧;③给予高热量、高蛋白、高维生素食物,如瘦肉、猪肝、豆类,注意色、香、味的搭配,促进食欲;④观察贫血症状,注意有无头晕、耳鸣、气促等,需要输血治疗时,护士应认真做好准备,密切观察患者反应。

8. 腹痛护理

评估掌握患者腹痛程度,指导患者缓解腹痛的方法,如意想分散注意力法,听音乐,局部热敷,疼痛剧烈者遵医嘱给止痛剂。

9、药物治疗

指导患者坚持规律服用抗结核药,观察药物不良反应。

八、健康教育

(1)根据贫血轻重,活动量要适度,饮食需高糖、高蛋白、高维生素食物。加强营养,提高抵抗力。

(2)保持个人卫生,预防各种感染。

(3)脾肿大患者注意防止外伤,防止巨脾受到压迫或撞击而发生意外。

(4)坚持服药,不擅自停药。出现药物不良反应,及时就医。

(5)定期复查。

(王　艳)

第六节　肠结核

肠结核是临床比较多见的疾病,尤其在发展中国家。绝大多数继发于肺结核等肠外结核病。无肠外结核病灶者称原发性肠结核,较少见,约占肠结核的10%以下。早年统计,在死于肺结核尸解病例中有51.1%～70.4%并发肠结核。近年来由于结核病有效的化学治疗,肠结核的发病率已在逐年减少。肠结核可发生在肠的任何部位。回盲部结核最多见,国内各家报道,占肠结核的38.1%～82.5%。其次为升结肠、空回肠、横结肠、降结肠、十二指肠、乙状结肠、直肠及肛门周围等结核,局限性阑尾结核也偶见报道。发病年龄主要在中青年,40 岁以下占 91.1%,女性多于男性,约为 1.85:1。根据大体形态学表现,肠结核可分为溃疡型、增生型和混合型。

一、病因和发病机理

早在 1824 年 Medler 和 Sassano,1935 年 Carnot 通过动物试验,已先后证实了吞入含有结核杆菌的食物或痰液可以发生肠结核,而咽入含有结核杆菌的痰是引起肠结核的主要原因。临床上也证明肠结核的发病率与肺部病变的严重程度直接相关,轻度肺结核并发肠结核者仅为 1%,而重度患者则为 25%。饮用未经彻底消毒含牛型结核杆菌的牛奶,以及与排菌肺结核患者共食或共同进餐而引起的原发性肠结核在美国少见,但在不发达的国家原发性肠结核可占 6.4%~22%。全身血行播散也可是肠结核感染的主要途径。Callen 发现,在急性粟粒型结核患者中有 63.8%有肠结核,故肠结核也可是全身血行播散的一部分。此外,由邻近脏器结核病灶,如盆腔结核、肾结核等直接蔓延所致。有作者认为结核性腹膜炎不是肠结核的来源,而肠结核穿孔却可引起结核性腹膜炎。目前认为人型结核杆菌是肠结核的主要病原菌。结核杆菌被食入后,经胃,可依次在十二指肠、空肠、回肠、回盲部、阑尾、结肠、直肠等发生病变,其中回盲部发生率最高达 82.5%。回盲部发生率最高的原因:①回盲区是生理学淤滞区,是水电解质吸收活跃区,而消化能力较弱,食物在回盲部停留时间最长,肠内容物中的结核菌与该处肠黏膜接触机会增加;②回盲部淋巴组织最为丰富,结核菌易从淋巴组织侵入肠壁形成病灶,随着病变的发展,可向上或向下蔓延。空肠结核发病也相对较高,可达 35%,可能与小肠内容物在空肠部位消化吸收较快且完全,结核杆菌与肠黏膜接触更密切有关。据认为,结核菌侵入肠壁,先定居于黏膜腺体的深部,引起局部的炎性反应。然后,被巨噬细胞吞噬后携带至黏膜下层,在集合淋巴结中形成特异性病变,并伴有局部动脉内膜炎。因血供不佳,逐渐形成溃疡。溃疡周围纤维增生,因此,当发生穿孔时可形成局限性脓肿,但很少发生弥散性腹膜炎。大的溃疡在愈合过程中由于肠壁淋巴管呈环形分布,溃疡长轴与肠管垂直,故瘢痕收缩可引起肠腔环形狭窄,从而导致肠梗阻。病变也可通过淋巴管向深部发展,在肠壁形成结核结节,并侵及肠系膜淋巴结,引起肠系膜淋巴结结核。

二、病理

1.溃疡型

溃疡型肠结核约占肠结核的 86.5%,早期病变首先于肠壁的集合淋巴结和孤立的淋巴滤泡处形成灰色半透明的、直径约 1mm 的小结节。继之,结节中心干酪样坏死并相互融合,表面黏膜坏死,形成潜行性溃疡。溃疡大小不等,一般多发,边缘往往不整齐。溃疡沿肠壁淋巴管走行呈环行扩展,一般进展较慢。随着病变发展,还可穿透浆膜层,相应肠管局部有纤维素渗出,与邻近肠管发生粘连,故较少发生肠穿孔或形成瘘管。溃疡愈合时,瘢痕收缩造成肠腔环形狭窄。当肠系膜淋巴结病变进展,干酪液化破溃后可导致结核性腹膜炎。当机体免疫功能良好时,肠系膜淋巴结结核也可呈自限性愈合过程而钙化。

显微镜检查显示,结核性肉芽肿结构、中心为干酪样坏死,其外有上皮样细胞向心性排列及朗罕巨细胞形成;最外侧为单核细胞及淋巴细胞浸润;病灶内,动脉管壁增厚,内腔狭窄,甚至闭塞。

2.增生型

此型较少见,约占肠结核的 7.5%,多局限于盲肠,有时累及升结肠近端或回肠末端。主要表现为肠壁(黏膜下层或浆膜下层)有大量的结核肉芽组织和纤维组织增生,呈瘤样肿块,肠壁增厚变硬,肿块突向腔内,可造成肠腔狭窄,其增厚处可高达 3～4cm,呈腊肠状。显微镜检查显示,在肠壁黏膜上和浆膜下层可见淋巴细胞浸润、类上皮细胞增生及少量巨细胞,并有大量纤维组织增生。

3.混合型

兼有溃疡与增生两型的改变,只是两型病变突出程度不同。溃疡造成瘢痕狭窄与增生所致占位性狭窄可同时存在,均可引起肠梗阻。

三、临床表现

1.全身症状

因病情轻重、侵及肠管范围不同而异,一般起病缓慢,早期轻症患者症状不明显。有报告指出,尸检或手术证明肠结核而无临床症状者可达 14%。病情较重时,可有低热或不规则发热、盗汗、消瘦、乏力、营养不良、贫血等症状。

病变严重或合并感染时,则临床症状明显,并伴有中度发热或高热。

2.消化系统症状

(1)腹胀:患者往往在整个病程中,均可有不同程度的腹胀,午后为著,以增生型更为多见。常伴有消化不良、食欲减退、恶心、呕吐等。

(2)腹痛:有腹痛症状者占 95%以上。疼痛部位大多在右下腹部,伴有局部压痛,也可根据病变发生部位不同,出现相应部位的局部疼痛。如十二指肠结核,可表现上腹痛,类似消化性溃疡;阑尾结核可类似急性阑尾炎;小肠结核可表现脐周围疼痛等。一般进食后可诱发疼痛,多为钝痛或痉挛痛,呕吐、排便可使疼痛缓解。如并发肠梗阻或肠穿孔时,腹痛加剧。

(3)腹泻或便秘:腹泻常与腹痛相伴随,大便每日数次至数十次,半成形或水样便,常有黏液,有广泛溃疡者可有脓血便,量多且有恶臭味。常在清晨排便,故有"鸡鸣泻"之称。增生型结核则便秘多见,腹泻与便秘交替出现,过去认为是肠结核的典型症状,但国内外统计资料显示,其发生频率不足 1/3(8.35%～30.2%)。此外,小肠结核病变广泛时,可引起吸收不良性脂肪泻。

(4)腹部体征:在无并发症的轻症患者很少有明显体征。有的患者可在回盲部触及肿块,有轻压痛。腹痛时肠鸣音亢进。并发肠梗阻、肠穿孔或局限性腹膜炎时,则可有相应的体征:如肠型,肠鸣音亢进或气过水音,局部压痛、反跳痛等等。

3.并发症

据国内统计,肠结核出现各种合并症者约占 28.3%。

(1)肠出血约占 2.3%,多系结核病变侵及血管所致,但发生大出血少见。

(2)肠梗阻是肠结核常见的并发症。常因溃疡造成瘢痕收缩狭窄或管腔增生病变等病理特点所致。部分梗阻发生率为 14.9%,完全梗阻占 1.6%。

(3)肠穿孔少见,因病变周围多有粘连,急性穿孔和亚急性穿孔发生率为 1.6%～2.3%。有报告 25%～40%穿孔者系多发穿孔。

(4)腹腔脓肿:多发生于右下腹,系局限性穿孔后形成,约占 5.6%。

(5)瘘管形成,腹腔脓肿破溃,腹壁形成瘘管,不易愈合。肠管与肠管之间或肠与其他脏器之间可形成内窦道。

（6）其他并发症如腹膜炎、肠粘连、肠套叠和收缩性憩室等。

四、实验室及其他检查

1.实验室检查

（1）血常规可有红细胞减少，血红蛋白下降。如无并发症，白细胞总数可正常。

（2）结核菌素试验可一般阳性或强阳性。重症期、年老体衰者可阴性。

（3）合并肺结核患者，痰结核杆菌可阳性，这对诊断有重要参考价值。

（4）大便检查可见少量脓细胞、红细胞，潜血也可阳性，至于大便结核菌检查（集菌及培养）亦很重要，但阳性率低。当并发结核菌阳性肺结核时，即使阳性，也不能排除系吞咽下的结核菌。

（5）血清、腹水抗结核抗体阳性有一定的辅助诊断意义。此外，有作者报告，经内窥镜活检或手术切除标本的 PCR 结合 Southern Blot 检查，有助于肠结核的诊断及与克罗恩病的鉴别。在观察的 36 例肠结核中结核菌检出率仅 44％，PCR 阳性率则可达 75％（27/36），而克罗恩病 26 例中无一例阳性。

2.X 线检查

X 线钡剂造影检查，包括钡餐造影和（或）钡灌肠检查，是诊断肠结核的重要手段，可提供重要的依据。值得注意的是，有完全性或不完全性肠梗阻者，上消化道钡餐检查应慎重。

（1）溃疡型：溃疡位于回盲部时，主要表现为回肠末段、盲肠和升结肠黏膜有破坏性改变，皱襞紊乱，患病局部有"激惹征"，即当钡剂通过病变部位不停留，迅速排空；该部位充盈不佳，而病变上、下部分肠管则充盈良好，这种跳跃现象称为 Stierlins 征。溃疡如侵及小肠，则表现为小肠蠕动加速。肠管紧张度不匀，而呈分节现象，出现狭窄征象，钡剂呈雪花样分布，部分边缘可呈锯齿样改变。小肠梗阻时，则狭窄上段肠管扩张，钡剂排空延迟。

（2）增生型：多见于回盲部，可见局部肠壁黏膜呈不规则的增厚及僵硬，肠管狭窄，形成分节过多，钡剂充盈缺损或完全不充盈，狭窄上段肠管也可扩展。此外，在气钡双重对比造影时，可见盲肠部位扭曲，回盲瓣可出现裂隙，系由瓣膜收缩引起，回肠末端出现宽底三角形，底向盲肠，被称为 Fleischners 征，为肠结核所常见，而克罗恩病则不常见。

3.纤维结肠镜检查

通过此项检查，可直接发现回盲部或乙状结肠或直肠等部位溃疡或增生性病变。活检证实为结核性病变和/或细菌学阳性，则可确诊。

五、诊断要点

有活动性肺结核患者具有相应的肠结核症状和体征，X 线钡剂检查有典型肠结核征象，诊断不难，但无肺结核时，则诊断较难，需做纤维结肠镜检查及活检。

Shah 等报告，50 例结肠结核中，通过结肠镜检查，组织学证实者 40 例，而活检组织培养阳性者仅 3 例。血清和（或）腹水抗结核抗体检查具有一定意义。有作者观察了 22 例细菌学证实的肠结核、88 例健康对照及 7 例疾病对照组，其阳性率为 100％，而假阳性率分别为 3％（挪威人）及 15％（印度人）。必要时可结合 PDD 皮试及粪便中找抗酸菌等检查进行综合诊断。有时，可行腹腔镜检查，经腹针吸活检也有一定的诊断意义。此外，投服足量的抗结核药物2~4 周的诊断性治疗，也是可供选择的一种措施。如仍不能除外恶性病变时，则需开腹探查。

六、治疗要点

1.抗结核药物治疗

疗程宜长,1.5～2年左右。

2.营养、支持治疗

在病变活动期,应与抗结核化疗同时进行,以增强患者体质,提高患者抗病能力,宜选用营养丰富、易消化、刺激性小的食物。腹泻较明显者,可采用少渣食物。有脂肪泻者减少脂肪含量。另外,还需补充维生素 C 和钙。

3.对症治疗

(1)营养不良者,可采取静脉高营养疗法。

(2)伴有肠梗阻者,应禁食,胃肠减压,静脉补液。维持水电解质平衡及支持治疗。禁食期间抗结核药物可改为静脉滴注、肌内注射(如 INH、PAS、KM、AK、氟喹诺酮等)。

4.手术适应证

手术仅适用于并发症的处理及内科保守治疗无效者。可包括以下情况几点。

(1)完全性肠梗阻。

(2)溃疡型肠结核伴穿孔者。

(3)肠道大出血。

(4)结核性肛门瘘形成,全身及局部治疗无效者。

(5)局限性增生型结核引起部分肠梗阻或难与腹腔内肿瘤鉴别者。

七、护理

1.休息

全身毒血症状严重者应卧床休息,以减少机体消耗,减轻腹痛。病情稳定时,可逐步增加活动量,以提高机体的抗病能力。

2.合理的营养

可增强机体的抵抗力,促进愈合,是治疗肠结核的重要组成部分。首先是让患者了解营养的重要性。由于肠结核是一种慢性消耗性疾病,应给予高热量、高蛋白、高维生素而又易消化的食物;脂肪泻患者应少食乳制品和富含脂肪的食物;对高度营养不良的患者应协助医生完成静脉营养治疗;肠梗阻的患者应禁食并静脉补充必要的水、电解质及营养物质;腹泻的患者应少食易发酵的食物,如牛奶及豆制品类。

护理人员应每周测量患者的体质量,并观察患者电解质、血红蛋白等指标,以了解其水、电解质及营养状况。

3.病情监护

注意观察体温、脉搏、呼吸改变。溃疡型肠结核多伴有发热、盗汗、消瘦、贫血等结核毒血症状,注意腹痛性质及诱发因素。增生型肠结核并发肠梗阻时,可出现腹绞痛、腹胀、肠型及蠕动波,并可扪及腹部肿块。出现便秘,应及时协助患者排便,并消毒处理粪便。

4.心理护理

热情向患者介绍结核病有关知识,使患者认识到这是可治愈的疾病。有些患者常因腹痛、腹泻、发热等而焦虑不安,应做好卫生宣教,加强临床护理,使患者消除顾虑,保持心情舒畅,树立战胜疾病的信心。

5.抗结核治疗的护理

给患者介绍规则治疗及全程治疗结核病的重要性,一定按时、按量服用药物,治疗中切忌自行间断用药和停药,这样会影响疗程及疗效。还应让患者了解所用抗结核药物的主要不良反应及如何预防。出现不良反应及时就医。

八、健康教育

(1)肠结核的预防应着重在肠外结核,特别是肺结核的早期诊断与积极治疗。必须强调有关结核病的卫生宣传教育。

(2)对于开放性肺结核患者,应教育不要吞咽痰液,以免引起肠结核。注意个人卫生,提倡用公筷进餐及分餐制,牛奶应消毒后饮用。患者用过的物品及餐具都应进行消毒。

(3)饮食营养丰富,无刺激,易消化。保持大便通畅,患者粪便应消毒处理。

(4)坚持服药,定期复查。

(李　卫)

第七节　肠系膜淋巴结结核

本病亦称结核性肠系膜淋巴结炎,多见于小儿及青少年。据北京儿童医院报告137例死于结核的尸解发现,约30%有肠系膜淋巴结结核,且多与腹腔其他脏器的结核同时并存。本病分原发性和继发性两种。

一、发病原因

1.原发性肠系膜淋巴结结核

原发性肠系膜淋巴结结核比较少见,它是腹腔原发综合征的一部分。多由饮用受结核杆菌污染的牛奶或乳制品引起,在小肠发生原发灶。病菌进入局部引流的肠系膜淋巴结发生干酪样坏死,形成了腹腔原发综合征。肠内原发灶很快治愈,而淋巴结内结核病变却继续进展,肠系膜根部的淋巴结肿大甚而可导致肠梗阻。当淋巴结发生干酪坏死破溃入腹,则引起腹膜炎。

2.继发性肠系膜淋巴结结核

继发性肠系膜淋巴结结核较原发性多见。多继发于开放性肺结核、肠结核或结核性腹膜炎,而淋巴结破溃亦可引起结核性腹膜炎。一般很少单独存在,多与全身粟粒型结核、肠结核、腹膜结核并存。

二、病理

肠系膜淋巴结结核,其淋巴结肿大程度不一,数目不等,可广泛多发乃至互相融合成大团块状,并可与邻近的肠管、大网膜、腹膜等相互粘连。早期淋巴结有充血、水肿及单核细胞、淋巴细胞浸润等改变,并可逐渐发生干酪化。原发性肠系膜淋巴结结核,病变愈合后可出现散在或广泛钙化。有时结核性淋巴结亦可继发感染,尤其是大肠杆菌感染,则加速淋巴结干酪液化、破溃入腹腔,形成混合性腹膜炎。

三、临床表现

1.全身症状

多数患者有低热、疲乏、消瘦等结核中毒症状。当病灶进一步干酪样坏死,并发腹膜炎时则可高热。

2.腹部症状

脐周或右下腹局限性固定性隐痛、钝痛或绞痛,以脐周最多见。腹痛一般为阵发性发作,但亦有不少患者以腹胀为突出表现或有不规则腹泻。肿大的淋巴结可压迫肠管,引起肠梗阻或不全梗阻,并出现相应的症状。

3.体征

早期轻症,腹部可无阳性体征。病变继续发展,多数患者可触及单个或多个大小不等、部位较深、比较固定的肿大淋巴结。并发肠梗阻时,则可出现肠型,肠鸣音亢进或可闻及高调的气过水音。当并发腹膜炎时,则可在相应部位有显著压痛、肌紧张及反跳痛等体征。当患者并发慢性腹膜炎时,壁层腹膜增厚,触诊可有揉面感。

四、实验室及其他检查

1.X线检查

腹部平片或透视有时可见腹腔内有单个或多个部分钙化的淋巴结,钙化阴影不规则,典型者多沿肠系膜走行分布。X线钡剂检查常无阳性发现。并发肠梗阻时,则有相应X线征象。腹部B型超声、CT和腹腔镜检查,有极其重要的诊断价值,可显示肿大的淋巴结、肿块及被包裹粘连的肠管。

2.实验室检查

多无特异性改变。一般血常规多数正常,少数可有继发性贫血或白细胞总数增多、红细胞沉降率增快等改变。血清抗结核抗体可阳性、PPD试验可阳性或强阳性,对诊断本病有一定参考意义。

五、诊断要点

(1)病史:原发性肠系膜淋巴结结核有饮用未经彻底消毒的牛奶史。继发性患者可伴有空洞性肺结核、肠结核、腹膜结核等病史。

(2)症状和体征:可有全身的结核中毒症状和相应的腹部症状。儿童和青少年常生长发育迟缓、营养状况较差。发病较慢,病程长,有腹痛、腹泻或便秘。压痛点不固定,随体位改变而移动。做相关的系统检查可协助诊断。

(3)肠系膜淋巴结结核,可为全身结核病的一部分,故颈部、纵隔、肺门等处并发淋巴结结核时,则诊断较易。

六、治疗要点

在早期无并发症出现时,药物可治愈,方案同肺结核治疗,但疗程宜长。如出现孤立的较大的淋巴结团块,不能与肿瘤鉴别或有肠梗阻等并发症,则可开腹探查及切除。

七、护理

1.休息

结核中毒症状较重者需卧床休息。轻症患者生活有规律,注意劳逸结合,可适当从事轻工作,以减轻心理压力,有利于疾病的康复。

2.心理疏导

要使患者具备一个良好的心理素质,树立自信心,由于患者病程长,患者大多神经过敏、抑郁或焦虑,思想顾虑较重,通过心理疏导树立战胜疾病的信心。

3.饮食指导

患者及其家属食用质软、易消化、少纤维又富有营养的食物,保证患者每日摄入所需的热量,避免食用刺激性食物,腹泻者少食易发酵的食物,如牛奶及豆制品类。应进无渣流质半流质饮食,禁食冷饮、水果及含纤维素多的蔬菜等。病情严重者应禁食,并给以胃肠外营养,使之得以休息,利于减轻炎症,控制症状。有肠梗阻患者应禁食,并静脉补充必要的水、电解质及营养物质。每周测体质量。

4.病情观察

观察患者的体温、脉搏、心律、血压变化,有无脱水症状,配合医生及时纠正水、电解质紊乱。观察腹痛的性质、部位,有无反射痛,以及体温、体质量变化。注意腹痛、腹泻次数、性质,并记录有无血便。注意肛门及周围皮肤清洁,并发肠梗阻、腹膜炎症状时,及时汇报给医师处理。

5.腹痛腹泻的护理

①观察腹痛部位、性质、时间,必要时遵医嘱应用解痉剂,观察生命体征的情况、肠鸣音,及时发现有无肠梗阻、急性腹膜炎等并发症,病情变化及时通报医师;②观察大便的次数与性质,注意有无血便,严重者检测生命体征,准确记录出入量。

八、健康教育

(1)由于本病病程长,腹痛和腹泻,往往给患者精神上带来困扰。应教育患者及其家属正确认识实际健康状态,从休息、饮食、用药等方面采取措施,控制病情的发展,讲解药物的主要不良反应,以便出现严重不良反应时能及时就医。

(2)避免暴饮暴食和高脂饮食。

(3)注意个人卫生,提倡公筷进餐及分餐制,牛奶应消毒后饮用。用过的餐具应消毒。

(4)保持大便通畅,患者粪便应进行消毒。

(5)戒烟酒。

(6)坚持锻炼与服药,定期复查。

(李 卫)

第八节 肝结核

肝结核临床上较少见,因临床表现不具有特异性,且诊断困难,往往容易造成漏诊或误诊。1952年Leader复习了80例肝结核,大部分病例均为尸检发现,且多合并播散性结核病。据尸检材料表明,急性粟粒型肺结核的患者中,76%～100%伴有肝结核。其他类型的肺内外结核病的患者中,26.5%～80%合并有肝结核。肝结核占同期尸检发现的活动性结核病的52.9%,说明肝结核并不少见。

一、感染途径

肝脏血运丰富,是全身血行播散性的结核病最容易侵及的部位,此种感染方式最多见,结核结节多集聚于近肝静脉的小叶内。结核杆菌可经门静脉、肝静脉入肝,此类较少,常呈局限性肝结核,病变可弥散分布,也可节段性分布。还可经淋巴回流及邻近器官结核直接蔓延侵及肝脏,但更少见。

二、病理

1.粟粒型或微小结节型

粟粒型或微小结节型最多见,为全身血行播散性结核病的一部分。在肝内形成广泛的粟粒性或小结节性病变。粟粒结节大小为 0.6～3.0mm。如侵入肝包膜时,肉眼可见肝脏表现有灰白或黄色小结节,多数可融合形成大结节或破溃形成小脓肿。肝脏内病变常在汇管区和肝小叶内形成结核性肉芽肿的病理改变。

2.孤立性或局限性结核

孤立性或局限性结核亦称为结核瘤,此型少见,常呈单个或多个,中央可有干酪样病变,周围有朗罕巨细胞和纤维组织包绕,有时中央出现干酪坏死液化,形成结核性脓肿。

3.肝内胆管结核

肝内胆管结核也称为结核性胆管炎,罕见,可能由邻近病灶干酪物质破溃入肝内胆管引起。此外,肝结核愈合后不留痕迹,有时亦可见到灶性纤维化和钙化。

三、临床表现

肝结核好发于中青年,多起病缓慢,多数伴有肝外结核,发热是肝结核最常见的临床症状。热型多为弛张热,亦可为午后低热和不规则发热,少数发热时伴寒战,酷似败血症。常伴有肝、脾大,腹痛、腹胀及轻、中度贫血等。

因肝结核临床表现不具有特异性,表现类型各异,且多样化,为便于临床识别肝结核,除上述表现外,肝结核局部表现还可分为以下几种类型。

1.肝炎和黄疸型

多数患者肝功异常,ALT 增高者占 71.2%,γ 球蛋白增高者占 78.9%,碱性磷酸酶增高者占 75.0%,还可有低蛋白血症和转肽酶升高。黄疸型患者还可呈肝细胞型或肝内淤积型黄疸,血胆红素增高可达 0.2～0.4mg/L 或更高。

2.粟粒结核型和肝外结核型

此两型均可伴有肺结核、多发性浆膜炎、肠结核等临床表现。前者结核毒血症表现尤为明显。临床上常只注意了肝外结核病表现,而忽视了对肝、脾肿大的深入检查。

3.肝脓肿型和肝癌型

这两型均有肝肿大、局部触痛或发热,前者超声显像检查呈现肝内实质性病变或为肝脓肿性液性暗区。触诊时,后者肝脏表面不平,有的可触及多数小结节或单个孤立的大结节。

4.脓毒血症型和再生障碍性贫血型

前者除有高热外,末梢血白细胞总数和中性粒细胞增加,甚至出现类白血病反应,脾亦可明显增大,并可伴有轻度贫血和血小板减少。后者常有肝大而无脾大,血常规和骨髓检查酷似再生障碍性贫血表现。

5.恶液质型

常有不明原因发热或微热,而难以发现结核病灶。除有肝肿大外,还伴中、重度贫血,低蛋白血症等。

四、实验室及其他检查

除行结核病有关检查和肝功能测定外,应做:①各型肝炎病毒标志物的检测,有助于排除病毒性肝炎的诊断;②可做血清腺苷脱氨酶(ADA)、血抗结核抗体以及血结核杆菌 PCR 检查和皮肤 PPD 试验,可能有助于肝结核的诊断,在对临床资料的分析中发现,多数患者血白蛋白、球蛋白比值倒置,碱性磷酸酶增高,红细胞沉降率增快;③腹部平片检查可能发现患者肝内有孤立或粟粒样钙化灶;④腹部 B 型超声波、CT 肝核素扫描等影像学检查技术,可以准确地发现肝肿大和肝内脓肿或占位性病变;⑤腹腔镜检查是肝结核的确诊方法之一,镜下可见肝表面有黄白色结核结节,肝包膜与周围粘连明显;⑥经皮肝穿刺仍然是肝结核的主要确诊手段,但一次取材阴性不能排除肝结核的诊断。总之,肝结核的确诊仍有赖于病理检查。

五、诊断要点

肝结核的临床表现和有关辅助检查(包括影像学检查)不具有特异性,且常被肝外结核的症状所掩盖,故临床诊断十分困难,多数病例通过经皮肝穿活检、腹腔镜检查和剖腹探查才获确诊。临床上对不明原因发热,伴进行性肝大和肝触痛,以及食欲缺乏、乏力、轻中度贫血、血白细胞减少或正常、红细胞沉降率快、肝功能损害等表现者,应怀疑有肝结核可能,及早行腹部 B 超或 CT 等检查,在影像学定位下行肝穿取材做病理检查,以明确诊断。

六、治疗要点

化疗方案与血行播散性结核化疗相同。一般预后良好,但如误诊,则病死率明显升高。如肝内脓肿形成,可行穿刺、手术引流或脓肿切除。

七、护理

1.休息

早期应卧床休息,以后可视病情动静结合的原则,从事力所能及的轻工作,适当进行体育活动,症状重者应绝对卧床休息。

2.饮食

合理的营养、适宜的饮食也是治疗肝结核的重要措施。因合理的饮食可以改善患者的营养状态,促进肝细胞再生和修复。患者有食欲缺乏、恶心、呕吐等时,应进食易消化、清淡、适合患者口味的饮食,保证足够的热量。如入量过少可喝糖水、果汁,并多吃水果、蔬菜等含维生素较丰富的高蛋白质食物。

3.心理疏导

掌握并了解患者的心理活动,消除患者对疾病的顾虑及急躁情绪,树立战胜疾病的信心,安心养病,积极配合医生的治疗,早日康复。

4.病情观察

观察生命体征,注意热型及伴随症状。观察食欲、体质量、腹胀、乏力、肝区疼痛、大便潜血、肝功能改变、黄疸,以及有无贫血、低蛋白血症(如下肢水肿等)。

5.用药护理

禁用损害肝脏药物。观察抗结核药物的疗效,主要不良反应,服药按时、按量,忌自行间断和停药。

八、健康教育

(1)肝结核的预防应着重在肝外结核,特别是肝结核的早期诊断与积极治疗,必须强调有关结核病的卫生宣传教育。

(2)合理营养,注意休息,劳逸结合。

(3)保持稳定的乐观情绪,正确对待疾病。

(4)禁酒戒烟,忌用损害肝脏药物。

(5)规律、定量、按时服药,定期复查。

(李 卫)

第九节 肾上腺结核

结核病与肾上腺功能关系密切,结核菌随血行播散常在肾上腺皮质和髓质产生病灶,形成大小不等的结核结节。如果病变聚集、干酪化,将出现肾上腺功能障碍,从而产生艾迪生病。

一、感染途径

肾上腺结核主要是血行传播至髓质,然后向外传播,并由一侧蔓延至对侧。

二、临床表现

肾上腺结核主要表现肾上腺皮质功能减退。

1.醛固酮缺乏

醛固酮缺乏表现钠缺乏、乏力、消瘦、低血压、高血钾。

2.皮质醇缺乏

皮质醇缺乏表现食欲减退、体质量减轻、恶心、消化不良、疲劳、嗜睡、心脏缩小、心音低钝、头昏、眼花、低血糖,出现皮肤黏膜色素沉着。

3.结核病症状

当肾上腺结核的病灶活跃或伴有其他脏器活动性结核者,常有低热、盗汗、消瘦更明显等症状。

4.肾上腺危象

发病急骤加重,常发生于感染、创伤或中断皮质醇治疗等刺激下,出现恶心、呕吐、脱水、血压降低、心率增快,常有高热、低血糖、低钠血症,甚至发展为休克、死亡。

三、实验室检查

1.激素测定

(1)基础血、尿皮质醇测定常降低,也可接近正常。

（2）血浆基础 ACTH 测定增高，常超过 55pmmol/L（正常人低于 18pmmol/L）。

2.影像学检查

影像学检查可显示心脏缩小，肾上腺区摄片及 CT 检查可显示双侧肾上腺不对称性增大及钙化影，也可一侧肾上腺增大。

四、诊断

对有乏力、体质量下降、食欲减退、皮肤黏膜色素沉着、血压降低伴有肾上腺外结核证据，或低热、盗汗、明显消瘦应考虑本病。如 CT 显示肾上腺增大，血皮质醇降低、ACTH 增高，即可明确诊断。

本病需与一般慢性疾病相鉴别。后者无色素沉着，ACTH 正常。还需与自身免疫所致 Addison 相鉴别。后者 CT 显示肾上腺不增大，无结核感染证据。

五、治疗

1.糖皮质激素替代治疗

一般强的松 5～7.5mg/d，分次服。

2.补充盐皮质激素

食盐投入量应充分，每日至少 8～10g。如效果不满意仍感头晕、乏力、血压偏低，则需加盐皮质激素。

3.抗结核治疗

如有活动性结核者，应积极给予抗结核治疗。补充替代肾上腺皮质激素并不影响对结核的控制。

4.抢救危象

补充足够的糖水量，使用大量糖皮质激素，积极治疗感染及其他诱因。

六、护理

（1）遵医嘱服用抗结核药物。

（2）警惕肾上腺危象的发生，严密观察病情变化。

（3）严密观察血压的变化，防止休克的发生。

（4）主要观察患者胃肠道反应，如出现腹泻或便秘，及时通知医生。

（5）密切观察患者有无低血糖反应

七、健康教育

（1）及时复查，按时服药。每月复查肝、肾功能一次。

（2）注意防止直立性低血压的发生。

（3）饮食指导。多食含糖量高易消化的食物，防止低血糖的发生。

（李　卫）

第十节 食管结核

食管结核临床极为少见,在国内外文献中只有少数的个案报告。在死于结核患者的尸解中,食管结核的发病率为 0.04%~0.2%。有报告显示在 16 469 例结核病尸检中仅发现 25 例食管结核。

一、发病原因

较多临床资料表明,痰菌阳性的空洞性肺结核患者中,并不并发食管结核,即使大量结核菌被吞入,食管又是必经之路,但食管直接被接种却是罕见的。其原因可能与食道黏膜有较强的抵抗力有关。且食道呈垂直位走向,结核菌通过迅速,又有食物唾液不断地冲洗,不易滞留于食管。此外,食管的黏膜由垂直走向的、分层的鳞状上皮细胞组成,有利于对细菌的防御。而原有食管疾病的患者,如反流性食管炎,食管炎症、溃疡、狭窄或癌瘤则有利于结核菌接种。食管结核的发病机理最常见的是邻近脏器结核病直接蔓延,如隆凸下组干酪化淋巴结、脊柱结核直接侵蚀食管黏膜乃至形成瘘管;其次则为全身血行播散性结核的一个组成部分。而晚期重症肺结核、喉结核患者由于机体抵抗力高度低下或食管黏膜的完整性遭受破坏,结核菌可乘虚而入导致发病。此外,逆行性淋巴道蔓延也是可能的,因正常时食管的淋巴回流至气管支气管周围淋巴结,当该区淋巴结受侵时,淋巴液淤滞,也可反流逆行至食管。

二、临床表现

食管结核可因食管黏膜受损程度以及病理类型不同而临床表现轻重不一。轻者可无症状,仅死后尸解发现;重者则有发热、疲乏、无力、消瘦、盗汗等全身症状。其各自的局部症状为:溃疡型的突出症状是咽喉或胸骨后疼痛,有时为背疼,多呈持续性,吞咽时加重,患者可出现畏食,随之体质量减轻。增生型可表现为进行性吞咽困难,颗粒型症状较轻,严重者也可出现吞咽困难。随着病情进展,食管结核可并发牵引性憩室乃至憩室穿孔,食管梗阻、喉神经麻痹、食管气管瘘以及食管胸膜瘘等。一旦发生,则出现相应的症状和体征。最后,患者可长期发热,出现恶病质,各种条件致病菌感染,乃至死亡。

三、诊断要点

结合病史,临床表现,X 线以及食管镜检查,可以诊断本病,其中主要依靠后两项检查。尤其是罹患咽喉和肺结核患者,出现吞咽困难或进食胸骨后疼痛时,应疑有本病可能。

四、治疗要点

抗结核化疗适用于各型食管结核。但治疗效果取决于病变程度以及结核菌对药物的敏感性。早期发现,早期治疗,预后均较良好,即使较轻的溃疡亦能迅速而完全治愈。而增生型伴有管腔狭窄者,则需进行食管扩张治疗。合并有气管食管瘘者,如患者一般情况尚好,则可做外科手术治疗。

五、护理

1.休息

视病情适当休息和活动,病情稳定时,可逐步增加活动量,以提高机体的抗病力。

2.饮食

提供高蛋白、高热量、高维生素、高钙无刺激、少纤维饮食或半流质饮食,避免过冷、过热、过硬饮食。对吞咽困难较明显者,给予高蛋白流质饮食,并给鲜果汁等。对不能进食者,给予胃肠外营养。

3.心理疏导

了解患者心理需求,给予心理支持,向患者及其家属介绍食管结核疾病常识,使患者认识到食管结核是可以治愈的疾病。有焦虑者应给予心理劝慰,消除顾虑,保持心情舒畅,正确对待疾病,树立战胜疾病的信心。

4.病情观察

观察患者进食哽噎情况,有无恶心、呕吐,胸痛与进食的关系。恶心时,指导患者进行缓慢的深呼吸。呕吐时,协助漱口,及时清理呕吐物。呕吐严重应禁食。观察胸背痛患者疼痛之性质,与饮食的关系,指导患者缓冲疼痛的方法,如:①有节奏地呼吸:指导患者做深呼吸,用鼻吸气,然后张口慢慢呼气,反复进行;②指导式的想象:利用一个人对特定事物的想象,分散注意力,减轻疼痛;③局部热敷治疗,疼痛严重者针灸止痛或遵医嘱给止痛剂。严密观察疼痛发展动态,消化道疾病如产生剧痛,往往是某些并发症的临床表现,如溃疡穿孔,严禁随意使用镇痛药物,以免掩盖症状,延误病情。

5.口腔护理

保持口腔清洁,口腔内有异物或溃疡者,用朵贝尔液漱口。禁食患者应每日口腔护理2次。

6.药物治疗的护理

药丸、片剂应研粉、溶水后服用。介绍抗结核药物规则治疗和全程治疗的重要性。治疗中忌断药或停药。让患者了解抗结核药物的不良反应,出现不良反应及时就医。

六、健康教育

(1)注意休息,劳逸结合,睡眠充分,情绪稳定,心情愉快,树立战胜疾病的信心。

(2)忌暴饮暴食,忌食物过热、过冷、过硬,少食多餐,细嚼慢咽。

(3)开放性肺结核患者,应教育其不要吞咽痰液。

(4)戒烟酒。

(5)坚持服药,定期复查。

(李　卫)

第十一节　猩红热

猩红热是由 A 组 β 型溶血性链球菌引起的急性呼吸道传染病。其临床特征是突发高热、咽峡炎、全身弥散性充血性点状皮疹和退疹后明显的脱屑。少数患者病后可出现变态反应性心、肾、关节的损害。

一、发病机制与病理变化

A 组 β 型溶血性链球菌由咽峡部侵入,在咽部黏膜及局部淋巴组织不断增生产生毒素和细胞外酶,造成对机体的化脓性、中毒性和变态反应性病变。

(一)化脓性病变

A 组 β 型溶血性链球菌侵入机体后,借助脂壁酸的作用黏附于黏膜上皮细胞,进入组织引起炎症,同时可通过 M 蛋白保护细菌不被吞噬,在透明质酸酶、链激酶及溶血素的作用下,使炎症扩散并引起组织坏死。

(二)中毒性病变

病原菌产生的红疹毒素自局部进入血液循环后,引起发热、头痛、皮疹等全身中毒症状。皮肤充血、水肿的白细胞浸润,形成典型的猩红热样皮疹。最后表皮死亡脱落。肝、脾、淋巴结等有不同程度的充血及脂肪变性,心肌混浊肿胀和变性,严重者有坏死。肾脏呈间质性炎症。

(三)变态反应性病变

部分患者在病程第 2～3 周时出现心、肾、滑膜组织等处的非化脓性炎症。心脏受累可出现心肌炎、心包炎和心内膜炎,可能是链球菌的酶使心脏释放自身抗原,导致自身免疫。多发性关节炎可能由链球菌的抗原与特异性抗体结合形成复合物引起。肾小球肾炎的发生可能为抗原抗体复合物沉积于肾小球引起。

二、临床表现

在流行期间 95% 以上的患者属于此型,典型临床表现如下。

1. 发热

发热多为持续性,可达 39～40 ℃,伴头痛、全身不适等全身中毒症状,发热持续约 1 周。发热的高低及热程均与皮疹的多少及其消长相一致。

2. 咽峡炎

咽峡炎表现有咽痛、咽及扁桃体充血并可覆盖有脓血分泌物,腭部有充血或出血黏膜疹,一般先于皮疹而出现。颌下及颈部淋巴结呈非化脓性炎症改变。

3. 皮疹

皮疹为猩红热最重要的症候之一。

三、治疗要点

(一)病原治疗

首选青霉素,成人每次 80×10^4 U,儿童 $(2～4) \times 10^4$ U/kg,分 2～4 次肌内注射或静脉给药,连用 7～10 d。对青霉素过敏者可改用红霉素。

(二)对症治疗

中毒性或脓毒性猩红热,除应用大剂量青霉素外,还可给予肾上腺皮质激素。若发生休克,应积极进行抗休克治疗。对已化脓的病灶,必要时给予切开引流或手术治疗。

(三)并发症治疗

除针对风湿热、急性肾小球肾炎的相应治疗外,还应给予抗生素进行病原治疗。

四、护理

(一)护理评估

评估当地猩红热流行情况,患者有无接触史;评估患者发病情况,有无发热、咽部不适;评估患者出疹时间及皮疹特征;评估患者辅助检查结果;评估患者及其家属有无焦虑、紧张等心理情感反应。

(二)主要护理诊断

(1)体温过高:与感染、毒血症有关。

(2)皮肤黏膜完整性受损:与皮疹、脱皮有关。

(3)疼痛:咽痛与咽及扁桃体炎症有关。

(4)潜在并发症:急性肾小球肾炎与变态反应有关。

(三)护理措施

1.一般护理

(1)隔离:呼吸道隔离。

(2)休息:急性期绝对卧床休息2~3周。

(3)饮食:发热时给予营养丰富、高维生素的流食、半流食,补充足够水分,保证足够热量摄入。进入恢复期后,逐渐恢复正常饮食。

2.病情观察

密切观察病情变化:①注意体温变化,咽痛症状及咽部分泌物变化,观察有无其他部位化脓性病灶;②注意皮疹变化;③注意定时检查尿常规,注意血压变化,有无尿量减少等,以便及时发现肾损害。

3.对症护理

(1)发热的护理:予以适当的物理降温,可头部冷敷,温水擦浴。必要时遵医嘱给予药物降温。忌用酒精擦浴。

(2)皮疹的护理:保持皮肤清洁,衣被勤换洗,保持衣物清洁干燥,禁用肥皂水清洗皮肤(可用温水);避免抓破皮肤。脱皮不完全时,不可撕扯,可用消毒剪刀修剪,以免引起感染;瘙痒较重者,可用止痒剂。

(3)咽痛的护理:保持口腔清洁,常规口腔护理,咽痛明显者可选用洗必泰或硼酸液漱口,口含溶菌酶含片。

4.药物护理

应用青霉素治疗时,注意观察疗效及过敏反应。对青霉素过敏者,可选用红霉素。

(叶道芬)

第七章　急诊科疾病护理

第一节　急性心肌梗死

急性心肌梗死(acute myocardial infarction, AMI)是指由于冠状动脉供血急剧减少或中断,引起相应的心肌细胞发生严重而持久的急性缺血性坏死。

一旦明确诊断,应及时抢救,以挽救濒死心肌,防止梗死范围扩大,缩小心肌缺血范围,及时处理各种并发症,防止猝死。

一、病因

1.基本病因

急性心肌梗死是冠状动脉粥样硬化,造成一支或多支血管管腔狭窄和心肌血供不足,而侧支循环未充分建立。在此基础上,一旦血供急剧减少或中断,使心肌严重而持久地急性缺血达1 h以上,即可发生心肌梗死。绝大多数心肌梗死是由于不稳定的粥样斑块破溃、出血和管腔内血栓形成,而使管腔闭塞。少数情况下粥样斑块内或其下发生出血或血管持续痉挛,也可使冠状动脉完全闭塞。偶为冠状动脉痉挛、冠状动脉栓塞、炎症、先天畸形所致。

2.诱因

(1)心排出量骤降:休克、脱水、出血、严重心律失常或外科手术等引起心排出量骤降,冠状动脉灌流量严重不足。

(2)心肌血氧需求量骤增:重体力劳动、情绪激动、饱餐、用力排便或血压剧升时,左心负荷增加,心肌血氧需求量骤增。

二、病情评估

1.病史收集

询问患者有无胸闷、心慌、呼吸困难、头晕、昏厥等不适,有无心排出量骤降和心肌需氧量骤增等诱因;询问患者既往有无高血压、高血脂和高胆固醇等病史。

2.临床表现

(1)先兆症状:约40%患者有频繁发作的心绞痛。

(2)胸痛:是AMI中最早和最突出的症状。表现为胸骨后心前区压榨样疼痛、发闷、不适或紧缩感,可放射至下颌、颈、背部,持续约半小时以上,常误诊为骨关节病;部分患者疼痛位于上腹部,被误认为胃穿孔、急性胰腺炎等急腹症。但也有15%～20%的患者无胸痛症状,特别是高龄患者。

(3)恶心、呕吐:多见于下壁梗死的患者。

(4)其他症状:如头晕、心悸、呼吸费力、大汗和濒死感觉等。

3.体征

一般可有不同程度的低血压,并出现心律失常、心力衰竭和心源性休克的体征,此外,还可出现心包摩擦音及收缩期杂音,常提示心脏组织结构受损。

4.辅助检查

(1)血液检查。血液常规检查:心肌梗死时血液常规检查显示与组织坏死相对应的异常,12 h后红细胞沉降率加快,白细胞中度升高。血清心肌酶升高。肌酸磷酸激酶(CPK)在 6～8 h开始升高,24 h达最高峰,2～3 d下降至正常。

(2)心电图检查

1)特征性改变:①在面向心肌坏死区的导联上出现宽而深的 Q 波;②在面向坏死区周围心肌损伤区的导联上出现 ST 段抬高呈弓背向上型;③在面向损伤区周围心肌缺血区的导联上出现 T 波倒置。心内膜下心肌梗死无病理性 Q 波。

2)动态性改变:①超急性期:发病数小时内,可出现异常高大两支不对称的 T 波;②急性期:数小时后,ST 段明显抬高,弓背向上,与直立的 T 波连接,形成单向曲线,1～2 d 内出现病理性 Q 波,同时 R 波减低,病理性 Q 波或 QS 波常持久不退;③亚急性期:ST 段抬高持续数天至 2 周左右,逐渐回到基线水平,T 波变为平坦或倒置;④恢复期:数周至数月后,T 波呈"V"形对称性倒置,此可永久存在,也可在数月至数年后恢复。

(3)超声心动图:可了解心室各壁的运动情况,评价左心室梗死面积,测量左心室功能。

(4)放射性核素心肌显影:可判断心肌梗死的部位和范围。

三、护理诊断及预期目标

1.疼痛

疼痛与心肌缺血缺氧有关。

2.心排血量减少

心排血量减少与心肌梗死有关。

3.恐惧

恐惧与胸闷不适、疼痛的程度和持续的时间有关。

4.焦虑

焦虑与身心异常感觉、生活的改变和社会经济状况的影响有关。

5.自理缺陷

自理缺陷与疼痛、活动无耐力、医疗受限有关。

6.活动无耐力

活动无耐力与疼痛、虚弱、氧的供需失调及心律失常等有关。

7.知识缺乏

缺乏疾病及危险因素、治疗等相关知识。

8.预期目标

疼痛减轻可消失;患者有安全感和舒适感,情绪稳定;患者的生活需要得到满足,有一定自理能力;患者活动耐力增加;患者生命体征逐渐恢复正常;熟悉疾病相关知识。

四、急救护理

急救原则:改善心肌血液供应,挽救濒死心肌,缩小心肌梗死范围,保护和维持心脏功能;处理并发症,防止猝死。

（一）现场救护

1. 体位护理

立即平卧，禁止搬运，以减轻心脏负荷。

2. 心理护理

安慰患者，倾听其主诉。救护过程保持镇定，忙而不乱，动作迅速，使患者减轻紧张、疑虑、恐惧心理，使之信任感增加，解除濒死感，从而减轻血管痉挛，减少心肌耗氧量。

3. 快速检测

进行心电图检查，测量血压。

4. 减轻症状

吸氧、硝酸甘油舌下含服。

（二）院内救护

1. 吸氧

立即给予氧气吸入，以提高动脉氧分压，限制梗死扩大范围，并间接起到止痛、镇静的作用。可采用鼻塞或面罩给氧，氧流量一般为 $3\sim4$ L/ min，重者可达 $6\sim8$ L/ min，浓度为 40% 左右。由于吸氧能迅速改善心肌缺氧，所以首要措施应是让患者得到充足的氧气。

2. 使用硝酸甘油

硝酸甘油具有直接扩张冠状动脉，解除动脉痉挛，增加侧支循环血流，降低左心室前负荷的作用。因此，应尽早根据医嘱使用。可在建立静脉通路前，立即舌下含服 $0.3\sim0.6$ mg，若 5 min 后不缓解，可再同量含服 1 次，总共可以含 3 次；待建立静脉通路后，用硝酸甘油 20 mg 加入 5% 葡萄糖溶液中缓慢静脉滴注，但遇心动过速或血压下降，应停用此药。

3. 镇痛、止痛

患者因疼痛会有不同程度的精神紧张、恐惧、焦虑，并伴濒死感。如不及时给予解除疼痛，将使心肌缺血坏死进一步加重，因此，应根据医嘱给予镇痛药，方法为：①吗啡 $2\sim5$ mg 肌内注射，如无缓解，30 min 后重复使用；②哌替啶 $50\sim100$ mg 肌内注射。

4. 立即建立静脉通路

护士在现场抢救工作中，尽快建立静脉通路对抢救患者生命尤为重要，必要时建立 2 条静脉通路。

5. 处理并发症

严重的并发症是导致心肌梗死患者死亡的原因。因此，能否及时正确处理并发症是抢救患者生命的重要措施。

（1）处理心律失常：心律失常是急性心肌梗死发生猝死的主要原因，以室颤最为常见。有资料显示，其死亡时间多数出现在发病后第 1 h 以内，占 $65\%\sim80\%$。利多卡因治疗室性期前收缩疗效确切，常用 1 mg/kg 静脉推注，1 次 5 mg，每 $5\sim10$ min 可重复 1 次，总量可达 200 mg，病情缓解后给予静脉滴注 $1\sim4$ mg/min，或根据心电图的改变调整输液速度，待病情稳定后可改用口服药。

（2）控制休克：心肌梗死伴休克纯属心源性，且伴有周围血管舒缩障碍或血容量不足等因素，故应分别处理。

6. 密切观察病情

密切观察患者生命体征及胸痛症状的改变，并对以上观察及急救处理做好记录。持续心电监护,发现并发症的先兆及时报告医生。

7.心理护理

急性心肌梗死的患者可表现出恐惧、焦虑、忧虑、悲观失望、无奈、无助等心理。首先,护理人员要做到工作有条不紊、忙而不乱,以娴熟的护理技术打消患者的不安情绪。其次,要在患者接受的情况下,用通俗易懂的语言解释病情,使患者情绪稳定,同时积极提供有关心肌梗死的医学知识及心理卫生、心理治疗知识。再次,要针对不同患者的心理进行个性化的护理,同时根据病情指导听音乐、读报等,以分散其注意力,并认真做好生活护理,用心倾听患者的诉说,理解患者,同情患者。有一部分患者开朗乐观,属于较为自信的人,对疾病亦有一定的了解,能积极配合治疗,但由于过分自信,常对疾病的危险性认识不足或虽有认识却不以为然。对此类患者,心理护理的重点是进行健康教育,向患者详细解释疾病的发生机制,使患者了解急性心肌梗死瘢痕组织修复、侧支循环建立所需的时间,认识到即使在恢复期间或康复期,工作及活动均需量力而行,对高危因素如肥胖、吸烟、高胆固醇、糖尿病等应特别注意,以防诱发心肌梗死。

五、健康指导

1.改变不良的生活方式

引导患者回忆发病经过及主要病史,共同探讨冠心病发病的主客观因素,重视心理行为因素与发病的关系。

针对患者具有的多种危险因素,进行以下教育。①培养和谐的性情及生活,戒烟戒酒,保持理想体质量(BMI<24 kg/m²),每天有适当的运动,减少食物的含盐量,采取低热量、低脂肪、低胆固醇的饮食,保持排便通畅、性生活规律等;②避免诱发因素:劳累、精神紧张、饱餐、活动过量等。

2.坚持治疗

指导患者学习和掌握所服药物的使用方法、疗效及不良反应,可帮助制订一个服药时间表,让患者能了解和记录自己所服药物的种类、剂量、时间和有关不良反应;应强调正规降压、降脂治疗的重要性,使患者充分认识到不遵从治疗的危害,并重视和担负起自我照顾的责任。

3.定期复查

教会患者及其家属辨认病情变化和紧急自救措施,例如停止活动就地休息,含服硝酸甘油片等。如有突发心绞痛,胸痛时间延长,疼痛部位变化,疼痛不能忍受,静息状态下出现胸痛,含服硝酸甘油片不易缓解,不明原因的血压下降等情况,应及时报告和就医。

4.指导患者进行康复锻炼

①最大活动量需逐渐增加,以不引起不适症状为原则;②避免重体力劳动,适当减轻工作量及精神负担;③避免剧烈劳动或竞赛性的运动;④在任何情况下,心绞痛发作时应立即停止活动就地休息。经常参加一定量的体力劳动及进行适当的身体锻炼,有助于侧支循环的建立,能加强对心血管系统的锻炼,患者可以参加社会活动。

(吴宁旭)

第二节 休 克

休克是指机体在各种严重致病因素作用下引起有效循环血量急剧减少、组织血液灌注不足和急性微循环障碍,细胞缺血、缺氧、代谢障碍和器官功能受损为特征的综合征。休克并不是某一种独立的疾病,而是一组综合征。有效循环血量急剧减少、组织血液灌注不足及产生炎症介质是各类休克共同的病理生理基础,其最终结果是引起多系统器官功能障碍综合征(multiple organ dysfunction syndrome,MODS)。

一、病因与分类

根据休克的原因,分为低血容量性休克、感染性休克、心源性休克、过敏性休克、神经源性休克。

二、病情评估

(一)病史

收集注意询问休克症状的发生时间、程度及经过,是否进行抗休克治疗等。

(二)病情观察

虽然不同类型或不同阶段的休克表现均有所不同,但都存在一些相似的临床症状和体征,应重点观察以下内容。

1.神志

休克早期表现为精神紧张、烦躁不安,随着休克加重,可转变为表情淡漠、反应迟钝、神志不清,甚至发生昏迷。虽然脑组织对缺血、缺氧最敏感,但是在休克早期由于大脑血液供应的自主调节,可保持脑血供的稳定。而由于交感神经兴奋的原因表现为中枢神经系统兴奋性表现。当休克加重,动脉血压低于70 mmHg[①] 时,自主调节不足以维持大脑血供,则意识可很快消失,出现中枢神经系统抑制性表现。

2.末梢循环

末梢循环表现为皮肤黏膜苍白或发绀,四肢湿冷、毛细血管充盈时间延长。末梢循环的表现代表了体内微循环的改变。休克早期由于神经内分泌作用,大量小静脉和小动脉收缩。其中皮肤黏膜小动脉的收缩,致使灌流减少。表现为皮肤黏膜苍白,皮温下降,压迫指甲后再充盈时间超过 2 s。而小静脉的收缩在后期表现为组织局部的淤血,因此后期皮肤黏膜可出现发绀或花斑。

3.心血管系统

心血管系统表现为脉搏细速、血压下降、脉压减小。

4.呼吸

呼吸表现为早期呼吸深快,后期呼吸浅促。休克早期由于呼吸中枢的兴奋作用,可出现过度通气,甚至可能存在呼吸性碱中毒。但后期由于肺损伤的加重,出现典型的休克肺,表现为进行性呼吸困难,呼吸频率超过 30 次/分钟。严重时呼吸抑制,呼吸频率低于 8 次/分钟。

5.排尿

排尿表现为尿量减少,尿比重下降。肾脏是高血流量器官,对缺血非常敏感。休克时肾灌

---

① 临床上仍习惯用毫米汞柱(mmHg)作为血压的单位,1kPa＝7.5mmHg。全书同。

注减少,肾小球滤过也减少,故而尿量减少,每小时少于 30 mL。同时,由于肾小管缺血坏死,其重吸收水分和排泌废物能力下降,使得尿比重低于正常。

6.其他

出现酸中毒、电解质紊乱、弥散性血管内凝血(DIC)和多系统器官衰竭。

(三)辅助检查

1.血常规检查

红细胞计数、血红蛋白和红细胞比容测定可了解血液稀释或浓缩程度;白细胞总数与中性粒细胞计数可了解是否存在感染;血小板计数及凝血指标可判断是否存在 DIC。

2.血清电解质测定

常见血钠、血氯增高,血钾也常增高,但若发生非少尿型肾衰竭时,血钾也可降低。

3.肾功能检查

尿量、尿比重可提示是否存在休克;血尿素氮、肌酐提示肾功能状态。

三、护理诊断及预期目标

1.体液不足

体液不足与失血或失液、感染、过敏等因素有关。

2.组织灌注量改变

组织灌注量改变与有效循环血量锐减、微循环障碍有关。

3.生活自理缺陷

生活自理缺陷与机体质量要器官功能减退有关。

4.躯体移动障碍

躯体移动障碍与体能下降、运动系统损伤有关。

5.皮肤完整性受损

皮肤完整性受损与躯体活动受限、末梢循环差有关。

6.焦虑

焦虑与突然发病、症状危重、担心预后有关。

预期目标:体液不足得到纠正;微循环灌流改善;恢复生活自理能力;能逐渐移动躯体;无压疮发生;情绪稳定,能配合治疗和监护。

四、急救护理

(一)急救原则

1.恢复有效循环血量

无论是哪种原因造成的休克,或是哪种病理状态的休克,其共同的特点是循环灌注不良。为防止休克发展并逆转病情,首要措施就是恢复有效循环血量,改善循环灌注。

(1)扩充血容量:静脉补液是治疗休克的基本措施,也是改善循环灌注最直接、最关键的方法。临床上常用的液体有:①晶体液,如等渗生理盐水、平衡盐溶液、乳酸林格液、低分子右旋糖酐等;②胶体液,如全血、血浆、清蛋白、羟乙基淀粉、右旋糖酐等。

(2)应用血管活性药物:当患者经过扩容后血压仍不回升,需给予血管活性药物。通过扩张血管或收缩血管以调节微循环血液灌注,是治疗休克的重要措施之一。血管活性药物分为血管扩张剂和血管收缩剂,前者用于增加灌注,改善循环,常用扩血管药有酚妥拉明、山莨菪碱、异丙肾上腺素等;后者用于升高血压,保证重要脏器血供,常用血管收缩药有间羟胺、去甲肾上腺素等。

2.积极消除病因

休克患者存在组织灌注不良与代谢障碍,是抢救休克的关键。但也应迅速解除引起休克的原因。如大量失血造成的休克患者必须尽早止血;严重感染造成的休克应该尽快找到感染病灶并予以清除;过敏引起的休克应立即脱离致敏源,立即注射肾上腺素等急救药。但许多原发病的治疗,尤其是通过外科手术完成的治疗,需要以稳定的血压作为保障。因此,一般而言对于休克患者应先行液体复苏等方法扩充血容量,升高血压后再行手术治疗,以免术中由于血压过低而致死亡。但某些过于严重的原发疾病造成休克发展迅速,病情凶险,单纯扩容病情仍有恶化趋势。此时应在扩充血容量、抗休克的同时施行手术,才可有效治疗休克。如急性肝脾破裂患者严重失血性休克,应在积极输血、补液的同时迅速做好手术准备并施行手术。

3.纠正代谢紊乱

休克早期,由于机体代偿机制可不出现代谢紊乱。随着休克的进展,微循环灌注严重不足,组织无氧代谢产生较多酸性物质而发生代谢性酸中毒。纠正休克患者酸碱紊乱的根本措施是液体复苏,而非直接给予碱液治疗。当酸中毒严重时,才考虑碱液治疗,常用药物为 5% 碳酸氢钠,目前,对酸碱失衡的处理多主张"宁酸勿碱"。

4.维护重要脏器功能

休克过程中组织和脏器功能逐渐受损,进而衰竭。在改善循环和对因治疗的同时,采取各种手段维护重要脏器功能也是休克治疗的重要方面。常用药物有糖皮质激素、三磷酸腺苷、辅酶 A、细胞色素 C、利尿剂、抗凝剂。

(二)急救护理

1.体位

如遇患者俯卧或非平卧于现场时,应在适当保护头部并保证躯体成一直线的基础上翻转患者,使其恢复平卧位。或取休克卧位,即患者头部和腿均抬高 $20°\sim30°$,可增加回心血量,减轻呼吸负担。尽量避免过多搬动患者,以免加重出血以及引起血压波动。

2.保持气道通畅

检查口腔有无松动义齿,若有应取出;同时清除口鼻腔内分泌物或异物,以防呼吸道阻塞。在排除了患者存在颈部损伤及骨折可能性的情况下,将患者头偏向一侧,以防在抢救中突发呕吐引起窒息。休克患者宜早氧疗,一般可采用鼻导管或面罩吸氧,氧浓度 $40\%\sim50\%$,氧流量 $4\sim6$ L/min。

3.立即开放两条静脉通道

一路保证快速扩容输液;另一路保证各种药物按时、按量滴入。遵循先晶体后胶体的输液原则,一般先大量输入平衡盐溶液,再输入适量血浆,待交叉配血后可输全血;各种药物注意配伍、浓度、滴速等;纠正酸中毒应先用平衡盐溶液,休克严重时才考虑使用 5% 碳酸氢钠。输液时注意对静脉的保护,遵循先难后易、先远后近的原则。给药应尽量选用静脉通路输液,避免使用皮下或肌内注射。密切观察血压和中心静脉压的变化,以便随时调整输液量及速度,快速输液时需警惕肺心病、心力衰竭等;静脉滴注升压药时应避免药液外渗,防止发生组织坏死;应用升压药时应注意监测血压,尤其是开始时应每 $5\sim10$ min 监测血压 1 次,直至平稳。

4.去除病因

有外伤者应同时检查是否存在其他复合伤,如颅脑损伤、颈部损伤、胸部损伤、骨盆及四肢骨折、活动性出血等。如有开放性伤口,并大量出血,应立即止血、固定。

5.及时观察和监测

休克的病程发展非常快,针对休克引起的各脏器功能状态的改变进行各项监测,把握其发展趋势,有助于对治疗方案的调整,也有助于保护各脏器功能。应做到每 15～30 min 测生命体征及意识状态,每小时测尿量、尿比重,每 4～6 h 测血流动力学指标、呼吸功能及血气分析 1 次,每 12～24 h 测出入液量。做到每时每刻专人护理,是抢救成功的重要保证。主要监测项目包括:①意识表情;②肢体温度、色泽;③血压、脉压与中心静脉压;④脉搏;⑤呼吸;⑥浅静脉、颈静脉充盈情况;⑦瞳孔;⑧尿量。通过严密观察,发现病情变化线索,利于病情判断。如四肢湿冷是外周阻力改变的线索;中心静脉压是血容量的线索;脉压变化是心排血量的线索;尿量变化作为了解内脏血流灌注的线索。

6.保暖

以衣物或被褥覆盖,从而减少体温流失,但不必在体表加温,不用热水袋,以免减少重要生命器官的血液供应。但感染性休克高热时,可行降温,以减少机体对氧的消耗。

7.计出入量

给患者插导尿管留置导尿,以便能准确记录出入液量,一方面了解肾血流灌注量和肾功能,另一方面可作为补液计划的重要依据,决定补液量的多少。

8.心理护理

保持安静、整洁舒适的环境,减少噪声,保证患者休息;护士积极主动配合救治,做到忙而不乱,快而有序,以稳定患者及其家属情绪,取得其信任和合作;及时做好安慰和解释,指导患者配合治疗,树立其战胜疾病的信心;将患者病情危险性和治疗、护理方案及预期治疗前景告诉家属,让其心中有数,并协助医护人员做好患者的心理支持。

(吴宁旭)

第三节　有机磷农药中毒

有机磷酸酯类农药是一类广谱杀虫剂,对人畜均有毒性,多呈油状液体,具有大蒜样特殊臭味,遇碱性物质能迅速分解、破坏,可通过皮肤、胃肠道及呼吸道进入人体。根据其毒性大小可分为以下 4 种。①剧毒类:如甲拌磷(3911)、内吸磷(1059)和对硫磷(1605)等;②高毒类:如甲基对硫磷、甲胺磷、氧化乐果和敌敌畏等;③中毒类:如乐果、碘依可酯、美曲膦酯等;④低毒类:如马拉硫磷等。

一、病因与中毒机制

1.病因

(1)生产及使用过程不当:如生产设备陈旧,密封不严,或在农药的制作、出料和包装过程中,手套破损或衣服和口罩污染;在农药配制过程中用手直接搅拌;夏日在身体裸露较多的情况下进行喷洒,使杀虫剂经皮肤和呼吸道吸收所致。

(2)生活性中毒:主要由于自服、误服或摄入被污染的水源和食物、水果等;也有因误用有机磷杀虫药治疗皮肤病或驱虫、杀蚊蝇而发生中毒的情况。

2.中毒机制

有机磷农药的中毒机制主要是抑制了体内胆碱酯酶的活性。有机磷农药进入人体后与体内胆碱酯酶迅速结合形成磷酰化胆碱酯酶,使胆碱酯酶失去水解乙酰胆碱的能力,导致组织中的乙酰胆碱过量蓄积,发生胆碱能神经过度兴奋的一系列临床表现。

二、病情评估

1.接触史

生产性中毒,接触史比较明确。非生产性中毒有的为误服,有的为间接接触摄入,有的可能隐瞒服药史。应注意询问陪伴人员有机磷农药的种类、服毒时间、服毒的量,有无呕吐及呕吐物气味,患者近来情绪、生活及工作情况等。

2.临床表现

急性中毒的临床表现与有机磷杀虫药的种类、侵入途径和剂量等有密切关系。口服中毒可在 10 min 至 2 h 内出现症状,如大剂量口服中毒可在 5 min 内出现症状,经皮肤吸收者一般在接触后 2～6 h 发病。发病越早病情越重,敌敌畏中毒发病最快,乐果中毒发病较慢,有时可延至 2～3 d。一旦出现中毒症状,病情可迅速发展。

(1)有机磷农药急性中毒时的主要表现为三大综合征。即毒蕈碱样症状、烟碱样症状、中枢神经系统症状。

(2)急性中毒程度分级

1)轻度中毒:以毒蕈碱样症状为主,全血胆碱酯酶活力为 50%～70%。

2)中度中毒:出现典型毒蕈碱样症状和烟碱样症状,全血胆碱酯酶活力 30%～50%。

3)重度中毒:除上述症状外,出现肺水肿、昏迷、呼吸衰竭或脑水肿等表现,全血胆碱酯酶活力为 30% 以下。

3.辅助检查

全血胆碱酯酶活力(CHE)测定,是诊断中毒程度的重要指标;尿中有机磷杀虫药分解产物测定,有助于有机磷杀虫药中毒的诊断。

三、护理诊断及预期目标

1.功能性尿失禁

功能性尿失禁与意识障碍及类毒蕈碱样作用有关。

2.清理呼吸道无效

清理呼吸道无效与呼吸道分泌物增多、支气管痉挛及意识障碍有关。

3.气体交换受损

气体交换受损与呼吸肌麻痹有关。

4.自理缺陷

自理缺陷与活动无耐力及意识障碍有关。

5.有皮肤完整性受损的危险

皮肤完整性受损与中毒、大小便失禁及意识障碍有关。预期目标:尿失禁次数减少,排尿正常;患者呼吸模式改善,能有效咳嗽、排痰,缺氧改善,血气分析正常;患者逐渐恢复自理能力;患者皮肤完整,不发生压疮。

四、急救护理

(一)维持呼吸功能

呼吸衰竭是首要死因。一旦呼吸衰竭,患者将迅速面临死亡危险,故保持呼吸道通畅,维持呼吸功能至关重要。应立即给予吸氧或进行气管插管呼吸机辅助呼吸,心脏停搏者应立即行心肺复苏术,同时迅速用大号静脉留置针开放两条静脉通路,以保证抢救成功。

(二)迅速清除毒物

1.接触中毒者

立即将患者撤离出有毒环境,脱去染毒衣物,用清水、肥皂水或 2% 碳酸氢钠溶液彻底清洗染毒皮肤、毛发和指、趾甲。毒物侵入眼内时,用 2% 碳酸氢钠或生理盐水清洗,至少 10 min。禁用热水冲洗或酒精擦洗,以免皮肤血管扩张,加速毒物吸收。

2.口服中毒者

应立即给予及时有效的洗胃,排出胃中毒物,阻止毒物吸收。常用的洗胃液有清水、生理盐水和 2%~4% 碳酸氢钠溶液(敌百虫禁用)。

有机磷中毒首次洗胃应反复彻底,直至洗出液无农药味为止。洗胃后,从胃管中注入硫酸钠导泻。胃管应保留一段时间,必要时再次洗胃,如患者有喉头水肿或痉挛,无法插管,必要时应行紧急手术切开洗胃。

(三)解毒剂的应用

1.抗胆碱药物的应用

阿托品是最常使用的药物,可缓解毒蕈碱样症状,对抗呼吸中枢抑制亦有效,对烟碱样症状和恢复胆碱酯酶活力无作用。轻度中毒者可单独使用,中、重度中毒患者需配合使用胆碱酯酶复能剂。阿托品的用药原则是必须早期、足量和反复给药,直至达到阿托品化后,减量维持 3~5 d。阿托品化的指征为瞳孔较前散大、颜面潮红、皮肤干燥无汗、口干、心率增快以及肺部啰音明显减少或消失。用于救治有机磷中毒的抗胆碱药还有盐酸戊乙奎醚(长托宁),该药是具有选择性的抗胆碱药,有较强的中枢和外周抗胆碱作用,有效量小,持续时间长,毒副作用小,不使心率增快,与胆碱酯酶复能剂合用,对重度中毒患者有显著疗效。

2.胆碱酯酶复能剂的应用

临床常用的药物有碘解磷定、氯解磷定、双复磷和双解磷等,对解除烟碱样症状作用明显。这类药物能使磷酰化胆碱酯酶在未发生老化前恢复水解乙酰胆碱的活性,而对已老化的胆碱酯酶无复能作用,故应尽早应用,一般认为中毒 72 h 后再用复能剂疗效较差或无明显的重新活化作用。

3.解磷注射液的应用

解磷注射液是一种复方制剂,一般供肌内注射,应用方便,适用于现场急救,对毒蕈碱样、烟碱样作用和中枢神经系统症状有较好的对抗作用,对中毒的胆碱酯酶也有较好复活作用,起效速度,作用时间持久。轻度中毒首次剂量 1~2 mL;中度中毒首次剂量 2~4 mL,必要时重复应用 2 mL;重度中毒首次剂量 4~6 mL,必要时重复应用 2~4 mL。一般采用肌内注射,必要时可静脉注射。

(四)病情观察

(1)密切观察患者生命体征、瞳孔及意识的变化,特别是呼吸的变化。

(2)洗胃时应注意观察洗胃液及腹部情况,注意有无消化道出血或穿孔等症状。

(3)应用阿托品时应观察阿托品化的表现,注意与阿托品中毒的区别。阿托品中毒量与阿托品化相近,治疗过程中应密切观察患者的神志、瞳孔大小以及体温和心率的变化,一旦出现神志恍惚、瞳孔极度散大、高热或心动过速等临床表现时,应考虑阿托品中毒的可能,应酌情减量。

(4)密切观察,防止反跳的发生。反跳发生前多有先兆症状,如食欲缺乏、恶心呕吐、精神萎靡、皮肤湿冷、胸闷气短、轻咳、肺部啰音、血压升高、瞳孔缩小及流涎等,若出现上述症状迅速通知医师进行处理。

(5)心理活动的观察与护理。了解引起中毒的具体原因,根据不同的心理特点予以心理疏导。如为自杀所致,护理人员应以诚恳的态度为患者提供情感上的帮助,让家属陪伴患者,不能歧视患者,并为患者保密。

五、健康教育

(1)普及预防有机磷农药中毒的有关知识,向生产者、使用者特别是农民要广泛宣传使用时的注意事项,如喷洒时应遵守操作规程,加强个人防护,穿长袖衣裤和鞋袜,戴口罩、帽子及手套,下工后用碱水或肥皂洗净手和脸,方能进食,污染衣物要及时洗净。农药盛具要专用,严禁装食品、牲口饲料等。

(2)患者出院后,仍需要在家休息2~3周,按时服药,不可单独外出,以防发生迟发性神经症。急性中毒除个别出现迟发性神经症外,一般无后遗症。

(3)因自杀而中毒者出院后,患者应学会如何应对应激原的方法,树立生活的信心,并应争取获得社会多方面的情感支持。

(吴宁旭)

第四节　急性一氧化碳中毒

一氧化碳(CO)为无色、无味、无刺激性气体,比重为 0.967。一氧化碳中毒俗称煤气中毒,是由于含碳物质燃烧不完全,或煤气管道泄漏溢出一氧化碳,人体吸入后与血液内血红蛋白(Hb)结合,形成稳定的碳氧血红蛋白(HbCO),丧失传递氧的能力,引起组织缺氧。

一、病因与中毒机制

经呼吸道吸入的 CO,经过肺泡膜进入血液。85% 与血液中的血红蛋白结合,形成稳定的 HbCO。CO 与 Hb 的亲和力比 O_2 与 Hb 的亲和力大 240 倍,而解离速度是 HbO_2 解离速度的 1/3 600,故一氧化碳与氧争夺血红蛋白,与血红蛋白形成不易分离的碳氧血红蛋白。碳氧血红蛋白无携氧功能,它的存在影响 HbO_2 解离,并且随着它在血中浓度增高,使 HbO_2 氧解离曲线左移,阻碍了氧的释放和运输,导致低氧血症。当 CO 浓度较高时还可与细胞色素 C 氧化酶中的二价铁结合,抑制组织细胞的呼吸等,CO阻断了氧的运输、吸入和利用,使机体处于严重缺氧状态。

二、病情评估

1.病史收集

(1)职业病史:在炼钢、炼焦和烧窑等生产过程中炉门或窑门关闭不严,煤气管道泄漏溢出大量CO;煤矿瓦斯爆炸时有大量CO,现场人员来不及撤离等工业性CO接触病史。

(2)生活病史:有家中使用煤炉、煤气、燃气热水器和煤气红外线取暖器等过程中通风不良病史,形成CO中毒的生活来源。

2.临床表现

病情轻重与血液中HbCO浓度有密切关系,也与中毒前健康状况有关,可分为三级。

(1)轻度中毒:血液HbCO浓度可高达10％～30％,出现剧烈头疼、头晕、心悸、眼花、恶心、呕吐和全身乏力等症状,甚至意识模糊,但不昏迷。脱离现场、呼吸新鲜空气或吸入氧气,一般可很快恢复。

(2)中度中毒:血液HbCO浓度可高达30％～40％,除上述症状外,表现为面部潮红、唇呈樱桃红色、脉快、多汗、烦躁、血压下降和意识模糊,甚至昏迷。但昏迷时间不长,及时脱离现场进行抢救,可很快苏醒,一般无明显并发症和后遗症。

(3)重度中毒:血液HbCO浓度可高于50％,患者呈深昏迷状态,四肢冰冷,大小便失禁,脉搏微弱,呼吸短浅,可出现抽搐、双侧瞳孔缩小、对光反射迟钝或消失、病理征阳性以及去大脑皮层状态(患者可以睁眼,但无意识,不语,不动,不主动进食或大小便,呼之不应,推之不动,上肢屈曲,下肢伸直)。

有时可见视神经乳头水肿。如不及时抢救,出现脑疝,会导致循环和呼吸衰竭而死亡。部分病例可出现心律紊乱,肺水肿,水、电解质及酸碱平衡失调和氮质血症等。抢救后存活者常有去大脑皮层状态、瘫痪等神经系统后遗症。

(4)急性CO中毒迟发脑病:部分急性CO中毒患者于昏迷苏醒、神志恢复正常后,经历2～60 d(一般为2周)的假愈期,又突然出现一系列神经精神症状,这种现象称之为神经精神后发症或迟发脑病。迟发脑病与后遗症不同,后者的神经精神症状是由CO中毒急性期迁延而来,病程中无假愈期。

迟发脑病主要表现为突然发生一系列精神症状,如言语减少,精神呆滞,注意力涣散,反应迟钝,定向力丧失,或傻笑,精神错乱,打人损物,幻觉错觉等;同时可出现面部表情减少或呈面具样,齿轮样肌张力增高,静止样震颤,单瘫,偏瘫,截瘫,腱反射亢进,病理征阳性,失语等表现。

3.辅助检查

(1)血HbCO测定:必须在脱离中毒环境后8 h内进行,其结果不仅反应CO接触情况,而且常与中毒程度呈一致关系。

(2)脑电图:多数患者可出现异常脑电图,表现为低波幅慢波、不规则慢波及平坦波。

三、护理诊断及预期目标

1.急性意识障碍

急性意识障碍与急性中毒有关。

2.气体交换受损

气体交换受损与 CO 竞争 Hb 致 O_2 不能与 Hb 结合有关。

3.清理呼吸道无效

清理呼吸道无效与肺部继发感染、肺水肿及意识障碍有关。

4.自理缺陷

自理缺陷与活动无耐力和重度中毒有关。

5.有皮肤完整性受损的危险

皮肤完整性受损与长期卧床、大小便失禁、意识障碍等有关。

预期目标:患者意识障碍无加重或逐渐好转;患者缺氧改善,呼吸型态正常,能有效咳嗽排痰,血气分析正常;患者能自理;皮肤完整,无压疮。

四、急救护理

1.现场急救

迅速打开门窗通风,断绝煤气来源。应将患者抬离现场,移到新鲜空气处,解开领口、裤带,清除口、鼻分泌物,保持呼吸道通畅。

2.保暖

保暖这是过去容易忽视的环节。由于本病多发于冬春季节,将患者由室内转移到室外寒冷的环境时,寒冷的刺激导致外周血管收缩,加重机体的缺氧。严重者诱发休克及呼吸、心搏骤停。因此到达现场后在转移患者、吸氧、输液等抢救工作的同时注意给患者穿衣、盖被等保暖,寒战者用毛巾包裹热水袋放在四肢,水温保持在 50 ℃为宜,严防烫伤。

3.迅速氧疗

立即给氧,对重症昏迷患者可高浓度流量或高压氧治疗。高压氧疗越早越好,最好在中毒后 4 h 内进行,可减少神经、精神后遗症和降低病死率。

4.降低颅内压

患者绝对卧床休息,高热者物理降温,可增加脑组织对缺氧的耐受性并降低颅内压;促进脑细胞功能恢复,重症中毒伴有脑水肿、颅内压增高者,可用脱水剂,20%的甘露醇 250 mL 快速静脉滴注,6~8 h 一次。心力衰竭患者可用速尿(呋噻米)利尿;同时肾上腺皮质激素地塞米松有助于缓解脑水肿,使用三磷酸腺苷增加组织能量,使用脑细胞激活剂,可适当使用中枢兴奋剂纳洛酮静脉推注,以促进昏迷的患者清醒和呼吸恢复,对脑功能的恢复起着积极作用,可明显缩短昏迷时间,降低重度一氧化碳中毒患者的致残率和病死率。

5.预防和控制感染

酌情使用有效抗生素,积极防治肺部感染和压疮的发生,定时翻身拍背,促进痰液排出。做好皮肤护理、口腔护理和泌尿道的护理;抽搐躁动者,约束带固定要正确,防止皮肤擦伤,并保持肢体功能位置

6.加强整体护理,密切观察病情

预防、治疗因一氧化碳中毒引起的精神症状。

五、健康指导

(1)煤气热水器或煤气、燃煤、燃油设备等不应放置于家人居住的房间或通风不良处。

(2)经常保持室内良好通风状况,尤其是冬天、雨天气压低时更应注意;注意热水器或煤气

等正确的使用方法及保养,并随时注意是否呈完全燃烧状态,煤气具应放在不燃烧材料上面,周围切勿放置易燃品。

(吴宁旭)

第五节 低血糖危象

一般正常人血糖浓度饱餐后很少超过 8.89 mmol/L(160 mg/dL),饥饿时很少低于 3.33 mmol/L(60 mg/dL),此为血糖内环境稳定性。当某些病理和生理原因使血糖降低,引起交感神经兴奋和中枢神经异常的症状及体征时,称为低血糖危象。

一、病因及发病机制

(一)引起低血糖的病因

引起低血糖的病因有很多,根据低血糖发作的特点可分为空腹低血糖、餐后低血糖、药物引起的低血糖三类。

(二)发病机制

血糖是脑细胞能量的主要来源,短暂的低血糖可导致脑功能不全,而严重和持续较长时间的低血糖可引起脑死亡。低血糖使交感神经和肾上腺髓质兴奋,释放大量肾上腺素,引起心慌、心悸、大量出汗等症状,继而脑细胞因葡萄糖供应不足伴氧供不足而发生功能障碍。

二、病情评估

1.临床表现

(1)交感神经兴奋的表现:患者心动过速、心悸、烦躁、震颤、面色苍白、出冷汗等。

(2)中枢神经功能障碍的表现:患者表现为意识模糊、头晕、头痛、焦虑、精神不安以致精神错乱、癫痫发作,甚至昏迷、休克和死亡。

2.实验室检查

血糖<2.8 mmol/L。

3.诊断要点

存在低血糖危险因素的患者,突然出现交感神经系统过度兴奋症状(冷汗、心悸、饥饿感、面色苍白、手颤)、脑功能障碍(视物模糊、躁动不安、意识障碍、偏瘫失语、昏迷)、血糖<2.8 mmol/L。

三、护理诊断及预期目标

1.活动无耐力

活动无耐力与低血糖所致软弱、手足抽搐、步态不稳有关。

2.急性意识障碍

急性意识障碍与低血糖所致神经系统能量缺少有关。

3.有受伤的危险

受伤与脑细胞供能不足而致的脑功能下降有关。

4.自理缺陷

自理缺陷与脑功能障碍有关。

预期目标:患者保持最佳活动水平,活动时不发生低血糖;意识恢复正常;不发生外伤;生活能自理。

四、急救处理

1.血糖测定

凡怀疑低血糖危象的患者,应立即做血糖测定,并在治疗过程中动态观察血糖水平。

2.升高血糖

如患者尚清醒,有吞咽运动时,可饲以糖水;如患者昏迷或抽搐时,立即静脉注射50%葡萄糖溶液 50 mL,并继以 10%葡萄糖溶液 500～1 000 mL 静脉滴入,视病情调整滴速和输入液量,患者清醒后,应尽早进食果汁及食物。必要时可静滴氢化可的松和(或)肌内注射胰高血糖素。

3.病情监护

监测患者的生命体征,尤其是血压的变化。

4.治疗原发病

寻找病因,治疗原发病。

五、护理措施

(1)采取头高脚低位,头部抬高 15°～30°,并偏向一侧。抬高头部有利于脑水肿的消除,头偏向一侧可防止舌后坠和误吸。

(2)保持呼吸道通畅:有假牙者,取出假牙,痰多者,使用吸痰器吸痰,有舌根后坠者,可使用口咽管,或使用舌钳。如呼吸道不通畅,缺氧严重时,可配合医生行气管插管。密切观察患者的神志、瞳孔、生命体征及病情变化,并做好记录,持续多功能心电监护。

(3)病情观察:①密切观察生命体征及神志变化,观察尿、便情况,记录出入量,观察治疗前后的病情变化,评估治疗效果;②对于有抽搐患者,除补糖外可酌情用适量镇静剂,并注意保护患者,防止外伤;③昏迷患者应按昏迷常规护理,临床上可见到低血糖症抢救成功后再度发生昏迷的病例,因此患者清醒后,仍需要观察 12～48 h,以便及时处理。

六、健康教育

(1)定期监测血糖,防患于未然。

(2)寻找低血糖原因,治疗原发病,消除诱因。

(3)正确掌握胰岛素注射技术或合理口服降糖药,合理控制饮食。

(4)发病时,及时测血糖,及时正确地采取急救措施,及时挽救生命。

(吴涛涛)

第六节　高血压危象

高血压危象是发生在高血压病或症状性高血压过程中的一种特殊临床危象,是指在高血压病程中,由于某种诱因,使外周小动脉发生强烈痉挛,血压急剧升高,收缩压可达 250 mmHg 或更高,舒张压可达 140 mmHg 或更高,并伴有重要器官不同程度的功能障碍所引起的一系列临床表现。损害未能在短期内逆转,则致残率和病死率均很高,是心脑血管疾病的急重症之一。

一、病因与发病机制

1.病因

本病可发生于缓进型或急进型高血压、各种肾性高血压、嗜铬细胞瘤及妊娠高血压综合征、头颅外伤等,也可见于主动脉夹层动脉瘤和脑出血的患者。

2.诱因

①精神创伤、寒冷刺激、过度疲劳、情绪激动等;②高血压患者突然停用降压药物;③绝经期和月经期所致的内分泌功能紊乱;④应用拟交感神经药物,均为高血压危象的诱发因素。

二、病情评估

1.高血压危象的早期发现

高血压危象起病急,发展快,但一般历时短暂,可逆性强,及时采取有效降压措施后可转危为安,故应早期发现,及时救护。凡是血压急剧增高,伴头疼、恶心、呕吐或视力模糊等症状时,均应警惕高血压危象的发生。

2.病史收集

通过病史收集,可发现患者有高血压病史和导致高血压危象发生的诱因。

3.临床表现

患者血压在原来高血压基础上,显著增高,收缩压大于 26.7 kPa(200 mmHg),舒张压大于 16.0 kPa(120 mmHg)。伴发自主神经失调表现:可有口干、手足震颤、多汗、心率增快及烦躁不安等表现。靶器官急性损害表现如下:①中枢神经系统受损:剧烈头痛、头晕、恶心、呕吐、视力模糊、抽搐或昏迷,眼底检查可见视网膜小动脉痉挛和视神经乳头水肿等;②心脏受损:胸闷、呼吸困难、咳嗽、咳泡沫样痰、心绞痛甚至心肌梗死;③肾脏受损:尿频、尿少或无尿、排尿困难以及血尿或蛋白尿等。

三、护理诊断及预期目标

1.疼痛

头痛与血压急剧增高、颅内压升高有关。

2.有受伤的危险

受伤与头晕、视力模糊、意识障碍有关。

3.焦虑和(或)恐惧

焦虑和(或)恐惧与患者担心疾病预后有关。

4.知识缺乏

缺乏与本病防治相关的知识。预期目标:患者头痛减轻或消失,情绪稳定,积极配合治疗,对治疗有信心；患者知晓高血压有关知识，未发生受伤。

四、急救护理

(一)妥善安置，初步处理

(1)绝对卧床休息，取半卧位或将床头抬高30°，以达到体位性降压作用。

(2)保持呼吸道通畅，吸氧。

(3)做好心理护理和生活护理，保持安静，避免诱发因素。

(二)迅速降压

1.降压幅度

降压的幅度取决于临床情况，可随基础血压、病情、血压升高速度及严重程度而不尽相同。但总的治疗方针是尽快将血压降至安全水平，收缩压为21.3～24 kPa(160～180 mmHg)，舒张压为13.3～14.6 kPa(100～110 mmHg)。

2.降压药的选择

由于临床表现不同，各种降压药作用迥异，故应强调个体化原则。一般选用降低外周血管阻力而不影响心排出量的强效、速效药物。硝普钠、硝酸甘油、压宁定等，可根据病情选择使用。

(三)严密观察病情

1.严密观察生命体征

严格按要求定时测量血压并做好记录，最好进行24 h动态血压监测并进行心电监护，注意观察脉搏、呼吸、神志、瞳孔及尿量的变化。

2.严密观察用药效果

用药过程中注意观察药物的疗效与不良反应，严格按规定和临床情况调节药物剂量和用药速度，严防血压下降过快。使用利尿剂时，要注意观察有无电解质紊乱，如低血钾、低血钠等表现。硝普钠应用的注意事项：①本品对光敏感，注意避光保存，现配现用，新配溶液为淡棕色，如变为暗棕色、橙色或蓝色，应弃去；②溶液内不宜加入其他药品；③用药过程中，应经常测血压，根据血压情况调整剂量；④出现眩晕、大汗、头痛、肌肉抽搐、神经紧张或焦虑、烦躁等症状时为血管过度扩张征象应停止输液；⑤本药在体内被代谢为氰化物，故不可长时间使用(一般不超过1周)，以免引起神经系统中毒反应。

(四)对症救护

1.防治抽搐

如有烦躁不安、抽搐者给予地西泮、巴比妥钠类等镇静药，并加强护理，防止坠床或意外伤。

2.防治脑水肿

高血压脑病时及时给予脱水剂，如甘露醇、山梨醇等快速静脉滴注，亦可注射快速利尿剂以降低颅内压，防止并发症。

(五)加强基础护理

保持安静、舒适的环境，避免不良刺激。给予清淡、易消化饮食。限制钠盐摄入。多吃蔬菜、水果，保持大便通畅。

五、健康教育

(1)指导患者养成良好的生活习惯，戒烟限酒，进食清淡，低脂、低盐饮食，控制体质量，适当安排休息与活动,避免过度劳累。

(2)保持情绪稳定,避免精神刺激。

(3)遵医嘱定时服用降压药物,即使血压降至正常也不能擅自停药。服药的剂量应遵医嘱,不可随意增加。学会自我监测血压,如出现头痛、恶心、呕吐、视力模糊等及时到医院就诊。

(吴涛涛)

第七节　甲状腺功能亢进危象

甲状腺功能亢进危象简称甲亢危象,是甲状腺功能亢进未进行适当治疗,在各种诱因的刺激下产生大量甲状腺激素释放入血,使病情突然加重而产生的威胁患者生命的严重急症,必须及时抢救,否则患者可因高热、心力衰竭、肺水肿及水电解质紊乱而死亡。

一、诱因与发病机制

1.诱因

(1)外科诱因:甲状腺功能亢进症患者,在手术过程中或术后 4~16 h 内发生危象者,则与手术有直接关系。术后 16 h 以上发生危象者,应积极寻找病灶或其他诱发因素,如输血、输液反应等。

(2)内科诱因:指手术以外的诱因引起者,目前的甲亢危象多属于此类。

2.发病机制

甲亢危象的发病机制及病理生理尚未完全阐明,目前认为可能与下列因素有关,其发病机制可能是综合性的。其中多种原因诱发血中甲状腺激素含量急剧增加,是本危象发病的病理生理基础、血游离甲状腺激素浓度增加、并由此加重了已经受损的肾上腺皮质及心脏等器官功能的损害,再加上应激因素引起儿茶酚胺增加或敏感性增高,从而出现甲亢危象的一系列症状和体征。

二、病情评估

1.甲亢危象的早期发现

甲亢患者在发生危象前常有一些先兆症状,如明显乏力、出汗增多、中度发热、活动后心慌、心率每分钟120次以上及脉压增大。部分患者心律不齐,心脏扩大。少数患者出现神志模糊、嗜睡等。均应警惕甲亢危象的发生。

2.详细了解病史

患者有甲亢病史但未得到适当治疗,在感染、精神刺激等诱因作用下导致原有的甲亢症状和体征加重。某些甲亢危象以躁动、谵妄、剧烈呕吐和腹泻为主要表现,常被某些诱发疾病的症状所掩盖,容易误诊,应予警惕。

3.临床表现

(1)全身症状:高热,体温急剧升高,可达 39 ℃ 以上,甚至高达 42 ℃。一般降温措施无效。皮肤潮红,大汗淋漓,继而汗闭,皮肤苍白,严重脱水甚至休克。高热是甲亢危象与重症甲亢的重要鉴别点。

(2)中枢神经系统症状:极度烦躁不安、表情淡漠、焦虑、谵妄甚至昏迷。

— 135 —

（3）心血管系统症状：心动过速，心率可达每分钟 160 次以上，与体温升高程度不成比例。常出现心律失常，如室性早搏、心房纤颤或阵发性室上性心动过速等。

（4）胃肠道症状：恶心、呕吐、腹痛或腹泻十分严重，腹泻每日可达 10～20 次，食欲极差，体质量锐减，有的伴有黄疸及肝功能异常。

（5）水与电解质紊乱：患者可出现脱水和电解质紊乱，以低血钠和低血钾最为常见。

（6）少数患者临床表现不典型，其特点是表情淡漠、嗜睡、反射降低、低热、恶病质、明显无力、心率慢、脉压小，突眼和甲状腺肿常是轻度的，最后陷入昏迷而死亡。

4.实验室检查

（1）血常规：感染时白细胞显著增多，中性粒细胞多达 80%。

（2）甲状腺功能检查：血清甲状腺激素水平明显升高，以游离 T_3、T_4 增高为主，但一般在甲亢范围内，故认为甲亢危象时甲状腺功能检查对其诊断帮助不大，加上危象时病情危重，不宜等待该结果，应及时抢救。

（3）肝功能：血清谷丙转氨酶升高，结合与游离胆红素升高

三、护理诊断及预期目标

1.体温过高

体温过高与甲状腺素升高引起的高代谢症候群有关。

2.有体液不足的危险

体液不足与甲状腺素升高引起的水、电解质紊乱有关。

3.焦虑

焦虑与甲状腺素升高引起的中枢神经系统功能紊乱有关。

4.营养失调：低于机体需要量

营养失调与基础代谢率增高、蛋白质分解加速有关。预期目标：患者体温恢复正常，情绪稳定；患者能认识到营养的重要性，摄取足够的营养和水分。

四、急救护理

（一）妥善安置，初步处理

1.休息

绝对卧床休息，保持安静，舒适环境，避免不良刺激。

2.吸氧

建立静脉通道以及做好各种抢救准备。

（二）降低血循环中甲状腺激素水平

1.抗甲状腺药物

如碘制剂、硫脲类药物，用以抑制甲状腺激素的合成和释放。

2.血液净化

通过腹膜或血液透析法，或者通过换血，血浆置换术等方法消除血循环中过高的甲状腺激素。

（三）降低组织对甲状腺激素的反应

碘和抗甲状腺药物只能减少甲状腺激素（TH）的合成和释放，但对甲亢危象的症状作用

不明显。应使用 β 肾上腺能受体阻断剂以及利血平和胍乙啶等抗交感神经药物,以阻断周围组织对儿茶酚胺的反应,从而达到控制甲亢危象的目的。

(四)严密观察病情

严密监测生命体征、观察神经系统和消化系统的表现、观察药物疗效及不良反应。

(五)对症支持疗法

1.积极物理降温

冰袋、酒精溶液擦浴、冷生理盐水灌肠。

2.糖皮质激素的使用

糖皮质激素可以抑制组织中 T_4 转变为 T_3,并能改善机体反应性,提高应激能力,可迅速减轻临床症状,尤其是对高热患者。可用地塞米松 20~30 mg/d 静脉滴注,也可用甲泼尼龙 400 mg/d 静脉滴注。

3.纠正水电解质紊乱

在监护心、肾及脑功能条件下,迅速纠正水、电解质平衡紊乱。及时补充维生素和能量。

4.镇静

有狂躁、抽搐者可给予镇静剂,如地西泮、氯丙嗪等。

5.控制感染

如有感染,应用抗生素控制感染。

(六)加强基础护理

做好患者的心理护理及做好生活护理,保持口腔、皮肤清洁和呼吸道通畅,预防并发症。

五、健康教育

(1)应指导患者按时按量规则服药,不可自行减量或停服。

(2)教育患者及其家属知道感染、严重精神刺激、创伤等是诱发甲亢的重要因素,应学会避免诱因,患者学会进行自我心理调节,增强应对能力,家属病友要理解患者现状,应多关心、爱护患者。

(3)减少不良刺激,合理安排生活。保持居室安静和轻松的气氛,限制访视,避免外来刺激,满足患者基本生理及安全需要。忌饮酒、咖啡、浓茶,以减少环境和食物中对患者的不良刺激。帮患者合理安排作息时间,白天适当活动,避免精神紧张和注意力过度集中,保证夜间充足睡眠。

(4)指导患者保护眼睛。戴深色眼镜,减少光线和灰尘的刺激。睡前涂抗生素眼膏,眼睑不能闭合者覆盖纱布或眼罩,将角膜、结膜损伤、感染和溃疡的可能性降至最低限度。眼睛勿向上凝视,以免加剧眼球突出和诱发斜视。高枕卧位和限制钠盐摄入可减轻球后水肿,改善眼部症状;每日做眼球运动以锻炼眼肌,改善眼肌功能。

(5)教育患者有关甲亢的临床表现、诊断性试验、治疗、饮食原则和要求以及眼睛的防护方法。上衣宜宽松,严禁用手挤压甲状腺,以免甲状腺受压后甲状腺激素分泌增多,加重病情。强调抗甲状腺药物长期服用的重要性,服用抗甲状腺药物者应每周查血常规一次。每日清晨卧床时自测脉搏,定期测量体质量,脉搏减慢、体质量增加是治疗有效的重要标志。每隔 1~2 个月门诊随访甲状腺功能测定。出现高热、恶心、呕吐、大汗淋漓、腹痛、腹泻、体质量锐减、突眼加重等提示甲亢危象可能,应及时就诊。

(吴涛涛)

第八章　骨科疾病护理

第一节　尺骨近端骨折

一、概述

（一）应用解剖学

尺骨位于前臂内侧，属长骨，有近端、远端及尺骨体。近端大，远端小。尺骨近端前方有滑车切迹，与肱骨滑车相关节。滑车切迹的上、下方均有突起分别称为鹰嘴（可于皮下触及）和冠突。冠突下方有粗糙的骨面，称为尺骨粗隆。冠突外侧有一凹陷的关节面，称为桡切迹。

（二）病因

尺骨近端骨折通常为直接或间接暴力作用于肘关节所致，多为低能量损伤，约占所有前臂近端骨折的21%。

（三）分类

1.鹰嘴骨折

Morrey根据肘关节的稳定性、骨折移位以及粉碎的程度提出了鹰嘴骨折的Mayo分型。

（1）Ⅰ型：无移位或轻度移位的骨折。

（2）Ⅱ型：骨折移位但肘关节稳定性良好。

（3）Ⅲ型：鹰嘴关节面存在较大的骨折块，肘关节不稳。

每一型又进一步分为A、B两个亚型，分别代表非粉碎性和粉碎性骨折。

2.冠突骨折

冠突骨折主要有两种分型方法。1989年，Regan和Morrey主要从侧位片上将冠突骨折分为三型。

（1）Ⅰ型：冠突尖端的撕脱骨折。

（2）Ⅱ型：累及冠突的高度≤50%。。

（3）Ⅲ型：累及冠突的高度>50%，Ⅲ型骨折又分为A型（无肘关节脱位）和B型（伴有肘关节脱位）。

3.Monteggia骨折

Monteggia骨折是指伴有桡骨头脱位的尺骨近端骨折。Monteggia损伤会破坏上尺桡关节，从而使桡骨头从肱骨小头及尺骨脱位。

1967年，Bado根据桡骨头脱位的方向对Monteggia骨折进行了分类。

（1）Ⅰ型：桡骨头向前脱位，尺骨近端骨折向前成角。

（2）Ⅱ型：桡骨头后脱位，尺骨近端骨折向后成角。

（3）Ⅲ型：桡骨头向外侧或前外侧脱位伴有尺骨近端骨折。

（4）Ⅳ型：桡骨头前脱位，伴有尺骨近端和桡骨近端骨折。

（四）临床表现

局部疼痛、肿胀，外观上有明显的畸形。

二、治疗

尺骨近端骨折的治疗方法有非手术和手术治疗两大类，由于尺骨的解剖较为复杂，尺骨近端骨折的治疗有时也会比较困难。

（一）非手术治疗

1.鹰嘴骨折

鹰嘴骨折很少选择保守治疗，但如果患者不适合进行手术治疗，或患者要求不高，且骨折无移位、伸肘装置完整，也可进行非手术治疗。对于这些患者而言，密切观察是非常重要的，以明确骨折的解剖位置是否得以维持，愈合过程是否顺利。

肘关节固定在最大屈曲度，以防止骨折端出现缝隙，通常在45°～90°之间缝隙比较大。在确认完全骨性愈合之前，任何上肢负重以及活动性的伸肘活动都应该避免。

2.冠突骨折

冠突骨折的非手术治疗适应于肘关节稳定，单纯冠突尖端≤2 mm的骨折，或累及冠突高度＜15％的小块骨折。

经过短期的肘关节制动后，尽早开始关节活动度练习。单纯的冠突骨折常伴有韧带损伤，因此，在康复的早期，应常规评价肘关节的关节关系是否协调一致，确定是否存在不稳。

（二）手术治疗

1.鹰嘴骨折

孤立的、简单非粉碎性横行鹰嘴骨折通常可选择后路张力带钢丝（TBW）固定。TBW对骨折端可形成动态加压的作用力，但是，对于粉碎性骨折和某些斜型骨折，TBW是禁忌。如果鹰嘴骨折位于裸区以远，累及冠突基底部，一般也不适宜应用TBW。

2.冠突骨折

冠突骨折可通过后侧、内侧或外侧入路进行显露和固定。后方皮肤切口，分离外侧皮瓣可同时处理外侧副韧带损伤。通常可从桡骨头前方显露冠突，也可在桡骨头切除后置入假体之前处理冠突骨折。术中前臂置于旋前位，以保护骨间后神经。

较大的冠突尖端骨折可用加压螺钉或螺纹克氏针进行固定。在X线透视或关节镜监视下，固定方向可从前向后，亦可从后向前。如果骨折粉碎，或骨折块太小没有足够的空间置入螺钉，应考虑缝合固定技术，将冠突附近的前关节囊与骨折块一起缝合固定可获得较好的稳定性。

3.复杂骨折

冠突合并鹰嘴骨折的治疗富有挑战性。患者取侧卧位或俯卧位，手术采用后侧入路。鹰嘴近端骨折块联合肱三头肌止点翻向近侧，暴露冠突骨折块。屈肘位复位冠突骨折块。适当剥离鹰嘴内外侧面的软组织，直视下确认骨折块达成解剖复位。术中必须保留侧副韧带或手术结束前修补韧带，以维持肘关节的稳定性。在显露内侧任何骨折块时都应特别注意保护尺神经。关节内骨折块应用折块间螺钉或螺纹克氏针进行固定。最后复位鹰嘴骨折块，在鹰嘴的后方用钢板进行固定。如果怀疑肱桡关节存在对线不良，应测量对侧肘关节X线片上的尺骨近端背侧角（PUDA），恢复尺骨近端正常的角度。

三、尺骨近端骨折的护理

(一)护理评估

(1)一般情况评估:一般入院患者评估。

(2)风险因素评估:患者的日常生活活动能力(ADL)评估(Barthel 指数),Braden 评估,患者跌倒、坠床风险评估。

(3)评估患者对疾病的心理反应:骨折患者的应激性心理反应包括疼痛、焦虑或恐惧、陌生感、自我形象紊乱、疾病预后的担忧和失落感。

(4)评估患者是否有外伤史。

(5)评估患者是否有骨折专有的体征:①症状:局部肿胀、疼痛、成角畸形;②体征:异常活动、骨擦感,骨折合并桡神经损伤可出现垂腕,手掌指关节不能伸直,拇指不能伸展和手背、虎口区感觉减退或消失。

(6)评估患者有无软组织损伤和上肢神经功能及肱动脉有无损伤。

(7)X 线片及 CT 检查结果:以明确骨折的部位、类型和移动情况。

(8)评估患者既往健康状况:患者是否存在影响活动和康复的慢性疾病。

(9)评估患者生活自理能力和心理-社会状况。

(二)护理诊断

1.自理能力缺陷

自理能力缺陷与骨折肢体固定后活动或功能受限有关。

2.疼痛

疼痛与创伤有关。

3.焦虑

焦虑与疼痛、疾病预后等因素有关。

4.知识缺乏

缺乏骨折后预防并发症和康复锻炼的相关知识。

5.恐惧

恐惧与担心疾病的预后可能致残有关。

6.肢体肿胀

肢体肿胀与骨折有关。

7.关节僵硬

关节僵硬与长期制动有关。

8.潜在并发症

有骨筋膜室综合征的危险;有肘内翻畸形或肘关节僵直的危险;有创伤后关节炎的危险;有周围血管神经功能障碍的危险;有感染的危险。

(三)护理措施

1.术前护理及非手术治疗

(1)心理护理:患者尺骨近端骨折后,因剧烈疼痛,活动障碍,常产生焦虑、紧张、恐惧心理,及时观察患者心理状况,关心安慰患者,并教会其松弛疗法,减轻不舒适感,了解患者及其家属对疾病治疗及预后的认识程度,介绍疾病知识及成功病例,消除不良情绪,积极配合治疗和护理。

(2)饮食护理:术前训练患者床上大小便,指导患者进高蛋白、高维生素、高钙及粗纤维饮食,多吃新鲜蔬菜水果,饮适量水,以增强体质,提高组织修复和抗感染能力。

(3)休息与体位:行长石膏托固定后,平卧时患肢垫软枕与躯干平行,离床活动时,用三角巾悬吊前臂于胸前。

(4)症状护理。肿胀:①用物理疗法改善血液循环,促进渗出液的吸收。损伤早期(伤后3~5 d)局部冷敷,以降低毛细血管的通透性,减少渗出,减轻肿胀,晚期(5 d后)热敷可以促进血肿、水肿的吸收;②如肢体肿胀伴有血液循环障碍,应检查石膏固定是否过紧,必要时拆开固定物,解除压迫。

(5)保持有效的固定。

(6)完善术前的各种化验和检查:包括常规的胸部X线片、心电图、肝肾功能、出凝血时间等检查。

(7)皮肤及胃肠护理:按骨科手术常规皮肤准备,术前禁食12 h,禁饮4 h。

(8)功能锻炼:骨折固定后立即指导患者进行上臂肌的早期舒缩活动,可加强两骨折端在纵轴上的压力,有利于愈合。

2.术后护理

(1)休息与体位:平卧时患肢垫软枕与躯干平行,离床活动时,用三角巾悬吊前臂于胸前。

(2)术后观察:①与麻醉医生交接班,予以心电监护、吸氧,监测体温、脉搏、呼吸、血压、经皮脉搏血氧饱和度变化,并记录;②查看伤口敷料包扎情况,观察有无渗血、渗液;③注意伤口负压引流管是否通畅,防止扭曲、折叠、脱落,记录引流液的量、性质;④密切观察肢体远端动脉搏动及手指的血供感觉活动、肤色、皮温,注意有无压迫神经和血管的现象,如出现皮肤发冷、发紫、静脉回流差,感觉麻木的症状,立即报告医生查找原因及时对症处理;⑤夹板或石膏固定者,术后应维持有效的固定,经常观察患者,查看固定位置有无变动,观察患肢手指的血运,有无局部压迫症状,如出现患肢青紫、肿胀、剧痛等,应立即报告医生处理。保持患肢于功能位置,如果肘关节屈曲角度过大,影响桡动脉正常搏动,应适当将肘关节伸直后再固定。

(3)症状护理。①疼痛:评估疼痛的原因,向患者解释手术后疼痛的规律,指导缓解疼痛的方法,如听音乐、看报纸与家属聊天等分散对疼痛的注意力;给予伤口周围及肘、腕关节的按摩,缓解肌紧张;正确评估患者疼痛的程度,对疼痛明显者可适当给予止痛剂;采用止痛泵止痛法,利用止痛泵缓慢从静脉内给药,减轻疼痛;②肿胀:伤口局部肿胀,术后第一日可用冷敷,术后24 h后可用热敷,或周林频谱仪、红外线灯照射;③患肢血液循环障碍:观察患者末梢循环,注意观察患肢皮肤温度和颜色、动脉搏动、毛细血管充盈时间及被动活动手指时的反应;④出血:注意观察伤口出血量和速度,因为是微创手术,一般出血少,如出血较多,可更换敷料,必要时可给予止血药物;⑤发热:因异物植入引起的吸收热,多于术后第2 d出现,经冰敷、温水擦浴或药物降温等处理,一般可于1~3 d恢复正常;⑥关节僵硬:为了预防关节僵硬,应鼓励患者尽早进行患肢功能锻炼。

(4)并发症的护理。①骨筋膜室综合征:是由于固定过紧或肢体高度肿胀而致骨筋膜室内高压,前臂组织血液灌流不足引起,当患儿啼哭时,应引起高度重视,密切观察是否有"5P"征的征象;剧烈疼痛继之无痛,一般止痛剂不能缓解,如至晚期,缺血严重,神经麻痹即转为无痛,皮肤苍白或发绀,肌肉麻痹,患肢进行性肿胀,肌腹处发硬,压痛明显;手指处于屈曲位,主动或被动牵伸手指时疼痛加剧;感觉异常,患肢出现套状感觉减退或消失;无脉,桡动脉搏动减弱或消失,如出现上述表现,应立即松开所有包扎的石膏绑带和敷料,并立即报告医生,紧急手术切开减压。②肘内翻畸形:是由于骨折固定不良、远折端内旋、两断端形成交叉、远端受力影响向内倾斜而形成,在护理上应保持有效的固定,如伸直尺偏型骨折,应维持屈肘90°、前臂旋前位固定,动态观察,若发现有尺偏时,立即纠正。③肘关节僵直:是由于过度的被动牵拉和反复被动活动引起的,因此,在行骨鹰嘴牵引时,不要随意增加牵引重量,严格把握牵引时限;肘关节功能锻炼时,以主动活动为主,被动活动以患者不感疼痛为宜。

(5)饮食护理:术后患者因疼痛、体位不适等原因,食欲下降,讲解饮食对促进机体恢复的重要性,鼓励患者进食,给予高蛋白、高维生素、含钙丰富的食物,如瘦肉、鱼、鸡蛋、牛奶,宜清淡易消化,多食蔬菜、水果。

(6)一般护理:协助洗漱、进食,并鼓励指导患者做些力所能及的自理活动。

(7)功能锻炼:根据骨折类型、是否脱位及手术固定方法、牢固程度决定功能锻炼方法。功能锻炼的方法力求简单,使患者易于学习和坚持。①复位及固定当日开始做握拳、屈伸手指练习;第2 d增加腕关节屈伸练习,患肢三角巾胸前悬挂位,做肩前后左右摆动练习;1周后增加肩部主动练习,包括肩屈、伸、内收、外展与耸肩,并逐渐增加其运动幅度。②6 周后去除固定,主动进行肘关节屈、伸练习,前臂旋前、旋后练习,伸展型骨折着重恢复屈曲活动度,屈曲型骨折则增加伸展活动度,禁止被动反复粗暴屈伸肘关节,以避免形成骨化性肌炎。

3.出院指导

(1)心理指导:讲述疾病相关知识及介绍成功病例,帮助患者树立战胜病魔的信心。

(2)休息与体位:保持活动与休息时的体位要求。长臂石膏托固定后,卧床时头肩部抬高,患肢垫枕与躯干平行,离床活动时,患肘用三角巾悬吊于胸前。半年内不要剧烈活动,避免再次骨折。

(3)用药:出院带药时,应将药物的名称、剂量、用法、注意事项告诉患者,按时用药。

(4)饮食:骨折早期(术后1～2周),由于创伤对胃肠道的刺激,短期内出现肠蠕动减慢、腹胀、食欲缺乏等,因此饮食应以清淡可口、易消化的半流质或软食为主。第二阶段(术后3～5周),为骨痂形成期,饮食宜富有营养,鼓励患者多食高蛋白、高热量食物。第三阶段(术后6～8 周),为骨痂成熟期,此阶段饮食应以滋补为主,增加钙质、胶质和滋补肝肾的食品。并且一直要多食蔬菜、水果,避免辛辣刺激食物,预防便秘。

(5)固定:注意维护外展架固定的位置,观察患肢手指的血运。保持患肢于功能位置。如果肘关节屈曲角度过大,影响桡动脉正常搏动,应适当将肘关节伸直后再固定。

(6)功能锻炼:向患者讲明术后功能锻炼的重要性,出院后继续功能锻炼,最大限度地恢复患肢功能,督促患者在日常生活中使用患肢。注意外展性骨折禁忌患肩外展,内收型骨折禁忌肩内收。外固定解除后,逐步达到生活自理。

(7)复查时间及指征:定期到医院复查,查看外固定架及骨折愈合情况。

石膏固定期间,如患肢皮肤发绀、发凉、剧烈疼痛或感觉异常、麻木,应立即就诊。自石膏固定之日算起,2 周后复诊,将肘关节由屈曲60°～90°固定的石膏托改为肘关节钝角位长臂石膏托固定,再过3 周来院拆除石膏。分别在骨折后1 个月、3 个月、6 个月复查X 线片,了解骨折的愈合情况,以便及时调整固定,防止畸形。

(四)护理评价

(1)疼痛能耐受。

(2)心理状态良好,配合治疗。

(3)肢体肿胀减轻。

(4)切口无感染。

(5)无周围神经损伤,无并发症发生。

(6)X线片显示骨折端对位、对线佳。

(7)患者及其家属掌握功能锻炼知识,并按计划进行,肩肘关节无僵直。

(贾喜梅)

第二节　桡骨近端骨折

一、概述

桡骨近端骨折占儿童骨折 1% ,多发生在骨骺接近闭合的儿童,即 $9\sim14$ 岁。性别及左右侧无明显差异。

(一)应用解剖学

桡骨位于前臂外侧,属长骨,有近端、远端及桡骨体。近端小,远端大。桡骨近端有圆柱状的桡骨头(可于皮下触及),其上有桡骨头凹,与肱骨小头相关节。

侧面有环状关节面,与尺骨桡切迹相关节。桡骨头下方较细,称为桡骨颈,其内下方有桡骨粗隆。

(二)病因

桡骨近端骨折通常为直接或间接暴力作用于肘关节所致。

(三)分类

目前最普遍采用的分型为 Jeffrey 分型。

Ⅰ型:桡骨小头移位的骨折。A 型,外翻型骨折;B 型,继发于肘关节脱位。

Ⅱ型:桡骨颈移位的骨折。A 型,成角损伤;B 型,扭转损伤。

Ⅲ型:挤压伤。A 型,桡骨小头骨软骨炎;B 型,桡骨颈成角骺损伤。

(四)临床表现

患者伤后,前臂肿胀、疼痛、畸形,前臂和手的活动受限,可有缩短和成角畸形,侧方移位,远近桡尺关节半脱位或脱位。局部压痛,骨擦感和异常活动。有时会损伤正中神经。

二、治疗

决定治疗方法的因素很多,包括骨折移位的程度、与其他损伤的关系、患儿的年龄和损伤后的时间。

(一)非手术治疗

桡骨近端骨折的非手术治疗方法主要为手法复位、石膏和夹板外固定。

桡骨近端骨折闭合复位的效果优于手术,可以接受的复位是:骨折成角 $<45°$,没有横向移位,临床检查前臂旋前和旋后在 $50°\sim60°$ 范围,除非必要,尽量不采用内固定。

（二）手术治疗

桡骨近端骨折的手术治疗方法主要为切开复位内固定术。

桡骨近端骨折切开复位术适用于：骨折后桡骨小头完全移位者和骨折后桡骨小头向内移位者。手术最好在伤后 24～48 h 内进行。

三、桡骨近端骨折的康复

（一）康复评定

可通过一般性检查、局部情况功能及功能及运动障碍的程度，应用手法及物理的手段进行功能的测量，必要时需与健侧进行比较测量及检查。

（二）康复计划

1.肌力检查

了解患侧肌群及健侧肌群的肌力情况，肌力检查多以徒手肌力检查法（MMT）为主（注：检查时引起桡骨近端骨折断端发生运动的动作禁止）。做旋转上臂动作，查桡骨周围肌群肌力，主要有肱桡肌、桡侧腕屈肌、桡侧腕长伸肌、肘肌、掌长肌、指伸肌、拇长展肌、拇短伸肌等（可与健侧做对比）；做肘、腕关节前屈、后伸、外展、旋转等动作，可查肱桡肌、桡侧腕屈肌、桡侧腕长伸肌、肘肌、掌长肌、指伸肌等肌群肌力。

2.关节活动度测量

肘关节活动角度，正常为：屈曲，$0°～150°$；伸展，$150°～0°$；过伸，从 $0°$ 起测量，一般为 $5°～15°$。（注：伤后至 4～6 周内不应做全关节活动范围的运动及禁止造成桡骨骨折断端发生运动的动作）。

3.骨折处疼痛和肿胀程度

骨折处为运动后疼痛还是静止状态时疼痛。

4.是否伴有神经和血管损伤

若伴有神经损伤时会造成肘关节及肘以下部位感觉减退或消失（包括浅感觉、深感觉、位置觉等）；运动功能完全或不完全丧失（包括肘关节、腕关节和指关节屈伸运动）；若伴有血管损伤时局部可能出现青紫、瘀斑或肿胀。

5.局部肌肉是否有萎缩

受伤早期肌肉萎缩不明显，后期可能会出现废用性肌萎缩，关节周围软组织挛缩等。

6.骨质疏松情况

老年人常伴有骨质疏松，X 线片或骨密度检测可确诊。

（三）康复治疗

1.第一阶段（伤后或术后 0～2 周）

伤后或术后 48 h 内局部用冷敷。术后当日：患者回病房清醒后，即可进行康复干预，首先要检查伤肢的运动情况、关节屈伸功能，以排除有无神经损伤，并嘱患者握拳松拳，2 次/日，5～10 分钟/次，以促进血液循环，减轻肿胀；神经损伤者，被动活动患肢为主，并鼓励患者活动患肢；肿胀明显者，向心方向按摩（挤压）患手，2 次/日，5～10 分钟/次。术后第 1～2 天：手术麻醉作用消失后，此时即可主动进行肱二头肌、肱三头肌等长收缩锻炼及肩关节、腕关节及手指诸关节练习，肩关节功能锻炼包括前屈、后伸、内收、外展、内旋、外旋的活动；腕关节活动包括主动屈、伸腕练习；手部练习包括最大限度地握拳及伸指练习，每次活动用力至最大程度，坚持5～10 s后放松,3～4 次/日,3～5 分钟/次。术后第5天后:患者主动进行肘关节的屈伸及前臂的旋转活动,锻炼时注意缓慢而持续用力,每次用力需在屈伸、旋转的最大程度上持续5～10 s,2 次/组,2 组/日,经3～5 d活动,肘关节屈伸幅度多能至80°～90°,旋前、旋后各40°。然后行石膏外固定,固定后继续行肌肉的主动收缩活动,此时可增加活动时间,每间隔2 h一次,以不疲劳为度。此后每周患者间断主动活动肘关节,锻炼方式同上,2 次/组,1 组/周。练习前解除石膏外固定,练习后再行石膏外固定。

2.第二阶段(伤后或术后3～4 周)

解除石膏外固定,主动进行肘关节屈伸练习或前臂旋前、旋后练习。伸展型骨折着重恢复屈伸活动度,屈曲型骨折增加伸展活动度,禁止被动反复粗暴屈、伸肘关节,以避免形成骨化性肌炎。防止骨折端承受不利的活动力而引起二次骨折。做前臂外旋活动(小云手、大云手),2 次/日,5～10 分钟/次。

3.第三阶段(伤后或术后5～6 周)

主动活动肘关节,锻炼方式同上,进行肘关节屈、伸练习,前臂旋前和旋后练习。伸展型骨折着重恢复屈曲活动度,屈曲型骨折则增加伸展活动度。

4.第四阶段(伤后或术后6～10 周)

解除石膏外固定,可做各关节面的功能锻炼。主动活动肘关节,锻炼方式同上,进行肘关节屈伸练习,前臂旋前和旋后练习。伸展型骨折着重恢复屈曲活动度,屈曲型骨折则增加伸展活动度。禁止被动反复粗暴屈、伸肘关节,以避免形成骨化性肌炎。5～10 次/组,2 组/日。

5.第五阶段(伤后或术后10 周后)

当X线片显示骨折愈合,开始负重活动。

(四)康复评价

优:骨折正常愈合,达到或接近解剖复位,无局部畸形,X 线片示对位良好,肩关节活动功能正常。

良:骨折正常愈合,术后骨折略有移位,对线良好,肩关节活动功能正常。

差:骨折明显畸形愈合,或有骨不连和再次骨折,肩关节活动功能受限。

四、桡骨近端骨折的护理

(一)护理评估

(1)一般情况评估:一般入院患者评估。

(2)风险因素评估:患者的日常生活活动能力(ADL)评估(Barthel 指数),Braden 评估,患者跌倒、坠床风险评估。

(3)评估患者对疾病的心理反应:骨折患者的应激性心理反应包括疼痛、焦虑或恐惧、陌生感、自我形象紊乱、疾病预后的担忧和失落感。

(4)评估患者是否有外伤史。

(5)评估患者是否有骨折专有的体征:①症状:局部肿胀、疼痛、成角畸形;②体征:异常活动、骨擦感。

(6)评估患者有无软组织损伤和上肢神经功能及肱动脉有无损伤。

(7)X 线片及CT 检查结果:以明确骨折的部位、类型和移动情况。

(8)既往健康状况:是否存在影响活动和康复的慢性疾病。

(9)生活自理能力和心理-社会状况。

(二)护理诊断

1.自理能力缺陷

自理能力缺陷与骨折肢体固定后活动或功能受限有关。

2.疼痛

疼痛与创伤有关。

3.焦虑

焦虑与疼痛、疾病预后等因素有关。

4.知识缺乏

缺乏骨折后预防并发症和康复锻炼的相关知识。

5.恐惧

恐惧与担心疾病的预后可能致残有关。

6.肢体肿胀

肢体肿胀与骨折有关。

7.关节僵硬

关节僵硬与长期制动有关。

8.潜在并发症

有骨筋膜室综合征的危险;有肘内翻畸形或肘关节僵直的危险;有创伤后关节炎的危险;有周围血管神经功能障碍的危险;有感染的危险。

(三)护理措施

1.术前护理及非手术治疗

(1)心理护理:患者尺骨近端骨折后,因剧烈疼痛,活动障碍,常产生焦虑、紧张、恐惧心理,及时观察患者心理状况,关心安慰患者,并教会其松弛疗法,减轻不舒适感,了解患者及其家属对疾病治疗及预后的认识程度,介绍疾病相关知识及成功病例,消除不良情绪,积极配合治疗护理。

(2)饮食护理:术前训练患者床上大小便,指导患者进高蛋白、高维生素、高钙及粗纤维饮食,多吃新鲜蔬菜水果和适量的水,以增强体质,提高组织修复和抗感染能力。

(3)体位:平卧时患肢抬高位,以利于静脉和淋巴的回流减轻肿胀。离床活动时,用三角巾悬吊前臂于胸前。无论是石膏固定还是夹板固定,患肢必须保持在肘关节屈曲90°,前臂中立位。

(4)症状护理。肿胀:患肢抬高位,以利于静脉和淋巴的回流减轻肿胀。①用物理疗法改善血液循环,促进渗出液的吸收,损伤早期(伤后3～5 d)局部冷敷,以降低毛细血管的通透性,减少渗出,减轻肿胀,晚期(5 d后)热敷可以促进血肿、水肿的吸收;②如肢体肿胀伴有血液循环障碍,应检查石膏固定是否过紧,必要时拆开固定物,解除压迫。

(5)保持有效的固定。

(6)完善术前的各种化验和检查:包括常规的胸部X线片、心电图、肝肾功能、出凝血时间等检查。

(7)皮肤及胃肠护理:按骨科手术常规皮肤准备,术前禁食12 h,禁饮4 h。

(8)功能锻炼:骨折固定后立即指导患者进行上臂肌的早期舒缩活动,可加强两骨折端在纵轴上的压力,有利于愈合。

2.术后护理

(1)休息与体位:平卧时抬高患肢,有利于静脉回流,减轻肿胀,离床活动时,用三角巾悬吊前臂于胸前。患肢必须保持在肘关节屈曲90°,前臂中立位。

(2)术后观察:①与麻醉医生交接班,予以心电监护、吸氧,监测体温、脉搏、呼吸、血压、经皮脉搏血氧饱和度变化,并记录;②查看伤口敷料包扎情况,观察有无渗血、渗液;③注意伤口负压引流管是否通畅,防止扭曲、折叠、脱落,记录引流液的量、性质;④密切观察肢体远端动脉搏动及手指的血供感觉、活动、肤色、皮温,注意有无压迫神经和血管的现象,如出现皮肤发冷、发紫、静脉回流差,感觉麻木的症状,立即报告医生查找原因,及时对症处理;⑤夹板或石膏固定者,术后应维持有效的固定,经常观察患者,查看固定位置有无变动,观察患肢手指的血运,有无局部压迫症状,如出现患肢青紫、肿胀、剧痛等,应立即报告医生处理,保持患肢于功能位置,如果肘关节屈曲角度过大,影响桡动脉正常搏动,应适当将肘关节伸直后再固定。

(3)症状护理。①疼痛:评估疼痛的原因,向患者解释手术后疼痛的规律,指导缓解疼痛的方法,如听音乐、看报纸与家属聊天等分散对疼痛的注意力;给予伤口周围及肘、腕关节的按摩,缓解肌紧张;正确评估患者疼痛的程度,对疼痛明显者可适当给予止痛剂,采用止痛泵止痛法,利用止痛泵缓慢从静脉内给药,减轻疼痛。②肿胀:伤口局部肿胀,术后第1天可用冷敷,术后24 h后可用热敷,或周林频谱仪、红外线灯照射。③患肢血液循环障碍:观察患者末梢循环,注意观察患肢皮肤温度和颜色、动脉搏动、毛细血管充盈时间及被动活动手指时的反应。④出血:注意观察伤口出血量和速度,因为是微创手术,一般出血少,如出血较多,可更换敷料,必要时可给予止血药物。⑤发热:因异物植入引起的吸收热,多于术后第2天出现,经冰敷、温水擦浴或药物降温等处理,一般可于1~3 d恢复正常。⑥关节僵硬:为了预防关节僵硬,应鼓励患者尽早进行患肢功能锻炼。

(4)并发症的护理。①骨筋膜室综合征:是由于固定过紧或肢体高度肿胀而致骨筋膜室内高压,前臂组织血液灌流不足引起,当患儿啼哭时,应引起高度重视,密切观察是否有"5P"征的征象;剧烈疼痛继之无痛,一般止痛剂不能缓解,如至晚期,缺血严重,神经麻痹即转为无痛,皮肤苍白或发绀,肌肉麻痹,患肢进行性肿胀,肌腹处发硬,压痛明显;手指处于屈曲位,主动或被动牵伸手指时疼痛加剧;感觉异常,患肢出现套状感觉减退或消失;无脉,桡动脉搏动减弱或消失,如出现上述表现,应立即松开所有包扎的石膏、绑带和敷料,并立即报告医生,紧急手术切开减压。②肘内翻畸形:是由于骨折固定不良、远折端内旋、两断端形成交叉远端受力影响向内倾斜而形成,在护理上应保持有效的固定,如伸直尺偏型骨折,应维持屈肘90°、前臂旋前位固定,动态观察,若发现有尺偏时,立即纠正。③肘关节僵直:是由于过度的被动牵拉和反复被动活动引起的,因此,在行尺骨鹰嘴牵引时,不要随意增加牵引重量,严格把握牵引时限;肘关节功能锻炼时,以主动活动为主,被动活动以患者不感疼痛为宜。

(5)饮食护理:术后患者因疼痛、体位不适等原因,食欲下降,讲解饮食对促进机体恢复的重要性,鼓励患者进食,给予高蛋白、高维生素、含钙丰富的食物,如瘦肉、鱼、鸡蛋、牛奶,宜清淡易消化,多食蔬菜、水果。

(6)一般护理:协助洗漱、进食,并鼓励指导患者做些力所能及的自理活动。

(7)功能锻炼:根据骨折类型、是否脱位及手术固定方法、牢固程度决定功能锻炼方法。功能锻炼的方法力求简单,使患者易于学习和坚持。

3.出院指导

(1)心理指导:讲述疾病相关知识及介绍成功病例,帮助患者树立战胜病魔的信心。

(2)休息与体位:保持活动与休息时的体位要求。长臂石膏托固定后,卧床时头肩部抬高,患肢垫枕与躯干平行,离床活动时,患肘用三角巾悬吊于胸前。半年内不要剧烈活动,避免再次骨折。

(3)用药:出院带药时,应将药物的名称、剂量、用法、注意事项告诉患者,按时用药。

(4)饮食:骨折早期(伤后1～2周),由于创伤对胃肠道的刺激,短期内出现肠蠕动减慢、腹胀、食欲缺乏等,因此饮食应以清淡可口、易消化的半流质或软食为主。第二阶段(伤后3～5周),为骨痂形成期,饮食宜富有营养,鼓励患者多食高蛋白、高热量食物。第三阶段(伤后6～8周),为骨痂成熟期,此阶段饮食应以滋补为主,增加钙质、胶质和滋补肝肾的食品。并且一直要多食蔬菜、水果,避免辛辣刺激食物,预防便秘。

(5)固定:保持有效的固定,注意维护外展架固定的位置,观察患肢手指的血运。保持患肢于功能位置。如果肘关节屈曲角度过大,影响桡动脉正常搏动,应适当将肘关节伸直后在固定。

(6)功能锻炼:向患者讲明术后功能锻炼的重要性,出院后继续功能锻炼,最大限度地恢复患肢功能,督促患者在日常生活中使用患肢。注意外展性骨折禁忌患肩外展,内收型骨折禁忌肩内收。外固定解除后,逐步达到生活自理。

(7)复查时间及指征:定期到医院复查,查看外固定架及骨折愈合情况。

石膏固定期间,如患肢皮肤发绀、发凉、剧烈疼痛或感觉异常、麻木,应立即就诊。分别在骨折后1个月、3个月、6个月复查X线片,了解骨折的愈合情况,以便及时调整固定,防止畸形。

(四)护理评价

(1)疼痛能耐受。

(2)心理状态良好,配合治疗。

(3)肢体肿胀减轻。

(4)切口无感染。

(5)无周围神经损伤,无并发症发生。

(6)X显示骨折端对位、对线佳。

(7)患者及其家属掌握功能锻炼知识,并按计划进行,肩肘关节无僵直。

(贾喜梅)

第三节 尺桡骨远端骨折

一、概述

尺桡骨远端骨折极为常见,约占全身骨折的1/10。多发生于老年妇女、儿童及青年。骨折发生在尺桡骨远端2～3 cm范围内,多为闭合骨折。

(一)应用解剖学

尺骨:下端为尺骨头,其前、外、后有环状关节面与桡骨的尺切迹相关节,下面光滑借三角形的关节盘与腕骨隔开。头后内侧的锥状突起,称尺骨茎突。鹰嘴、尺骨头和茎突均可在体表扪到。

桡骨:下端前凹后凸,外侧向下突出,称茎突。下端内面有关节面,称尺切迹,与尺骨头相关节,下面有腕关节面与腕骨相关节。桡骨茎突与桡骨头在体表可扪到。

(二)病因

尺桡骨远端骨折非常常见,约占平时骨折的1/10。多见于老年妇女、青壮年,发生均为外伤暴力。骨折发生在尺桡骨远端2~3 cm范围内,常伴桡腕关节及下尺桡关节的损坏。

(三)分类

尺桡骨远端骨折可分为三型。

1.伸直型骨折(Colles骨折)

伸直型骨折最常见,多为间接暴力致伤。跌倒时腕关节处于背伸及前臂旋前位、手掌着地,暴力集中于桡骨远端松质骨处而引起骨折。骨折远端向背侧及桡侧移位。儿童可为骨垢分离;老年人由于骨质疏松,轻微外力即可造成骨折且常为粉碎骨折,骨折端因嵌压而短缩。粉碎骨折可累及关节面或合并尺骨茎突撕脱骨折及下尺桡关节脱位。

2.屈曲型骨折(Smith骨折)

屈曲型骨折较少见,骨折发生原因与伸直型骨折相反,故又称为反Colles骨折。跌倒时手背着地,骨折远端向掌侧及尺侧移位。

3.巴通骨折(Barton骨折)

巴通骨折指桡骨远端关节面纵斜行骨折,伴有腕关节脱位者。跌倒时手掌或手背着地,暴力向上传递,通过近排腕骨的撞击引起桡骨关节面骨折,在桡骨下端掌侧或背侧形成一带关节面软骨的骨折块,骨块常向近侧移位,并腕关节脱位或半脱位。

(四)临床表现

尺桡骨远端骨折常见腕部肿胀、压痛明显,手和腕部活动受限。伸直骨折有典型的餐叉状和枪刺样畸形,尺桡骨茎突在同一平面,支持实验阳性。屈曲型骨折畸形与伸直型相反。注意正中神经有无损伤。

二、治疗

治疗的目的是使腕关节能获得充分的无痛运动及稳定性,恢复正常工作和日常活动,而且将来不会有退行性病变倾向。

对于桡骨远端骨折的治疗,目前仍然存在一些争议,保守治疗及手术治疗对于桡骨远端骨折的预后并非呈现相关关系。多数桡骨远端骨折通过非手术治疗可以获得良好的功能恢复。对部分关节内明显移位骨折及手法复位失败的患者,手术治疗的目的是要精确重建关节面、坚强内固定及术后早期功能锻炼。关节外骨折要求恢复掌倾角、尺偏角及桡骨高度,以减少骨折继发移位的可能。任何对位对线不良均可导致功能受限、载荷分布变化、中排腕骨不稳,以及桡腕关节骨性关节炎的风险。

满意复位的标准为:桡骨短缩<3 mm,桡骨远端关节面为掌倾而非背倾,尺偏角恢复接近或达到20°,无粉碎性骨折片和关节面不平整。

（一）非手术治疗

手法复位外固定为主要的治疗方法。

桡骨远端屈曲型骨折复位手法与伸直型骨折相反。由于复位后维持复位位置较困难，因此宜在前臂旋后位用长臂石膏屈曲90°固定5～6周。复位后若极不稳定，外固定不能维持复位者，则需切开复位钢板或钢针内固定。

（二）手术治疗

1.手术适应证

（1）严重粉碎骨折：移位明显，桡骨远端关节面破坏。

（2）不稳定骨折：手法复位失败，或复位成功，外固定不能维持复位及嵌插骨折，导致尺桡骨远端关节面显著不平衡者。

2.手术方法

桡骨远端骨折的手术治疗方法主要包括：经皮克氏针固定、有限内固定联合外固定架固定、切开复位钢板螺钉内固定。切开复位内固定的手术入路选择主要有：掌侧入路、背侧入路以及掌背侧联合入路；不同的手术方式及手术入路适用于不同的骨折类型及个体情况，其各有优缺点。

对于复位后骨折缺损严重关节面无以支撑者，可考虑自体骨、异体骨或人工骨植骨。需要指出的是，桡骨远端的骨折类型、骨折的复位程度、内固定材料与固定方式、手术时机、患者年龄、性别、内科疾病及其他部位的合并损伤均会对手术疗效产生影响。

三、尺桡骨远端骨折的康复

（一）康复评定

1.肌力检查

了解患侧肌群及健侧肌群的肌力情况，肌力检查多以徒手肌力检查法（MMT）为主。（注：检查时引起锁骨骨折断端发生运动的动作禁止）。做屈伸时和屈肘伸腕动作查尺线骨周围肌群肌力，主要有胸锁乳突肌、肩胛提肌、斜方肌等（可与健侧做对比）；做肩关节前屈、后伸、外展、旋转等动作，可查三角肌、冈上肌、冈下肌、大圆肌、小圆肌等肌肉肌力。

2.关节活动度测量

肘关节活动角度，正常为：屈曲（0°～135°/150°）、伸展（0°～5°）、前臂旋前（0°～80°/90°）、旋后（0°～80°/90°）（注：伤后至4周～6周内不应做全关节活动范围的运动及禁止造成尺桡骨远端骨折断端发生运动的动作）。

3.骨折处疼痛和肿胀程度

骨折处为运动后疼痛还是静止状态时疼痛。

4.是否伴有神经和血管损伤

若伴有神经损伤时会造成前臂及腕关节以下部位感觉减退或消失（包括浅感觉、深感觉、复合感觉）；运动功能完全或不完全丧失（包括肩关节部分运动及肘关节、腕关节和指关节屈伸运动）；若伴有血管损伤时局部可能出现青紫、瘀斑或肿胀。

5.肺功能及呼吸运动检查

看患者呼吸频率、节律、有无呼吸困难；胸腹部的活动度，胸廓的扩张性。还可查肺容量、肺通气功能、小气道通气功能、气体代谢测定等。

6.局部肌肉是否有萎缩

受伤早期肌肉萎缩不明显,后期可能会出现失用性肌萎缩,关节周围软组织挛缩等。

7.骨质疏松情况

老年人常伴有骨质疏松,X线片或骨密度检测可确诊。

(二)康复治疗

1.第一阶段(伤后或术后1周)

手法复位或内固定术后1周内,局部制动,辅助光、电治疗(无金属固定物),肩、肘关节无阻力主动运动训练。

2.第二阶段(伤后或术后2~4周)

增加肩、肘关节抗阻训练,手指伸、屈功能训练,局部物理因子治疗。

3.第三阶段(伤后或术后4~6周)

去除外固定,加强肩、肘关节抗阻练习,开始做全关节的屈伸运动训练,局部蜡疗、光、电治疗和作业治疗。

4.第四阶段(伤后或术后6~8周)

除上述治疗外,增加前臂旋转功能训练,并逐渐加大抗阻力训练强度。有严重腕关节功能障碍需先行关节松动术治疗。

四、尺桡骨远端骨折的护理

(一)护理评估

(1)一般情况评估:一般入院患者评估。

(2)风险因素评估:患者的日常生活活动能力(ADL)评估(Barthel指数),Braden评估,患者跌倒、坠床风险评估。

(3)评估患者对疾病的心理反应:骨折患者的应激性心理反应包括疼痛、焦虑或恐惧、陌生感、自我形象紊乱、疾病预后的担忧和失落感。

(4)评估患者受伤史:青壮年和儿童是否有撞伤、跌倒时手掌或手背着地史、骨折史,新生儿是否有难产、上肢过度牵拉史,从而估计伤情。

(5)肘部、腕部及手部情况。①尺桡骨及相关部位:望诊,观察腕部是否明显肿胀或有无皮下瘀斑,尺桡骨远端是否有隆起畸形,患侧前臂是否移位、挛缩,是否用健手托住患侧腕部及手部,以减轻前臂旋转牵拉所引起的疼痛;观察皮肤颜色,是否有压疮;触诊,在患处是否可摸到移位的骨折端,患肢的伸屈、内外旋是否受限;皮肤温度是否有改变;量诊,两侧腕关节桡骨茎突至中指的距离是否等长。②手部血液循环:观察甲床的颜色、毛细血管回流时间是否迟缓以判断是否有前臂血管受压、损伤等并发症。③上肢感觉:是否正常,以判断是否伴有前臂的桡神经、尺神经、正中神经损伤。

(6)X线片及CT检查结果:以明确骨折的部位、类型和移动情况。

(7)评估患者既往健康状况:是否存在影响活动和康复的慢性疾病。

(8)评估患者生活自理能力和心理-社会状况。

(二)护理诊断

1.自理能力缺陷

自理能力缺陷与骨折肢体固定后活动或功能受限有关。

2.疼痛

疼痛与创伤有关。

3.知识缺乏

缺乏骨折后预防并发症和康复锻炼的相关知识。

4.焦虑

焦虑与疼痛、疾病预后因素有关。

5.肢体肿胀

肢体肿胀与骨折有关。

6.潜在并发症

有周围血管神经功能障碍的危险;有感染的危险。

(三)护理措施

1.术前护理及非手术治疗

(1)心理护理:患者因环境陌生,容易出现紧张情绪,在入院时热情接待患者,做好入院宣教及告知,让其尽快熟悉病房环境。

多关心、巡视患者,与其聊天,多鼓励及表扬,消除不良情绪。做好家属沟通工作,取得其配合。

(2)饮食护理:手术前常规 12 h 禁食,8 h 禁水。

(3)体位:伤肢抬高,置于屈肘 90°位,伤肢石膏外固定,中立位放置。给予患肢保暖,观察患肢手指末梢血运情况。

(4)功能锻炼:嘱患者固定时,手指和关节活动;拆固定后,腕及前臂的旋转活动。

2.术后护理

(1)休息与体位:一般应使上臂自然下垂,肘关节屈曲 90°,腕关节背伸 30°,前臂中立位或稍旋后位 15°,手半握拳,拇指对掌位,三角巾悬吊。

(2)症状护理。①疼痛:术后 24 h 疼痛最明显,特别是麻醉药过后,患者诉疼痛明显,观察疼痛的性质及过程,及时给予情志护理,使用冷疗及运用止痛剂;②伤口:观察有无渗血渗液、感染的情况。

(3)一般护理:给予去枕平卧位,禁食水 2 h,注意观察有无恶心、呕吐,生命体征如何。注意观察伤肢肿胀、感觉、温度、皮肤色泽及活动情况,发现异常,及时报告医师处理。给予加床栏,以防坠床发生。清洗伤肢皮肤,便于病情观察,注意保暖。

(4)功能锻炼:早期尽量控制旋前移位,以防发生畸形愈合,影响前臂的旋转功能。

3.出院指导

(1)心理指导:讲述疾病相关知识及介绍成功病例,帮助患者树立战胜病魔的信心。

(2)休息与体位:避免剧烈活动及异常受力,防止摔倒,保持心情愉快,按时休息,合理饮食。

(3)用药:出院带药时,应将药物的名称、剂量、用法、注意事项告诉患者,按时用药。

(4)饮食:适当多食维生素 C 含量丰富的蔬菜,以促进骨痂生长和伤口愈合。

(5)固定:继续支具固定,不得随意去除固定,保持固定物干燥清洁。

(6)功能锻炼:按计划进行功能锻炼,最大限度地恢复患肢功能,4 周后可进行各关节的全面运动。

(7)复查时间及指征:石膏固定后,如患肢出现"5P"征,应立即就诊,在骨折后 1 个月、3 个月、6 个月复查 X 线片,了解骨折的愈合情况,以便及时调整固定,防止畸形愈合。

(贾喜梅)

第四节　股骨近端骨折

一、概述

(一)股骨近端的解剖学

股骨是人体最结实的长骨,长度约为体高的 1/4,分一体两端。上端有朝向内上前的股骨头,与髋臼相关节。头中央稍下有小的股骨头凹。头下方外侧的狭细部称股骨颈。颈与体连接处上外侧的方形隆起,称大转子;内下方的隆起,称小转子,有肌肉附着大转子的内侧面有一一凹陷称为转子窝(又叫梨状窝)。大、小转子间,前有转子间线,后有转子间嵴相连。两者之间称股骨粗隆间。大转子是重要的体表标志,可在体表扪到。股骨颈与体的夹角称颈干角,男性平均 132°,女性平均 127°,是骨折多发处。

(二)病因

股骨近端骨折可发生于任何年龄,但以中、老年人为多见。由于解剖位置的特殊性,常易发生股骨颈及股骨转子骨折。股骨颈部细小,处于疏松骨质和致密骨质的交界处,负重量大,又因老年人肝肾不足,筋骨衰弱,骨质疏松,即使受轻微的直接外力或间接外力便可引起骨折。青壮年和儿童发生股骨颈骨折较少见,若发生股骨颈骨折必因遭受强大暴力所致,如车祸、高地跌下等。

此种骨折患者常合并其他骨折,甚至内脏损伤;股骨转子骨折病因与股骨颈相似,患者跌倒时,患肢因过度外展、外旋或内翻、内旋传达暴力,以致跌倒时大转子部受到暴力的冲击造成骨折。股骨转子骨折多见于老年人,男性多于女性,青壮年较少见,因老年人转子部骨质疏松,故多为粉碎性骨折。

(三)分类

1.股骨颈骨折

股骨颈骨折占成人骨折的 3.6%。由于股骨解剖的特殊性,股骨颈的长轴线与股骨干纵轴之间形成颈干角,为 110°～140°,平均 127°。在重力传导时,力线并不沿股骨颈中心线传导,而是沿股骨小转子、股骨颈内侧缘传导。

(1)按骨折部位分型。①头下型骨折:骨折面完全在股骨头下,整个股骨颈都在骨折远段,此型骨折对血运的影响较严重,极易发生股骨头坏死,预后差;②头颈型骨折:骨折面的一部分在股骨头下,另一部分则经过股骨颈,故称为头颈型骨折,此型骨折最常见,由于剪应力大而稳定性最差,骨折复位后容易再移位,骨折不易愈合和易造成股骨头缺血性坏死;③经颈型骨折:全部骨折面均通过股骨颈,实际上此型很少见,通常为头颈型骨折在 X 线片上的假象;④基底部骨折:骨折面在股骨颈基底部,有部分在关节囊外,此型股骨颈的营养血管损伤较轻,骨折较易愈合,预后较好。

(2)按骨折线方向分型:主要依据是用骨折线的倾斜度来反映所遭受剪切应力的大小。依远端骨折线与股骨干的垂直线所成的角度(Linton 角)可分为:外展型,Linton 角<30°,此型剪式伤力小,骨折端常嵌顿稳定,易愈合;内收型,Linton 角>50°,此型剪式伤力大,不稳定,不易愈合。

(3)按骨折错位程度分型(即 Garden 分型,是临床上最常见的分型)

Garden Ⅰ型:不完全性骨折,无移位,这种骨折易愈合。

Garden Ⅱ型:完全性骨折但骨折端无移位。股骨颈虽然完全断裂,但对位良好。如系股骨头下骨折,仍有可能愈合,但股骨头坏死变形常有发生;如为股骨颈中部或基底部骨折,骨折容易愈合,股骨头血运良好,不易发生坏死。

Garden Ⅲ型:完全性骨折伴骨折端部分移位。

Garden Ⅳ型:完全性骨折伴骨折端完全移位。关节囊及滑膜有严重损伤,因此经关节囊和滑膜供给股骨头的血管也容易损伤,造成股骨头缺血性坏死。

2.股骨转子间骨折

股骨转子间骨折占成人骨折的 3.1%。

(1)按骨折两端的关系分为:外展型、中间型、内收型。

(2)按骨折部位分为:头下型、头颈型、经颈型、基底型。

(四)临床表现

中、老年人有摔倒外伤史,伤后感觉髋部疼痛,下肢活动受限,不能活动,站立行走困难等功能障碍,局部肿胀、皮下淤血、开放性伤口,压痛或有畸形,畸形处可触到移位的骨折断端,如骨折移位并有重叠,患腿短缩。有骨擦感或骨擦音。幼儿青枝骨折畸形多不明显且少见,且常不能自诉疼痛部位。

二、治疗

股骨近端骨折治疗原则以最大程度恢复其解剖形态为主,同时亦应兼顾局部的美学要求。

(一)非手术治疗

非手术治疗主要是手法复位加外固定。卧床休息,避免发生骨折移位。

具有创伤小,操作简单、安全等优点。穿防旋鞋,下肢骨牵引或皮肤牵引 6~8 周,同时进行股四头肌等长收缩训练和下肢关节的被动活动。

1.对于儿童或年龄过大无移位股骨近端骨折的情况

(1)婴幼儿的无移位骨折或青枝骨折及老年粉碎性骨折:均不需要手法整复,可给予夹板固定卧床休息以限制活动,能使患者无痛地活动下肢。制动期间尽可能保持复位姿势,使骨折端尽可能减少移位,避免加重骨折。固定 3 个月后拍摄 X 线片,骨折愈合可去除外固定,逐渐扶拐下地,不负重走。

(2)成年人无移位的骨折:石膏绷带固定 4~6 周,严格卧床休息。

2.对于儿童或成人骨折有重叠、移位或成角畸形的情况

应予手法复位后给予夹板、石膏绷带固定 4~6 周,并积极护理,冰袋消肿,如有外伤输抗生素预防感染,达到临床愈合后方可解除固定。固定后应注意观察有无血管、神经压迫症状。

(二)手术治疗

股骨近端骨折除基底部血液供应较充足比较容易愈合外,愈合障碍较为多见。股骨颈骨折

愈合不好,长年累月卧床不起,可诱发多种并发症,如压疮、尿路结石、脑血栓、坠积性肺炎等,严重影响健康,甚至威胁生命。约有近1/3患者可发生股骨头无菌性坏死。有的患者骨折愈合了,几年内仍有坏死可能。股骨近端骨折由于力学不稳定因素致骨折畸形愈合、髋内翻、下肢外旋短缩畸形,因此,必须重视对股骨近端骨折的治疗和康复护理,预防并发症,促进愈合。

1.手术适应证

(1)有移位的股骨颈骨折,应用闭合复位内固定手术治疗。对无移位骨折,也应尽早采取内固定治疗,以防转变为移位骨折。

(2)65岁以上老人的股骨颈头下型骨折,由于股骨头的血液循环已经严重破坏,股骨头坏死发生率很高,多采用人工关节置换术治疗。

(3)由于误诊、漏诊,或者治疗方法不当,导致股骨颈陈旧骨折不愈合,影响功能的畸形愈合,股骨头缺血坏死,关节面塌陷,导致髋关节骨关节炎疼痛跛行者,应采用手术治疗。

2.手术治疗的方式

股骨近端骨折是骨折中比较难处理的骨折方式。采取硬膜外麻醉或全麻生效后健侧在下侧卧位,根据患者的全身情况和不同的骨折类型选择相应的手术入路和固定材料。以骨折处为中心,沿骨折线的体表投影切开手术。

(1)闭合复位内固定:由于这一手术方法不切开关节囊,不暴露骨折端,对股骨头血液循环干扰较少。在X线监视下,复位及固定均可,术后骨折不愈合及股骨头坏死的发生率均较低。对于常规闭合复位失败的患者,术中可采用头干互动三维复位法。

(2)切开复位内固定:适用于各类型的股骨近端骨折。

(3)钢板固定:适用于各类型的股骨近端骨折。钢板固定具有固定牢靠稳定、并发症少、股骨近端功能恢复早等优点。目前大部分患者都选择钢板固定,特别是解剖型钢板。术中操作方便,经济实惠,但切口较大,需二次手术取出钢板。还有锁定型钢板,该材料虽然在临床应用时间短,但在陈旧性骨折、严重粉碎性骨折、漂浮肩患者中应用该材料,在起内支架作用方面固定更可靠。

(4)人工关节置换术:对全身情况尚好的高龄患者的股骨头下型骨折,已合并骨关节炎或股骨头坏死者,可选择单纯人工股骨头置换术或全髋关节置换术治疗。

三、股骨近端骨折的护理

(一)护理评估

1.一般情况评估

一般入院患者评估。

2.风险因素评估

患者的日常生活活动能力(ADL)评估(Barthel指数),Braden评估,患者跌倒、坠床风险评估。

3.评估患者对疾病的心理反应

骨折患者的应激性心理反应包括疼痛、焦虑或恐惧、陌生感、自我形象紊乱、疾病预后的担忧和失落感。

4.评估患者受伤史

青壮年和儿童是否有外伤或车祸致撞伤、跌倒且髋部扭伤史,新生儿是否有难产、下肢和髋部过度牵拉史,从而估计伤情。

5.髋部、膝关节情况

(1)股骨颈及相关部位。望诊:患处是否明显肿胀或有无皮下瘀斑,股骨近端中段是否有隆起畸形,患侧髋部是否不自主内旋外旋,患肢是否短缩,是否患侧髋部疼痛难忍影响功能;触诊:在患处是否可摸到肿胀、压痛,患肢的外展、外旋、前屈是否受限;量诊:双下肢是否等粗等长。

(2)胫腓骨及踝关节血液循环:观察脚指甲床的颜色,毛细血管回流时间是否迟缓以判断是否有胫腓骨血管受压、损伤等并发症。

(3)下肢感觉:是否正常,以判断是否伴有坐骨神经以下的神经损伤。

6.X线片及CT检查结果

以明确骨折的部位、类型和移动情况,密切关注恢复情况,避免护理不当致各种卧床并发症。

7.评估患者既往健康状况

是否存在影响活动和康复的慢性疾病,是否有先天及后天营养不良性畸形。

(二)护理诊断

(1)自理能力缺陷:与骨折肢体固定后活动或功能受限有关。

(2)疼痛:与创伤有关。

(3)知识缺乏:缺乏骨折后预防并发症和康复锻炼的相关知识。

(4)焦虑:与疼痛、疾病预后、经济负担、亲人陪护等因素有关。

(5)肢体肿胀:与骨折有关。

(6)潜在并发症:有周围血管神经功能障碍的危险;有感染、压疮、深静脉血栓的危险。

(三)护理措施

1.术前护理及非手术治疗

(1)心理护理:股骨近端骨折后,因担心患肢畸形或骨不愈合,影响美观和功能,会有焦虑、自卑、烦躁、对生活失去信心等心理。告知患者股骨近端骨折治疗效果较好,以消除患者心理障碍,积极配合治疗。

(2)饮食护理:应予高蛋白、高维生素、高钙及粗纤维饮食。

(3)休息与体位:局部固定后,宜卧硬板床,取半卧位或平卧位,可采取侧卧位,侧卧位时患肢在上,两腿之间隔垫棉物以防股骨过度内收。日间活动不宜过多,尽量卧床休息,离床活动时必须有家人陪护以防跌倒二次错位,髋关节活动不易度数太过。

(4)功能锻炼。早中期:骨折急性损伤处理后2~3 d,损伤反应开始消退,肿胀和疼痛开始消退,即可开始功能锻炼,如直腿抬高,屈膝屈髋,踝背伸,趾屈;晚期:骨折基本愈合,外固定去除后,锻炼目的为恢复髋关节活动,常用方法为被动运动、主动运动、助力抗阻运动和关节牵伸运动。

2.术后护理

(1)休息与体位:石膏固定体位,平卧或侧卧静休。

(2)症状护理。①疼痛:影响睡眠时,适当给予止痛、镇静剂;②伤口:观察有无渗血渗液感染情况。

(3)一般护理:协助洗漱、进食,并鼓励指导患者做些力所能及的自理活动。

(4)功能锻炼:在术后固定期间,主动进行髋关节屈伸(禁止内旋、外旋)、膝关节屈伸及踝背伸、趾屈活动。

3.出院指导

(1)心理指导:讲述疾病相关知识及介绍成功病例,帮助患者树立战胜病魔的信心。

(2)休息与体位:早期卧床休息为主,可间断下床活动。

(3)用药:出院带药时,应将药物的名称、剂量、用法、注意事项告诉患者,按时用药。

(4)饮食:鼓励患者多食高蛋白、高热量、高维生素、含钙丰富、刺激性小的易消化食物,多食蔬菜、水果,避免辛辣刺激食物,预防便秘。

(5)固定:保持患侧髋部及下肢有效固定位,并维持3周。

(6)功能锻炼:出院后指导患者患肢保持功能位,不宜过早提携重物,防止骨间隙增大,引起骨不连。外固定者,避免前屈、内收动作。解除外固定后,加强功能锻炼,着重练习髋的前屈、后伸活动,如蹬腿、抱膝,力度需适中,以防过猛而再次损伤。

(7)复查时间及指征:定期到医院复查,术后1个月、3个月、6个月需行X线片复查,了解骨折愈合情况。手法复位外固定者如出现骨折处疼痛加剧、患肢麻木、皮肤颜色改变,温度低于或高于正常等情况须随时复查。

(贾喜梅)

第五节　股骨远端骨折

一、概述

股骨远端发生骨折,是临床常见的骨折之一,约占全身骨折的1.2%。股骨髁部骨折可由直接暴力或间接暴力所致。股骨双髁骨折多为从高处坠下,足部触地,先发生股骨髁上骨折,如暴力继续传达,骨折近端的断端嵌插于股骨二髁之间,将股骨髁劈开分为内外两块,成为"T"或"Y"性骨折。由于解剖位置的特殊性,股骨髁周围有关节囊、韧带肌肉、肌腱附着。骨折块易受这些组织牵拉而发生移位,同时可伴有腘窝部血管、神经及周围软组织损伤。各年龄均可发生,但以青壮年及老年多见,约50%的股骨远端骨折发生于60岁以上的老年人。

二、治疗

股骨近端骨折治疗原则以最大程度恢复其解剖形态、促进功能活动为主,同时亦应兼顾局部的美学要求。

(一)非手术治疗

非手术治疗包括闭合复位、骨牵引、管形石膏固定等,这些方法卧床休息时间长、护理难度大、并发症多,现已较少用。伤后6~8周,进行股四头肌等长收缩训练和下肢关节的被动活动。

1.对于儿童或年龄过大无移位股骨远端骨折的情况

(1)婴幼儿的无移位骨折或青枝骨折及老年粉碎性骨折:均不需要手法整复,可给予夹板固定卧床休息以限制活动,能使患者无痛地活动下肢。制动期间尽可能保持复位姿势,使骨折端尽可能减少移位,加重骨折。固定3个月后拍摄X线片,骨折愈合可去除外固定,逐渐拄拐下地,不负重行走。

(2)成年人无移位的骨折:石膏绷带固定4~6周,严格卧床休息。

2.对于儿童或成人骨折有重叠、移位或成角畸形的情况

应予手法复位后给予夹板、石膏绷带固定4~6周,并积极护理,冰袋消肿,如有外伤,输抗生素预防感染,达到临床愈合后方可解除固定。固定后应注意观察有无血管、神经压迫症状。

(二)手术治疗

手术治疗股骨远端骨折的目的是解剖复位、坚强的内固定和早期进行康复锻炼。绝大多数股骨远端骨折都采用手术治疗。常用内固定有以下几种:松质骨螺钉及支持钢板;90°角状钢板;动力髁螺钉;股骨髁解剖钢板;股骨远端逆行带锁髓内钉。

1.手术适应证

(1)有移位的股骨髁骨折,应采用闭合复位内固定手术治疗。对无移位骨折,也应尽早采取内固定治疗,以防转变为移位骨折。

(2)由于误诊、漏诊,或者治疗方法不当,导致股骨远端陈旧骨折不愈合,影响功能的畸形愈合;股骨髁缺血坏死,关节面塌陷,导致膝关节骨关节炎疼痛跛行者,应采用手术治疗。

2.手术方式

股骨远端骨折是骨折中比较难处理的骨折方式。采取硬膜外麻醉或全麻生效后取健侧卧位,根据患者的全身情况和不同的骨折类型选择相应的手术入路和固定材料。以骨折处为中心,沿骨折线的体表投影切开手术。

(1)闭合复位内固定:由于这一手术方法不切开关节囊,不暴露骨折端,对股骨髁血液循环干扰较少。在X线监视下,复位及固定均可,术后骨折不愈合及膝关节坏死的发生率均较低。对于常规闭合复位失败的患者,术中可采用头干互动三维复位法。

(2)切开复位内固定:适用于各类型的股骨远端骨折。

(3)钢板固定:适用于各类型的股骨远端骨折。钢板固定具有固定牢靠稳定、并发症少、股骨远端功能恢复早等优点。目前大部分患者都选择钢板固定,特别是解剖型钢板。术中操作方便,经济实惠,但切口较大,需二次手术取出钢板。还有锁定型钢板,该材料虽然在临床应用时间短,但在陈旧性骨折、严重粉碎性骨折患者中应用该材料,在起内支架作用方面固定更可靠。

(4)人工关节置换术:对全身情况尚好的高龄患者的股骨远端下型骨折,已合并骨关节炎或膝关节坏死者,可选择人工全膝关节置换术治疗。

三、股骨远端骨折的护理

(一)护理评估

1.一般情况评估

一般入院患者评估。

2.风险因素评估

患者的日常生活活动能力(ADL)评估(Barthel指数),Braden评估,患者跌倒、坠床风

险评估。

3.评估患者对疾病的心理反应

骨折患者的应激性心理反应包括疼痛、焦虑或恐惧、陌生感、自我形象紊乱、疾病预后的担忧和失落感。

4.评估患者受伤史

青壮年和儿童是否有外伤或车祸致撞伤、跌倒且髋部扭伤史,新生儿是否有难产、下肢和髋部过度牵拉史,从而估计伤情。

5.髋部、膝关节情况

(1)股骨远端及相关部位。望诊:患处是否明显肿胀或有无皮下瘀斑,股骨远端是否有隆起畸形,患侧髋部是否不自主内旋外旋,患肢是否短缩,是否患侧膝关节及骨折部位疼痛难忍影响功能;触诊:在患处是否可摸到肿胀、压痛、患肢的外展、外旋、前屈是否受限;量诊:双下肢是否等粗等长。

(2)胫腓骨及踝关节血液循环:观察脚趾甲床的颜色,毛细血管回流时间是否迟缓,以判断是否有胫腓骨血管受压、损伤等并发症。

(3)患腿感觉:是否正常,以判断是否伴有坐骨神经以下的神经损伤。

6.X 线片及 CT 检查结果

以明确骨折的部位、类型和移动情况,密切关注恢复情况,避免护理不当致各种卧床并发症及二次骨折。

7.评估患者既往健康状况

是否存在影响活动和康复的慢性疾病,是否有先天及后天营养不良性畸形。

(二)护理诊断

1.自理能力缺陷

自理能力缺陷与骨折肢体固定后活动或功能受限有关。

2.疼痛

疼痛与创伤有关。

3.知识缺乏

缺乏骨折后预防并发症和康复锻炼的相关知识。

4.焦虑

焦虑与疼痛、疾病预后、经济负担、亲人陪护等因素有关。

(三)护理措施

1.术前护理及非手术治疗

(1)心理护理:股骨骨折后,因担心畸形,影响美观和功能,会产生心理障碍。讲解疾病相关知识,增强患者信心。剧烈疼痛会导致患者情绪危机,使其产生焦虑、紧张、烦躁等心理变化。

护理人员要经常巡视病房,多与患者交谈,帮助患者正确面对现实,尽快进入患者角色。耐心细致地讲解手术过程及术前、术中、术后注意事项。

讲解手术后相关功能锻炼,增强患者战胜疾病的信心,建立信任感和安全感,以最佳心态接受治疗。

(2)饮食护理:加强饮食营养,宜选择高蛋白、高维生素、高钙、高铁、粗纤维及果胶成分丰富的食物,如适当食鱼类、肉类以及新鲜水果、蔬菜。有消瘦、贫血等患者,可选择静脉输入营养物质,如 20%脂肪乳剂、复方氨基酸等。

(3)休息与体位:局部固定后,宜卧硬板床,取半卧位或平卧位,可采取侧卧位,侧卧位时患肢在上,两腿之间隔垫棉物以防股骨远端过度屈曲受压。

日间活动不宜过多,尽量卧床休息,离床活动时必须有家人陪护以防跌倒二次错位,膝关节活动不易度数太过。

(4)功能锻炼。①早中期:骨折急性损伤处理后 2～3 d,损伤反应开始消退,肿胀和疼痛开始消退,即可开始功能锻炼,如直腿抬高,屈膝屈髋,踝背伸,趾屈;②晚期:骨折基本愈合,外固定去除后,锻炼目的为恢复髋关节活动,常用方法为被动运动、主动运动、助力抗阻运动和关节牵伸运动。

2.术后护理

(1)体位:石膏固定体位,平卧或侧卧静休,患腿抬高体位。

(2)症状护理。①疼痛:向患者解释手术后疼痛的规律,指导缓解疼痛的方法,如听音乐、看报纸与家属聊天等分散对疼痛的注意力;给予伤口周围的按摩,缓解肌紧张;正确评估患者疼痛的程度,对疼痛明显者可适当给予止痛剂;采用止痛泵止痛法,利用止痛泵缓慢从静脉内给药,减轻疼痛。②肿胀:伤口局部肿胀,术后用冰袋冷敷;患肢肢体的肿胀,如患有血液循环障碍时应检查外固定物是否过紧;患肢给予抬高;③伤口:观察有无渗血渗液感染情况;④一般护理:协助洗漱、进食,并鼓励指导患者做些力所能及的自理活动。

(3)功能锻炼:在术后固定期间,主动进行髋关节屈伸、膝关节屈伸及踝背伸、趾屈活动。

3.出院指导

(1)心理指导:讲述疾病相关知识及介绍成功病例,帮助患者树立战胜病魔的信心。

(2)休息:早期卧床休息为主,可间断下床活动。

(3)用药:出院带药时,应将药物的名称、剂量、用法、注意事项告诉患者,按时用药。

(4)饮食:鼓励患者多食高蛋白、高热量、高维生素、含钙丰富、刺激性小的易消化食物。多食蔬菜、水果,忌烟酒,禁食辛辣刺激食物,预防便秘。

(5)固定:保持患侧髋部及下肢有效固定位,并维持 3 周。

(6)功能锻炼:出院后指导患者患肢保持功能位,不宜过量运动,防止骨间隙增大,引起骨不连。

外固定者,避免前屈、内收动作。解除外固定后,加强功能锻炼,着重练习髋的前屈、后伸活动,如蹬腿、抱膝,力度需适中,以防过猛而再次损伤。

(7)复查时间及指征:定期到医院复查,术后 1 个月、3 个月、6 个月需行 X 线片复查,了解骨折愈合情况。手法复位外固定者如出现骨折处疼痛加剧、患肢麻木、足趾颜色改变、温度低于或高于正常等情况须随时复查。

(杜 瑞)

第六节　骨性关节炎

一、常见证候要点

(一)肝肾亏虚证

日久不愈,关节屈伸不利,肌肉瘦削,腰膝酸软或畏寒肢冷,阳痿,遗精,或五心烦热,午后潮热,口干。舌淡红,苔薄白或少津,脉沉细弱或细数。

(二)风寒湿痹证

(1)行痹肢体关节、肌肉疼痛酸楚,屈伸不利,可涉及肢体多个关节,疼痛呈游走性,可见有恶风、发热等症。舌苔薄白,脉浮或缓。

(2)痛痹肢体关节疼痛,痛势较剧,部位固定,遇寒则痛甚,得热则痛缓,关节屈伸不利,局部皮肤或有寒冷感。舌淡,苔薄白,脉弦紧。

(3)着痹肢体关节、肌肉酸痛,重着,肿胀散漫,关节活动不利,肌肉麻木不仁。舌淡,苔白腻,脉濡缓。

(三)风湿热痹证

关节疼痛呈游走性,可涉及一个或多个关节活动不利,局部触之灼热,红肿,得冷则舒,可有皮下结节或红斑,伴汗出恶风等全身症状。舌质红,苔黄腻,脉滑数或浮数。

(四)痰瘀痹阻证

痹证日久,面色暗黧或胸闷痰多,关节肌肉刺痛、固定不移或关节肌肉紫暗肿胀,肢体麻木,不可屈伸,反复发作,骨关节僵硬变形。舌质紫暗或有瘀斑,苔白腻或黄腻,脉弦涩。

二、常见症状/证候施护

(一)关节疼痛

(1)评估疼痛的诱因、性质、部位、持续时间、躯体感觉运动情况等,做好疼痛评分,可应用疼痛自评工具"数字评分法(NRS)"评分,记录具体分值。

(2)保持患肢功能位。

(3)做好生活能力及安全评估。

(4)遵医嘱中药湿敷。

(5)遵医嘱穴位贴敷。

(二)关节肿胀

(1)评估肿胀的部位、持续时间、运动情况等。

(2)寒、湿痹的患者可局部热敷,注意避免烫伤。

(3)遵医嘱中药湿敷。

(4)遵医嘱中药熏蒸。

(5)遵医嘱中药外敷。

(6)遵医嘱穴位贴敷,肩痹取曲池、肩髃、手三里等穴,膝痹取足三里、委中、阳陵泉等穴。

(三)下肢活动受限

(1)评估关节活动受限的范围、持续时间等,必要时采取安全防护措施,防止跌倒及其他意外发生。

(2)遵医嘱中药涂擦。

(3)遵医嘱中药泡洗。

三、中医特色治疗护理

1.药物治疗

①内服中药;②注射给药;③外用中药。

2.特色技术

①中药湿敷;②中药熏蒸;③中药外敷;④穴位贴敷;⑤中药泡洗;⑥中药离子导入;⑦中药涂擦;⑧艾灸;⑨蜡疗。

(阿达力提汗·玉素音)

第七节　膝关节骨性关节炎

一、常见证候要点

(一)气血两虚证

关节酸痛,屈伸不利,乏力,汗出畏寒。舌淡,苔薄白,脉沉细或沉虚而缓。

(二)风湿痹阻证

关节肌肉酸痛,活动不利,阴雨天疼痛加重,得温痛减。舌质淡红,苔薄白,脉迟沉。

(三)肝肾亏虚证

痹证日久不愈,关节屈伸不利,腰膝酸软,心烦口干。舌质淡红,舌苔薄白,脉细无力。

二、常见症状/证候施护

(一)关节疼痛

(1)评估疼痛的诱因、性质、下肢活动、下肢感觉、运动情况。

(2)体位护理,患肢制动并抬高15°,外展中立,以减轻疼痛。

(3)做好下肢保暖,防止受凉。

(4)指导患者学会放松技巧,分散患者的注意力。

(5)遵医嘱腿部予中药贴敷、中药热熨、中药熏蒸、中药塌渍等治疗,观察治疗后的效果,及时向医师反馈。

(6)遵医嘱使用耳穴贴压(耳穴埋豆),减轻疼痛。穴位:神门、交感、皮质下、肝、肾等。

(二)关节肿胀

(1)观察关节肿胀情况,加重应警惕关节内积液,及时报告医师。

(2)给予活血止痛散每日1剂,水煎局部外洗。

(3)给予气压治疗、理疗、穴位按摩等,减轻肿痛,改善活动功能。

(4)遵医嘱局部予中药熏洗、中药塌渍、艾灸等治疗,注意防止皮肤烫伤及损伤,观察疗效。

（三）下肢活动受限

（1）评估患者下肢肌力及步态,对肌力下降及步态不稳者,做好安全防护措施,防止跌倒及其他意外事件发生。

（2）做好健康教育,教会患者使用助行器行走。

（3）卧床期间或活动困难患者,指导患者进行四肢关节主动运动及踝泵运动,提高肌肉强度和耐力。

（4）保持病室环境安全,协助患者生活料理。

（5）遵医嘱予物理治疗或采用中药热熨、中药熏洗、穴位贴敷等治疗。

三、中医特色治疗护理

（一）药物治疗

1.内服中药

（1）气血两虚证:益气养血,舒筋通络。汤药温服,每日 1 剂。中成药:血府逐瘀胶囊、痹祺胶囊等。

（2）风湿痹阻证:散寒除湿,温经活络。汤药温服,每日 1 剂。中成药:通络开痹片、舒筋活血胶囊等。

（3）肝肾亏虚证:补益肝肾,强筋健骨。汤药温服,每日 1 剂。中成药:骨宝胶囊、益肾蠲痹丸等。

2.注射给药

遵医嘱使用川芎嗪注射液、骨肽注射液等。

（二）特色技术

（1）中药贴敷:遵医嘱使用,如南星止痛膏、镇江膏药、麝香虎骨膏等。

（2）中药熏蒸:遵医嘱使用活血止痛散熏蒸。

（3）中药塌渍:遵医嘱应用马黄酊湿敷。

（4）中药热熨:遵医嘱使用四子散外敷(吴茱萸、紫苏子、莱菔子、白芥子各 60 g);吴茱萸 120 g＋粗盐 60 g,加热后熨敷。

（5）气压治疗:遵医嘱每日 1～2 次按摩双下肢。

（6）艾灸:遵医嘱灸神阙、关元、足三里、阳陵泉等穴位。

（三）围手术期护理

1.术前护理

（1）做好术前宣教与心理护理,告知手术注意事项及相关准备工作,取得患者的配合。

（2）术前训练,术前 2 d 指导患者床上大小便及正确使用便器的方法。

（3）戒烟酒,防感冒。

（4）为患者准备冰盐袋,讲解使用方法,以减少术后出血,利于消肿。

（5）为患者选择合适的助行器,指导正确使用方法。

（6）常规进行术区皮肤准备、药物过敏试验及交叉配血等。

（7）遵医嘱给予中药泡洗(双足及手术区)。

2.术后护理

（1）术后妥善安置患者,搬运患者时,保持患肢外展中立位,妥善固定各管路。

（2）根据不同的麻醉方式，正确指导患者进食。

（3）注意观察生命体征变化、患肢感觉、运动、肌力等神经功能的变化。

（4）观察伤口敷料渗出情况，保持伤口负压引流管通畅，定时倾倒引流液，正确记录，安装自体血回输器的患者术后 4 h 内回输，严格执行无菌操作。

（5）评估患者下肢疼痛情况。

（6）根据手术方式，术后 1～2 d 主要进行被动练习，对患肢做足底（涌泉穴）及大腿的按摩和屈伸踝关节的锻炼，患肢给予弹力绷带或弹力袜外固定，同时开始进行持续被动运动活动器（CPM）活动膝关节，活动范围从 30°开始递增，每日 2 次，每次 30～60 min，速度从每分钟 1～2 次开始并逐步增加，关节活动度可达 90°或以上。术后 2～3 d 以后，患者体力逐渐恢复，可由被动练习逐步过渡到主动练习，主要为屈膝活动和直腿抬高练习。同时借助行器下床行走训练。循序渐进地进行压腿、下蹲等训练。

（阿达力提汗·玉素音）

第九章　眼科疾病护理

第一节　白内障

一、概述

白内障是由于晶状体混浊、透明性改变从而造成视力障碍的眼病。年龄相关性白内障在中老年开始发生,多见于 50 岁以上的老年人,又称为老年性白内障。多数学者认为其发病机制是晶状体的新陈代谢障碍导致,临床表现视力下降、瞳孔区白,可以一眼单发,另一眼后发,亦可以两眼同时患病。老年性白内障是一种严重影响老年人生活质量的一种常见的眼科疾病,同时又是眼科手术复明效果最好、最安全的一种眼病。

二、病因与发病机制

年龄相关性白内障病因较为复杂,各种原因如老化、遗传、局部营养障碍、免疫与代谢异常、外伤、中毒、辐射等长期综合作用,都能引起晶状体代谢紊乱,导致晶状体蛋白质变性而发生混浊,此时光线被混浊晶状体阻挠无法投射在视网膜上,导致视物模糊。一般认为发病机制与氧化损伤导致的晶状体蛋白变性及晶状体上皮细胞凋亡有关。

三、临床表现

主要表现为单侧或双侧渐进性、无痛性的视力下降。早期患者常出现眼前固定不动的黑点,可出现单眼复视或多视、近视度数增加等表现;注视灯光可有虹视现象,还可出现畏光和眩光感。临床上将老年性白内障分为皮质性、核性和后囊下性 3 种类型。

1. 皮质性白内障

皮质性白内障是年龄相关性白内障中最常见的一种类型,其特点是混浊自周边部浅皮质开始,逐渐向中心部扩展,占据大部分皮质区。根据其临床发展过程及表现形式,皮质性白内障可分为 4 期,即初发期、进展期、成熟期和过熟期。

(1)初发期:仅为晶状体周边部皮质混浊,晶状体大部分仍透明,早期无视力障碍,晶状体混浊进展较慢,历经数年才进入下一期。

(2)进展期:晶状体纤维水肿和纤维间液体的不断增加,使晶状体发生膨胀,厚度增加,因此也被称为膨胀期。一方面,因以混浊为背景的囊膜张力增加而呈绢丝样反光;另一方面,由于膨胀的结果而使前房变浅。后者若发生在青光眼患者,很容易诱发青光眼的急性发作。这一阶段患者主要症状为视力逐渐减退,有时伴有眩光感,偶有单眼复视者。

(3)成熟期:这一阶段以晶状体全部混浊为其特点。视力仅剩光感或手动感,虹膜投影消失。前房深度恢复正常。

(4)过熟期:由于基质大部分液化,某种基本成分的丧失,使晶状体内容减少,前囊膜失去原有的张力而呈现松弛状态。有时可看到尚未液化的核心沉至囊袋下方,随眼球转动而晃动。

此时,可伴有虹膜震颤。

2.核性白内障

晶状体混浊从晶状体中心部位,即胚胎核位置开始出现密度增加,逐渐加重并缓慢向周围扩展,早期呈淡黄色,随着混浊加重,色泽渐加深,核的密度增大,屈光指数增加,患者常诉说老视减轻或近视增加,早期周边部皮质仍为透明。因此,在黑暗处瞳孔散大视力增进,而在强光下瞳孔缩小视力反而减退,故一般不等待皮质完全混浊即行手术治疗。随着白内障程度加重,晶状体核颜色亦逐渐加深,由淡黄色转而变为棕褐色或琥珀色。在长期得不到治疗的所谓迁延性核性白内障病例,特别是糖尿病患者,晶状体核最终变为黑色,形成所谓的黑色白内障。晶状体核颜色与核硬度有一定的相关性,即颜色越深,核越硬。

3.后囊下性白内障

后囊下性白内障是指以囊膜下浅皮质混浊为主要特点的白内障类型。混浊多位于后囊膜下,呈棕色微细颗粒状或浅杯形囊泡状。有时前囊膜下也可出现类似改变。病变一般从后囊膜下视轴区开始,呈小片状混浊,与后囊膜无明显界限。

在裂隙灯下检查时,有时可以发现混浊区附近的囊膜受累,呈现黄、蓝、绿等反射,形成所谓的多彩样闪辉现象。由于病变距节点更近,因此即使病程早期,或病变范围很小很轻,也会引起严重的视力障碍。

四、治疗要点

至今为止尚无药物可以完全阻止或逆转晶状体混浊。手术治疗是治疗白内障的基本、有效的方法。当白内障的发展影响到工作和日常生活时,即主张手术。目前,主要采用白内障超声乳化联合人工晶体植入技术。

五、护理评估

1.现病史

(1)局部:做好眼部常规检查,评估眼的视力、光感、光定位、红绿色觉检查等。

(2)全身:评估患者身体状况,完善各项检查,特别是对合并糖尿病、高血压、冠心病患者,应保持各项指标在正常范围,以保证手术安全进行。

2.健康史

(1)一般资料:性别、年龄、发病诱因、起病缓急等。

(2)既往史:了解既往有无糖尿病、高血压、心血管疾病和家族史等。

3.辅助检查

(1)眼电生理检查:了解视网膜、视神经功能。

(2)角膜曲率、角膜厚度测定及眼轴超声检查:可计算手术植入的人工晶体度数。

4.心理-社会因素

患者因视力障碍影响工作、学习和日常生活,护士应评估患者和家属的心理、情绪状况,了解白内障造成的视力障碍对患者生活自理能力的影响。

六、常见护理诊断、合作性问题

1.焦虑

焦虑与对手术过程不了解及担心预后有关。

2.感知紊乱视力下降

感知紊乱视力下降与晶状体混浊有关。

3.有外伤的危险

外伤与视力障碍有关。

4.潜在并发症

潜在并发症包括术后眼内炎、急性闭角型青光眼等。

5.知识缺乏

缺乏老年性白内障相关的预防保健和治疗配合知识。

七、护理目标

(1)克服焦虑及恐惧情绪,配合治疗和护理。

(2)视力得到提高。

(3)适应正常生活,能采取预防外伤的措施。

(4)无并发症发生,或并发症得到及时处理和控制。

(5)掌握本病相关的自我护理知识及技能。

八、护理措施

1.术前护理

(1)心理护理:向患者讲解疾病的发生原因、手术治疗的目的、意义、方法及术后疗效,同时可将做过手术的成功病例与其交流,以增强患者重见光明、战胜疾病的信心,以积极的心态配合完成手术。

(2)术前准备:评估患者身体状况,完善各项检查,特别是对合并糖尿病、高血压、冠心病患者,应保持各项指标在正常范围,以保证手术安全进行,同时做好眼部常规检查,如眼的视力、光感、光定位、红绿色觉检查,了解玻璃体、视网膜和视神经形态及功能,特别是角膜曲率、角膜厚度测定及眼轴超声检查,使植入的人工晶体度数更为精确。术前3 d指导患者练习眼球上、下、左、右转动,给予抗生素眼液滴眼,每天3～6次,以控制眼部感染病灶,术前1 d清洁眼部皮肤,术晨给予0.9％NaCl冲洗结膜囊及泪道,并用复方托吡卡胺(托品酰胺)眼液于术前1 h滴眼散瞳,使瞳孔在手术过程中始终保持散大状态,便于手术操作。

2.术后护理

(1)术后注意卧床休息,嘱患者放松头部,减少头部活动,勿用手抓眼。避免患者突然坐起、低头、咳嗽、弯腰、提起重物、强光刺激等剧烈活动,以防人工晶体移位、眼内出血等情况发生。同时应注意观察术眼反应情况,注意敷料有无松动、移位、渗出,如术眼出现视物不清、剧烈疼痛或视力下降,伴头痛、恶心等状况时,应立即报告医生进行处理。

(2)在饮食方面,以清淡为主,多吃含粗纤维的营养食物,禁忌坚硬食物和吸烟、饮酒,以防止过度咀嚼和刺激震动眼部伤口,特别是对于糖尿病患者,应控制患者的饮食情况,并注意保持大便通畅,当患者便秘时,指导患者正确用力排便,避免不适当用力排便使眶内压升高,引起眼内出血,人工晶体脱位,必要时可遵医嘱给予开塞露或缓泻剂。指导患者注意保持眼部的清洁卫生,防止感染和并发症的发生,眼药水使用前必须洗手,眼药水滴眼应距离眼睛2 cm左右,勿触碰睫毛,并注意眼角是否有分泌物。

(3)并发症观察:①眼压增高,是白内障患者术后常见的一种反应,患者多表现为眼球胀痛,前额剧痛,因此,术后应注意听取患者主诉,询问患者有无眼球胀痛等不适,怀疑有眼压升高时应及时向医生汇报并配合处理;②眼部感染,是白内障术后发生率最高的并发症之一,术后应保持眼部的清洁和卫生,给予抗生素滴眼,每天 3~6 次;③角膜内皮水肿,患者多表现为视力模糊、眼睛不适、畏光及对光敏感性增加等,应根据裂隙灯、A 超检查结果给予相应的治疗,如贝复舒滴眼液及激素类眼药水滴眼。

3.出院健康指导

指导患者注意眼部卫生,正确应用滴眼药,勿用手或手帕反复擦眼,洗头、洗脸时防止刺激性水流入眼睛,以防伤口感染或裂开,避免长时间用眼,如看电视、看书等,避免强光刺激,定期复诊,如出现眼痛、恶心、呕吐、视力下降、眼红、分泌物增多、复视等症状,应及时到医院检查。

(于 楠)

第二节 原发性闭角型青光眼

原发性闭角型青光眼,是由于前房角被周边虹膜组织机械性阻塞导致房水流出受阻,造成眼压升高的一类青光眼。其发病有地域、种族、性别、年龄上的差异;主要分布于亚洲地区,尤其是我国。黄种人发病率最高,黑种人次之,白种人最少;女性多见,男女之比为 1:3,与正常女性前房角的解剖结构较窄有关;多发生在年龄>40 岁者,以 50~70 岁者最多。可分为急性闭角型青光眼和慢性闭角型青光眼。本节主要介绍急性闭角型青光眼患者的护理。

一、病因与发病机制

原发性闭角型青光眼的发生必须具备两个因素,即眼球解剖结构异常及促发机制存在。

1.解剖结构因素

特征性的眼部解剖结构包括眼轴短、角膜较小、前房浅、房角窄、晶状体较厚,位置相对靠前等。发病机制主要是周边部虹膜机械性堵塞了房角,阻断了房水的出路而致眼压急剧升高。

2.促发因素

情绪激动、暗室停留时间过长、长时间阅读或近距离用眼过度疲劳和疼痛、局部或全身应用抗胆碱类药物、气候变化、季节更替等,均可直接或间接影响自主神经功能,加重周边虹膜堵塞房角,诱发急性闭角型青光眼。

二、临床表现

典型的急性闭角型青光眼有以下几个不同的临床阶段(分期)。

1.临床前期

急性闭角型青光眼为双侧性眼病,当一眼急性发作被确诊后,另一眼即使没有任何临床症状也可以诊断为急性闭角型青光眼临床前期。

另外,部分闭角型青光眼在急性发作前,可以没有自觉症状,但有明确的急性闭角型青光眼家族史,眼部检查具有浅前房、虹膜膨隆、房角狭窄的解剖特征,暗室激发试验呈阳性表现。

2.先兆期

先兆期又称小发作、不典型发作,表现为一过性或反复多次的小发作,多出现在傍晚时分,突感雾视、虹视,可能有患侧额部疼痛,或伴同侧鼻根部酸痛。上述症状历时短暂,休息后自行缓解或消失。若即刻检查可发现眼压升高,>40 mmHg,眼局部充血或不充血,角膜上皮水肿呈轻度雾状,前房极浅,但房水无混浊,房角大范围关闭,瞳孔稍扩大、光反射迟钝。小发作缓解后,除具有特征性浅前房外,一般不留永久性损害。

3.急性发作期

急性发作期即典型的大发作,表现为剧烈头痛、眼痛、畏光、流泪、虹视、雾视、视力急剧下降,可伴有恶心、呕吐等全身症状。多为单眼,也可双眼同时发作。由于房角突然大部分或全部关闭,眼压急剧上升,>50 mmHg,或>80 mmHg;症状剧烈,视力严重减退,可仅存光感。眼部检查可见球结膜水肿、睫状充血或混合充血,角膜水肿,呈雾状混浊,角膜后色素性颗粒沉着(色素性 KP)、前房浅、房水闪辉阳性、虹膜水肿、瞳孔散大,多呈竖椭圆形或偏向一侧,对光反射消失。眼底常窥不清,如能看到则见视网膜中央动脉搏动。发病后,尚可见虹膜脱色素或节段萎缩,晶状体前囊下有灰白色斑点状、粥斑样混浊,称为青光眼斑。临床上凡见到上述改变,即可证明患者曾有过急性闭角型青光眼大发作。

4.间歇缓解期

间歇缓解期是指小发作后自行缓解,关闭的房角重新开放,小梁未遭受严重损害,不用药或仅用少量缩瞳剂眼压能稳定在正常水平。但瞳孔阻滞的病理基础尚未解除,随时有再次发作的可能。

此期时间可长可短,长者数年,短者数日,更有甚者数日内再发作。

5.慢性进展期

急性大发作或多次小发作后,房角广泛粘连,小梁功能严重损害,眼压中度升高,视力进行性下降,眼底可见青光眼性视盘凹陷,并有相应的视野缺损。

6.绝对期

绝对期是指高眼压持续过久,眼组织特别是视神经遭到严重破坏,视力已降至无光感且无法挽救的晚期病例,偶尔可因眼压过高或角膜变性而剧烈疼痛。

三、治疗要点

1.药物治疗

(1)缩瞳剂:能将根部虹膜拉离房角,促进房角开放和房水引流,保护房角免于粘连损害。常用1%毛果芸香碱滴眼液。

(2)β-肾上腺素受体阻滞剂:通过抑制房水生成降低眼压,不影响瞳孔大小和调节功能。常用0.5%噻吗洛尔、0.25%倍他洛尔滴眼液等。

(3)碳酸酐酶抑制剂:通过减少房水生成降低眼压。常用1%布林佐胺滴眼液、2%多佐胺滴眼液,口服乙酰唑胺或醋甲唑胺。

(4)高渗脱水剂:短期内提高血浆渗透压,使眼组织特别是玻璃体中水分进入血液,从而减少眼内容积。常用20%甘露醇、异山梨醇。

(5)辅助治疗:局部或全身应用糖皮质激素或非甾体抗炎药,有利于患眼反应性炎症消退和减轻,减轻房角组织的炎症水肿,有利于房水引流,减少或避免粘连发生。

(6)视神经保护性治疗:自由基清除剂、抗氧化剂,如维生素 E、维生素 C 等,可对受损的视网膜视神经组织起到一定的保护作用。

2.手术治疗

急性发作的患眼,由于房角多已广泛粘连而丧失功能,只能降眼压后行滤过手术。对于不典型发作者,根据眼压情况和房角的开放范围选择手术方式。手术目的是:①解除瞳孔阻滞,避免房角关闭,阻止病程进展;②建立房水向外引流通道。常见的手术方法有:①激光手术:如激光周边虹膜切除术;②显微手术:周边虹膜切除术、小梁切除术等。

四、护理评估

1.现病史

(1)评估患者起病时间、起病缓急、发作次数、有无规律性及发病时的伴随症状等。

(2)了解诱因、诊疗经过等。

2.健康史

了解有无青光眼家族史、有无促发因素存在、发病以来的用药情况及治疗效果等。

3.辅助检查

(1)房角镜、眼前段超声生物显微镜检查:可观察和评价前房角的结构,对明确诊断、用药以及手术方式的选择有重要意义。

(2)暗室试验:可疑患者可进行暗室试验,即在暗室内患者清醒状态下,静坐60~120 min,然后在暗光下测眼压,如测得的眼压比试验前升高>8 mmHg,则为阳性。

(3)视野检查:视野缺损情况反映病变的严重程度。

4.心理-社会因素

护士注意评估者情绪反应的强度和紧张度、性格特征、文化层次,并了解患者及其家属对本病的认知程度。

五、常见护理诊断/合作性问题

1.急性疼痛

急性疼痛与眼压升高有关。

2.感知紊乱:视力障碍

视力障碍与眼压升高致角膜水肿、视网膜及视神经损害有关。

3.焦虑

焦虑与担心疾病的预后有关。

4.有失明的危险

失明与视野缺损、视力下降或绝对期青光眼视力完全丧失有关。

5.知识缺乏

缺乏急性闭角型青光眼自我管理的相关知识。

六、护理目标

(1)眼压下降,眼痛、头痛等症状减轻或消失。

(2)视力逐渐提高或稳定。

(3)了解焦虑的原因,能自我调解,情绪稳定,积极配合治疗和护理。

(4)患者或家属理解急性闭角型青光眼的病情发展,获得该病的自我护理知识。

(5)无外伤发生,或发生外伤后得到及时处理。

七、护理措施

1.疼痛管理

提供安静、整洁、舒适、安全的休息环境,按医嘱正确及时使用降眼压药,向患者解释头痛、眼胀痛的原因,帮助患者放松,分散患者注意力。

2.心理护理

根据青光眼患者性情急躁,易激动的特点,应耐心做好心理疏导工作。指导患者控制情绪的方法,如深呼吸、听音乐等,消除紧张、焦虑心理,保持良好心态。

3.预防外伤

①提供光线充足的环境;②做好患者的安全教育,指导患者了解预防跌倒的安全措施;③指导患者掌握床边传呼系统,并鼓励患者寻求帮助;④协助患者生活护理,厕所、浴室等必须安置方便使用和安全防护的设施,如防滑垫、扶手等,并指导患者使用方法;⑤将常用物品按方便患者的原则定位放置,活动的空间不设置障碍物,避免患者绊倒。

4.手术护理

按眼科手术患者的常规护理。术后第1天换药,注意询问患者有无眼痛、头痛,密切观察眼压、滤过泡、前房情况,对于前房形成迟缓合并低眼压者应加压包扎。为预防炎症发生和促进前房形成,遵医嘱使用散瞳剂,必须严格执行查对制度,确认眼别,严防差错的发生。注意保护滤过泡,护理操作要轻巧,不能压迫滤过泡,包眼后外加眼罩保护。

5.健康指导

(1)用药护理:遵医嘱使用降眼压药,观察疗效和药物不良反应。①眼局部频滴高浓度缩瞳剂(如2%毛果芸香碱)时需压迫泪囊区2~3 min,减少药物吸收,该药不良反应可引起眉弓疼痛、视物发暗、近视加深等,偶可出现胃肠道反应、头痛、眩晕、脉快、气喘、流涎、多汗等全身中毒症状;②β-肾上腺素受体阻滞剂使用时注意观察心率、脉率,发现异常及时停药报告医生,脉率<60次/分钟,停止使用,窦性心动过缓或房室传导阻滞患者慎用,有支气管哮喘、肺源性心脏病、心力衰竭病史的患者禁用;③碳酸酐酶抑制剂局部用药不良反应小,常有味觉异常,视力模糊等,口服碳酸酐酶抑制剂,如乙酰唑胺应少量多次饮水,与钙酸氢钠同服,密切观察药物不良反应,如唇麻痹、手足有蚁爬行感,个别患者可能出现血尿、肾绞痛,有泌尿系统结石的患者慎用,用药后定期检查尿常规,一旦出现异常,立即停药,有磺胺过敏史的患者禁用此类药物;④使用高渗剂时应注意观察尿量及有无电解质紊乱,心、肾功能不全者慎用。20%甘露醇250 mL静脉滴注30~40 min内滴完,静脉滴注后患者需卧床休息,预防直立性低血压;口服利尿脱水药异山梨醇口服溶液后不宜多喝水,可用温开水漱口,注意观察胃肠道的不良反应,使用高渗剂30 min后测眼压,观察用药后的情况。

(2)自我保健知识指导:①向患者及其家属讲解青光眼是一种不能完全根治的疾病,对视力的损害不可逆,一旦确诊,需定期复诊;②指导患者遵医嘱按时用药,以及掌握正确滴眼药水、涂药膏的方法,观察药物不良反应,不得随意自行停药、改药;③指导患者及其家属识别可能发生急性发作的征象,如头痛、眼痛、恶心、呕吐等;④指导滤过手术后的患者保护滤过泡,避免碰撞或用力揉术眼,避免剧烈运动,如打球、游泳、头部倒立等。

(3)避免促发因素:①选择清淡易消化的饮食,少吃辛辣和刺激性强的食物,不宜饮用咖啡和浓茶,多吃粗纤维食品,保持大便通畅;②指导患者掌握控制情绪的方法,保持心情舒畅,避免过度疲劳,生活有规律,睡眠充足,特别注意睡眠时枕头高度要适宜,不能过低;③短时间内饮水不宜过多,应少量多次,但无须限制每天的摄入量;④避免长时间阅读、看电影、电视,不要在暗室久留,不要长时间低头、弯腰,衣领、腰带不要过紧等。

八、护理评价

通过治疗和护理计划的实施,评价患者是否能够达到上述护理目标。

(于　楠)

第三节　睑腺炎

睑腺炎是常见的眼睑腺体的急性化脓性炎症,又称麦粒肿,多发生于儿童及青年人。若睑板腺感染,称内睑腺炎;若系睫毛毛囊或其附属皮脂腺、汗腺感染,称外睑腺炎。因眼睑皮肤菲薄,皮下组织疏松,因而发生炎症时局部的充血、水肿反应显著。

一、病因与发病机制

由金黄色葡萄球菌引起的感染最为常见。睑板腺开口阻塞引起的急性无菌性炎症可继发为内睑腺炎。当睑腺炎伴发睑缘炎时,可表现为多发病灶或反复发作。

二、临床表现

眼睑红、肿、热、痛的急性炎症表现。①外睑腺炎的炎症反应集中在睫毛根部附近的睑缘处,初发时痒感逐渐加剧,睑局部水肿、充血、疼痛明显,近睑缘处,可摸到硬结,发生在外眦部者疼痛特别显著,外侧球结膜也发生水肿;炎症严重时可上睑或下睑弥散性红肿,轻者炎症可自行消退,或 3～5 d 后硬结逐渐软化,在睫毛根部有黄色脓头,积脓一旦穿破皮肤,向外排出,则红肿迅速消退,疼痛也随之消失。②内睑腺炎受睑板限制,肿胀范围较局限,但仍有硬结、疼痛和压痛等症状,相应的睑结膜面充血、水肿,若致病菌强烈,或者在儿童、老年人及糖尿病等抵抗力低下的患者中,炎症可由一个腺体扩展到其他腺体,形成多个脓点,并发展为睑蜂窝织炎,伴畏寒、发热等全身症状。

三、治疗要点

早期硬结未软化时热敷,每日 3～4 次,每次 15 min。应用抗生素眼药水有助于感染的控制;重症或合并全身中毒症状者,全身应用有效的抗生素;超短波理疗或内服清热解毒中药也有一定疗效;脓肿形成后切开排脓。外睑腺炎应在皮肤面切开,切口与睑缘平行,以减少瘢痕形成;内睑腺炎则在结膜面切开,切口与睑缘垂直,以免损伤过多的睑板腺导管。

四、护理评估

1.现病史

(1)评估眼部症状,眼睑肿痛时间、程度、有无挤压或针挑、有无发热、寒战等全身症状;评估有无耳前淋巴结肿大及肿大程度。

(2)了解诱因、诊疗经过等。

2.健康史

了解有无睑缘炎病史;用眼卫生情况;有无营养不良、糖尿病病史;有无长期使用激素或免疫抑制剂,以及发病以来的用药情况、治疗效果等。

3.辅助检查

辅助检查可进行分泌物细菌培养及药物敏感试验,但临床上很少选用。

4.心理-社会状况

睑腺炎起病较急,有疼痛不适,且影响外观,患者较为着急,尤其在脓肿未溃破前,患者易自行挤压或针挑,护士应评估患者对疾病的认知程度及配合情况。

五、常见护理诊断/合作性问题

1.急性疼痛

急性疼痛与睑腺炎症刺激有关。

2.焦虑

焦虑与担心疾病预后不良有关。

3.知识缺乏

缺乏睑腺炎相关的防治知识。

4.潜在并发症

潜在并发症包括眼睑蜂窝织炎、海绵窦脓毒血栓。

六、护理目标

(1)眼痛缓解或消失。

(2)了解焦虑的原因,能自我调解,情绪稳定,积极配合治疗和护理。

(3)患者或家属理解睑腺炎的病情发展,获得该病的自我护理知识。

(4)无并发症发生或发生并发症后得到及时处理。

七、护理措施

1.疼痛管理

仔细观察患者对疼痛的反应,耐心听取患者疼痛的主诉,给予支持和安慰,指导放松技巧。向患者解释眼痛的原因,按医嘱及时用药。

2.心理护理

鼓励患者表达自己的感受,及时给予安慰和理解,指导患者分散注意力。

3.指导患者正确热敷

热敷可以促进血液循环,早期有助于炎症消散和疼痛减轻,晚期有利于脓肿成熟。热敷时应特别注意温度,以防烫伤。

常用方法有:①汽热敷法:将装满开水的保温瓶瓶口覆盖上一层消毒纱布,嘱患者眼部靠近瓶口,并将干净的双手围成筒状,使热气集中于眼部,温度以患者能接受为度,每次 15～20 min,每天 3 次;②干性热敷法:用装有 2/3 满的热水袋,外裹多层纱布,直接置于患眼,温度一般在 40 ℃左右,每次 15～20 min,每天 3 次;③湿性热敷法:嘱患者闭上眼睛,先在患眼部涂上凡士林,再将消毒的湿热纱布拧干覆盖,温度以患者能接受为度,每 5～10 min 更换一次,每次更换 2～4 遍,每天 2～3 次。

4.健康指导

①在脓肿未成熟前,切忌挤压或用针挑刺,以免细菌经眼静脉进入海绵窦,导致颅内、全身感染等严重并发症;②养成良好的卫生习惯,不用脏手或不洁手帕揉眼;③告诉患者治疗原发病的重要性,如有慢性结膜炎、睑缘炎或屈光不正者,应及时治疗或矫正。

八、护理评价

通过治疗和护理计划的实施,评价患者是否能够达到以下目标。

(1)眼痛症状缓解或消失。

(2)情绪平稳,积极配合治疗和护理。

(3)获得该病的自我护理知识。

(4)疾病得到控制,无眼睑蜂窝织炎、海绵窦脓毒血栓的发生或发生上述情况后得到及时的处理。

(于　楠)

第四节　翼状胬肉

翼状胬肉为眼科常见病与多发病,中医称"胬肉攀睛"。多在睑裂区肥厚的球结膜及其下纤维血管成三角状,向角膜侵犯。因其形似昆虫翅膀而得名。

一、病因与发病机制

病因病理尚不清楚,现今存在3种学说。

1.变性疾病学说

变性疾病学说认为睑裂部结膜长期的暴露和外界刺激,紫外线照射、气候干燥、风沙等,引起结膜增生产生的弹性纤维及玻璃样组织构成。近热带和户外工作者发病率较高。

2.炎性学说

炎性学说认为是炎性增生性病变,非感染因素,局部使用糖皮质激素有效。

3.增生性学说

增生性学说认为其是一种良性肿瘤,抗代谢药物可控制其发展和复发。

二、临床表现

1.症状

多无自觉症状或仅有轻度不适感。胬肉充血、熬夜劳累、饮酒,或食用辛辣刺激食物时可出现不适感。当胬肉生长遮挡瞳孔区,引起视力下降。延展至角膜组织后,牵拉角膜,引起散光;重者出现不同程度眼球运动受限。

2.体征

单侧或双侧发病,鼻侧多于颞侧。初期为球结膜充血肥厚,后发展成三角形的纤维血管组织,分为头、颈和体3个部分。重者出现不同程度的眼球运动障碍。根据其病变进展,临床上分为两期。

(1)进行期:体部充血明显,组织肥厚,头部呈灰白色隆起。其前方角膜有混浊浸润,向角膜中央发展迅速。绝大多数需要手术治疗,且容易复发,术中可应用丝裂霉素 C。

(2)静止期:头部平坦,体部无明显充血,组织薄,其前方角膜透明,病变静止。本期多无须手术治疗,且术后复发率高。

三、治疗要点

1.静止期

处于静止期的胬肉无不适,无须治疗。暂且观察,治疗结膜炎即可。

2.防治去除刺激因素

避免摄入辛辣刺激食品,户外工作、接触强紫外线、风沙等刺激性环境时,需佩戴防风镜。

3.手术治疗

(1)手术目的:①安全将胬肉切除干净;②达到良好的光学效果。

(2)适应证:①进行性胬肉生长迅速;②胬肉头部侵入角膜缘>2 mm 可影响视力;③胬肉严重影响外观,眼球活动受限。

(3)手术方式:①胬肉切除合并结膜瓣移植术;②胬肉切除联合自体角膜缘干细胞移植及羊膜移植术(复发率最低);③角膜部分板层移植;④翼状胬肉头部转移法;⑤暴露巩膜法;⑥结膜移植术。

4.抗复发治疗

(1)术后采用适当辅助药物,丝裂霉素 C、噻替哌、激素(如地塞米松)。

(2)冷冻治疗:使用−40 ℃冷冻头接触翼状胬肉头部及颈部,破坏新生血管。

(3)物理治疗:β 射线(锶-90)、氩激光。

四、护理评估

1.现病史评估

翼状胬肉是否有充血,有无遮挡瞳孔区及胬肉生长的速度。眼球活动是否受限,以及散光的情况。胬肉处于进行期还是静止期?发病呈单眼或双眼,是否长期暴露在户外,有无较长时间紫外线照射,是否在风沙环境下工作和生活。有无眼部不适症状。

2.健康史

(1)一般资料:年龄、性别、工作及生活环境和病程进展等。

(2)既往史:既往有无其他眼科疾病史,有无药物过敏史。

3.心理-社会因素评估

患者的心理、情绪状况,以及对疾病严重性的认知程度、家庭支持等。

五、常见护理诊断/合作性问题

1.焦虑

焦虑与疾病影响外观或担心术后复发有关。

2.疼痛

疼痛与手术切口有关。

3.知识缺乏

缺乏翼状胬肉的预防、治疗和防止复发的知识。

六、护理目标

(1)患者情绪平稳,能配合治疗。

(2)眼痛减轻或消失。

(3)能正确运用相关知识进行自我管理。

七、护理措施

1.心理护理

耐心向患者解释手术的目的、经过、术中可能出现的不适及如何配合,以减轻患者的心理压力。

2.疼痛护理

(1)听取患者主诉,给予解释和安慰。告知疼痛的原因及持续时间。

(2)指导患者减轻疼痛的方法,如听音乐、聊天、深呼吸。

(3)必要时遵医嘱口服止痛片。

3.健康宣教

(1)饮食、用药方面的护理。

(2)切口的护理:保持术眼敷料干燥、清洁,注意观察绷带的加压是否有效;观察术眼敷料有无渗血,切口有无红肿、脓性分泌物溢出。

(3)自我保健的方法:注意用眼卫生,避免揉眼、挤压、碰撞、触摸术眼,减少眼球活动。

(4)安全方面指导:提供安全的就医环境,做好安全教育,必要时家属陪伴。

(5)防止复发:避免阳光直晒、减少风尘刺激。长期佩戴防护镜可降低胬肉的复发率。

八、护理评价

通过治疗和护理计划的实施,患者是否可达到以下目标。

(1)焦虑情绪缓解,了解疾病相关知识,配合手术过程。

(2)眼痛得到控制。

(3)对手术效果与预期情况符合,知晓术后用药,切口自我保健,以及防止复发的措施。

(于　楠)

第五节　急性细菌性结膜炎

急性细菌性结膜炎是一种春秋季多见的、细菌感染所致的传染性眼病,具有流行性,俗名"红眼病"。

急性期传染性强,可散发或暴发流行,暴发常发生于集体生活环境。主要临床表现为特征性的结膜充血,有黏液性或脓性分泌物,属自限性眼病。

一、病因与发病机制

常见致病菌为革兰阳性球菌(表皮葡萄球菌、金黄色葡萄球菌、肺炎链球菌和化脓性链球菌）、革兰阴性球菌和流感嗜血杆菌等。传播途径为直接和间接接触、飞沫传播等。

二、临床表现

1.临床特征

病情发展迅速，以眼红、刺痒感、异物感、烧灼感、畏光、脓性和黏性分泌物为特点。当病变侵犯角膜时，畏光、疼痛及视力减退症状明显加重。潜伏期 1~3 d，3~4 d 时病情达到高峰，随即逐渐减轻，10~14 d 即可痊愈。

2.临床表现

临床表现可有大量的黏液脓性分泌物，患者晨起时会出现上下睑被分泌物粘连在一起。

3.检查

检查可见眼睑肿胀，结膜有不同程度的充血水肿，充血常以眼睑部及穹隆部最显著。严重时结膜表面可覆盖一层易于擦去的假膜，结膜下斑点状出血，常双眼同时或先后发病。

三、治疗要点

1.局部用药

局部应用抗生素滴眼液、抗生素眼药膏。可根据临床表现和实验室细菌检查结果对不同致病菌选用敏感的抗菌药物滴眼，对未做细菌培养的可选用广谱抗菌药物。一般选两种不同类型的抗生素眼药水交替使用，无效时更换其他抗生素眼药。治疗必须彻底，待症状完全消失后，仍需坚持用药一段时间，防止复发。

2.局部冲洗

分泌物较多时，可先用生理盐水或 3‰硼酸液冲洗结膜囊，待分泌物清除后再滴用抗生素滴眼液。注意不要遮盖包扎患眼。

3.预防

积极地预防，防止暴发流行和交叉感染。

四、护理评估

1.现病史

评估结膜充血、水肿情况和分泌物的颜色，眼痛、畏光的程度，是否有视物不清和视力下降的情况；是否双眼发病或者先后发病；是否有耳前淋巴结肿大。

2.健康史

（1）一般资料：年龄、性别、环境和接触史、病程进展等。

（2）既往史：既往有无急性结膜炎感染史，有无药物过敏史等。

3.辅助检查

结膜囊分泌物涂片或睑结膜刮片，做细菌培养和药物敏感试验。

4.心理-社会因素

评估患者的心理、情绪状况，以及对疾病严重性的认识程度等。

五、常见护理诊断/合作性问题

1.急性疼痛

急性疼痛与结膜感染及（或）侵犯角膜有关。

2.知识缺乏

缺乏滴眼药知识和疾病相关预防传染的知识。

3.焦虑

焦虑与眼部症状反应及需隔离治疗有关。

4.感知觉紊乱:视力下降

视力下降与感染后分泌物增多、畏光有关。

六、护理目标

(1)眼部症状得到控制,眼痛症状解除。

(2)能正确使用眼药水,了解疾病相关知识,积极配合防传染措施。

(3)焦虑情绪缓解,主动配合治疗。

(4)视力问题未影响正常生活,无安全问题发生。

七、护理措施

1.疼痛护理

(1)向患者解释疼痛的原因和疾病过程,鼓励患者树立信心。

(2)注意勿揉眼,防止角膜进一步损伤,加重疼痛。

(3)适当眼部休息,避免过度用眼。必要时使用止痛药物。

2.健康宣教和预防传染

(1)指导患者正确的眼药水使用方法及注意事项。分泌物较多时,用生理盐水或3%硼酸液冲洗结膜囊,待分泌物清除后再滴用抗生素滴眼液。

(2)预防传染:①积极治疗急性细菌性结膜炎,适当隔离,避免传染,防止流行;②尽可能避免与患者及其使用过的物品接触,如洗脸毛巾、脸盆等;期间尽量不去公共场所,如影院、商场、游泳馆等;个人用品要注意消毒。③注重个人卫生,勤洗手,不用手揉眼,勤剪指甲,饭前便后洗手。④医护人员接触患者后,必须洗手消毒,接触过患者的器械消毒,防止交叉感染。

3.心理护理

告知患者该病的自限性特点,增强其对预后的信心。减轻或消除其担忧和焦虑情绪,促使主动配合治疗。

4.安全指导

(1)晨起大量分泌物粘连上、下睑时,及时清洁洗脸;出现分泌物遮挡瞳孔区时,采用冲洗方式,即可恢复视力;用生理盐水冲洗眼结膜囊,冲洗时避免直冲角膜。

(2)当视力受影响时,动作宜缓、宜慎,防止外伤和跌倒等情况发生。

八、护理评价

通过治疗和护理计划的实施,患者是否达到以下目标。

(1)眼痛解除。

(2)使用眼液的方法和用量正确,了解疾病相关知识,配合预防传染措施。

(3)焦虑情绪缓解。

(4)视力问题未影响正常生活,无意外损伤的发生。

(于　楠)

第六节　视网膜静脉阻塞

视网膜静脉阻塞(retinal vein occlusion,RVO)是常见的眼底血管病,其发生率仅次于糖尿病视网膜病变。阻塞可发生在中央主干或其分支,以分支阻塞更为常见,为36.9%～69.4%。按视网膜静脉阻塞的部位可分为中央静脉阻塞和分支静脉阻塞,常为单眼发病。

一、病因与发病机制

视网膜静脉阻塞的病因复杂,常为多种因素综合而成。患者常伴有高血压、高脂血症、动脉硬化等危险因素。此外,还发现在高海拔地区生活的人群患病率较高,这与血液高黏滞度有关。各种原因致血管内皮受损,血液流变学、血流动力学的改变,以及眼压和眼局部受压等因素均可致静脉阻塞。年龄较大者发病较多。本病的特点是静脉扩张迂曲,沿静脉分布区域的视网膜有充血、淤滞、出血及水肿。

二、临床表现

视网膜中央静脉阻塞,根据视网膜毛细血管无灌注区总面积的大小分为非缺血性(轻型)和缺血性(重型)。视网膜毛细血管无灌注区面积≤10个视盘面积者为非缺血性视网膜中央静脉阻塞;视网膜毛细血管无灌注区面积>10个视盘面积者为缺血性视网膜中央静脉阻塞。主要症状是视力障碍,常突然发生,视力可降到眼前数指或手动。眼底检查表现为视盘充血及轻度肿胀,颜色红,边界模糊。各象限的视网膜静脉迂曲扩张、血管呈暗红色,整个眼底布满大小不等的视网膜出血斑,为火焰状,以后极部最为显著。

视网膜静脉管壁的渗漏引起视网膜水肿,病程较长者可见黄白色硬性渗出及黄斑囊样水肿。视力损害的程度取决于黄斑区出血及囊样水肿的发生。

视网膜分支静脉阻塞多见于患动脉硬化的老年人,以颞侧分支常见。对视功能的影响,因阻塞支的大小与所在部位而异。鼻侧支阻塞一般不影响视力,而黄斑一小分支阻塞就会严重影响视力。阻塞点远端视网膜静脉扩张、迂曲,该区视网膜水肿,并有火焰状出血。阻塞严重者,有时可见棉绒斑;黄斑区常发生管壁渗漏,引起阻塞侧的黄斑囊样水肿。视力依据黄斑区水肿及出血的程度而异,一般较主干阻塞者稍好。反复出血易进入玻璃体,形成玻璃体混浊机化,牵拉视网膜导致视网膜脱离。

三、治疗要点

治疗要点:不具有疗效肯定的药物。应积极查找病因,如高血压、动脉硬化、炎症等,针对病因进行治疗。

1. 药物治疗

早期应用纤溶制剂,如尿激酶、链激酶,其减少凝血并促使纤维蛋白溶解有一定疗效。右旋糖酐-40可减少血液黏稠度,改善微循环。青少年患者多为血管炎症所致,可作针对性抗感染治疗。

2. 激光治疗

缺血性视网膜静脉阻塞需根据毛细血管无灌注的面积行局部或全视网膜光凝,对于持续存在的黄斑水肿,可行氪黄激光格栅样光凝。

3. 手术治疗

对于严重的玻璃体积血,药物治疗后仍难以吸收者可行玻璃体切割术。

四、护理评估

1. 现病史

评估视力下降程度及时间、视力逐渐下降还是突然下降,有无伴随症状、治疗过程等。

2. 健康史

(1)一般资料:了解患者年龄、性别、文化、职业、睡眠、饮食及经济状况等。

(2)既往史:评估患者是否有高血压、高脂血症、动脉硬化等病史,血液黏度和血流动力学检查是否异常。有无嗜酒、使用雌激素、全身脱水剂等发病的危险因素。

3. 辅助检查

眼底荧光素血管造影显示静脉充盈时间延迟,管壁渗漏,毛细血管扩张迂曲,也可出现大片毛细血管无灌注区。眼电生理检查可提示预后情况。视野检查提示病变程度及范围。

4. 心理-社会因素

视网膜静脉阻塞病程较长,如果是中央静脉阻塞或黄斑分支静脉阻塞,对视力影响大,患者可产生焦虑心理。

五、常见护理诊断/合作性问题

1. 感知觉紊乱:视力下降

视力下降与视网膜出血、渗出等因素有关。

2. 焦虑

焦虑与视力下降,预后不良有关。

3. 知识缺乏

缺乏本病相关的治疗和自我保健知识。

4. 潜在并发症

潜在并发症包括视网膜脱离、新生血管性青光眼、增生性玻璃体视网膜病变等。

六、护理目标

(1)视力下降得到控制或视力提高。

(2)焦虑缓解,情绪稳定。

(3)了解本病相关知识,积极配合治疗护理。

(4)按医嘱门诊随访,防止并发症的发生。

七、护理措施

1. 用药护理

按医嘱给予药物治疗,解释用药目的和方法,观察药物的不良反应。

2. 严密观察病情变化

注意患眼视力和视野及全身情况的改变,记录各项实验室检查结果。

如视力进一步下降,视野缺损加重,或对侧眼视力改变,凝血障碍,立即通知医生并协助处理。

3. 激光治疗护理

激光治疗过程中患者通常会感到紧张，眼部胀痛，术后眼前闪光感，短期内视力下降，需耐心向患者解释激光治疗的原理和可能产生的感官变化，缓解患者的紧张情绪，配合激光治疗，术后建议患者在家属的陪同下离开，避免外伤。

4. 心理护理

进行耐心的心理护理，关心患者，向患者解释视网膜静脉阻塞的原因、治疗方法及预后，鼓励患者治疗疾病的信心，消除其忧虑情绪，使其能积极配合治疗。

5. 饮食护理

对于明确有高血压、高脂血症、糖尿病的患者，应给予低脂、低盐或糖尿病饮食，以及易消化、富含纤维素，保持大便通畅，减少再次发生静脉阻塞的风险。

6. 健康指导

伴有动脉硬化、高血压、高脂血症或糖尿病的患者，需采用相应的特殊饮食，并注意日常血压和血糖的监控。患有高血压、高脂血症的患者应定期到医院进行眼部检查，做到早发现、早治疗。

此外，静脉阻塞患者发病后的 1～12 个月内需密切观察，一旦由非缺血性转变为缺血性，需尽早进行激光治疗。

八、护理评价

通过治疗和护理计划的实施，患者是否能够达到以下目标。

（1）视力稳定或提高。

（2）焦虑心理减轻。

（3）了解疾病相关治疗及保健知识。

（4）了解预防并发症发生的相关知识。

（于　楠）

第七节　视网膜脱离

视网膜脱离（retinal detachment，RD）是一种常见的严重致盲性眼病。正常情况下，视网膜的神经上皮层与色素上皮层之间存在潜在间隙，当视网膜神经上皮与色素上皮层之间存在积液、发生分离时，即为视网膜脱离。视网膜脱离可分为原发性和继发性。

所谓原发性视网膜脱离，是指孔源性视网膜脱离；继发性视网膜脱离是由于外伤、炎症、肿瘤、糖尿病视网膜病变等原因所致，包括牵拉性视网膜脱离和渗出性视网膜脱离。

一、病因与发病机制

1. 孔源性视网膜脱离

视网膜裂孔形成后，液化的玻璃体经裂孔进入视网膜神经上皮下，导致视网膜脱离。裂孔形成的因素有视网膜萎缩变形，玻璃体后脱离。老年人、高度近视、无晶体眼及外伤易发生孔源性视网膜脱离。

2. 牵拉性视网膜脱离

由玻璃体或玻璃体视网膜的纤维增生膜,或机化组织的牵拉造成的视网膜脱离。牵拉也可以形成裂孔,即牵拉合并孔源性视网膜脱离。常见于增殖性糖尿病视网膜病变、早产儿视网膜病变、家族性渗出性玻璃体视网膜病变、玻璃体积血等。

3. 渗出性视网膜脱离

渗出性视网膜脱离是一种继发性视网膜脱离,根据视网膜下积液的性质分为浆液性视网膜脱离和出血性视网膜脱离。由于血-视网膜内外屏障的破坏,导致浆液或血液大量渗出并积聚在视网膜。常继发于视网膜脉络膜肿瘤、葡萄膜大脑炎、巩膜炎、脉络膜炎、视网膜血管瘤、Coats病,以及全身性疾病如妊娠高血压综合征、恶性高血压症。

二、临床表现

1. 飞蚊与闪光

飞蚊与闪光出现最早。高度近视患者出现大量飞蚊,某一方位持续闪光时,应高度警惕视网膜脱离发生的可能性。

2. 中心视力下降

后极部累及黄斑的视网膜脱离,视力急剧下降。周边部视网膜脱离,初期时对中心视力无影响或影响较小。高危患者视力下降时应详细检查眼底。

3. 视物变形

当周边部视网膜脱离累及后极或后极部发生浅脱离时,除中心视力下降外,尚有视物变形。

4. 视野缺损

视网膜脱离时,部分患者可有视野缺损。视野缺损有早期诊断价值。

5. 眼压

视网膜脱离范围较大时眼压偏低。

6. 眼底检查

裂孔的大小及数目不等且呈红色,周围的视网膜呈灰白色隆起,大范围的视网膜脱离可呈波浪状起伏不平。

三、治疗要点

寻找裂孔和手术封闭裂孔是治疗孔源性视网膜脱离的关键。牵拉性视网膜脱离应缓解或消除玻璃体牵拉,通常行玻璃体切割手术治疗。渗出性视网膜脱离主要是积极治疗原发病。

1. 激光治疗

当视网膜裂孔较小而无视网膜脱离时,以激光光凝封闭裂孔的边沿阻止液体流经和聚集于视网膜下。

2. 冷凝或电凝

视网膜裂孔冷凝或电凝可使视网膜、脉络膜组织水肿变性以致瘢痕形成,使裂孔周围视网膜与脉络膜发生瘢痕粘连,将视网膜裂孔封闭。

3. 巩膜加压

为视网膜与脉络膜接触,发挥冷凝或电凝的作用,同时也为了松解玻璃体对视网膜的牵拉,需要加压材料如硅胶、硅胶海绵、异体巩膜等对巩膜进行加压,促使裂孔处视网膜粘连封闭。

4.玻璃体切除术

玻璃体切除术用于清除玻璃体积血、混浊、解除玻璃体视网膜的增生牵拉,以及巨大视网膜裂孔、黄斑孔及后极部视网膜裂孔等。行玻璃体切除术后,根据病情注入玻璃体填充物,如气体、硅油等。

四、护理评估

1.现病史

评估视力下降程度及时间,有无黑影、视物变形、视野遮挡等症状、经过什么治疗等。

2.健康史

(1)一般资料:了解患者的年龄、性别、是否高度近视、有无外伤史、患眼是否行过手术,什么术式等,进行跌倒及自理能力评估。

(2)既往史:非孔源性视网膜脱离,应评估患者全身疾病,包括糖尿病、高血压、肾炎等病史;眼部疾病评估有无中心性浆液性脉络膜视网膜病变、葡萄膜炎、玻璃体积血、糖尿病视网膜病变,以及特发性葡萄膜渗漏综合征。

3.辅助检查

光学相干断层扫描(OCT)、眼B超检查可以帮助诊断,视网膜裂孔定位检查明确视网膜裂孔的位置、范围和形态。

4.心理-社会因素

多数患者担心预后不佳,容易出现焦虑、悲观。应评估患者的年龄、性别、职业、性格特征、对疾病知识的认知等,了解患者的社会支持系统。

五、常见护理诊断/合作性问题

1.感知紊乱:视力下降、视野缺损、视物变形等

感知紊乱与视网膜脱离有关。

2.知识缺乏

缺乏本病的防治与围术期的相关护理知识。

3.焦虑

焦虑与视功能损害和担心预后有关。

4.潜在并发症

潜在并发症包括眼压升高、眼内炎、玻璃体出血、视网膜再脱离等。

六、护理目标

(1)维持现有视力或视力提高,视野缺损或视物变形症状消失或逐渐好转。

(2)获取视网膜脱离的防治和护理知识。

(3)焦虑情绪减轻。

(4)无并发症发生,或并发症发生后能得到及时、正确的处理。

七、护理措施

1.手术前护理

(1)术前准备:按医嘱及时完成各项检查;术眼滴用抗生素眼液,避免术后感染的发生;手

术计划制订后与医生共同完成手术部位标识。

(2)充分散瞳:散瞳的主要目的是睫状肌松弛,调节减弱,使患眼处于休息状态,避免脱离范围扩大;便于医生检查眼底,了解视网膜裂孔的位置、形态和范围。

(3)卧位:孔源性视网膜脱离应使裂孔处于最低位,减少头部活动,便于引流出视网膜下积液,防止视网膜脱离范围扩大,有利于视网膜复贴。上方视网膜脱离时应取头低位休息。

(4)心理疏导和心理支持:术前向患者解释疾病的治疗方式,手术的目的、术前、术中和术后的配合要点及注意事项,耐心解答患者的疑问,增强治疗疾病的信心。

2.手术后护理

(1)病情观察:视网膜脱离术后可能出现的并发症包括:眼压升高、眼内炎、玻璃体积血、视网膜再脱离。因此,需密切观察患者有无头痛、眼痛、眼红、畏光及视力下降,评估患者的病情,发现异常情况立即通知医生并协助处理。

(2)体位护理:依据视网膜裂孔的部位,手术后往往对体位有不同要求,如果裂孔靠近后极部,术中注入了惰性气体和硅油,则要求患者保持头面部低位,每天为 10~16 h。应告知患者和家属保持正确体位的重要性,获得患者的积极配合。同时观察患者因此出现的不适,适时给予指导和护理。护士应指导患者定时变换体位,可坐、卧、站交替,也可在胸腹下垫软枕,避免胸腹部长期受压。每日按摩颈肩部或腰部 2~3 次,每次 15~20 min,促进局部血液循环,减轻酸痛不适。

(3)不良反应的处理:由于术中对眼肌的牵拉以及巩膜穿刺,气体或硅油的填充,术后对体位的要求,部分患者术后出现眼胀、头痛、恶心、呕吐等症状,可遵医嘱给予镇静止吐和缓解疼痛的药物。

(4)安全管理:因散瞳、全身疾病和个别患者年龄较大等因素,可存在跌倒的风险。对高危跌倒的患者应加强跌倒的预防,及时给予警示标识并行防跌倒宣教,采取切实有效的措施防止跌倒的发生。

3.健康指导

①向患者讲解视网膜脱离的病因,避免剧烈运动,防止视网膜再脱离的发生;②玻璃体注入膨胀气体的患者 3 个月内禁止乘坐飞机;③到高海拔地区生活,避免气体过度膨胀导致眼压升高;④由于视力下降,还需加强安全防范意识,避免外伤;⑤按医嘱滴用抗生素眼液和散瞳眼液,指导患者正确的滴药方法;⑥嘱咐患者按医嘱复诊,眼部出现异常应及时就诊。

八、护理评价

通过治疗和护理计划的实施,患者是否能够达到以下目标。

(1)视力稳定或提高。

(2)焦虑心理减轻。

(3)了解疾病相关治疗及保健知识。

(4)了解并发症发生的相关知识并及时就医。

(于　楠)

第十章 妇产科疾病护理

第一节 妇科腹部手术及化疗护理常规

一、妇科腹部手术护理常规

1.术前护理

(1)评估患者的健康状况,做好解释工作及心理护理,消除思想顾虑。

(2)密切观察病情变化,监测生命体征。术晨测血压,血氧饱和度。如有发热、血压升高或月经来潮、皮肤感染等异常情况,及时报告医生。有阴道出血者注意观察阴道出血情况,保留排出物及会阴垫,以备医生查房参考。

(3)皮肤准备:术前 1 d 沐浴,更衣,备皮,特别注意脐部的清洁,并注意勿损伤皮肤。备皮范围:上至剑突,下至大腿上 1/3 及外阴部,两侧腋中线。

(4)胃肠道准备:手术前 1 d 给半流质饮食,术前禁食、禁水 6 h,术前 1 d 晚及术晨各用肥皂水清洁灌肠 1 次。必要时术前 3 d 口服肠道抗生素。

(5)保证患者充分睡眠,必要时遵医嘱给予镇静剂。

(6)术前 30 min 按医嘱给予麻醉辅助剂,并常规留置尿管。取掉义齿、贵重首饰等,交由家属保管。遵医嘱做皮试,备血。

(7)铺好麻醉床,备好吸氧及吸痰、引流装置及监护仪等。

2.术后护理

(1)卧位:术毕回病房,去枕平卧,头偏向一侧,6～8 h 麻醉清醒后可半卧位或侧卧位。血压平稳后鼓励患者翻身。

(2)监测生命体征,密切观察病情变化,遵医嘱吸氧、心电监测,每 30～60 min 测血压、脉搏、呼吸一次,至少 6 次。24 h 后每日 2 次。

(3)饮食:禁食 6 h,麻醉清醒后按医嘱给无糖无奶流质饮食,肠功能恢复后进高蛋白、高维生素流质饮食,逐渐过渡到半流质、普食。

(4)注意观察伤口渗血及阴道出血情况,出血多于月经量者及时报告医生并协助处理。

(5)保持各引流管通畅,观察引流液性质、颜色及量,做好记录,每日更换引流袋。保持会阴及尿道口清洁,遵医嘱行会阴擦洗,每日两次。

(6)执行术后医嘱,保持输液通畅。如有伤口疼痛者给予止痛剂或心理疏导。

二、化疗护理

(1)实行保护性隔离,限制探视,防止感染。

(2)加强心理护理,鼓励患者正确对待疾病,向患者说明治疗过程中可能发生的并发症,使其有心理准备。

(3)鼓励患者进高蛋白、高维生素、营养丰富、易消化饮食。呕吐及食欲不佳者,可少量多餐。呕吐严重者,可在化疗前 30 min 给镇吐剂。

(4)化疗前检查血、尿常规,肝肾功能及血小板计数。化疗前 1 d 测体质量,以后每周测体质量 1 次,以便准确计算用药量。

(5)静脉化疗时,保护血管,药物现配现用,保证剂量准确,严格按医嘱控制输入速度。

(6)腹腔内化疗时,注意变动体位,保证效果。进行介入治疗者,术前双侧腹股沟备皮,术后绝对卧床 24 h,插管处用绷带包扎,必要时用沙袋加压 6 h,并观察伤口有无渗血,足背动脉搏动情况。

(7)化疗期间,应经常巡视病房,密切观察患者反应、药物的疗效及不良反应,发现异常及时通知医生并协助处理。化疗药物外漏,应立即用普鲁卡因或硫代硫酸钠局部封闭,并用冰袋冰敷,或用 50% 葡萄糖 20 mL+维生素 B_{12} 100 μg 湿敷。

(8)出现泌尿系反应时,立即停止化疗,并鼓励患者多饮水稀释尿液,以利药物排出。

(9)保护口腔黏膜,防止口腔溃疡。禁食辛辣较硬食物,进食前后用漱口液漱口,早晚用软毛牙刷刷牙。

(10)加强皮肤护理,保持清洁,着柔软棉质内衣,注意有无皮疹及剥脱性皮炎。

(11)观察大便情况,腹泻患者注意其次数及性质。3 d 无大便者,可给缓泻剂。

(12)保持外阴清洁,指导患者每日用温开水清洗外阴部,必要时可给予外阴擦洗或 1∶5 000 高锰酸钾溶液坐浴。

(宋春梅)

第二节　子宫内膜异位症

子宫内膜组织出现在子宫体以外部位时称为子宫内膜异位症。子宫内膜异位症虽为良性病变,但具有类似恶性肿瘤远处转移和种植生长能力。该病一般仅见于生育年龄妇女,以25~45 岁妇女多见。绝经后或切除双侧卵巢后异位内膜组织可逐渐萎缩吸收,妊娠或使用性激素抑制卵巢功能可暂时阻止此病的发展,故子宫内膜异位症是激素依赖性疾病。

一、病因和发病机制

本病的发病机制尚未完全阐明,关于异位子宫内膜的来源,目前主要有以下几种观点。

1.种植学说

(1)经血逆流:妇女在经期子宫内膜腺上皮和间质细胞可随经血逆流,经输卵管进入腹腔,种植于卵巢和盆腔腹膜,并在该处继续生长和蔓延,形成盆腔子宫内膜异位症。

(2)淋巴及静脉播散:不少学者在盆腔淋巴管、淋巴结和盆腔静脉中发现有子宫内膜组织,因而提出子宫内膜可通过淋巴或静脉播散原理。

2.体腔上皮化生学说

卵巢表面上皮、盆腔腹膜都是由胚胎期具有高度化生潜能的体腔上皮分化而来。Meyer 提出上述由体腔上皮分化而来的组织,在反复受到经血、慢性炎症或持续卵巢激素刺激后,均可被激活而衍化为子宫内膜样组织而形成子宫内膜异位症。

3. 诱导学说

未分化的腹膜组织在内源性生物化学因素诱导下可发展成为子宫内膜组织。

4. 遗传因素

子宫内膜异位症患者一级亲属的发病风险是无家族史者的 7 倍,可能是多因素遗传的影响。

5. 免疫与炎症因素

子宫内膜异位症的发生和发展可能是患者免疫力低下、清除盆腔活性子宫内膜细胞能力减低的结果。该病患者的自然杀伤细胞、巨噬细胞活性降低,对自体同源子宫内膜细胞的细胞毒性也降低。子宫内膜异位症的发生也可能与免疫耐受有关,机体把异位子宫内膜当成自体组织而不进行清除。

二、临床表现

1. 临床分期

子宫内膜异位症的分期方案甚多,现代多采用 1985 年美国生育学会(AFS)提出的子宫内膜异位症分期法。此分期法需经腹腔镜检查或剖腹探查确诊,并要求详细观察和记录内膜异位病灶部位、数目、大小、深度和粘连程度,最后进行评分。

Ⅰ期(微型):1～5 分;Ⅱ期(轻型):6～15 分;Ⅲ期(中型):16～40 分;Ⅳ期(重型):>40 分。

2. 症状体征

(1)症状:常见症状是下腹痛、痛经、性交不适和不孕,有些患者无症状。

(2)体征:除巨大的卵巢子宫内膜异位囊肿在腹部扪及囊块和囊肿破裂时出现腹膜刺激征外,一般腹部检查均无明显异常。

3. 诊断标准

凡育龄妇女有继发性痛经,进行性加重和不孕史,盆腔检查扪及盆腔内有触痛性结节或子宫旁有不活动的囊性包块,即可初步诊断为内膜异位症。

4. 鉴别诊断

内膜异位症易与下列疾病相混淆,应予鉴别。

(1)卵巢恶性肿瘤:患者一般情况差,病情发展迅速,腹痛、腹胀为持续性。除有盆腔包块外,常有腹腔积液。B超图像显示包块以实性或混合性居多,形态多不规则。腹腔镜检或剖腹探查可鉴别。

(2)盆腔炎性包块:多有急性盆腔感染和反复感染发作史,疼痛不仅限于经期,平时亦有腹部隐痛,可伴有发热和血白细胞增高等,抗感染治疗有效。

(3)子宫腺肌症:痛经症状与子宫内膜异位症相似,甚至更剧烈。子宫多呈对称性增大,质地较正常子宫硬。经期检查时,子宫压痛明显。应注意此病常与子宫内膜异位症并存。

三、实验室检查

1. 影像学检查

阴道和腹部 B 超是鉴别卵巢子宫内膜异位囊肿和直肠阴道隔子宫内膜异位症的重要手段。B超可以确定卵巢子宫内膜异位囊肿的大小和形状。由于囊肿的回声图像无特异性,不能单纯根据 B 超图像确诊。

2.血清 CA-125 值测定

中、重度子宫内膜异位症患者血清 CA-125 值可能升高。子宫内膜异位症患者血清 CA-125值变化很大,在月经期可能会更高。CA-125 值可用于检测子宫内膜异位症的治疗效果和复发情况。

3.腹腔镜检查

腹腔镜检查是目前诊断子宫内膜异位症的最佳方法,在腹腔镜下对可疑病变进行活检即可确诊为子宫内膜异位症。此外,子宫内膜异位症的临床分期也只有在腹腔镜检或剖腹探查的直视下方可确定。

四、治疗

轻度患者先行药物治疗;有生育要求的重度患者行保留生育功能手术;无生育要求的年轻重度患者采用保留卵巢功能手术,术后用性激素巩固治疗;无生育要求的较年长重度患者考虑行根治性手术。

五、护理问题

(1)绝望:对未来失去信心与经久不愈且进行性加剧的痛经有关。

(2)自我概念紊乱:有忧伤的情绪与长年子宫内膜异位症不孕有关。

(3)慢性疼痛:每月近 20 多天腹痛与子宫内膜异位症有关。

六、护理措施

(1)耐心说明定期随访的意义,使患者明确随访的具体时间和内容,以取得主动配合。

(2)观察腹痛的性质和程度,腰痛及腹痛明显时应卧床休息,可给予腰及下腹部热疗,必要时遵医嘱用止痛剂。如出现急性腹痛,要注意是否为异位囊肿破裂征象,应及时报告医生并做好术前准备。

(3)对需要手术治疗的患者,应根据手术要求,配合医生认真做好术前准备。

(4)在使用激素治疗期间,应向患者介绍服药方法、用药量、注意事项及可能出现的反应。(如恶心、食欲缺乏、乏力、闭经或体质量增加等)。

(5)做好心理护理,减轻患者因不孕等原因而产生的心理压力。

七、健康教育

(1)由于病因还不完全清楚,预防困难,但注意以下几点可以起一定预防作用。

1)有先天性生殖道畸形,例如阴道横隔、宫颈管闭锁,或后天性的宫颈粘连等引起经血外流受阻时应及时治疗,以免潴留的经血倒流入腹腔。

2)经期一般不做盆腔检查,如有必要,操作时应轻柔,避免重力挤压子宫。

3)宫颈部手术应在月经干净后 3~7 d 内进行;负压吸引术最好不做或少做。

4)由于妊娠可延缓此病的发生和发展,因此,鼓励已属婚龄或婚后痛经的妇女及时婚育。已有子女者,长期服用避孕药抑制排卵,可使子宫内膜萎缩和经量减少,从而减少因经血及内膜碎屑逆流入腹腔发生子宫内膜异位症的机会。有高发家族史者、容易带节育器妊娠者,宜选择口服避孕药以降低子宫内膜异位症的发病风险。

(2)采用药物治疗或术后需补充药物治疗的患者,需在门诊定期随访,监测的内容包括治疗期间患者症状的变化、月经的改变、有无因雌激素低落而引起的身体改变等情况,如有异常及时与医师联系,以便修正治疗方案。并告知患者随访的目的、意义和随访时间,取得配合。治疗子宫内膜异位症的药物种类很多,不同的药物作用机制不同,不良反应亦各异,有必要向患者讲解药理知识,使其了解药物的治疗作用,明确使用剂量、服药时间、方法、不良反应及应对措施。

(3)患者出院后应按期回门诊复查,了解术后康复情况,并给予妊娠指导、自我保健和健康指导,使患者了解任何时候出现不适或异常症状,均需及时随诊。

(宋春梅)

第三节　异位妊娠

受精卵在子宫体腔以外着床称为异位妊娠。异位妊娠依受精卵在子宫体腔外种植部位不同分为输卵管妊娠、卵巢妊娠、腹腔妊娠、阔韧带妊娠、宫颈妊娠。本节重点介绍输卵管妊娠。

一、病因和发病机制

1.输卵管炎症

输卵管炎症是输卵管妊娠的主要病因。

2.输卵管妊娠史或手术史

曾有输卵管妊娠史,不管是经过保守治疗后自然吸收,还是接受输卵管保守性手术,再次输卵管妊娠的发生率达10%。

3.输卵管发育不良或功能障碍

输卵管过长、肌层发育差、黏膜纤毛缺乏、双输卵管、输卵管憩室或有输卵管副伞等,均可造成输卵管妊娠。

4.辅助生殖技术

近年由于辅助生殖技术的应用,使输卵管妊娠发生率增加。

5.避孕失败

避孕失败包括宫内节育器避孕失败、口服紧急避孕药失败,发生异位妊娠的机会较大。

6.其他

子宫肌瘤或卵巢肿瘤压迫输卵管,影响输卵管管腔通畅,使受精卵运行受阻。

二、临床表现

典型的症状为腹痛与阴道流血。

1.症状

(1)停经:除输卵管间质部妊娠停经时间较长外,多有6～8周停经史。有20%～30%患者无停经史。

(2)腹痛:是输卵管妊娠患者的主要症状。在输卵管妊娠发生流产或破裂之前,由于胚胎在输卵管内逐渐增大,常表现为一侧下腹部隐痛或酸胀感。发生输卵管妊娠流产或破裂时,突感一侧下腹部撕裂样疼痛,常伴有恶心、呕吐。若血液局限于病变区,主要表现为下腹部疼痛,当血液积聚于直肠子宫陷凹时,可出现肛门坠胀感。随着血液由下腹部流向全腹,疼痛可由下腹部向全腹部扩散,血液刺激膈肌,可引起肩胛部放射性疼痛及胸部疼痛。

(3)阴道流血:胚胎死亡后,常有不规则阴道流血,色暗红或深褐,量少呈点滴状,一般不超过月经量,少数患者阴道流血量较多,类似月经。阴道流血可伴有蜕膜管型或蜕膜碎片排出,系子宫蜕膜剥离所致。

(4)昏厥及休克:由于腹腔内出血及剧烈腹痛,轻者出现昏厥,严重者出现失血性休克。出血量越多越快,症状出现越迅速越严重,但与阴道流血量不成正比。

(5)腹部包块:输卵管妊娠流产或破裂时所形成的血肿时间较久者,血液凝固并与周围组织或器官发生粘连形成包块,包块较大或位置较高者,腹部可扪及。

2.体征

(1)一般情况:腹腔内出血较多时,患者呈贫血貌。可出现面色苍白、脉快而细弱、血压下降等休克表现。通常体温正常,休克时体温略低,腹腔内血液吸收时体温略升高,但不超过 38℃。

(2)腹部检查:下腹有明显压痛及反跳痛,尤以患侧为重,但腹肌紧张轻微。出血较多时,叩诊有移动性浊音。

(3)盆腔检查:阴道内常有来自宫腔的少许血液。输卵管妊娠未发生流产或破裂者,除子宫略大较软外,仔细检查可触及胀大的输卵管及轻度压痛。输卵管妊娠流产或破裂者,阴道后穹隆饱满,有触痛。将宫颈轻轻上抬或向左右摆动时引起剧烈疼痛,称为宫颈举痛或摇摆痛。内出血较多时,检查子宫有漂浮感。

三、诊断

(1)输卵管妊娠未发生流产或破裂时,临床表现不明显,诊断较困难,需采用辅助检查,方能确诊。

(2)输卵管妊娠流产或破裂后,诊断多无困难。

(3)HCG 测定:是早期诊断异位妊娠的重要方法。该实验可进行定量测定,对保守治疗的效果评价具有重要意义。

(4)超声诊断:B 超显像对诊断异位妊娠有帮助。异位妊娠的声像特点:①宫腔内未探及妊娠囊;②宫旁出现低回声区;③其内探及胚芽及原始心管搏动,可确诊。

(5)阴道后穹隆穿刺:是一种简单可靠的诊断方法,适用于疑有腹腔内出血的患者。抽出暗红色不凝血液,说明有血腹症的存在。陈旧性宫外孕时,可抽出小块或不凝固的陈旧血液。若穿刺针头误入静脉,则血液较红,将标本放置 10 min 左右即可凝结。

(6)腹腔镜检查:为异位妊娠诊断的金标准。适用于:①原因不明的急腹症鉴别;②输卵管妊娠尚未破裂或流产的早期;③大量腹腔内出血或伴有休克者,禁做腹腔镜检查。

(7)子宫内膜病理检查:目前很少依靠诊断性刮宫协助诊断,仅适用于阴道流血较多的患者,目的在于排除同时合并宫内妊娠流产。将宫腔排出物或刮出物做病理检查,切片中见到绒毛,可诊断为宫内妊娠,仅见蜕膜未见绒毛有助于诊断异位妊娠。

四、鉴别诊断

异位妊娠应与流产、急性输卵管炎、急性阑尾炎、黄体破裂及卵巢囊肿蒂扭转鉴别。

五、治疗

1.手术治疗

(1)适用于:①生命体征不稳定或有腹腔内出血征象者;②诊断不明确者;③异位妊娠有进展者;④随诊不可靠者;⑤有期待疗法或药物治疗禁忌证者。

(2)根治手术:适用于内出血并发休克的急症患者。应在积极纠正休克的同时,迅速打开腹腔,将病变输卵管用卵圆钳夹住出血部位,暂时控制出血;加快输血、输液,待血压上升后继续手术切除输卵管;酌情处理对侧输卵管。输卵管间质部妊娠,应争取在破裂前手术,以避免可能威胁生命的出血,手术应做子宫角部楔形切除及患侧输卵管切除,必要时切除子宫。

(3)保守治疗:适用于有生育要求的年轻妇女,特别是对侧输卵管已切除或有明显病变者。近年异位妊娠早期诊断率的提高,输卵管妊娠在流产或破裂前确诊者增多,采用保守治疗明显增多。

(4)腹腔镜手术:是近年来治疗异位妊娠的主要方法。多数输卵管妊娠可在腹腔镜直视下穿刺输卵管的妊娠囊,吸出部分囊液后将药物注入。常用药物有甲氨蝶呤,于腹腔镜下切开输卵管吸出胚胎后注入甲氨蝶呤或行输卵管切除术。

2.药物治疗

(1)适用于:无药物治疗禁忌证;输卵管妊娠未发生破裂或流产;输卵管妊娠包块直径小于 4 cm;血 β-HCG 小于 2 000 IU/L;无明显内出血。

(2)全身用药:常用甲氨蝶呤,以抑制滋养细胞增生;破坏绒毛;使胚胎组织坏死、脱落、吸收而免于手术。

(3)局部用药:可采用在 B 超引导下穿刺或在腹腔镜下将药物直接注入输卵管的妊娠囊。

3.期待疗法

(1)适用于疼痛轻微、出血少;随诊可靠;无输卵管妊娠破裂的证据;血 β-HCG 低于 1 000 IU/L;输卵管妊娠包块小于 3 cm 或未探及;无腹腔镜内出血。

(2)注意生命体征及腹痛变化,B 超检查,血 β-HCG 监测。

六、护理问题

(1)恐惧:与担心手术失败有关。

(2)潜在并发症:出血性休克。

七、护理措施

(1)密切观察病情变化,注意是否有腹腔内出血。

(2)密切观察生命体征、腹痛及阴道流血等,发现异常报告医生。

(3)禁用止痛剂及灌肠,做好阴道后穹隆穿刺及腹腔镜检查的准备。

(4)嘱患者卧床休息,尽量减少突然改变体位,以免加重病情。

(5)保持外阴清洁,必要时保留会阴垫,注意有无组织物排出。

(6)休克患者取休克体位,立即配血、输液、给氧、保暖等,并做好手术前准备。

(7)需手术者按腹部手术护理。

(8)行杀胚保守治疗者,按妇科化疗患者护理。

(9)监测血 β-HCG 值,加强健康指导。

八、健康教育

（1）保守治疗期间注意卧床休息，宫外孕未破裂的患者，绝对卧床休息，勿搬动患者及按压下腹部，并尽量减少改变体位和增加腹压的动作，如咳嗽、持重物，保持大便通畅，大便秘结时可服润肠通便的食品，如蜂蜜、麻仁丸等，禁止灌肠，避免造成宫外孕妊娠破裂、腹腔内急性内出血，危及生命。

（2）保持外阴清洁，每天外阴擦洗，大小便后清洁外阴，防止感染。

（3）向患者讲解输卵管妊娠常见的病因，慢性输卵管炎、输卵管手术史、输卵管发育不良或功能异常及宫内节育器避孕失败等，发生异位妊娠的机会较大。

（4）向患者讲解输卵管妊娠三大临床表现：停经（多数患者停经 6～8 周后出现不规则阴道出血，但有 20％～30％无停经史）、腹痛（输卵管妊娠未破裂，表现下腹部一侧隐痛或酸胀感，输卵管妊娠破裂后，突然发生下腹部一侧撕裂样疼痛，伴肛门坠胀感）和不规则阴道出血。妊娠破裂内出血，可引起昏厥和休克。严密观察患者的生命体征的同时，告知患者有下腹剧痛、汗出肢冷、头晕眼花、恶心呕吐、有便意等特殊不适，应马上报告医护人员。

（5）向患者讲明各种检查的必要性及诊断意义。尿和血妊娠试验为诊断宫外孕的重要方法，血 β-HCG 测定与 B 超配合为早期诊断的依据；阴道后穹隆穿刺可明确诊断，如抽出不凝血，应立即手术。

（6）向患者讲解异位妊娠保守治疗的方案以及需要配合的问题，如化疗药物毒性大，容易破坏血管，如发现渗漏，应及时处理。化学药物的不良反应：恶心、呕吐、腹痛、腹泻、血白细胞减少、脱发、色素沉着、口腔溃疡等。而一些杀胚药物，需每天晨起空腹服，共服 7 d 等。

（7）向患者及其家属讲解可以经腹手术或腹腔镜手术，以及根据患者的年龄、生育要求及病情而决定的手术方式及预后，使患者消除顾虑，积极配合治疗。

（8）异位妊娠多为急性手术，应在手术准备前向患者及其家属耐心解释病情，解答疑问，告知注意事项，迅速完成术前准备。稳定患者情绪，让患者及其家属知道异位妊娠术后仍有怀孕的机会，以消除对手术的顾虑。

（宋春梅）

第四节　妊娠剧吐

孕妇妊娠 5～10 周频繁恶心呕吐，不能进食，以至发生体液失衡及新陈代谢障碍，需住院输液治疗。

一、病因及发病机制

妊娠剧吐至今病因尚不明确。鉴于早孕反应出现与消失的时间与孕妇血 HCG 值上升与下降的时间相一致，加之葡萄胎、多胎妊娠孕妇血 HCG 值明显升高，剧烈呕吐发生率也高，说明妊娠剧吐可能与 HCG 水平升高有关，但临床表现的程度与血 HCG 水平有时不一定成正比。临床观察发现精神过度紧张、焦虑、忧虑及生活环境和经济状况较差的孕妇易发生妊娠剧吐，提示此病可能与精神、社会因素有关。

二、临床表现

(1)多见于年轻初孕妇:停经 40 d 左右出现早孕反应,逐渐加重直至频繁呕吐不能进食,呕吐物中有胆汁或咖啡样物质。

(2)严重呕吐引起失水及电解质紊乱。

(3)患者体质量明显减轻,面色苍白、皮肤干燥、脉搏细数、尿量减少,严重时出现血压下降。

(4)严重时血压下降,引起肾前性急性肾衰竭。

三、诊断

(1)病史、临床表现及妇科检查,不难确诊。

(2)至少每日呕吐≥3 次,尿酮体阳性,体质量较妊娠前减轻≥5%。

(3)除依据临床表现外,对妊娠剧吐患者还应进行临床化验检查以协助诊断。

四、鉴别诊断

妊娠剧吐主要应与葡萄胎及可能引起呕吐的疾病如肝炎、胃肠炎等相鉴别。

五、实验室检查

(1)尿液检查:测定尿量、尿比重、酮体,注意有无蛋白尿及管型尿。

(2)血液检查:测定红细胞数、血红蛋白含量、血细胞比容、全血及血浆黏度,了解有无血液浓缩。动脉血气分析,了解酸碱平衡情况。

六、治疗

(1)对精神情绪不稳定的孕妇,给予心理治疗,解除其思想顾虑。

(2)患者应住院治疗、禁食。

(3)根据化验结果,明确失水量及电解质紊乱情况,酌情补充水分和电解质。

(4)出现下列情况要终止妊娠:持续黄疸;持续蛋白尿;体温升高,持续在 38 ℃以上;心动过速(≥120 次/分钟);伴发 Wernicke 脑病。

七、护理问题

(1)营养失调:低于机体需要与早孕反应有关。

(2)知识缺乏:缺乏妊娠期营养保健知识。

八、护理措施

(1)讲解其相关知识,提供心理支持。

(2)遵医嘱留尿标本,至酮体阴性为止。

(3)注意呕吐物的性质,必要时记出入水量,按医嘱抽血查电解质。

(4)加强饮食指导,以清淡、少量多餐为宜,做好患者个人卫生,保持环境整洁舒适。

(5)遵医嘱输液以纠正脱水、酸中毒、低钾血症等并发症。

(6)密切观察病情,嘱患者卧床休息。

九、健康教育

（1）保持口腔清洁，呕吐后用淡盐水漱口，及时清除呕吐物，并注意观察呕吐物的色、质、量，尿量及进食量等。

（2）中药宜浓煎，少量多次服用。食入即吐者，可用鲜生姜片擦舌或服姜汁数滴，再行服药或进食。

（3）饮食宜清淡富有营养，易于消化，随喜好选择食物，少量多餐。避免油腻生冷食品及其他刺激气味。

（4）注意保暖，避免受寒，忌当风直吹。

（5）保持心情舒畅，劳逸有度、慎戒房事，多听优美的音乐。

（6）饮食宜忌：脾胃虚弱型患者进食补脾和胃的食物及药物，可用人参、白术、陈皮煎水代茶饮或多饮米汤、豆浆。肝胃不和型患者汤药宜温服，平时可多食酸梅汤、杨梅、话梅或陈皮、橘子皮煎水代茶。多食水果，如梨、香蕉、甘蔗、西瓜、西红柿等。忌辛辣刺激食品。气阴两亏型患者多喝开水，多摄入瓜果汁，或用新鲜茅根煎水代茶，以滋阴生津。

（7）保持大便通畅，便秘时可予蜂蜜调服，避免因大便干结用力而增加腹压，加重呕吐或者诱发胎漏或者胎动不安。

（宋春梅）

第五节　先兆早产

妊娠满 28 周至不足 37 周出现规则或不规则宫缩，伴宫颈管进行性缩短，可诊断为先兆早产。

一、病因和发病机制

诱发早产的常见原因如下。

（1）胎膜早破。

（2）下生殖道及泌尿道感染。

（3）妊娠合并症与并发症。

（4）子宫过度膨胀及胎盘因素。

（5）子宫畸形。

（6）宫颈内口松弛。

（7）每日吸烟≥10 支，酗酒。近年发现某些免疫调节基因异常可能与自发性早产有关。

二、临床表现

最主要的临床表现是子宫收缩，最初为不规则宫缩，常伴有少许阴道流血或血性分泌物，逐渐发展为规则宫缩，其过程似足月临产。

三、诊断

（1）妊娠在 28～37 周。

（2）规律性子宫收缩≥4 次/20 分钟,伴有宫颈进行性改变。

（3）宫口开大 1 cm 以上。

（4）宫颈展平≥80%。

四、诊断鉴别

与晚期出现的生理性子宫收缩相鉴别。

五、治疗

（1）宫缩抑制剂:常用硫酸镁、阿托西班等。

（2）促进肺成熟:妊娠＜34 周,1 周内有可能分娩的孕妇,应使用糖皮质激素促胎儿肺成熟。

（3）控制感染:对未足月胎膜早破者,必须预防性使用抗生素。

六、护理问题

（1）有新生儿受伤的危险:与早产儿发育不成熟有关。

（2）焦虑:与担心早产儿预后有关。

七、护理措施

（1）卧床休息。宫缩比较频繁,但宫颈无改变,不需要卧床和住院,只需尽量减少活动的强度和频率,避免长时间站立;宫颈有展平迹象者,需住院并卧床休息;已有早产临产者,应绝对卧床休息。

（2）做好心理护理,解除顾虑不安。孕妇良好的身心状况可减少早产的发生,突然的精神创伤亦可诱发早产,因此,应做好孕期保健工作,指导孕妇加强营养,保持平静的心情。

（3）合理饮食,少食多餐。多食用易消化,高纤维素类饮食,避免便秘、咳嗽等引起腹腔压力升高的因素。

（4）监测胎心音,自测胎动,观察有无宫缩。

（5）阴道出血者,密切观察阴道出血的量、颜色、性状,需及时报告医生,对症治疗。

（6）观察有无胎膜早破症状,如胎膜早破,绝对卧床,抬高臀部立即监测胎心音,并观察羊水的颜色、性状、气味,给予氧气吸入,立即报告医生,对症处理。

（7）保持会阴部清洁,垫消毒会阴垫,预防感染。遵医嘱给予抑制子宫收缩药物,观察用药效果及不良反应,发现异常立即报告医生并配合处理。

（8）难以避免的早产,提前做好分娩的准备,同时请新生儿科医生到场,产程中加强胎心监护,阴道分娩者根据情况实施会阴侧切术,尽量避免应用产钳,对臀位特别是足先露者可以考虑行剖宫产娩出胎儿。

八、健康教育

（1）专科护理,保胎治疗。主要治疗为抑制宫缩,可口服和静脉给药。同时用地塞米松肌内注射,促进胎儿肺成熟。

（2）饮食:进食高蛋白、高维生素、高热量、富含矿物质的饮食,促进胎儿的生长与发育,分娩后可促进乳汁分泌。

（3）休息与睡眠:卧床休息,减少活动。先兆早产者应多卧床休息,以左侧卧位为宜,以减轻子宫的右旋,增加子宫的血液供应。

(4)药物:主要药物为硫酸镁,孕妇及家属不得自行调整输液滴数,以免发生硫酸镁中毒反应。

(5)出院指导:做好孕期保健,加强营养,保持平静的心情。避免做诱发刺激子宫的活动,如抬举重物、性生活等。高危孕妇必须多卧床休息,以左侧卧位为宜,以减少宫缩、增加子宫血液循环量,改善胎儿供氧,慎作肛查和阴道检查等。

(宋春梅)

第六节　胎膜早破

胎膜早破是指在临产前胎膜自然破裂。孕龄<37孕周的胎膜早破又称为早产(未足月)胎膜早破。胎膜早破是围生期最常见的并发症,可导致早产率升高,围生儿病死率增加,宫内感染率及产褥感染率均升高。

一、病因和发病机制

导致胎膜早破的因素很多,常是多因素所致。常见因素如下。

(1)生殖道病原微生物上行性感染,可引起胎膜炎,胎膜炎可导致胎膜局部抗张力下降,使胎膜容易破裂。

(2)羊膜腔压力增高:双胎妊娠、羊水过多、巨大儿宫内压力增加,覆盖于宫颈内口处的胎膜自然成为薄弱环节而容易发生破裂。

(3)胎膜受力不均:头盆不称、胎位异常使胎先露部不能衔接,前羊膜囊所受压力不均,导致胎膜破裂。手术创伤、宫颈内口松弛、宫颈过短、宫颈锥形手术等,易受病原微生物感染,导致胎膜早破。

(4)营养因素:缺乏维生素C、锌及铜,可使胎膜抗张能力下降,易引起胎膜早破。

(5)细胞因子:细胞因子IL-6、IL-8、TNF-α升高,可激活溶酶体酶,破坏羊膜组织导致胎膜早破。

(6)其他,如羊膜穿刺不当、人工剥膜、妊娠晚期性生活频繁等均可能导致胎膜早破。

二、临床表现

(1)早产胎膜早破:即发生于妊娠≥28周,但<37周的胎膜早破。

(2)足月胎膜早破:即发生于妊娠≥37周的胎膜早破。

(3)症状体征:孕妇突感有较多液体从阴道流出,有时可混有胎脂及胎粪,无腹痛等其他产兆。肛查将胎先露部上推,见阴道流液量增加。

(4)胎膜早破伴感染时,阴道流液有臭味,并伴有发热、母胎心率增快、子宫压痛、血白细胞计数增多。

三、诊断及实验室检查

(1)阴道液pH测定:正常阴道液pH为4.5～5.5,羊水pH为7.0～7.5。若pH≥6.5,提

示胎膜早破。

(2)阴道液涂片检查:取阴道后穹隆积液至于载玻片上,干燥后镜检可见羊齿植物叶状结晶,用 0.5％硫酸尼罗蓝染色,显微镜下见橘黄色胎儿上皮细胞,用苏丹Ⅲ染色见黄色脂肪小粒,均可确定为羊水,准确率达 95％。

(3)胎儿纤维结合蛋白(fFN)测定:当宫颈及阴道分泌物内 fFN 含量＞0.05 mg/L 时,胎膜抗张能力下降,易发生胎膜早破。

(4)羊膜腔感染检测:羊水细菌培养,羊水涂片革兰染色检查细菌,羊水白细胞 IL-6 测定等。

(5)羊膜镜检查:直视胎先露,可看见头发、胎儿部分,即可诊断。

(6)超声检查:发现羊水量减少,可协助诊断。

四、诊断鉴别

胎膜早破应与阴道炎溢液、血液、尿液、宫颈黏液、精液及细菌污染相鉴别。

五、治疗

1.期待疗法

期待疗法适用于妊娠 28～35 周、胎膜早破不伴感染、羊水池深度≥3 cm 者。

(1)一般处理:绝对卧床,保持外阴清洁,避免不必要的肛查及阴道检查,密切观察产妇体温、心律、宫缩、阴道流液性状和白细胞计数。

(2)预防性感染:破膜超过 12 h,应给予抗生素预防感染。

(3)子宫收缩抑制剂的应用:有宫缩者,静脉滴注硫酸镁等。

(4)促胎肺成熟:妊娠 35 周前,应给予地塞米松等促胎肺成熟。

(5)纠正羊水过少:羊水池深度≤2 cm,妊娠＜35 周,可行经腹羊膜腔输液,有助于胎肺发育。

2.终止妊娠

(1)经阴道分娩:妊娠满 35 周后,胎肺、宫颈已成熟,无任何禁忌证者可引产。

(2)剖宫产:先露高浮,胎位异常,宫颈成熟度不够,胎肺成熟,有明显羊膜腔感染,并有胎儿窘迫,抗感染同时行剖宫产术终止妊娠,做好新生儿复苏准备。

六、护理问题

(1)有胎儿受伤的危险与可能诱发脐带脱垂、早产、胎儿及新生儿感染等有关。

(2)有感染的危险与胎膜破裂后病原体上行感染有关。

(3)焦虑与担心母儿安全有关。

七、护理措施

(1)破膜时立即监听胎心音,做记录。如发现胎心音异常,立即给氧,报告医生并协助进一步处理。

(2)卧床休息,先露未衔接者,应绝对平卧或左侧卧位,防止脐带脱垂。

(3)密切观察阴道排液量和性状,注意是否混有胎粪。

(4)保守治疗期间,按医嘱使用激素及抗生素,随时听胎心音。

（5）发现脐带脱垂，应立即给氧，抬高床尾，并报告医生采取紧急措施。

（6）保持外阴清洁，垫消毒治疗巾，一天 2 次会阴擦洗。破水 12 h 后常规给予抗生素预防感染。尽量少做肛查及阴道检查。破膜超过 12 h 尚未分娩者，给抗生素预防感染。

（7）妊娠已近足月者，破膜 12 h 尚未临产应予以引产或剖宫产。

（8）加强心理护理，消除焦虑及恐惧心理，产后密切观察有无产褥感染。

（9）密切观察病情，如出现规律性宫缩、下腹痛或阴道血性分泌物，应做好分娩准备。

八、健康教育

（1）预防胎膜早破发生：加强孕期卫生宣传和保健，积极防治下生殖道感染；妊娠后期禁止性交；避免负重及腹部撞击；宫颈内口松弛者应于妊娠 14～22 周行宫颈环扎术；及时发现胎位异常给予矫正并卧床休息。

（2）孕妇突发阴道流液，应平卧，立即就医。正常羊水为无色透明清水样，如发现有黄色羊水及时报告医务人员，并暂保留卫生垫以便观察。绝对卧床休息，左侧卧位为主，也可右卧或平卧。抬高臀部，准备便盆，学会床上大小便。预防脐带脱垂，一旦发生脐带脱垂，对胎儿极危险。

（3）保持床铺整洁干净，保持外阴清洁，放置吸水性好的卫生垫，勤换卫生垫，保持清洁干燥，防止上行性感染。

（宋春梅）

第七节　正常分娩

妊娠满 28 周（196 d）及以上，胎儿及其附属物（胎盘、胎膜）自临产开始到由母体全部娩出的全过程称为分娩。

一、护理要点

（1）产妇入母婴同室时，病房护士与分娩室护士做好交接，了解分娩及新生儿情况，以利于有针对性地进行观察。

（2）在母婴同室后立即测量生命体征，并于 30 min、1 h、2 h、3 h 各观察宫缩及阴道出血一次，有异常者连续观察并通知医师，积极处理。如有阴道排出物，及时送检并记录。核对新生儿信息后，应将婴儿及时抱至母亲处，协助母乳喂养，观察新生儿是否能进行有效吸吮。

（3）每日应观察恶露数量、颜色及气味，若子宫复旧不全，红色恶露增多且持续时间延长时，应及早给予子宫收缩剂。若合并感染，恶露有腐臭味且子宫压痛，应给予广谱抗生素控制感染。

（4）及时补充水分，保持排尿通畅。产后 2～4 h 督促自行排尿，若排便困难，除鼓励产妇坐起排便外，可采取措施帮助排尿，如热敷下腹部、温开水冲洗外阴、按摩膀胱等，针刺关元、气海、三阴交、阴陵泉等穴位，肌内注射新斯的明，如上述方法均无效时应予导尿，必要时留置尿管。

（5）产后 1 h 可让产妇进流食或清淡半流质，食物应以高蛋白、高维生素、易消化的食品为主,注意少量多餐,可多食水果、蔬菜防止便秘;忌食辛辣等刺激性食物,并避免食用腌制、高盐食品。

(6)产后做好会阴护理,指导并协助产妇每天梳头、刷牙,保持口腔卫生,用热水擦浴和淋浴。①保持外阴清洁,嘱产妇尽可能健侧卧位,避免向切口侧卧位,勤换内裤,及时更换会阴垫,产后 6 h 会阴冲洗,每天用 0.5% 进行会阴冲洗 2 次,排便后保持会阴部的清洁,更换消毒会阴垫;②外阴有肿胀者,可用 50% 硫酸镁、95% 酒精湿纱布温热敷。

(7)推荐母乳喂养,按需哺乳。母婴同室,做到早接触早吸乳。同时指导哺乳方法。若产妇因病不能哺乳应尽早退奶,并指导退奶方法。

(8)预防产褥中暑:居室保持通风,避免室温过高,产妇衣着应宽大透气,有利于散热,以舒适为宜。

二、护理问题

(1)疼痛:与会阴裂伤及侧切口有关。

(2)睡眠形态紊乱:与哺乳、照料婴儿有关。

(3)有感染的危险:与会阴侧切、伤口为开放性、邻近肛门,且易受恶露污染有关。

(4)知识缺乏:缺乏产后保健知识及母乳喂养相关知识。

(5)尿潴留:与产时损伤、活动减少有关。

三、护理措施

1.会阴及会阴伤口的护理

(1)会阴及会阴伤口用 0.05% 聚维酮碘液擦洗外阴,每日 2 次,或用 2‰ 苯扎溴铵(新洁而灭)溶液冲洗或擦洗外阴。

(2)每日观察伤口周围有无渗血、血肿、红肿、硬结及分泌物。

(3)增加粗纤维饮食,保持排便通畅,必要时遵医嘱给予软化剂。

(4)必要时遵医嘱给予镇痛剂,会阴理疗。

(5)提供减轻伤口疼痛的措施:坐侧切椅、健侧卧位、会阴冲洗等。

2.为产妇提供舒适安静的病室环境,保证产妇足够的休息及睡眠

(1)提供安静舒适的睡眠环境,病房按时熄灯,开地灯。

(2)夜间治疗活动和护理应有计划地集中进行,减少不必要干扰。

(3)帮助产妇照料好婴儿,睡前喂饱并更换尿布。

(4)指导产妇学会与婴儿同步休息,增加白天睡眠时间。

3.预防感染

(1)评估产妇侧切伤口情况及引起感染的原因。

(2)监测体温及会阴伤口情况,注意有无红肿、渗出物及有无疼痛加剧。

(3)指导产妇进食高蛋白、高热量、高维生素食品,增加机体抵抗力,指导产妇增加饮水量,2 500~3 000 mL/d,促进代谢。

(4)嘱产妇健侧卧位,以免恶露污染伤口。

(5)嘱产妇使用消毒卫生垫,并勤换卫生垫及内衣裤。

(6)会阴水肿者应用 50% 硫酸镁湿热敷。

(7)伤口有红肿、渗出者遵医嘱行会阴伤口理疗。

4. 母乳喂养相关知识指导

(1)原则是按需哺乳。一般产后半小时哺乳,哺乳次数应频繁,每 1~3 h 哺乳 1 次,开始每次吸入时间 3~5 min,以后逐渐延长,但不超过 15~20 min 以免乳头浸渍、皲裂而导致乳腺炎。

(2)哺乳方法:喂奶前洗净双手,用清水擦洗乳房和乳头,母亲与婴儿取舒适姿势,如会阴伤口疼痛可取侧卧位。哺乳时把乳头和大部分乳晕放在婴儿口中,用一只手托扶乳房,防止乳房堵住婴儿鼻孔。哺乳结束时,轻轻按压婴儿下颌,避免在口腔负压情况下拉出乳头而引起局部疼痛和皮肤损伤,可挤出少许乳汁涂在乳头和乳晕上,可防止乳头皲裂。

四、健康教育

(1)一般指导:产妇居室清洁通风,合理饮食保证充足的营养。注意休息、个人卫生和会阴部清洁,保持良好的心境。

(2)适当活动:产后 6~12 h 即可起床轻微活动,会阴侧切的产妇可适当推迟活动时间。

(3)出院后喂养指导:强调母乳喂养的重要性,评估产妇母乳喂养知识和技能,对有关知识缺乏的产妇及时进行宣教;保证合理的睡眠和休息,保持精神愉快并注意乳房的卫生,特别是哺乳母亲上班期间应注意摄取足够的水分和营养;上班的母亲可于上班前挤出乳汁存放于冰箱内,婴儿需要时由他人哺喂,下班后及节假日坚持自己喂养;告知产妇及家属如遇到喂养问题时可选用的咨询方法。

(4)计划生育指导:产后 42 d 内禁止性交。视产后检查情况,恢复正常性生活,指导产妇选择适当的避孕措施。告知产妇 42 d 后带孩子一起去分娩产科医院进行产后体格检查,以了解母体全身及生殖器官恢复的情况及新生儿生长发育情况。

(宋春梅)

第八节　剖宫产分娩

产妇剖宫产术:经腹切开子宫取出胎儿及附属物的手术。

一、适应证

(1)头盆不称较明显。

(2)有前次剖宫产史者。

(3)前置胎盘及胎盘早剥流血多,应考虑手术。

(4)重度妊高征、妊娠合并心脏病、胎位异常、高龄初产、巨大儿和脐带脱垂等。

(5)宫缩乏力经催产素静滴引产无进展者。

(6)软产道异常,如子宫下段肌瘤、卵巢囊肿、阴道横隔等。

二、术前准备

(1)心理准备:与产妇多沟通,了解心理状态,进行有效心理疏导,缓解产妇紧张情绪。

(2)遵医嘱做药物过敏试验、备皮、备血。通知术前禁食禁水 4~6 h,术前 1 h 留置导尿,按医嘱给术前用药,指导产妇及家属留置导尿的目的及注意事项。前置胎盘者术前积极纠正贫血,预防感染,补充血容量。妊高征者严密监测血压,控制血压。

(3)指导产妇及家属准备手术后产妇及新生儿所需必要生活用品。

(4)监测生命体征,听胎心音,与手术室进行交接班。

(5)准备婴儿床、麻醉床、心电监护、沙袋及氧气装置。

三、术后护理

(1)产妇入母婴同室时与手术室人员进行交接,了解产妇术中情况,监测生命体征,皮肤完整性,神志意识,各种管道是否通畅,调整输液速度。注意观察腹部切口有无渗血、阴道出血、子宫收缩情况,做好术后护理记录。

(2)去枕平卧 6 h,保持呼吸道通畅,腹部加压沙袋 6 h。术后 4 h 观察产妇双下肢活动情况,预防下肢静脉血栓。

(3)指导产妇及家属产妇个人卫生、饮食、皮肤护理要点。①产妇个人卫生及皮肤护理:保持会阴部的清洁,及时更换护阴垫,防止骶尾部皮肤长期受潮湿刺激;②饮食:术后 6 h 进食流质、半流质,肛门排气后进普通饮食。

(4)留置导尿管 24 h,保持尿管通畅,观察尿量、颜色,留置尿管期间指导产妇多饮水。拔除尿管后,鼓励产妇尽早自解小便,避免尿潴留,以免影响子宫收缩。

(5)术后第 1 d 取半卧位,次日半卧位或坐位,鼓励早期下床活动,以利于恶露排出,促进排气。

(6)遵医嘱补液,应用缩宫素、抗生素。

(7)早开奶,促进母乳喂养。

(8)鼓励产妇保持良好的心境,合理的营养、休息、睡眠和活动,注意个人卫生和外阴清洁。指导避孕的方法。强调母乳喂养的重要性,告知出院后遇到问题及时咨询。

四、护理问题

(1)疼痛:与腹部切口有关。

(2)部分自理能力缺陷:与剖宫产术后卧床、输液及留置导尿管有关。

(3)舒适改变:与腹胀有关。

(4)睡眠型态紊乱:与哺乳照料婴儿有关。

(5)姿势缺乏:与缺乏术后注意事项、母乳喂养及相关保健知识有关。

五、护理措施

(1)护理操作应轻柔、集中,尽量减少移动产妇,指导产妇正确翻身、下床的方法。

(2)指导产妇适当增加粗纤维食物的摄入,保持排便通畅,做好各项生活护理。

(3)鼓励产妇早下床活动,以促进肠蠕动,可轻柔按摩腹部。

(4)提供安静舒适的睡眠环境,夜间护理应有计划地集中进行,减少不必要的干扰。

(5)指导产妇学会与新生儿同步休息,增加白天睡眠时间。

(6)指导母乳喂养、产后保健相关知识的宣教。

六、健康教育

(1)术后 6 h:产妇自理能力丧失,护理着重指导家属提供对产妇的照顾和新生儿的护理。

指导家属更换产妇会阴垫,护士观察子宫收缩,阴道出血情况。协助母婴皮肤接触和吸吮,第一次哺乳前应用湿毛巾清洁乳头和乳晕,切忌用肥皂水或酒精等刺激性擦洗,以免引起局部皮肤干燥、皲裂。

(2)术后6～24 h:麻醉清醒后,切口疼痛和子宫收缩为主要问题。指导产妇分散注意力方法,如深呼吸,自己默默数数等,必要时遵医嘱给予止痛剂,鼓励其在床上做轻微的活动,指导产妇做两小腿腓肠肌等长舒缩活动,预防因妊娠血液高凝所致的深静脉血栓形成。另外,母乳喂养指导也是刻不容缓,提供母乳喂养知识,告知母乳喂养的优点。同时指导产妇喂养的姿势以及教会家属协助其喂养婴儿。

(3)术后24 h:促使产妇下床活动,告知其意义所在,早期活动能够促进恶露排出、子宫收缩和防止肠粘连,有利于肠功能恢复。教会产妇掌握正确喂养体位和含接姿势。

(4)术后48 h:由于导尿管拔除,产妇的自理能力增加,肠功能恢复。术后第2天、第3天一般是乳胀高峰时期,教会产妇正确的挤奶手势,预防乳胀方法,使之做到勤吸吮,及时排空。

(5)术后72 h及恢复期:①对产妇进行饮食指导,应摄取高蛋白的平衡饮食,多喝汤类,如鱼汤、骨头汤、鸡汤等,应摄入一定纤维素饮食,不宜吃辛辣刺激性食物,预防便秘;②休息与活动,产妇应保证充分的休息,适当活动,做到劳逸结合,教会产妇与婴儿同步休息,生活有规律;③保持心情愉快,因情绪能影响乳汁分泌,勤巡视病房,及时回答产妇提问,帮助其解决问题。同时对新生儿的生理性变化的一些常识予以告知,减少焦虑,正确对待。

(6)出院指导:同正常分娩后妇女的护理。

(7)计划生育指导:剖宫产术避孕2年;其他同正常分娩后妇女的护理。

(宋春梅)

第九节 产褥期出血

产褥期出血(晚期产后出血)指分娩24 h以后,在产褥期内发生的子宫大量出血。多见于产后1～2周,亦有推迟至产后2月发病。可表现为急骤大量出血,同时有凝血块排出。

一、病因

(1)胎盘胎膜残留:多发生于产后10 d,为阴道分娩最常见原因。残留在子宫内的胎盘组织发生变性、坏死、机化,形成胎盘息肉,坏死组织脱落时,引起大量出血。

(2)蜕膜残留:蜕膜剥离不全长时间残留,影响到子宫复旧,引发子宫内膜炎症,继发晚期产后出血。多发生于产后1周。

(3)子宫胎盘附着面复旧不全:子宫胎盘附着部位血管在胎盘排出后即有血栓形成,其后血栓机化,透明样变,血管上皮增厚,管腔狭窄、堵塞导致出血,多发生于产后2周。

(4)感染:以子宫内膜炎症较多见。

(5)剖宫产术后子宫伤口裂开:多见于子宫下段剖宫产横切口的两侧端。切口裂开患者常表现为术后1～3周突然发生的无痛性大量阴道流血,并反复发作,短时间内患者陷于休克状态。

(6)其他因素:产后子宫滋养细胞肿瘤、子宫黏膜下肌瘤等均可引起晚期产后出血。

二、诊断

(1)病史与体征:询问剖宫产指征和术式,术后恢复是否顺利。多有以下病史:产后恶露不净,有臭味,反复或突然阴道大流血,腹痛,发热,继发性贫血。全身体检应注意排除血液系统疾病。不要强行清除宫颈部位的凝血块。一般可发现子宫增大、软,宫口松弛,内有血块或组织,伴感染时子宫或切口处有压痛。

(2)辅助检查:①血常规:了解贫血及感染情况;②B超检查:提示宫腔内有残留组织,或剖宫产术后子宫下段切口血肿,愈合不良或子宫发现肿瘤病灶;③血HCG测定:排除胎盘残留及绒毛膜癌;④病理检查:若有宫腔刮出物或切除子宫标本,应送病理检查以明确诊断。

三、治疗

(1)少量或中等量阴道流血,应给予足量广谱抗生素、子宫收缩剂以及支持疗法及中药治疗。

(2)疑有胎盘、胎膜、蜕膜残留或胎盘附着部位复旧不全者,刮宫多能奏效,操作力求轻柔,备血并做好开腹手术的术前准备。刮出物应送病理检查,以明确诊断。术后继续给予抗生素及子宫收缩剂。

(3)剖宫产术后阴道流血,少量或中等量,应住院给予抗生素并严密观察。阴道大量流血需积极抢救,此时刮宫手术应慎重,因剖宫产组织残留机会甚少,刮宫可造成原切口再损伤导致更多量流血。必要时应开腹探查,若组织坏死范围小,炎性反应轻,患者又无子女,可选择清创缝合以及髂内动脉、子宫动脉结扎法止血而保留子宫。否则,宜切除子宫,由于病灶在子宫下段,切除子宫必须包括子宫体及部分宫颈,故宜行低位子宫次全切除术,或行子宫全切术。

(4)若系肿瘤,应做相应处理。

四、护理问题

(1)潜在并发症:出血性休克。由于组织灌流改变,与产后子宫继发出血有关。

(2)有感染的危险:与失血后抵抗力降低及手术操作有关。

(3)焦虑/恐惧:与发生出血的患者担心自己的生命安危引发忧虑、害怕有关。

(4)自理能力缺陷:与产后出血使产妇活动受限,需卧床的时间延长,加上失血引起贫血有关。

五、护理措施

1.妊娠期

(1)加强孕期保健,定期接受产前检查,及时治疗高危妊娠或早孕时终止妊娠。产前检查应做好血液检查,了解每一位孕产妇的血型凝血的问题,贫血的产妇较易有产后出血,故产前贫血应及早治疗。胎盘早期剥离与胎儿子宫内死亡的孕妇应检查血中的纤维蛋白浓度,备好新鲜血液、凝血酶或浓缩血浆,以备急需。

(2)对高危妊娠者,如妊娠期高血压疾病、肝炎、贫血、血液病、多胎妊娠、羊水过多等高危孕妇应提前收入院。

2.产后期

(1)产后2 h内,产妇留在产房观察,要密切观察产妇的子宫收缩、阴道出血及会阴伤口情况。定时测量产妇的血压、脉搏、体温、呼吸。

(2)督促产妇4~6 h内排空膀胱,以免影响子宫收缩致产后出血。

(3)早期哺乳可刺激子宫收缩,减少阴道出血。

(4)对可能发生产后出血的高危产妇,注意保持静脉通道通畅,充分做好输血和急救的准备,并做好产妇的保暖。

六、护理预防

(1)做好产褥期健康教育,指导产妇自我观察恶露情况。指导产妇舒适卧位,给予吸氧,采取保暖措施。密切观察产妇的意识状态、皮肤颜色、血压、脉搏、呼吸及尿量;观察子宫收缩情况,有无压痛、恶露量、色、气味等。

(2)指导产妇进食高蛋白质、高维生素、高热量、富含铁的食物,增加机体抵抗力。

(3)注意会阴部护理,每日会阴冲洗两次,保持排尿、排便后会阴清洁。耐心向产妇解释病情,消除紧张和顾虑,使其能积极配合治疗,得到充分休息。

(4)鼓励家属多陪伴产妇,以帮助产妇摆脱焦虑、恐惧。根据医嘱补充血容量、给予抗生素预防感染,必要时输血,做好抢救准备。

七、健康教育

(1)专科护理:①产妇出现阴道流血增多应及时就诊,应镇定,如实地提供分娩史,积极配合医务人员的抢救和治疗;②密切监测生命体征变化,观察皮肤、黏膜、口唇、指甲的颜色,四肢的温度及尿量,及早发现休克的早期征兆,密切观察子宫复旧情况;③建立静脉通道,做好输血前的准备,维持足够的循环血量;④督促产妇及时排空膀胱,以免影响宫缩致产后出血;⑤准确收集并测量出血量、分泌物的颜色、气味及有无血凝块等;⑥早期指导、协助产妇进行母乳喂养,刺激子宫收缩,以利恶露排出。

(2)饮食:多吃高蛋白、富含维生素、高热量、易消化的半流质饮食,多食富含铁食物,如动物内脏、瘦肉等。宜少食多餐。

(3)休息与睡眠:充分休息和睡眠,以利身体康复。病情稳定后,可适当下床活动,活动量应逐渐增加。

(4)药物:对于子宫收缩乏力者应使用缩宫素、垂体后叶素等治疗;凝血功能障碍者应使用凝血因子或输新鲜血。

(5)吸烟与饮酒:应禁烟、酒,以免加重出血。

(6)卫生宣教:保持外阴清洁,勤换会阴垫,保留会阴垫以便观察出血量。产后10 d内禁止坐浴。

(7)出院指导:①产褥期内禁止性生活并采取避孕措施;②产后6周到医院复查,了解生殖器官恢复情况,以及有无贫血的发生;③指导观察恶露的方法,若出血过多或淋漓不尽,随时就诊。

(宋春梅)

第十一章 放疗科护理

第一节 放疗的临床应用

放射治疗按其目的、目标可分为根治性放疗、姑息性放疗和辅助性放疗。

一、根治性放疗或称可治愈性放疗

根治性放疗是要达到肿瘤的长期治愈。接受根治性放疗的患者,治疗前肿瘤必须是在局部区域内,排除远处转移的可能,肿瘤病理类型应是放射可治愈的,患者一般状态和营养状况良好,在放疗期间对可能发生的并发症能得到及时合理的内科保守治疗。

在一些肿瘤治疗中根治性放疗已获得了比较满意的疗效,如恶性淋巴瘤、精原细胞瘤、小细胞支气管肺癌、尤文瘤、髓母细胞瘤以及早期的喉癌、唇癌、舌癌、宫颈癌、皮肤癌、乳腺癌、前列腺癌、阴茎癌等。

根治性放疗是对肿瘤的全部组织和区域淋巴结给予根治剂量的照射,尤其是照射野一般比较大,照射剂量高,因此对肿瘤周围的正常组织和器官的保护显得尤为重要。因此,必须在治疗前制订一个全面、安全、周密的治疗计划。

二、姑息性放疗

如果肿瘤已至晚期无法根治性治疗时,应采用姑息性放疗。但这一治疗方式常被人低估和误解。实际上姑息性放疗在肿瘤总体治疗中占有很重要的地位。

姑息性放射治疗目的是使肿瘤缩小或阻止肿瘤生长,使患者免除严重的并发症发生或解除已出现的急症症状,改善生活质量,延长生命。下列情况可使用姑息性放疗。

(1)已有远处转移的肿瘤,若对放射敏感则原发灶给予姑息性放疗。

(2)因肿瘤引起的出血、神经系统症状、疼痛、梗阻、咳嗽等,可用姑息性放疗消除或预防上述症状的发生。

(3)因肿瘤转移而出现的脑转移、骨转移或其他部位的转移灶的放疗。

姑息性放疗的目的不是消灭肿瘤,而是在短时间内给数次放射,总剂量一般是肿瘤根治剂量的 2/3。骨转移灶引起的疼痛,姑息放疗剂量多为 1/4～1/3 的肿瘤根治剂量,即 10～30 Gy。脑转移可致颅内压升高、癫痫、痉挛或神经压迫症状。多发脑转移常需全脑照射,后缩至局部。单发脑转移可行局部放射。

单发或多发转移但数目较少时可使用 X 刀或 γ 刀照射,同时配合全脑照射。姑息性放疗多采用单次剂量较大、次数较少的分割照射方式。至于具体的照射方案要依照射部位、照射范围、肿瘤大小及类型、照射目的和患者状态等来决定。在进行姑息性放疗的同时,还需全身支持治疗和其他方法的治疗。

姑息性放射治疗在肿瘤治疗过程中有时也会出现治愈结果的特殊病历。姑息性放疗与根治性放疗有时可能转化。根治性放疗的患者若出现病情的发展或一般状态的恶化,则就不能完成放疗。而姑息性放疗偶有放疗效果显著,或支持治疗及其他治疗方法的作用可使病情好转,进而可转为根治性放疗。

三、辅助性放疗

(一)手术前放射治疗

由于近年来高能射线放射装置的应用,有计划地进行术前放疗对一些肿瘤有一定的疗效,而且不增加手术的困难和术后并发症。术前放疗可使部分原不能切除的肿瘤,经过照射后肿瘤缩小成为能够手术切除的病例,并能消灭肿瘤四周的亚临床灶,降低肿瘤细胞活力,减少局部种植和远处转移的发生。直肠癌、膀胱癌、头颈晚期鳞癌、食管癌等行术前放疗,均能提高5 年生存率 $20\% \sim 30\%$。

(二)术中放射治疗

手术中发现肿块巨大或侵犯重要脏器、血管、神经等难以切除的,或仅行部分切除后,可在直视下准确地直接照射肿瘤、临床残存瘤灶以及淋巴引流区,或直接插至肿瘤组织间行组织间照射。单次大剂量照射应避免和减少肿瘤附近重要器官和组织的照射,最大程度保护正常组织,达到提高局部控制率、延长生命的目的。

术中放疗适用于肿瘤局部复发与区域淋巴结转移高的肿瘤及腹、盆腔内局部晚期肿瘤,如胃癌、胰腺癌、结肠癌、直肠癌、肝外胆管癌、肺纵隔肿瘤以及脑瘤、脑膜瘤等。

术中放疗可分为预防性与治疗性两种,预防性放疗是肿瘤行根治切除术后为降低局部复发,杀死亚临床灶,对手术区及淋巴区进行照射。治疗性照射是指对未切除或残存肿瘤的放疗,它又分为根治性与姑息性照射两类,单次量可给予 $25 \sim 30$ Gy,由于病情所需常与外照射联合,因此术中放疗应有总体设想,有正规精确的综合治疗计划。

(三)术后放射治疗

目的是解决手术局部有残存的肿瘤,而且这种肿瘤对放射线有异常的敏感性。通常根据手术和组织学检查,较精确地确定放射范围(如肿瘤床、手术残端或残留病灶等)进行的,术后放疗可降低局部复发率,放疗时间应尽早施行,当手术切口愈合后立即开始照射而且剂量尽量给足根治量或接近根治量。对肺癌、肾癌、腮腺癌、甲状腺癌、软组织肉瘤、直肠癌、乳腺癌等根据病理结果,酌情行术后放射治疗。

四、肿瘤急症的放疗

(一)上腔静脉综合征

上腔静脉综合征(superior vena cava syndrome,SVCS)是一组由于通过上腔静脉回流到右心房的血液部分或完全受阻而产生的一系列症状,是肿瘤急症之一。最常见原因是由肺癌($65\% \sim 75\%$)、恶性淋巴瘤($10\% \sim 15\%$)、原发性或转移性纵隔肿瘤($5\% \sim 10\%$)的直接蔓延和压迫所致。患者症状以上胸部和颈下部静脉扩张、皮肤潮红、面颈和上肢水肿为特点,晚期患者有上胸、背部和腹壁静脉扩张,并出现呼吸窘迫。治疗原则:治疗上首先是用辅助治疗缓解症状,其次是抗肿瘤治疗。抗肿瘤治疗首选放疗,放疗应根据病情分步进行,即先照射纵隔病灶,症状缓解后再照射原发灶、也可同时照射原发灶和纵隔病灶。急诊放疗多采用大分割,每天 $3 \sim 5$ Gy。对小细胞肺癌、恶性淋巴瘤、乳腺癌等化疗敏感肿瘤也可首选化疗使肿瘤缩小,待症状缓解后再放疗,往往可取得较好的疗效;化疗注射部位应避免使用上肢静脉尤其是右上肢静脉。辅助治疗包括吸氧、吸痰,必要时气管切开。同时使用大剂量激素和利尿脱水剂。

(二)脊髓压迫症

脊髓压迫症由椎体、椎管、脊髓原发肿瘤、转移瘤直接挤压脊髓,或椎体骨质破坏、变形压迫脊髓造成。多数患者先有明显的神经根刺激症状,即一侧用力或体位改变引起的神经根牵拉痛,呈间歇性并与脊髓受累的部位一致,此时 CT 或 MRI 检查可能会发现相应脊髓节段或神经根受压的征象。以后病情加重,表现为双侧或单侧持续性痛,同时伴感觉、自主神经功能和运动功能异常。待到脊髓完全受压后出现截瘫、大小便失禁和感觉丧失。神经功能的损伤往往是不可逆的。治疗原则:放射治疗是最常用的且较有效的方法,可迅速减少肿瘤负荷,缓解压迫,防止神经损害的进展,缓解疼痛和防止局部复发。常规放疗 $2 \sim 3$ Gy,总量 40 Gy/20 次或 30 Gy/10 次;如治疗及时,约 60% 的肢体功能障碍得到改善或恢复。辅助治疗包括使用大剂量糖皮质激素和利尿脱水剂。

(祁 艺)

第二节 实施放疗的临床决策

随着医学技术的不断发展,恶性肿瘤的治疗方法由过去的手术、放疗和化疗 3 种治疗手段,又扩展了激光、热疗、免疫治疗等多种治疗手段。依据各种治疗方法的特点,并针对个体情况在临床应用中将其有机结合起来,达到治疗恶性肿瘤的目的。放疗在其中起着重要作用,要求由各有关学科人员共同商讨,有计划地制订治疗方案。其中临床放疗医生起着决定性作用。

一、如何选择放疗

(1)根据解剖位置、病理类型、肿瘤分期、范围、潜在的区域淋巴结侵犯(和其他肿瘤特征)、区域及邻近的正常组织器官来确定治疗目的(根治治疗还是姑息治疗)。

(2)选择合适的治疗方法,是单独放疗或放疗和手术联合,或放疗和化疗结合,还是放疗和手术及化疗联合。如果肿瘤的病理类型对放射敏感,或考虑到保存器官功能和美容效果则多选择放射治疗。对晚期肿瘤患者已无手术根治可能,或手术风险较大、创伤过大者,宜选用放射治疗。

(3)评估患者的一般情况,因年老体弱或有严重心、肺、脑血管疾病无法耐受麻醉及手术者可选用放疗;儿童及青少年一般应首选手术,因放疗可影响儿童发育且放疗晚期不良反应较严重。

二、制订联合疗法

决定放疗后要确定治疗目标,根治性放疗、姑息性放疗还是辅助性放疗。有些恶性肿瘤在接受单一治疗手段时,复发率高、疗效差,通常采用联合化疗、热疗、放疗增敏剂等综合治疗提高远期疗效,减少远处转移。

1.放疗联合化学治疗

化学药物治疗是使药物通过血液循环至全身各部位,除可控制原发肿瘤外,也能杀死通过血流到达全身各部位的肿瘤细胞，又称全身性治疗。放射治疗可直接杀死局部的肿瘤细胞，二者综合、取长补短可以提高治疗效果。目前放化疗综合治疗对肺小细胞未分化癌、淋巴瘤、肾母细胞瘤、尤文瘤等有突破性进展；对头颈部晚期鳞癌经放化疗综合治疗后再手术，可提高 5 年生存率达 62%，其机制为细胞对放射线 G_2/M 期敏感，S 期不敏感，而一些化疗药物（多西他赛）对 S 期细胞具有细胞周期特异性细胞毒作用，可缩小肿瘤体积，增加肿瘤细胞再氧合，改善细胞乏氧状态，提高放疗的敏感性。

2.放疗联合热疗

近年来，大量实验资料对热疗治疗肿瘤的本质有了进一步的揭示，使热疗有了一定的理论基础。热疗联合放疗治疗肿瘤，理论上有两个主要依据：①从细胞分裂周期的角度看，合成期（S期）细胞对放射抵抗而对热疗较敏感，加热能使其对放射线的敏感性增加 3 倍；②肿瘤内对放射抗拒的乏氧细胞对加热较敏感，因此同时采用热疗和放疗可有协同作用。

加热至 42 ℃~43 ℃时，哺乳细胞的生存数明显减少，在高于 43 ℃时每升温 1.9 ℃，细胞有双倍指数杀灭。

正常组织和肿瘤加温超过 45 ℃时，导致进行性不可逆蛋白变性。温度在 43 ℃时杀死细胞的机制为损伤细胞膜的完整性，抑制 DNA 合成造成有丝分裂纺锤体的损伤。

3.放疗增敏剂

注射用甘氨双唑钠是一种低毒、高效的新型放疗增敏剂，属于硝基咪唑类化合物，具有增敏活性，可将射线对肿瘤乏氧细胞 DNA 的损伤固定；另一方面通过抑制 DNA 修复酶，从而加速了肿瘤细胞的死亡，明显地增强了放疗的效果，进而提高肿瘤患者的完全缓解率。

三、放射治疗计划流程

要经过 4 个环节，即体膜定位阶段、计划设计、计划确认、计划执行（实施放疗）。

（一）体膜定位阶段

此阶段主要确定肿瘤的位置和范围，以及与周围组织、重要器官的相互关系。一般用脱体膜法脱出人体外轮廓。在已做好的外轮廓体膜图上，医生根据正侧位 X 线片、超声断层、同位素扫描以及对解剖部位的了解。针对具体肿瘤的临床生物学特点（如肿瘤可能侵犯范围、转移的规律等），绘出靶区的位置和范围，并尽量将靶区周围的组织特别是重要器官的位置和范围标出来。为了得到更准确的受照部位的膜截面图，目前均采用 X 线横位断层机（CT）或磁共振（MRI）直接得到照射部位的截面图。

（二）三维治疗计划设计阶段

根据第一阶段得到的关于肿瘤患者的肿瘤分布情况，结合肿瘤的类型、期别及其所在的部位，放疗医生勾画出靶区和计划区的范围，并预计出靶区的致死剂量和周围正常组织，特别是重要器官的最大允许剂量等，与物理人员一起借助电子计算机根据射野设计原则制订治疗计划。

1.靶区和计划区范围确立

治疗计划设计的第一步需要确定放射的体积和所需要保护的正常组织器官以及功能单位，根据国际放射单位委员会（ICRU）规定肿瘤放射的体积规范有以下几种。

（1）肿瘤体积（gross tumor volume，GTV）：所有已知的肿块病变，包括不正常的区域肿大淋巴结。为了确定 GTV，需要用合适的 CT 窗宽和窗位来确定认为是潜在的肿块的最大体积。

(2)临床靶体积(clinical target volume,CTV):覆盖 GTV 再加上亚临床病变区域。

(3)计划靶体积(planning target volume,PTV):CTV 周围外放一定边界以考虑到靶区内移动、治疗过程中器官的运动(如呼吸运动)及治疗摆位误差,这些不包括治疗机器的射线特征变化。

(4)治疗体积(treatment volume,TV):由处方剂量所对应的等剂量曲线所包括的放疗体积。

(5)照射体积(irradiation volume,IV)是指受到一个被认为正常组织耐受量有意义的剂量照射的体积。

2.外照射计划的优化

放疗是一种有损伤的局部治疗手段,因而肿瘤放疗计划的设计必须兼顾肿瘤控制和周边正常组织和器官放射性损伤,肿瘤放疗的最高目标是使肿瘤得到最大程度的局部控制,而周边正常组织和器官放射性损伤最小。同时放疗计划设计还必须遵循临床剂量学原则:照射的肿瘤剂量准确;剂量分布均匀或有目的的不均匀;肿瘤区尽量高剂量照射,正常组织受量尽量降低;保护重要脏器。为了达到肿瘤放疗的最高目标和临床剂量学原则的要求,临床上在设计放疗计划需要个体化和不断改进即放疗计划的优化。目前放疗计划的优化分为正向和逆向两类,其中逆向放疗计划的优化目前最常用。由物理师将有关图像资料输入计划系统(TPS)经过计算机将射线选择、射野设置、剂量分配和不同密度组织修整等进行放疗计划优化,获得剂量分布图。

(三)治疗计划的确认

上述设计好的治疗计划应放到模拟机上进行核对,以确认治疗计划,这对深部肿瘤尤为重要。模拟定位机,除去用诊断 X 线代替^{60}Co、加速器机头放射源以外,其他的物理条件,如源皮距、源瘤距、照射野大小等与^{60}Co 治疗机、直线加速器完全相同,并且除放疗机最常用的固定野放射外,还可以用旋转或弧形放射。它能模拟放疗机几何条件的 X 线透视系统,可以按 TPS 资料定出照射野,还可从不同布野、角度进行定位摄片,尤其可以辅助决定挡铅的部位和大小以避免重要组织、器官受照射。在用模拟机进行确认时患者体位必须自然放松,这样在分割放射疗程中才有可能做到摆位重复性好。

(四)治疗计划的执行

治疗计划的执行包括治疗机、物理几何参数的设置、治疗摆位和治疗体位的固定。技术人员是治疗计划的主要执行者。要求其必须严格核对、认真摆位,根据治疗计划及照射剂量,操作治疗机和使用各种治疗附件并认真做好记录。因此提高放疗技术人员的技术素质,对提高放疗精度是极为重要的。近年来发展起来的保证体位精度、减少差错的微机检查和控制系统显示了一个标准的治疗摆位提示、检查和记录系统的功能。它包括两个主要功能:治疗文件(即治疗单)的生成和更改以及治疗计划的执行。治疗单的内容储存在软磁盘内,摆位时技术员将磁盘插入,计算机电视屏幕上显示出治疗摆位的各种参数和条件,提示技术员摆位的注意事项。各种条件包括射野大小、机架和机头转角、楔形板、剂量大小等,与医嘱条件一致时才可进行照射,达到提示检查和确认的目的。上述 4 个阶段的工作既是科学问题又是组织问题,患者的整个治疗过程需要医生、技术员和物理工作者的密切配合。

(祁 艺)

第三节 放疗并发症与预防

放疗过程中,放射线在杀伤肿瘤组织的同时,也会对正常组织产生影响,会产生放疗反应,严重时发生放疗并发症。

一、头、颈放射治疗并发症

(一)脑组织放射性反应

根据放射反应症状出现的时间,将脑放射损伤分为急性损伤、早期迟发损伤和晚期损伤。放疗的总剂量和单次放疗剂量越高,放射性脑病发生率越高。急性期表现为脑水肿所致颅内压增高症状,晚期继发出现神经解剖学相关体征、癫痫症状。

预防:有条件者尽量采用立体照射、适形照射、近距离组织间照射等技术,最大程度减少正常组织受量。早期可使用肠溶阿司匹林、尼莫地平等抗动脉硬化,使用抑制血小板聚集、扩张血管、增加脑血流量、改善脑组织缺氧的药物。每次放疗后给予20%甘露醇及激素治疗,预防脑水肿。

(二)耳放射性反应

放疗是头颈部肿瘤特别是鼻咽癌治疗的主要手段,由于放疗的区域包括外耳、中耳及内耳,可造成由于外耳和中耳损伤导致的传导性听力损失以及由于耳蜗及听神经损伤引起的感音神经性听力损伤等。早期临床表现为耳痛、耳闷、平衡失调、对噪声异常敏感等。晚期临床表现为感音性或传导性或混合性耳聋。

预防:在鼻咽癌放疗时,应少用耳前耳后野同时照射,注意对内耳区应用低熔点挡铅进行保护,对于再次外照射要特别慎重,尽可能应用多野照射以减少内耳区照射。放疗期间可使用降低咽鼓管表面张力的药物,以保护血管内皮。放疗后患者应加强局部清洁,必要时可给予活血化瘀、改善局部血液循环的中药治疗。

(三)眼睛和附属器放射性反应

眼睛对放射线很敏感,特别是幼儿。在眼睛的各种组织中,以晶体最敏感。因此在放射治疗眼球附近的眼附件肿瘤时,经常对眼及其附件组织产生不同程度的影响与损伤,从轻度的暂时性眼睑红斑到严重的视力完全丧失等一系列临床表现。

预防:在照射眼睑癌时,要放置铅罩以保护眼球,可有效地防止辐射性白内障的发生。鼻泪管受照射,要经常冲洗泪道,以防粘连阻塞。全眼球受照射者,治疗期间要覆盖患眼,涂刺激性小的抗生素眼膏(如金霉素眼膏等)。

(四)鼻放射性反应

鼻咽癌放疗时,鼻腔和鼻窦不可避免地受到照射,由于放疗面颈联合野或耳前野可照射到鼻腔后 1/3～1/2,当照射量达 40 Gy 时即可出现鼻腔和鼻窦黏膜放射性反应,如黏膜充血、肿胀、糜烂出血及白膜形成,引起鼻甲与鼻中隔紧贴,加上鼻道充满黏稠脓性或脓血性分泌物致使窦口阻塞,从而导致鼻腔粘连、后鼻孔或鼻咽闭锁、鼻窦炎、萎缩性鼻炎等放疗后并发症。

预防:放疗期间,放疗前后进行鼻腔冲洗,放疗结束后继续坚持半年。鼻腔冲洗的方法为患者取坐位或站位,头稍前倾,胸前置小毛巾,清洁鼻孔,颌下放接水容器。患者将冲洗器一端放入温盐水或温开水内,连有冲洗头的另一端放入一侧鼻腔内,嘱患者用一手缓慢挤压冲洗球,冲洗液及鼻腔分泌物由另一侧鼻腔流出,每侧鼻腔冲洗液量 100～200 mL,两侧鼻腔交替进行,每日 1～2 次。冲洗时勿吸气、讲话、咳嗽,以免呛咳。

(五)口腔放射性反应

放射治疗口腔和头颈部肿瘤,尤其是鼻咽、扁桃体、上颌、峡部、舌以及口底等癌症时,治疗剂量达到 50～70 Gy 时,不可避免地出现口腔的放射性反应,尤以放射性口腔黏膜炎、放射性口腔干燥症、放射性龋齿、放射性骨坏死和放射性张口困难等常见。

预防:放疗前洁牙、修补龋齿,对不能修补的龋齿或残根要拔除。放疗期间用漱口液含漱,每天 4～6 次;保持良好的口腔卫生习惯,饭后漱口刷牙,刷牙时使用含氟牙膏。每天多饮水,达 2 500 mL 左右。少食糖类甜食,忌食辛辣食物,戒烟戒酒。放疗期间坚持张口锻炼。放疗后 3 年内不要拔牙,以防诱发骨髓炎。

二、胸部放射治疗并发症

(一)心脏放射性反应

心脏放射性反应常见于霍奇金病的斗篷野照射以及食管癌、贲门癌、乳腺癌、胸腺瘤、肺癌放射治疗后。心脏受照射的体积越大、总剂量越高,心脏放射并发症的发生率越高。治疗计划是否精确、照射技术是否合理,是诱发心脏放射性反应的重要因素。如果放疗合并应用多柔比星等蒽环类化疗药物,对心脏的放射损伤有相加作用。老年患者,患有冠心病、病毒性心肌炎、风湿性心脏病、高血压性心脏病者,对放疗的耐受性降低,更容易产生心脏的放射性并发症。另外,儿童期心脏受到照射,待成年后放射性心脏病的发生率明显增加。临床常表现为心电图异常、急性放射性心包炎、慢性放射性渗出性心包炎、全心炎、心肌病、冠状动脉疾病、放射性心瓣膜病和心脏传导异常。

预防:位于心脏附近的肿瘤,应采用多野照射,尽量避免对心脏的大面积高剂量照射。采取有效的体位固定技术、精确勾画出肿瘤大小、部位、范围,把心脏照射的剂量控制在耐受剂量的范围内。全纵隔照射时,若心脏照射面积超过 60%,则照射剂量不宜超过 45 Gy。若照射淋巴瘤,一般遮挡左心室的 2/3,同时用糖皮质激素。对于纵隔巨大肿瘤,先予以化疗,待肿块缩小后再照射,以避免同时放、化疗而加重心脏的放射性损伤。放疗与多柔比星等化疗药物同时或序贯使用时,应适当调整剂量。

(二)肺放射性反应

肺受照射的面积越大、剂量越大,越容易发生放射性肺损伤。肺部放疗如同时或先后照射肺门、纵隔,则发生放射性肺炎的可能性增大,这主要由于放疗引起肺门、纵隔内淋巴管狭窄或闭塞,引起肺部淋巴循环障碍所致。有人报道,二次胸部放疗放射性肺炎的发生率为首次放疗的 3 倍以上。放疗联合应用化疗药物如博来霉素、甲氨蝶呤、丝裂霉素、平阳霉素、多柔比星、放线菌素 D、长春新碱等对放射性肺炎的发生有协同或相加作用。另外,老年人、未成年人,患有慢性支气管炎、肺气肿、心血管疾病的患者更容易发生放射性肺损伤。主要表现为急性放射性肺炎、胸膜反应与渗出性胸膜炎、广泛肺部炎症。

预防:感染是诱发急性放射性肺炎的重要因素,对有呼吸道感染者,应积极抗感染治疗。放疗期间,减少与博来霉素等增加放射性肺损伤发生概率的化疗药联合应用。严密观察患者病情变化,及早发现并发症,恰当处理。有报道他莫昔芬可增加放疗引起的肺纤维化,因此乳腺癌患者放疗时应慎用此药。

(三)食管放射性反应

几乎所有食管癌放疗的患者都有不同程度的食管放射性损伤。放化疗同时进行会加重食管黏膜的放射性损伤。目前文献报道,同期放、化疗严重食管炎的发生率为 $4\% \sim 16\%$。临床表现为食管气管瘘、食管纵隔炎、上消化道出血。

预防:食管癌的照射剂量不宜过高,大多数专家把食管癌的放射治疗剂量控制在 $60 \sim 70$ Gy。在放疗中和放疗后,应避免机械和化学性刺激,避免进食辛辣、过咸、过冷、过热及粗糙食物。嘱患者吃饭前后饮温开水。

(祁　艺)

第四节　放疗及其不良反应的观察和处理

一、放疗的护理

(一)放疗前护理

(1)护士应首先了解患者的治疗时间、方案(疗程、次数、射线种类、照射部位)、有无辅助装置,患者目前的生理状况等,并掌握患者的思想动态,多数患者对放疗缺乏正确的认识,治疗前应简明扼要地向患者及其家属介绍有关放疗的知识、治疗中可能出现的不良反应及放疗的预期效果,使患者消除恐惧心理,积极配合治疗。

(2)护士应陪同患者到放射治疗室参观并讲解需要配合的事项,向患者提供通俗易懂、图文并茂、可阅读的放疗宣教手册。

(3)护士应向患者讲解放射治疗流程,协助患者做好定位前准备,尤其 X 刀、射波刀定位及治疗时遵医嘱固定一套专用衣服,头颈部需理发以保证放疗的精确性。

(4)护士应了解患者的身体情况及营养状况,予以高蛋白、高维生素饮食,以增强体质。一般情况较差者,及时纠正贫血以及水、电解质紊乱等。另外,须检查血常规,一般情况下,如血白细胞低于 $4 \times 10^9 / L$,血小板低于 $100 \times 10^9 / L$ 应停止治疗,待升高后再进行放疗,并应做肝肾功能各项检查。

(二)放疗期间护理

1.放疗相关注意事项

(1)进入放射治疗室机房前必须摘除金属物品和饰品,如手表、钢笔等。穿原定位时的衣服,体位摆放配合,保证放疗效果精准性。

(2)详细掌握患者实施的治疗方案,是否同步放化疗或是否使用放疗增敏药。

(3)告知患者放疗前后使用放射皮肤保护剂,做好不良反应的预防及应对措施的健康教育。

(4)常规每周查血常规一次。

(5)若体温高于 38 ℃、血白细胞低于 $4 \times 10^9 / L$,血小板低于 $90 \times 10^9 / L$ 或放疗反应严重者,应遵医嘱停止放疗。

2.照射野皮肤的保护

由于所用放射源、照射面积及部位的不同,患者会出现不同程度的皮肤反应。因此照射前应向患者说明保护照射野皮肤的方法及预防皮肤反应的重要性。

如选用全棉柔软内衣,避免粗糙衣物摩擦;照射野可用温水和柔软毛巾轻轻沾洗,局部禁用肥皂擦洗或热水浸浴;禁用刺激性消毒剂和护肤品,避免冷热刺激如热敷、冰袋等;照射区皮肤禁止剃毛发,宜用电剃须刀,防止损伤皮肤造成感染;照射区皮肤禁做注射点;外出时防止日光直接照晒,应予遮挡;局部皮肤不要搔抓,皮肤脱屑切忌用手撕剥;多汗区皮肤如腋窝、腹股沟、外阴等处保持清洁干燥。

3.营养和饮食护理

放疗在杀伤肿瘤细胞的同时,对正常组织也有不同程度的损害,加强营养对促进组织的修复,提高治疗效果,减轻毒副反应有重要作用。因此,在饮食的调配上,应注意色、香、味,少量多餐,饭前适当控制疼痛,并为患者创造一个清洁舒适的进餐环境。加强对患者及其家属的营养知识宣教。近年来,国外有"超食疗法"的报道,即在放疗间歇期间,给予浓缩优质蛋白质及其他必需的营养素,例如牛奶中可加些奶粉,鲜橘汁加糖,以迅速补足患者的营养消耗。

此外,放疗期间鼓励患者多饮水,每日 2 000～3 000 mL,以增加尿量,使因放疗所致肿瘤细胞大量破裂、死亡而释放出的毒素排出体外,减轻全身放疗反应。

4.定期监测血常规变化

放疗期间患者常有血白细胞下降、血小板减少,并对机体免疫功能造成一定影响。因此应密切观察血常规变化并注意患者有无发热现象,一般体温超过 38 ℃应暂停治疗,并给予相应处理,预防继发性感染发生。

常规每周检查血常规 1～2 次,如果发现血白细胞及血小板有降低情况或出现血常规骤降,应及时通知医生,遵医嘱给予升血治疗并禁用易使白细胞下降的药物。

(三)放疗后护理

(1)向患者讲清照射后局部或全身仍可能出现后期的放射反应,以免患者届时惊慌,并随时观察照射野局部及全身反应情况。

(2)照射野皮肤仍须继续保护至少 1 个月。在放疗后,放射野(即照射的范围)的标记应在医生的指导下拭去,禁用肥皂和粗毛巾擦洗,内衣宜柔软、宽松、吸湿性强,局部不可粘贴胶布或涂抹酒精及刺激性油膏。放射野内皮肤干燥和瘙痒,可用冰片、滑石粉、痱子粉或羊毛脂软膏等涂擦。放射野皮肤避免阳光直接照射,外出戴遮阳帽和伞;避免接触强风、过热、过冷以及盐水等有明显刺激作用的物品。

(3)放疗后应尽量避免拔牙,在出现牙齿或牙龈疾病时,应积极保守治疗,若迫不得已拔牙,一定告知牙医既往接受放疗的病史;拔牙前后应使用抗生素,以减少口腔感染和放射性口腔炎及骨坏死的发生。

(4)饮食要求:不忌口、不挑食、均衡营养饮食。

头颈部肿瘤放疗后,应多服滋阴生津、清热降火之品,如苦瓜、胡萝卜、番茄、莲藕、海蜇、白菜等,主食以半流质或烂软食物为宜。胸部肿瘤患者放疗后,肺功能减弱,出现气急、胸闷、咳嗽症状,故应多服滋阴润肺、补气养血、止咳化痰之品,如冬瓜、丝瓜、香菜、菠菜、核桃仁、银耳、香菇、燕窝等。

腹部肿瘤患者放疗后,应多服健脾和胃、养血补气之品,如薏苡仁粥、山楂、鸡蛋、猪肝及清炖甲鱼、鲜鱼等。放疗可抑制骨髓造血功能,使红细胞、白细胞、血小板数量下降,故要加强营养,多食鸡、鱼肉等,可采取煮、烧、蒸的方法烹制,还可选择含铁较多的食品,如动物的肝、肾、心和瘦肉、蛋黄等。

（5）头颈部放疗的患者应继续张口功能锻炼 3~6 个月，预防颞颌关节功能障碍。保持鼻腔清洁，勿用力挖鼻，防止出血。大部分患者几年内会有口干，可用金银花、菊花泡茶饮用。

（6）嘱患者按医嘱定期复查。一般出院 1 个月复查，以后根据情况在治疗后第 1~3 年内 3~6 个月复查一次，每年应做 3~4 次全面体格检查（包括实验室检查、颈腹 B 超、胸部 X 线片、CT/MRI），第 3~5 年每 6 个月复查一次。

二、放射治疗不良反应的观察及护理

放射治疗常引起一些全身反应或局部反应，其反应程度视照射剂量、照射体积的大小及个人对放射线的敏感程度不同而不同，常为急性反应。可给患者带来很大痛苦，严重的反应使患者一般情况急剧下降以致中断放疗，但停止放疗后多可恢复。放疗后反应为后期反应，多不可恢复，它会影响患者的生存质量。

因此，需要我们认真对待，设法减轻全身或局部反应的发生。

（一）全身反应及护理

放疗引起的全身反应表现为一系列的功能紊乱与失调、精神不振、身体衰弱、疲乏、恶心呕吐、食欲下降、食后胀满等，轻微者可不做处理，重者应及时治疗，调整患者饮食，加强营养，全身给以支持疗法，也可结合中医中药治疗提高机体免疫能力。指导患者大量饮水或输液增加尿量，可使因放疗所致肿瘤细胞破裂死亡而释放的毒素迅速排出体外，以减轻全身放疗反应。此外，有些患者思想紧张也会加重这些不适，护士应安慰并鼓励和帮助患者，有效提高患者对放疗的适应性，从而减轻全身放疗反应的程度，提高患者整体舒适度。

（二）胃肠道反应及护理

腹部照射以及腹腔淋巴肉瘤、精原细胞瘤等大面积或大剂量的照射会造成胃、肠功能紊乱，肠黏膜水肿及渗出，常表现为食欲缺乏、恶心、呕吐、腹痛、腹胀、腹泻等，严重者亦会造成肠穿孔或大出血。故放疗中随时评估患者恶心、呕吐发生的时间、次数，有无脱水表现，反应轻者对症口服用药处理，并给予流质或半流质清淡饮食，少量多餐；严重者及时输液，纠正水、电解质紊乱，酌情减少照射剂量或暂停治疗。

（三）骨髓抑制及护理

（1）放疗可引起不同程度的骨髓抑制，临床中常以血白细胞及血小板减少较为多见。

（2）治疗与护理：放疗中应每周监测血常规指标，若出现 I 级骨髓抑制可口服生血药物；II~IV 级骨髓抑制应暂停放疗，遵医嘱皮下注射生血针，如吉粒芬、白介素-11 等，待血常规升至正常方能行放疗。

（3）III 级骨髓抑制：遵医嘱给以抗生素并按需输注相应血液制品，应注意观察患者一般情况及主诉，预防感染。

（4）IV 级骨髓抑制：应予以保护性隔离，注意自发性出血和败血症发生。

（四）放射性皮肤炎

放射性皮肤炎是由放射线照射引起的皮肤黏膜炎症性损害。它是放射治疗中最常见的并发症之一，目前随着高能射线的广泛使用，皮肤表面剂量显著降低，因此皮肤反应也相应减轻，但对于浅表肿瘤以及深部对放疗不敏感的肿瘤的治疗，需采用大剂量的浅层射线或采用高能射线的超分割照射线或"冲击性"的大剂量照射，这会使表面剂量过大，此时皮肤反应也会增加,其发生率为 93.8%,且 91%出现于照射 40 Gy 以前。皮肤发生反应多出现在放疗后 2～3 周,治疗结束后皮肤反应将逐渐消除。临床湿性反应的发生率仅为 10%～15%,干性反应较常见。

常用的药物分为:①乳膏类:喜疗妥、比亚芬、利肤宁等;②喷剂:奥克喷(主要成分为奥可丁即超氧化物歧化酶)、3M 无痛保护膜、洁悠神(成分为阳离子活性剂);③细胞保护剂和生长因子;④湿性敷料;⑤粉剂:如溃疡粉;⑥中医药治疗:凉血解毒类、清热燥湿类、祛腐生肌类等。

1. 放射性皮肤损伤的机制

细胞生物学机制认为在正常生理状态下自由基的水平很低,可被抗氧化酶清除,但当放射线照射造成损伤时,体内各种氧化酶活力就会受到不同程度的影响,导致机体内氧化酶自由基清除能力降低,细胞内产生过氧化根和自由基,作用于 DNA、酶及细胞膜,容易造成基底层细胞损伤,阻止基底层细胞分裂增殖及向表层迁移、角化,从而引发放射性皮肤损伤。

2. 放射性皮肤损伤发生的相关因素

(1)内在影响因素:包括皮肤特点、照射部位、营养状况、年龄、肥胖、吸烟史、血糖水平增高等。通常机体潮湿部位及皮肤皱褶部位较易出现皮肤反应,例如头颈部、乳腺下、腋窝、会阴部和腹股沟等部位。

(2)外在影响因素:包括照射剂量、剂量分割方法、总剂量、射线种类、受照射体积、照射技术、射线能量、同步放化疗等。

治疗放射性皮肤损伤具有潜在性、进行性以及反复性的特征,放疗后所致的坏死溃疡颇为难治。因此,放射治疗过程中应注意放射剂量的个体化以及放疗方案的选择,同时加强辐射防护及对放疗患者的皮肤保护。

3. 护理

(1)照射前向患者说明保护照射野皮肤及预防皮肤反应的重要性及方法,介绍可能出现的放射性皮炎的临床表现、发展与转归,以及治疗过程中的注意事项。增加患者对疾病的控制感,减少其在疾病与治疗过程中因不了解信息而产生的恐惧、疑惑和压力。做好患者照射野皮肤保护的健康指导,特别是日常的防护注意事项。①保持照射野皮肤特别是皱褶处、多汗区,如乳下、腋窝、腹股沟、外阴等皮肤的清洁干燥,用温水和软毛巾清洗,禁用碱性肥皂搓洗,不可涂酒精、碘酒及其他对皮肤有刺激性的药物;②穿柔软宽松、吸湿性强的纯棉内衣,颈部有照射野时穿质地柔软或低领开衫,避免阳光直射,外出注意防晒;③禁止搔抓局部皮肤,皮肤脱屑切忌用手撕剥;④照射野皮肤局部禁贴胶布,禁用冰袋和暖具,禁止剃毛发,宜用电动剃须刀。

(2)局部照射野遵医嘱预防用药:及早使用放疗皮肤保护剂,据国内外文献报道,及早使用护肤剂可使皮肤反应迟发出现,连续使用护肤剂可降低皮肤反应程度;应用方法正确与否对预防皮肤反应至关重要。应了解放射治疗的部位、范围,使用皮肤保护剂的具体方法。

(3)每日随时观察照射野皮肤反应的变化程度及倾听患者的主诉感觉,如干燥、瘙痒、疼痛等,针对出现不同级别的皮肤反应及时对症处理。①Ⅰ级:又称干性反应,不用特殊处理,按时使用皮肤保护剂,禁忌抓挠损坏放射区域皮肤以防破溃。②Ⅱ～Ⅲ级皮肤反应:又称湿性反应,可先用生理盐水清洁创面,待干后外涂三乙醇胺软膏,也可吹氧加速创面干燥,再涂软膏减少炎性渗出,加快创面愈合;使用湿性敷料更有利于皮肤破损愈合,因为湿性敷料避免了创面的水分流失,同时能保护皮肤免受外界刺,湿性敷料需在湿性脱皮时才可使用。

(4)放疗结束后 3～10 个月内,由于放疗致使颈部淋巴回流障碍,仍需继续注意放射野皮肤保护。

(四)放射性口腔黏膜炎及护理

1. 放射性口腔黏膜炎(radiation oral mucositis,RTOM)的发生机制

口腔黏膜由非角质鳞状上皮细胞组成,这些上皮细胞每 7~14 d 更新一次,其下层为唾液腺和皮脂腺。

头颈部恶性肿瘤放射治疗时,放射线在杀伤癌细胞的同时也损伤正常的组织细胞,照射野不仅包括原发灶,还包括腮腺、颌下腺等众多周围正常组织,其发生机制如下。

(1)直接损伤:放射线直接引起口腔黏膜细胞数的减少。正常口腔黏膜的细胞数大约为 1 000 个/mm²,常规照射一周后可下降至 500 个/mm²,之后由于口腔黏膜细胞代偿增殖,部分功能恢复,至 7 周后放疗结束时口腔黏膜的细胞数可降至 400 个/mm²;并且唾液腺受到放射性损伤,特别是浆液性腺泡组织为纤维组织所代替,导致唾液分泌量明显减少,口腔自洁作用显著降低,从而引起菌群改变,导致口腔炎症的发生。

(2)间接损伤:由于炎性介质释放,而使炎性细胞趋化,局部组织炎性物质释放增多;放射线使唾液分泌减少,使唾液流量及质量均大大减少,口腔自洁及免疫功能降低,导致口腔 pH 下降,原有微生物环境失调,口腔黏膜屏障破坏,引起口腔黏膜发炎、破溃。

(3)血中性粒细胞计数与口腔黏膜炎发生呈负相关,放疗所引起的中性粒细胞减少促进了 RTOM 的发展,也促进了病原微生物在损伤黏膜表面定植繁殖,加重口腔炎症。

(4)放疗同时进行化疗,使口腔黏膜炎发生率更高。大部分化疗药物具有细胞毒性,在杀伤肿瘤细胞的同时,损伤口腔黏膜细胞,使口腔黏膜萎缩、变薄,脆性增加,继而发生口腔黏膜炎。而且据统计大剂量化疗有 5%~20% 的患者并发真菌感染,临床上真菌感染往往合并细菌感染。

2. RTOM 的发生时间

RTOM 的发生和持续时间与放射源、照射累积剂量、剂量强度、照射黏膜的面积、有无吸烟饮酒史及其他因素,如口腔干燥或口腔感染有关。

RTOM 多在放疗的第 3 周出现,在标准照射(200 cGy/d)中,黏膜红斑发生在治疗第一周内,发生的严重时期为放疗的第 4~5 周。

3. 护理

(1)放疗护理:放疗前让患者养成口腔卫生健康行为,同时对患者家属进行同期健康教育,使其掌握有关放疗、营养学知识及放疗反应应对方法。①积极治疗龋齿及其他牙齿疾病,若拔牙,应待伤口愈合后方可开始放疗;②耐心向患者讲解 RTOM 相关知识及注意事项,告知处理方法,减轻患者的心理压力,积极配合治疗;③说明口腔卫生在放疗中的重要性,教会患者如何保持口腔的清洁卫生,尤其是让患者领会含漱要点,避免随意性,指导患者掌握正确的含漱方法:漱口时将含漱液含在口腔内,然后鼓动两腮与唇部,使漱口液在口腔内能充分与牙齿接触,并利用水力反复地冲洗口腔各个部位,使口腔内的细菌数量相对减少,达到清洁口腔的目的,每日 3~4 次,每次含漱 2~3 min,让漱口液与黏膜皱襞部位充分接触,保持口腔的洁净,并嘱其坚持睡前用漱口液含漱,饭后使用小头软毛刷和含氟牙膏进行口腔清洁,清除食物残渣和口腔内的细菌,减少感染;④放疗前 2~3 d 测定口腔 pH,选用合适的漱口液。正常口腔 pH 在 6.5~7.5,可保持口腔防御机制发挥作用,pH 高时选用硼酸漱口溶液,pH 低选用碳酸氢钠漱口溶液,中性可选用生理盐水。

(2)放疗中护理:①0级口腔黏膜炎的护理:一般照射在一周(DT 10 Gy)以内患者无症状,仅需保持口腔清洁、湿润,每餐进食后须刷牙,养成饭前、饭后及睡前漱口的良好习惯,避免过冷、过热及粗糙食物;指导患者常用金银花、麦冬泡水喝,每天饮水量保持 2 500 mL以上。多吃水果、蔬菜及软质食物,加强营养,提高自身免疫力,使口腔黏膜保持湿润。口含维生素 C 片、西洋参、话梅等,促进唾液分泌,同时也可以指导患者做舔舌运动,以刺激唾液分泌,每次餐后用含氟牙膏,以软毛牙刷刷牙,每天指导患者使用漱口水含漱、每次2 min;②Ⅰ级口腔黏膜炎的护理:一般照射在 1~2 周(DT 10~20 Gy),患者口咽黏膜充血、水肿、有轻度疼痛感,因黏膜充血水肿,应忌食粗糙、生硬、过热、过烫及辛辣食物,戒烟酒,也可含冰盐水以减轻不适;③Ⅱ级口腔黏膜炎的护理:一般 DT 20~40 Gy 时患者口咽黏膜明显充血,有斑点状白膜、红斑、溃疡、疼痛明显,但尚能进食,随着放疗剂量的增加,口腔唾液生成减少、口腔自洁作用减弱,唾液的 pH 会降低,为防止加重口腔黏膜炎及抑制其他细菌、真菌的感染,按医嘱根据口腔 pH,选择合适的漱口液有效漱口,润湿口腔黏膜;④Ⅲ级口腔黏膜炎的护理:一般 DT 40 Gy 以上时,患者口咽黏膜极度充血、糜烂、出血、融合成片状白膜,溃疡加重,剧痛,仅能进流质饮食,在对Ⅱ级放射反应护理的基础上,护士需每天评估口腔黏膜变化,继续指导患者正确口腔护理,用生理盐水漱口,在溃疡面使用细胞保护剂和生长因子口喷,以利于溃疡处黏膜的肉芽生成及上皮修复,促进口腔溃疡愈合,患者如口腔痛及吞咽痛严重,可在餐前 15~20 min口含 1%丁卡因 15 mL 或 2%利多卡因 10 mL 或 1:1 维生素 B₂,可缓解疼痛,以便进食;⑤Ⅳ级口腔黏膜炎的护理:一般极少出现,患者口咽部有多个溃疡面,且面积较大常伴有脓性分泌物,偶有畏寒、发热等现象,又因吞咽时疼痛剧烈、张口困难,常不能进食,对有脓性分泌物的溃疡,可先用 0.9%氯化钠棉球轻轻擦洗,清除脓性分泌物,白天给予口腔护理,并观察黏膜溃疡修复情况,再用贝复剂喷患处 3~4 次,如出现真菌感染时,可用 3%苏打水和制霉菌素 10 万 U/mL 含漱,同时给予营养支持、抗感染、对症治疗等。

(3)放疗后护理:放疗后继续保持口腔卫生,餐前餐后坚持用淡盐水漱口,含氟牙膏刷牙。由于唾液腺受到放射性损伤,口腔黏膜干燥,指导患者进软食,减慢进食速度,多食水分含量高的水果、蔬菜,如梨子、荸荠等。

(祁 艺)

第五节　鼻咽癌

一、病因

鼻咽癌的病因主要包括 EB(Epstein-Barr)病毒感染、遗传因素和接触化学致癌物。

1.EB 病毒

EB 病毒为 DNA 病毒类型,自 1966 年 OLD 首先从鼻咽癌患者血清中检测到 EB 病毒抗体以来,大量血清流行病学研究已证明 EB 病毒与鼻咽癌密切相关。诱发鼻咽癌除了病毒感染之外,还有机体的生理和免疫因素作用。EB 病毒导致鼻咽癌一般需要 20~30 年。

2.遗传因素

鼻咽癌患者有种族及家族聚集现象。10%的鼻咽癌患者有家族史,其中以父母、兄弟、姐妹患鼻咽癌明显多于对照组(无家族史)。侨居国外华人,鼻咽癌的患病率亦高于当地人,其后代仍保持着高的鼻咽癌发病率。

3.环境与饮食

在广东,调查发现鼻咽癌高发区的大米和水中微量元素镍含量较低发区为高。在鼻咽癌患者的头发中镍含量亦高。有报道食用咸鱼及腌制食物是中国南方鼻咽癌的高危因素,这与咸鱼及腌制品中高浓度的亚硝胺化合物有关。动物实验表明,镍能促进亚硝胺诱发鼻咽癌,提示镍可能是促癌因素。

二、病理分类及临床分期

鼻咽腔呈不规则的立方形,有 6 个壁,上下径和左右径为 3～4 cm,前后径约 2 cm。由于顶壁和后壁没有截然分界,故统称顶后壁。鼻咽顶后壁指从颅底延伸至硬软腭交界的水平,相当于蝶窦的后下部、蝶骨底部、枕骨底部及第1、2颈椎的前面。侧壁主要结构为咽隐窝与咽骨管口。咽隐窝的上界接近破裂口,鼻咽癌发生于咽隐窝时容易侵及破裂孔而进入颅内。底壁为软腭的背面及口咽;前壁为鼻中隔的后缘及后鼻孔。鼻咽腔表面为复层鳞状上皮或纤毛柱状上皮。

(一)鼻咽癌的组织学分类

1.鳞状细胞癌或角化性鳞状细胞癌

该类鼻咽癌有明确的鳞状分化特征,主要表现在癌细胞有细胞间桥和(或)角化珠及单个细胞角化现象。该型鼻咽癌比较少见,占鼻咽癌总数的 5%～10%,多发生于年龄较大的人群;该类癌的发生与 EB 病毒的关系相对不密切;肿瘤对放射治疗不很敏感。

2.非角化性癌

非角化性癌分为分化型和未分化型。占高发区鼻咽癌 95%以上,比鳞状细胞癌对放射治疗更敏感,与 EB 病毒的关系密切。

(1)分化型非角化性癌:光镜下观察,肿瘤细胞鳞状分化不明显,但有某些成熟的分化特征,境界清楚,可见胞界。

(2)未分化型非角化性癌或鼻咽型未分化癌:肿瘤细胞核椭圆形或圆形,部分核呈空泡改变,染色质少,集于核膜,核仁清晰;细胞边界不清。

3.鼻咽腺癌

鼻咽腺癌具有腺性结构的鼻咽原发性癌,可以起源于被覆黏膜表面或隐窝的上皮,也可以起源于黏膜小涎腺型浆液或黏液腺。

4.原位癌和微小浸润癌

这类鼻咽癌多在普查时发现,称为无症状性或亚临床鼻咽癌。

(二)扩散和转移

1.颅外扩展癌瘤

可向鼻咽腔内突出,也可以在黏膜下层生长。

2.颅底和颅内扩展

直接向上扩展可侵犯颅底骨质和脑神经。

3.颈淋巴结转移

鼻咽腔的淋巴管非常丰富,淋巴引流大致可分为三个途径:导入咽旁间隙的淋巴结,自此转入上颈静脉淋巴结的颈深上淋巴结;直接导入颈深上淋巴结;有部分从鼻咽直接引流入颈后三角区副神经旁淋巴结链。

4.血行转移

40%~60%的患者死于远处转移,以骨转移多见,其次是肺转移和肝转移。

三、临床表现

鼻咽癌发生部位隐蔽,与眼、耳、鼻、咽喉、颅底骨和脑神经等重要器官相邻,具有易于在黏膜下向邻近器官直接浸润或淋巴结转移的生物学行为,所以症状多变或不明显。

(一)出血

由于鼻咽腔内肿瘤血管比较脆,肿瘤外表常没有黏膜覆盖,故易有血涕症状。

最常发生在早晨起床后吸鼻后痰中带血或擤鼻后涕中带血。一般为血丝或陈旧性小血块,量较少,时有时无。大出血是晚期鼻咽癌患者死亡的主要原因之一。

(二)鼻部症状

鼻咽癌好发于鼻咽顶前壁,易侵犯鼻腔后部,出现不同程度的鼻塞。

(三)耳部症状

鼻咽癌发生在鼻咽侧壁、侧窝或咽骨管开口上唇时,肿瘤压迫咽骨管可发生单侧性耳鸣或听力下降,还可发生卡他性中耳炎。

(四)头痛

常为一侧性偏头痛,位于额部、颞部或枕部。轻者头痛无需治疗,重者需服止痛药,甚至注射止痛针。

头痛原因很多,脑神经损害或颅底骨破坏常是头痛原因之一,晚期鼻咽癌的头痛可能是三叉神经第1支末梢神经在硬脑膜处受刺激反射引起。

(五)眼部症状

鼻咽癌直接侵犯眼眶或侵犯压迫脑神经时可出现复视,向内斜视,眼睑下垂、眼球固定、视力减退或消失。

(六)颈淋巴结肿大

颈淋巴结转移最常见部位为颈深上组淋巴结。据相关医院资料,511例鼻咽癌患者中,384例有颈淋巴结转移。40%患者以颈部肿块为首发症状,60%~80%患者初诊时即可触及颈部肿块。

(七)其他

面麻,指面部皮肤麻木感,临床检查为痛觉和触觉减退或消退;舌肌萎缩和伸舌偏斜;迷走神经、舌咽神经受损,声哑和吞咽困难;停经,作为鼻咽癌首发症状甚罕见,与鼻咽癌侵犯蝶窦和脑垂体有关。

四、诊断

(一)体格检查

仔细检查头颈部,区域淋巴结有无肿大,脑神经有无损伤等。

(二)鼻咽镜检查

1.间接鼻咽镜检查

间接鼻咽镜检查是一种简便、快捷、有效的检查方法,作为体检的常规方法,能早期检查出鼻咽部肿瘤。了解鼻咽黏膜有无充血、粗糙、出血、浸润、溃疡、新生物等。

2.鼻咽纤维镜检查

配备摄像、电视、录像等现代装置,鼻咽纤维镜检查可有效地提高图像分辨能力。

(三)血清学检查

EB 病毒血清学检查包括 VCA-IGA、EA-IGA、EBV-DNA 酶三项,能辅助诊断鼻咽癌,对早期诊断鼻咽癌有一定的帮助。

(四)影像学检查

鼻咽部 CT 检查,在鼻咽癌诊断中能准确评价鼻咽部肿瘤的范围,对鼻咽癌的 TNM 分期、放射治疗照射野设计和预后评估起着重要的作用。鼻咽部 MRI 检查可清楚显示鼻咽部的正常结构的层次和分辨肿瘤的范围,同时可显示局部骨小梁尚未破坏时肿瘤对骨髓腔的浸润,对诊断鼻咽癌分期更准确;对鉴别鼻咽癌复发还是纤维化更有优势,对评价颅内病变,特别是放射性脑病及脊髓病变更准确。

(五)鼻咽活检病理学检查

鼻咽癌最后确诊的依据是病理学诊断,虽然临床症状、体征、X 线、CT 和血清学诊断提示为鼻咽癌,但仍须由病理学明确诊断。在间接鼻咽镜检查或鼻咽纤维镜检查时,如发现鼻咽部有可疑病灶或肿瘤时,均需做活体组织检查。

五、治疗原则

(一)放射治疗

鼻咽的解剖位置特殊,周围有许多重要的器官结构,鼻咽癌呈浸润性生长,难以完全切除,目前还没有理想的化疗药物和化疗方案可以根治鼻咽癌,放射治疗是鼻咽癌治疗的基本方法。对于治疗前未发生远处转移的病例,治疗的效果取决于肿瘤对放射治疗的内在敏感性、对肿瘤浸润范围给予的剂量,以及对正常器官组织的保护。

(二)化学治疗

我国鼻咽癌的病理类型绝大多数为分化型非角化性癌,对化疗比较敏感。化疗对提高局部控制率及减少远处转移都有潜在的益处,因此,化放疗结合的综合治疗成为目前研究的热点。对于复发或转移鼻咽癌,化学治疗是重要有时甚至是唯一的手段。

对于复发或转移的鼻咽癌,目前认为氟尿嘧啶+顺铂或氟尿嘧啶+亚叶酸钙+顺铂是一线标准方案,联合化疗的效果好于单药,含铂方案好于非铂方案,氟尿嘧啶持续静脉滴注的效果好于静脉推注。紫杉醇、吉西他滨在鼻咽癌二线治疗中,显示了良好的疗效及耐受性。新药联合氟尿嘧啶+顺铂方案在头颈癌中取得令人鼓舞的结果,如顺铂+氟尿嘧啶/亚叶酸钙+多西他赛(TPFL)方案等。

(三)手术治疗

放射治疗是鼻咽癌最主要的治疗手段,对于部分放疗后鼻咽或颈部残留或复发的病灶,手术治疗不失为一种有效的补救措施。

六、放射治疗的护理

1. 放疗前护理

放疗前洁齿、治疗口腔炎症,填补浅度龋齿,拔除龋齿及残根,去除金属冠等,待伤口愈合(10～14 d),开始放疗,避免放疗引起放射性骨髓炎,积极治疗上呼吸道和鼻旁窦炎症。妊娠妇女最好先做人工流产或引产,哺乳期应停止哺乳。

2. 放疗期间的护理

(1)注意口腔卫生:①保持口腔清洁,督促患者每次饭后及睡前用软毛牙刷、含氟牙膏刷牙,刷牙后用漱口液漱口;②保持口腔湿润,多饮水(每日饮水量要大于 2 500 mL),每 30 min 用生理盐水或温开水漱口,以缓解口干,减轻黏膜反应;③评估口腔黏膜情况,选择适合的漱口水:常用有复方氯己定含漱液、双氯芬酸含漱液、生理盐水或 5％碳酸氢钠溶液;④口咽反应严重者可根据医嘱局部涂药(如锡类散、贝复济等)促进溃疡愈合或用喷雾法(庆大霉素＋地塞米松等)以缓解黏膜反应;⑤遇有口腔黏膜溃疡和疼痛时,可用 0.5％普鲁卡因液含漱或饭前用 1％的丁卡因喷喉止痛,出现吞咽困难、咽喉炎时,可给予超声雾化喷喉,辅以清热解毒药物,如一清胶囊、银黄含片等,必要时给予口服或静脉注射抗生素。

(2)加强营养:进食清淡、易消化、高蛋白质、低脂肪及含丰富维生素的食物,劝告患者戒烟酒,避免吃煎炸及过热、过硬、过酸或过甜的刺激性食物,以减少对口腔黏膜的刺激。

(3)每周测体质量 1 次,每日放疗前测体温 1 次,对发热者,应补充水分和注意电解质平衡。

(4)放疗期间每周查血白细胞计数 1 次,当白细胞低于 $3 \times 10^9/L$ 并连续 3 d 复查确认者,应暂停放疗。按医嘱给予升白细胞药物,嘱患者减少外出,减少探视,注意保暖,预防感冒。病房空气每日消毒两次。

(5)安排规律的生活作息时间,保证充足的睡眠,避免疲劳和情绪波动,可根据病情需要进行一些有利于身心健康的音乐治疗或气功疗法。

(6)放射野局部反应及护理。①腮腺急性反应:在刚接受放疗后的 2～6 h 即可发生,患者自觉当日放射侧腮腺区肿胀、疼痛、张口受限、局部压痛。这是由于放疗后受照射侧腮腺局部急性充血、水肿、阻塞腮腺导管、涎液淤积所致。注意口腔卫生,进食清淡饮食,一般不需特殊的处理,待放疗 3～4 次后可自行消失。②口干:是由于 3 对主要唾液腺受到射线的作用,功能抑制所致。以后随着放疗的继续进行,口干的程度可逐渐加重。出现口干症状后即应嘱患者随时带饮用水,养成随时少量多次饮水的习惯。必要时可饮用泡有西洋参、金银花、菊花的茶水,起到滋阴生津去火的作用。③口腔黏膜反应及护理:一般在放疗开始后第 2～3 周出现,首先表现为充血样改变,随着放疗剂量的增加,黏膜表面出现白斑,继而出现糜烂,溃疡性改变。a. 轻度:口腔黏膜红肿、红斑、充血、唾液分泌减少、口干、咽痛、进食少。保持口腔清洁,饭后用软毛刷、含氟牙膏刷牙,用漱口液含漱。b. 中度:口咽部明显充血水肿,斑点状白膜,溃疡形成,咽痛明显,进食困难。可用口腔喷药(西瓜霜溃疡合剂等),进食前可用利多卡因喷雾或含漱止痛。c. 重度:口腔黏膜极度充血、糜烂、出血、融合成片状白膜,溃疡加重有脓性分泌物,剧痛不能进食并偶有发热。静脉滴注抗生素,补充高营养液、氨基酸、清蛋白,促进溃疡愈合。

(7)鼻咽腔的护理。①鼻咽冲洗:鼻咽腔冲洗起到清洁鼻腔和增强放射敏感性作用,鼻咽癌患者须终身冲洗,每日冲洗 1～2 次。为患者准备冲洗瓶一套,嘱患者解开衣领,上身向前弯曲,双腿分开站洗脸池前,冲洗瓶挂的高度距头顶 50 cm,冲洗时水温 38 ℃~40 ℃,每次冲洗水量 1 000 mL,阻塞较重侧开始冲洗,冲洗器放入鼻腔内 1~1.5 cm,水从鼻腔入,从口腔或鼻腔出。注意冲洗后是否有出血,如有出血禁止冲洗;②鼻腔干燥时用薄荷油滴鼻,平时通过水蒸气熏、湿毛巾敷,保持鼻腔的湿润,鼻黏膜水肿时以呋麻液滴鼻以缓解鼻塞不适反应;③嘱患者勿用手挖鼻或用力擤鼻,预防感冒,打喷嚏时勿过于用力。避免进食煎炸、辛辣和热性食物(如羊肉、狗肉)引起鼻黏膜充血。

(8)鼻咽癌出血的护理:由于肿瘤或黏膜的反复感染、溃疡、坏死,坏死组织脱落,放疗中黏膜充血、水肿或放疗后黏膜萎缩等,可导致鼻咽出血,出血量可多可少,大出血可以在几分钟内失血量达 1 000~2 000 mL,致使患者死亡。因此,对鼻咽癌患者必须密切观察,警惕大出血的出现,尤其对菜花型及溃疡型以及有出血先兆和凝血机制差的患者,须更加注意,并随时备好急救物品,做好大出血抢救的准备工作。①一般护理:a.加强卫生宣教工作,嘱患者勿用手挖鼻,打喷嚏时,不要过于用力;教育患者勿吃煎炸、辛辣和过热的食物,以免引起鼻咽黏膜充血;b.注意休息,避免疲劳和情绪波动,预防感冒,如有咳嗽,应及时治疗,多补充维生素 C,保持大便通畅。②鼻腔干燥者用清鱼肝油滴鼻,有涕血时,暂停鼻咽冲洗。③一般出血护理:少量出血用 3%麻黄素滴鼻或用 3%麻黄素棉塞填塞鼻腔;出血较多可用凡士林纱条填塞鼻腔,并使用止血药。④鼻咽大出血的护理:成人 24 h 内,鼻腔出血量超过 500 mL 为鼻腔大出血,鼻咽部大出血死亡的鼻咽癌患者中有 67%~80%是死于大出血引起急性呼吸道梗阻,因此保持呼吸道通畅为重点。a.立即通知医生,助患者头侧一边,去枕平卧位,用双手压迫颈外动脉,以减少出血量,嘱患者勿将血吞下,要吐在面盆里,以便观察出血量,安慰患者,稳定患者情绪,消除其紧张、恐惧心理,必要时按医嘱给予镇静剂。b.迅速备齐急救物品,包括止血气囊、膨化止血海绵、凡士林纱条、后鼻孔填塞包、吸引器、张口器、消毒剪刀、手套、手电筒,必要时备气管切开包。c.配合医生吸净血液,尽快行后鼻孔填塞。d.配血、输液,按医嘱使用止血药。e.前后鼻孔填塞后的护理:予患者床头抬高 30°~60°的半坐卧位,以减轻头部充血;密切观察患者前后鼻孔是否继续出血;密切观察血压、脉搏、呼吸、体温、注意呼吸情况,如有窒息,应尽快行气管切开。f.生命体征平稳后取半卧位;加强口腔清洁,可用 1%过氧化氢溶液和 1/2 000 薄荷生理盐水或朵贝液交替含漱,每日 4 次;用氯霉素眼药水滴眼,防止感染。g.经前后鼻孔填塞处理后仍未止血,可行颈外动脉结扎进行止血。

3.放疗后护理

(1)按医嘱服药:出院以后,可能仍然需要服用一些辅助抗癌或减轻化放疗反应的药物,要遵照医生的指示用药。

(2)定期复查:放疗之后,患者要定期返院复查,第 1 年是放疗后第 1、第 3、第 6、第 12 个月各复查 1 次;第 2 年开始到第 5 年为每半年复查 1 次;5 年后可 1 年复查 1 次。

(3)养成合理正确的饮食习惯:进食高蛋白质、高糖类、高维生素的食物,少吃高胆固醇、高脂肪食物。除了油炸、熏烤、腌制品以及辛辣刺激、燥热的食物应避免外,其他日常的食物都可食用。食物应以质软易消化的为主,如鲜乳、豆浆、鸡蛋、鱼、肉等。

(4)注意口腔卫生,保护牙齿:放疗造成多数患者永久性的口干,减轻了口腔的自洁功能,容易引起口腔溃疡及龋齿的发生,因此,加强口腔清洁仍然是非常重要的。最好用含氟牙膏、软毛牙刷来刷牙,有条件的话最好能做到三餐后都刷牙,保持口腔卫生。要坚持漱口 2~3 个月,每日 4~5 次,可以用自配的淡盐水也可用特制的漱口水。出院后 3 年内勿拔牙,防止放射性骨髓炎的发生。

（5）保护鼻腔和鼻咽黏膜：由于鼻咽及部分鼻腔黏膜受照射后充血肿胀，患者常有鼻黏膜干燥，鼻塞，鼻腔分泌物增多、黏稠，严重者可影响休息和睡眠。可用清鱼肝油或复方薄荷油自行滴鼻，每日 3～4 次，以保护鼻咽、鼻腔黏膜。

（6）保护好放射野皮肤：放射野皮肤的红斑或色素沉着等表现，大多会随着时间的延长而逐渐恢复，通常半年内可基本复原。要保持放射野皮肤的清洁、干燥，注意放射野的皮肤不宜用碱性过强的肥皂及其他洗涤液清洗，不宜用粗毛巾和过热的水擦洗。外出时避免阳光直接照射。有脱皮时，切勿用手撕剥、抓痒。

（7）预防头颈部和颞颌关节的功能障碍：放疗可引起头颈部和颞颌关节功能障碍，表现为颈部活动受限和张口困难。为了预防这些并发症，放疗期间应根据身体情况，做一些适当的运动，如深呼吸、室外散步，做颈前后左右的缓慢旋转运动。放疗结束后，做张口练习运动，把嘴张至最大限度，坚持每日 200 次左右或者口含小圆形的塑料瓶或光滑的小圆木等，并按摩颞颌关节和颈部。

（8）注意休息，劳逸结合：治疗结束后，3 个月内尽量避免体力劳动，可以参加适当的体育活动，如打太极拳、散步、慢跑、练气功等。运动以力所能及、不使自己在运动中和运动后感到过于辛苦和疲劳为度。同样，工作强度亦以此为度。

（9）适度的性生活：癌症不会因性生活而传染，也不会因性生活而复发、转移。只要患者体力允许，把握适度的原则，掌握好性生活的频度和强度，一般不会造成不良影响，相反可能还有一些正面的作用，如增强患者的自信心，增加患者对生活的希望和乐趣，这对抗肿瘤有一定的促进作用。

（10）预防感冒：注意保暖，恢复期少到公共场合。

（吴　沙）

第六节　喉　癌

一、流行病学特征及病因

（一）流行病学特征

喉癌是头颈部最常见的恶性肿瘤之一，发病率仅次于鼻咽癌，占头颈部肿瘤的 7.9%～35%，占全身恶性肿瘤的 5.7%～7.6%。喉癌的发病率地区差别很大，据 20 世纪 80 年代的统计，世界喉癌发病率最高的国家来自西班牙、法国、意大利、巴西和波兰，其中西班牙的巴司库发病率为 20.36/10 万，西班牙的那瓦拉和法国的索姆分别为 17.84/10 万和 17.53/10 万。我国华北和东北地区的发病率远高于江南各省，据 1985 年统计，辽宁省鞍山市发病率为 4.3/10 万，上海 1986 年统计喉癌的发病率为 2.0/10 万，近年有增长的趋势，1999 年上升到 2.97/10 万，2010 年已经达到 3.53/10 万。美国喉癌的发病率据 2002 年美国癌症协会的报道为 3.4/10 万。

喉癌的高发年龄为 50～70 岁，但目前临床上收治的喉癌患者年龄趋向年轻化，40 岁左右的喉癌患者显著增多。男性患病显著多于女性,男女发病率之比为(8.4~30)∶1。虽然喉癌占全身恶性肿瘤的比例不高,但是对此病的治疗可能会导致患者残疾,如发音功能的丧失、外表的破坏和各种心理-社会问题,这些问题需要医务人员高度重视。

二、病因

喉癌的致病原因迄今尚未明确,可能为多种因素综合作用所致。

1. 吸烟

吸烟与呼吸道肿瘤密切相关,临床观察发现 90%以上的喉癌患者有长期大量吸烟史。喉癌的发病率与每日吸烟的量和吸烟的总时间成正比,即吸烟年龄越早、持续时间越长、数量越大、吸入程度越深和不戒烟,则发病率越高。据估计,吸烟者患喉癌的危险度是非吸烟者的 3~39 倍。长期被动吸烟也可致癌。因为烟草燃烧时,产生烟草焦油,其中含有致癌物质苯芘。烟草可使呼吸道纤毛运动迟缓或停止,黏膜充血水肿,上皮增厚和鳞状化生,成为致癌基础。

2. 饮酒

声门上型喉癌可能与饮酒有关。研究表明饮酒者患喉癌的危险度是不饮酒者的 1.5~4.4 倍。当吸烟和饮酒共存时,可发生协同致癌作用。

3. 环境污染

长期大量吸入各种有机化合物如多环芳香烃、亚硝胺,化学烟雾如氯乙烯、甲醛,生产性粉尘或工业废气,如二氧化硫、石棉、芥子气、砷、镍等,喉癌发生率增高,因此,应注意职业防护。另外,喉癌发病率城市高于农村,空气污染重的城市高于污染轻的城市。

4. 病毒感染

许多研究表明,人类乳头状瘤病毒 16/18 型可引起喉乳头状瘤,后者可恶变。也有研究表明,喉癌的发生可能与单纯疱疹病毒感染有关。

5. 癌前期病变

癌前期病变是指某些比正常黏膜或其他良性病变更易发生癌变的病理学变化。主要有喉白斑、喉角化症、成人慢性肥厚性喉炎等,由于长期的慢性不良刺激,如上呼吸道感染、吸烟、有害气体的吸入等,导致上皮细胞的异常增生和不典型增生,最后发生癌变。

6. 性激素代谢紊乱

研究发现,喉癌患者的血清睾酮水平明显高于正常人,而雌激素则降低,肿瘤切除后患者的血清睾酮水平则迅速下降。也有研究发现睾丸结晶可刺激喉癌细胞激增。在临床实践中观察到,相同临床分期的喉癌,女性的 5 年生存率比男性高。

7. 营养和饮食因素

饮食中缺乏新鲜蔬菜、水果、维生素 A 和 C,则喉癌患病的危险性增加。调查表明摄入柑橘类水果、深绿和黄色蔬菜以及大蒜等对喉癌有预防作用。经常食用咸鱼和咸肉则喉癌患病危险增加。食物中缺乏铁和锌则喉癌患病危险性增加。

8. 其他

喉癌的发生可能与遗传、免疫功能缺乏、头颈部小剂量的放疗、胃食管反流等因素有关。最近的研究显示一些年轻患者可能与大量吸食大麻有关。

三、病理分类及临床分期

(一)喉癌的病理学特点

喉癌以鳞状细胞癌最为常见,占喉癌的 $93\%\sim99\%$,且多分化较好。低分化鳞癌在喉癌中少见,约占 2%。其他类型喉癌包括疣状癌、梭形细胞癌、基底细胞样鳞癌、腺癌、未分化癌等极少见。喉癌的形态学观察可分为 4 型。

1.溃疡浸润型肿瘤

稍向黏膜表面突出,可见向深层浸润的溃疡,边缘不整齐,界限不清。肿瘤实际的侵犯范围多比肉眼所见的病变广。

2.菜花型肿瘤

菜花型肿瘤主要呈外突生长,边界清楚,一般不形成溃疡。

3.结节型或包块型肿瘤

表面不规则隆起或球形隆起,多有较完整的被膜,很少形成溃疡,少数由于肿瘤体积大,基底小而下坠。

4.混合型

兼有溃疡和菜花型的外观,表面凹凸不平,常有较深的溃疡。

(二)喉癌的类型

喉在解剖结构上可分为声门上区、声门区和声门下区。根据肿瘤发生的部位,喉癌大致可分为 3 种类型:声门上型、声门型和声门下型。其中以声门型最为多见,约占 60%,一般分化较好,转移较少,晚期声门癌可发生淋巴结转移。其次为声门上型,约占 30%,但我国东北地区则以声门上型多见,这可能与嗜好大量饮酒有关;声门上型癌一般分化较差,早期易发生淋巴结转移,预后亦较差。声门下型最少见,约占 6%,易发生淋巴结转移,预后较差。

(三)喉癌的扩散转移

喉癌的扩散转移与肿瘤的原发部位、肿瘤细胞的分化程度及癌肿的大小等密切相关,有直接扩散、淋巴转移和血行转移三种形式。

1.直接扩散

直接扩散即喉癌循黏膜表面或黏膜下浸润扩散至周围组织。声门上癌可向上侵犯会厌、会厌前间隙、会厌谷、舌根、梨状窝,或经黏膜和声门旁间隙而侵犯声带、前联合,晚期可破坏甲状软骨,使喉体膨大,并有颈前软组织浸润。声门型喉癌一般向前后发展,如突破前联合则向对侧声带扩散,向上可侵犯声门上区,向下突破弹力圆锥后侵犯至声门下区,也可穿破甲状软骨使喉体增大。声门下癌向下蔓延至气管,向上侵犯声带,向前穿破环甲膜侵犯甲状腺或颈前肌,向后侵犯食管。

2.颈部淋巴结转移

有无颈淋巴结转移对喉癌患者的预后有重要影响。颈淋巴结转移发生的时间、部位与肿瘤的原发部位、肿瘤细胞的分化程度以及患者的免疫力有密切关系。一般说来,肿瘤的分化程度越差、患者的免疫力越低,颈淋巴结转移发生越早。声门上区癌因其淋巴管丰富,肿瘤分化程度低,而颈淋巴转移率高,其转移部位多见于同侧颈深上组的颈总动脉分叉处的淋巴结。如果病变已超过喉腔中线,则可出现对侧或双侧淋巴结转移。声门癌因其分化程度高,声门区淋巴管稀少而很少发生淋巴结转移,少数患者可出现喉前、气管旁淋巴结转移。声门下癌常先转移至气管旁淋巴结,然后至颈深淋巴结中群和下群。

3.血行转移

血行转移指喉癌晚期癌细胞经血循环向全身转移至肺、肝、骨、肾、脑垂体等。

四、临床表现

喉癌的主要临床表现为声嘶、呼吸困难、咳嗽、吞咽困难和颈部淋巴结转移。根据癌肿发生的部位不同,临床表现不一。

1.声门上型

原发部位在会厌、室带、喉室等的喉癌。早期无显著症状,只因有肿块存在,仅有咽部不适感或异物感。癌肿向喉咽部发展时,有喉咽部疼痛,并可放射到同侧耳部。

若侵犯到梨状窝,可影响吞咽。当癌肿表面溃烂时,有咳嗽和痰中带血,并有臭味。当癌肿向下侵及声带时,才出现声嘶、呼吸困难等。由于该区淋巴管丰富,癌肿易向位于颈总动脉分叉处的淋巴结转移。患者对早期症状容易忽视,直到发现颈部肿大淋巴结才引起警觉。

2.声门型

早期多发生于声带的前、中 1/3 处,影响声带的闭合和发音,症状为声嘶,时轻时重,容易误认为"感冒"或"喉炎",随着肿块增大,声嘶逐渐加重。如癌肿进一步增大,则阻塞声门,引起呼吸困难。晚期声门癌向声门上区或声门下区发展,可出现放射性耳痛、呼吸困难、咳嗽、咯血、吞咽困难、口臭、体质量减轻等,且很快发生颈部淋巴结转移。

3.声门下型

声门下型即位于声带以下,环状软骨下缘以上的癌肿。因位置隐蔽,早期无明显症状,不易在常规喉镜检查中发现,所以发现时多为晚期。肿块增大,患者常出现呼吸困难,肿瘤溃烂可出现咳嗽和痰中带血,肿瘤向上侵及声带,则出现声嘶。

五、诊断

喉癌的早期诊断、早期治疗对提高喉癌的治愈率和保留重要气管和功能至关重要。喉癌的诊断主要依靠症状、检查和活检等。凡年龄超过 40 岁,有声嘶或其他喉部不适超过 3 周以上未好转,都必须仔细检查,以防漏诊。

1.颈部检查

仔细观察喉体大小是否正常,若喉体膨大则说明癌肿已向喉体外侵犯。并注意舌骨和甲状软骨间是否饱满,如有饱满,则癌肿可能已侵及会厌前间隙。注意喉的活动度,如果将喉部对着颈椎左右移动时发现其间有软垫的感觉,喉摩擦音消失,则需高度警惕喉癌的可能。仔细触摸颈部有无淋巴结肿大,并注意其大小、数量、软硬度和活动度。

2.间接喉镜检查

间接喉镜检查为最实用的检查方法,借此了解癌肿的部位、形态、范围和喉的各部分情况,观察声带运动和声门大小情况等。

3.直接喉镜或喉窥镜检查

直接喉镜或喉窥镜检查能进一步观察癌肿大小和基底部,必要时进行活检。

4.纤维喉镜检查

纤维喉镜镜体柔软、纤细、可屈且照明度强,可接近声带进行观察,患者痛苦小。将纤维喉镜与电视摄像系统连接,可动态观察喉部病变情况,有利于早期发现肿瘤。

5.影像学检查

常用颈侧位片了解声门下区或气管上端有无浸润。颈部和喉部增强 CT 和 MRI 能了解病变范围及颈部淋巴结转移情况,协助确定手术范围。

6.活检

活检是确诊喉癌的最主要依据。标本可在间接喉镜、直接喉镜、纤维喉镜下采集。对于临床症状可疑而活检阴性者需反复活检和密切随访。

六、治疗原则

目前喉癌的治疗原则是在彻底控制癌肿的前提下,尽量保全喉的功能,包括发音功能、发音的质量、吞咽功能以及不保留永久性气管造口。

七、放射治疗患者的护理

(一)放疗前护理

(1)评估患者心理状况,针对性地做好心理干预。向患者及其家属介绍放疗知识、不良反应及需要配合的事项。

(2)评估患者身体及营养状况,予高热量、高蛋白、高维生素饮食。纠正贫血、脱水及水、电解质紊乱。检查血常规、肝肾功能等,如血白细胞低于 $4\times10^9/L$,血小板低于 $100\times10^9/L$ 应及时治疗,升高后再放疗。

(3)如有伤口,照射前妥善处理。全身或局部有感染情况者,须先控制感染后再行放疗。

(二)放疗期间护理

(1)照射野皮肤的护理:嘱患者避免照射野皮肤的摩擦,保护皮肤干燥,清洁勿用酒精、碱性肥皂及粗毛巾擦照射野。内衣应穿全棉、柔软的,照射野禁贴胶布,不涂碘酊或敷用金属药物,防止在烈日下暴晒,避免瘙痒或剥皮,皮肤上有疖等不能抓破,以免感染。

(2)营养和饮食护理:在食品的调配上注意色、香、味、少量多餐,饭前适当控制疼痛,进食环境清洁舒适,放疗期间鼓励患者多饮水,每日 3 000 mL,以增加尿量,减轻全身放疗反应。

(3)定期检测血常规、体温变化。每周检查血常规 1 次,如果发现白细胞及血小板有降低情况或出现血常规骤降,应及时通知医生,并禁用易使白细胞下降的药物。体温超过 38 ℃应暂停放疗,及时处理。

(4)加强呼吸道管理,严密观察患者有无眼睑下垂、发音、吞咽、呼吸异常等情况。肿瘤压迫呼吸道,导致通气不畅,出现气短、呼吸困难及发绀患者取半卧位、吸氧、药物雾化吸入,必要时气管切开,给予辅助呼吸,以确保气道通畅,防止并发症;当咽肌无力时,可出现吞咽困难,咽喉部分泌物增多,必须及时吸出咽部分泌物,以免堵塞呼吸道而窒息。

(5)注意口腔黏膜反应,用漱口液漱口。

(6)咽喉反射功能减低应嘱患者尽量将痰及脱落坏死组织吐出,预防吸入性肺炎。放疗患者可因肿瘤不适或喉水肿而引起呼吸不畅,甚至窒息,应随时备好气管切开盘、吸痰器及氧气应急使用。

(三)放疗后的护理

(1)放疗结束后,应做一次全面体格检查及肝肾功能检查。

(2)照射野皮肤仍须继续保护,为期至少一月。

（3）随时观察患者局部及全身反应消退情况。

（4）嘱患者按计划复查。

（吴　沙）

第七节　甲状腺癌

一、流行病学特征及病因

（一）流行病学特征

甲状腺癌在头颈部肿瘤中发病率较高，约占头颈部恶性肿瘤的 5.1%。文献资料证实，国外和国内甲状腺癌的发病情况统计显示，发病率呈上升趋势，而检出水平的提高成为重要辅因。与其他恶性肿瘤相比，甲状腺癌发病相对年轻，总发病率基本随年龄增长而升高。女性甲状腺癌发病率均高于男性，2000 年五大洲癌症发病率报告男女性发病率性别比约为 1∶3。但不同性质肿瘤的男女性发病率也不尽相同，有资料报道散发型甲状腺髓样癌（MTC）男女性发病无差别。流行病学调查显示，甲状腺癌发病率有地区差异，发病率较高的国家和地区有波利尼西亚、冰岛、意大利、以色列、芬兰、中国香港、加拿大、美国等，中国大陆属低发地区。发达国家发病率高于发展中国家。

（二）病因

具体确切的病因目前尚难肯定，但从流行病学调查、肿瘤实验性研究和临床观察，甲状腺癌的发生可能与下列因素有关。

1. 电离辐射

用 X 线照射实验鼠的甲状腺能促使动物发生甲状腺癌。实验证明，^{131}I 能使甲状腺细胞的代谢发生变化，细胞核变形，甲状腺素的合成大为减少。可见放射线一方面引起甲状腺细胞的异常分裂，导致癌变；另一方面使甲状腺破坏而不能产生内分泌激素，由此引起的促甲状腺激素（TSH）大量分泌也能促发甲状腺细胞癌变。

在临床上，很多事实说明甲状腺癌的发生与放射线的作用有关。很多美国儿童的胸腺和头颈部接受 X 线照射，目的是为了治疗颈淋巴结炎、腮腺炎或预防哮喘病的发生，由于放射筒过大以致不适当地将甲状腺亦包括在放射野内。经长期观察，发现经 X 线照射的 6 603 例儿童患甲状腺癌 36 例，患甲状腺瘤 60 例，而 12 435 例对照组仅发现 8 例甲状腺癌。这是因为儿童和少年的细胞增生旺盛，放射线是一种附加刺激，易促发其肿瘤的形成。成人接受颈部放射治疗后发生甲状腺癌的机会则不多见。

2. 缺碘与高碘

早在 20 世纪初，即有人提出有关缺碘可致甲状腺肿瘤的观点，1935 年 Hellwig 饲鼠以低碘饮食，成功地诱发了甲状腺肿瘤，其后较长时期，缺碘一直被认为与甲状腺肿瘤的发生有关，其所诱发的甲状腺癌以滤泡样癌为主，其致病原因可能是缺碘而引发的甲状腺滤泡过度增生而致癌变。另外，流行病学研究发现，富碘饮食亦是甲状腺癌高发的诱因，我国东部沿海地区是富碘饮食地区，也是我国甲状腺癌高发地区，主要以乳头状癌为主，这可能与 TSH 刺激甲状腺增生的因素有关。实验证明,长期的 TSH 刺激能促使甲状腺增生,形成结节和癌变。

3.性别与女性激素

甲状腺癌发病性别差异较大,女性明显高于男性。近年研究显示,雌激素可影响甲状腺的生长,主要是促使垂体释放 TSH 作用于甲状腺,因而当血清雌激素水平升高时,TSH 水平也升高。

4.其他甲状腺病变

临床上有甲状腺腺瘤、慢性甲状腺炎、结节性甲状腺肿或某些毒性甲状腺肿发生癌变的报道,但这些甲状腺病变与甲状腺癌的关系尚难肯定。

5.遗传因素

5%～10%甲状腺髓样癌有明显的家族史,这类癌的发生与染色体遗传因素有关。

二、病理分类及临床分期

(一)甲状腺癌常见的组织学病理分型

1.乳头状腺癌

乳头状腺癌占 60%～80%。

2.滤泡状腺癌

滤泡状腺癌占 10%～28%。

以上两种均起源于甲状腺滤泡上皮,且治疗后预后很好,又合称为分化型甲状腺癌。

3.髓样癌

髓样癌起源于甲状腺滤泡旁细胞或称 C 细胞,占 3%～10%。

4.未分化癌

未分化癌恶性程度高,占 3%～8%。在甲状腺癌中,90%以上为分化型甲状腺癌。

(二)临床分期

分化型甲状腺癌与其他癌不同的是需结合年龄分期。45 岁前的分化型甲状腺癌无论大小,淋巴结及远处有无转移均列为Ⅰ(M0)、Ⅱ(M)期,45 岁以后才分Ⅰ～Ⅳ期;髓样癌分Ⅰ～Ⅳ期;未分化癌均属Ⅳ期。

三、临床表现

(一)乳头状癌

甲状腺乳头状癌可发生在任何年龄,男女都可发生,但最常见于中、青年女性。多数为单发,少数为多发伴有结节性甲状腺肿、腺瘤。肿物大小不一,病史长,平均为 5 年。大部分的病例除甲状腺区有一无痛性肿块外很少有其他症状,一般活动度尚好。典型的甲状腺乳头状癌常伴有同侧颈部淋巴结转移,其转移率为 50%～70%。患者因多无自觉不适,且生长缓慢,故一般就诊较晚。

(二)滤泡状癌

滤泡状癌属分化型甲状腺癌,较乳头状癌少见,居第 2 位。其患者的平均年龄较乳头状癌者大。播散途径虽可经淋巴转移,但主要是通过血行转移到肺、骨等。有些滤泡状癌可在手术切除后相隔很长时间才见复发,但其预后不及乳头状癌好。

(三)髓样癌

髓样癌发生于甲状腺滤泡旁细胞,亦称 C 细胞的恶性肿瘤,C 细胞的主要特征为分泌降钙素及多种物质包括癌胚抗原,并产生淀粉样物等,20%～30%的髓样癌患者可出现顽固性水样腹泻。本病除合并内分泌综合征外,一般临床表现与其他类型甲状腺癌基本相似。主诉主要为颈前肿物,多数生长缓慢,病程较长,80%～90%为散发型,10%～20%为家族型。因为 C 细胞主要位于腺叶上极,因此散发癌典型表现为上极结节,50%以颈部淋巴结转移为首发症状,15%散发患者表现为上消化道或呼吸道受压或受侵,5%～10%的患者表现为肺或骨转移症状。

(四)未分化癌

未分化甲状腺癌是一种侵袭性强、高度恶性的肿瘤。肿瘤生长迅速,质硬而不规则,一般在短期内很快弥散累及整个甲状腺,浸润气管、肌肉、神经和血管,引起吞咽和呼吸困难。病情进展快,较早可出现颈淋巴结转移和远处转移,常有肺转移、骨转移等。显微镜下见癌组织主要由分化不良的上皮细胞组成,细胞呈多形性,常见核分裂象。所有未分化的甲状腺癌均定为 Ⅳ 期。

四、诊断

(一)体格检查

1.颈前肿物

颈前肿物多为无意中发现,可为单发或多发,随吞咽上下移动。肿物质硬、边界不清、缓慢生长(甲状腺未分化癌则肿瘤生长迅速)。

2.颈侧肿物

颈侧肿物为颈部肿大的转移淋巴结,有时未发现甲状腺肿物或甲状腺肿物很小,而颈部淋巴结转移却很明显,成为第一症状。

3.周围结构受侵的症状

由于周围结构受侵犯而出现相应的症状,如喉返神经受侵或受压表现为声音嘶哑,气管、食管受侵或受压则表现为呼吸困难或吞咽困难等。

(二)超声诊断检查

超声是甲状腺肿瘤最方便、经济、实用的诊断手段之一。超声可以探测到直径 0.2 cm 的甲状腺结节。随着超声技术与医生经验水平的提高,许多原本不易发现的隐匿性甲状腺癌被检测出来,使甲状腺微癌的发病率明显增加,同时也使得甲状腺癌的发病率明显增加。

(三)细针穿刺细胞学检查

细针穿刺细胞学检查(FNAC)是一项较成熟的诊断技术,不但可术前定性,且可分型。事实证明 FNAC 较其他常规检查方法优越,操作简便,损伤小,诊断率高,价格低廉。即使微小病灶,在 B 超引导下做 FNAC 也可使不少病例得到诊断。细针穿刺假阴性在 5%～15%,假阳性1%左右。

(四)CT 或 MRI 检查

主要用于了解病变范围。颈部及上纵隔的增强 CT 或 MRI 检查可作为甲状腺癌诊断的首选影像学检查。CT 能显示肿物与大血管、喉返神经、甲状旁腺、颈段食管的关系,肿瘤是否侵犯气管壁及侵入气管内,肿瘤向胸骨后及上纵隔延伸情况和纵隔内淋巴转移情况,对医生手术操作很有帮助。MRI 检查能行冠状、矢状及横断多方位成像,提供良好的软组织对比,对甲状腺癌的诊断有较高的价值。

(五)实验室检查

检测血清 T_3、T_4、TSH,以确定有无甲状腺功能亢进。对于甲状腺手术后长期补充甲状腺素片患者,应定期测定 T_3、T_4、TSH,如果给药剂量不足,TSH 水平会升高,反之则降低,所以测定 TSH 可以作为调节甲状腺素片剂量的一个依据。甲状腺球蛋白(thyroglobulin,Tg)在全甲状腺切除术后如持续升高提示有转移或复发可能。临床疑为髓样癌的患者要测定血浆降钙素(calcitonin,CT)的水平,如果在正常最高值 300 pg/L 以上有诊断价值。

五、治疗原则

治疗原则以外科手术切除为主。不论病理类型如何,只要有指征就应尽可能地手术切除。因甲状腺癌对放疗敏感性差,单纯放疗对甲状腺癌的治疗并无好处。但对于手术后有残留者,术后放疗有一定价值。

六、放疗护理

1.治疗前准备

^{131}I 治疗前需低碘饮食(<50 $\mu g/d$)至少 1～2 周,停用 T_4 达 4 周以上,指南中给予重组人促甲状腺激素(rhTSH)以提高患者血清 TSH 水平,避免停用甲状腺激素后出现甲低)特别注意避免做增强 CT 检查;测定 T_3、T_4、促甲状腺激素(TSH)、甲状腺球蛋白(Tg)、甲状腺球蛋白抗体(TgA),并做 ^{131}I 全身显像(^{131}I-WBI)。

2.心理护理

向患者家属讲清放射性药物治疗的特殊性、注意事项、可能发生的毒副作用、并发症及防护知识,介绍 ^{131}I 的基本知识及使用目的,解除患者恐惧心理,配合检查及治疗。

3.饮食

嘱患者进低碘、高热量、高蛋白、高纤维素食物。服 ^{131}I 12 h 前禁食水,服 ^{131}I 12 h 后方可进食。口含一些酸性食物如话梅或嚼口香糖,促进唾液的分泌,减少口干症状,减少放射性碘对唾液腺的破坏。

4.不良反应的观察及护理

少数患者在口服 ^{131}I 后 12 h 内发生不良反应,如无力、恶心、呕吐、腹泻等,应积极采用对症治疗及护理。不同程度的放射性炎性反应多发生在口服 ^{131}I 后 1～3 d,为减轻症状,可服用泼尼松 15～30 mg/d,持续一周,观察颈部有无肿胀、吞咽疼痛、腮腺胀痛、味觉减弱和口干,嘱患者不要压迫颈部,以免引起甲状腺滤泡的破坏,释放大量的甲状腺激素,引起甲亢危象的发生。

5.健康教育

①治疗前向患者、家属讲解治疗目的、实施过程、治疗后不良反应,并进行辐射安全防护指导,接受治疗的患者对周围人群形成照射,患者的排泄物中的 ^{131}I 对环境形成放射性污染,因此需对患者进行隔离(一般隔离需 3～5 d,至少不低于 48 h),期间家属可以适当接触患者,与患者保持 1.5～2 m 距离,一次接触时间不超过半小时,隔离期间应告知患者辐射防护的要求,如大小便后,盖上马桶盖至少冲水两次,以减少便池内的放射性物质存留。②出院后嘱患者避免过度劳累,戒烟戒酒,禁食辛辣食物,忌浓茶、咖啡,忌烟酒,保持平静的心态,防止情绪波动过大,以避免引起身体所需的甲状腺素量的变化,从而加重甲亢的症状,并告知对唾液腺、

造血、生殖系统的影响呈个体差异,多为一过性,可自行恢复[131]I治疗后至少避孕半年。③需长期遵医嘱使用生理剂量甲状腺素,可造成亚临床甲亢,TSH维持在很低水平,会加重心脏负荷,引发或加重心肌缺血、心律失常,尤其是心房颤动;影响体内钙代谢,加大绝经期妇女骨质疏松症的发生率,因此应积极采取措施防止骨折的发生。④出院后患者应当主动避让其他人,防止[131]I给其他人带来辐射伤害以保证周围人群的安全,对于孕妇、14岁以下儿童尤为重要。

6.随访、复查

随访时间:一般3~6个月遵医嘱首次随访,随后视转移灶清除情况按每1~2年随访一次;由于甲状腺已被完全消除,需终身服用甲状腺素片;临床体检T_3、T_4、TSH、Tg、血常规、X线片、甲状腺摄碘率及[131]I-WBI(行[131]I-WBI后,显示转移灶缩小或数目比治疗前减少,Tg和TgA的水平降低,为治疗有效的标志)。

(吴　沙)

第八节　口腔癌

一、概述

口腔癌主要指发生在口腔黏膜的上皮癌。多年来口腔癌的发病率居高不下,每年仍有近半数新发病患者死于该疾患。WHO发布的统计数字显示,2012年全球口腔癌发病达300 373例,占全身恶性肿瘤发病的2.1%;死亡病例145 353例。美国癌症协会统计口腔癌的平均发病年龄是63岁。尽管近几十年来恶性肿瘤的治疗技术有了显著进展,但口腔癌病死率在发达与不发达国家均未见显著降低。

二、病因及预防

(一)病因

文献报道,在美国有超过3/4的头颈部癌症可以归因于烟草和酒精的作用。如同大多数的癌症一样,对于口腔癌的发生,年龄本身就是一个危险因素,但对于没有烟酒嗜好的人,其口腔癌的平均发病年龄要比有烟酒接触史的人晚10年。

1.烟草

吸烟是口腔癌头号危险因素。作为男性口腔癌患者,90%的癌症危险来自烟草。烟草和口腔癌相关的根本原因是烟草可诱发口腔上皮不典型增生,并促使其癌变,口腔上皮不典型增生是一种常见的癌前病变。

2.酒精

研究公认,口腔癌是最常发生于大量烟酒嗜好的个体身上的一种疾病。长期饮酒导致口腔癌的发病部位是有特点的,有研究显示,非饮酒者患颊癌的风险要高于口底癌;对于饮酒者,口底癌的发病率是颊癌的2倍。

3.其他致癌因素

(1)槟榔:食用槟榔的年限以及每天食用槟榔的数量与口腔癌的发病风险呈剂量相关关

系。像烟草与酒精的协同作用一样,槟榔被证实同样可以协同烟草、酒精促进口腔癌的发生。

(2)马黛茶:马黛茶本身被证明没有致癌性,但是和酒精一样,它或许是其他致癌物的一种溶剂或者一种启动因素。

(3)口腔卫生条件:口腔卫生状况不良被证明与口腔癌有关但不是直接致病因素。口腔癌患者经常都有明显的慢性口腔炎病史。口腔卫生不佳可增大患口腔癌的风险。在多个研究中,多个牙的缺失可以作为评价口腔卫生与口腔癌的关系的一个替代指标。

(4)修复体:来自巴西的一项病例对照研究证明,齿性溃疡与口腔癌相关,美国威斯康星州的一项研究也证明疼痛或者就位不良的义齿与口腔癌有关。

(5)职业暴露:流行病学数据已经提出了职业暴露与口腔癌发生的关系。增加罹患口腔癌风险的职业很多,比较集中于那些接触有机化工、煤制品、水泥、染料、酿酒和油漆的职业。

(6)紫外线与电离辐射:早已有研究指出,唇癌及皮肤癌多见于户外工作,长期暴露在日光下接受过量的紫外线辐射者,特别是农民、渔民或牧民。电离辐射致癌主要为医源性,职业性者较罕见。无论是 γ 线或者是 X 线均有致癌作用。放射区癌均在放疗区内,可发生在口腔内任何部位。近年来临床上发现,因放射治疗而引起的继发性放射性癌也日益增多。

(7)感染:①人乳头状瘤病毒,人乳头状瘤病毒特别是 HPV16 是诱发人口腔黏膜鳞癌的相关病毒之一;②人免疫缺陷病毒(HIV),人免疫缺陷病毒(HIV)与头颈部鳞状细胞癌的相关性成为新近研究热点,来自纽约的最新研究发现,5% 的头颈部癌症患者存在 HIV 的感染。

(8)营养状况:很多研究已经多次指出高水果、蔬菜摄入可降低头颈部鳞状细胞癌发病风险,这种关系归因于一些营养物质诸如维生素 C、E 和 β 胡萝卜素等的摄入。

(9)遗传和免疫缺陷:随着分子水平研究的进展,近年来认为人类染色体中存在着癌基因。现已证实,在口腔颌面癌瘤中有 H-RAS、K-RAS、c-myc 以及 C-ERBB 等癌基因的表达。在人体与动物实验性癌瘤中均已证实存在着肿瘤抗原与免疫反应。一般认为,机体的抗癌免疫反应是通过免疫监视作用来实现的,如果机体出现了免疫缺陷,则可逃避免疫监视,从而导致肿瘤的发生和发展。

(10)区域性癌化:头颈部癌症病史也是不可忽略的致癌因素。每年有大致 4% 的治疗后的癌症患者在经过一段时间后发生头颈部、食道和肺的二次癌症。

(二)预防

1.消除或减少致癌因素

去除病因是最好的预防方法。对口腔癌的预防应消除外来的慢性刺激因素,如及时处理残根、残冠、错位牙,以及磨平锐利的牙尖,除去不良修复体和不良的局部或全口义齿,以免经常损伤和刺激口腔黏膜。注意口腔卫生,不吃过烫和有刺激性的食物。在这些方面,口腔预防保健对于预防口腔癌具有一定的意义。

2.加强防癌宣传

应使群众了解肿瘤的危害性,提高对肿瘤的警惕性;使群众能了解一些防癌知识,加强自我保健能力。

3.开展防癌普查及易感人群的监测

开展防癌普查可以早期发现、早期诊断并早期治疗口腔癌。防癌普查应在高发人群或易感人群中进行。

口腔癌的高发人群或易感人群泛指如下几种。

(1)与环境因素、生活习惯有关的某些高发地区人群。

(2)某些特定与职业有关的人群。

(3)高龄(一般指 50 岁以上)人群。

(4)曾接受过放疗或化疗(包括曾进行过器官移植,接受过化疗者)的人群。

(5)已发生过或具有癌前病变的人群。

(6)具有遗传倾向的癌瘤家族。

4.口腔癌的化学预防

口腔癌的化学预防是应用天然的或合成的药物或物质,干扰形成恶性肿瘤的致癌原,从而达到预防的目的。主要方式是提倡每日多进食绿色蔬菜及水果。

三、扩散和转移

(一)直接扩散

舌癌一般较早侵及舌肌,生长较快,舌侧缘癌常向舌腭弓扩展,舌腹部癌直接浸润口底。下牙龈癌多向颊唇侧扩展,沿骨膜向深部浸润,使齿槽突及下颌骨受侵,出现下牙槽神经受侵。病变向内扩展,可累及舌腭弓、颞下凹。向舌侧扩展可累及口底。

上牙龈癌向深部浸润,破坏齿槽突,使牙齿松动、脱落,进而侵入上颌窦,向内可扩展至腭部,向后可浸润颞下凹。

唇癌可侵犯肌层、皮肤、颌骨。硬腭癌可侵犯鼻底及上颌窦。颊黏膜癌可侵犯口咽、牙龈、颊部肌层及皮肤。

口底癌可侵犯下颌骨、舌、口底肌群及皮肤。

(二)淋巴道转移

淋巴道转移是口腔癌转移的主要途径。癌细胞侵入淋巴管内发生淋巴道转移。舌癌最易发生淋巴道转移。

(三)血道转移

晚期舌癌以肺转移为多见。

四、诊断

早期发现、正确诊断是根治口腔癌的关键。在临床上,口腔癌易误诊为牙龈炎、损伤性溃疡、上颌窦炎、颌骨骨髓炎、结核等,从而使患者延误或失去治愈的机会。因此,在解决肿瘤的诊断时,首先要区别肿瘤或非肿瘤疾病(如炎症、寄生虫、畸形或组织增生所引起的肿块),其次要鉴别良性或恶性。

1.病史采集

查询最初出现症状的时间、确切的部位、生长速度以及最近是否突然加速生长;询问患者的年龄、职业和生活习惯;过去有无损伤史、炎症史、家族史以及接受过何种治疗等。

2.临床检查

应详细检查患者全身及口腔颌面部的情况,一般可通过望诊、触诊来进行检查;听诊对血管源性肿瘤的诊断有一定帮助。全身检查方面应包括患者的精神和营养状态,有无远处转移、恶病质及其他器质性疾病。

3.影像学检查

影像学检查包括 X 线检查、超声检查、磁共振检查以及放射性核素显像检查等。

4.穿刺及细胞学检查

对触诊时有波动感或非实质性含有液体的肿瘤,可用注射针做穿刺检查。某些深部肿瘤也可以用 6 号针头行穿刺细胞学检查,区别良恶性肿瘤的确诊率可达 95%。

5.活体组织检查

从原则上说应争取诊断与治疗同期完成,必须先行活检明确诊断者,活检时间与治疗时间应越近越好。

6.肿瘤标志物检查

癌胚抗原(CEA)、纤维结合蛋白、血清唾液酸和脂结合唾液酸以及血清和唾液中腐胺等目前还缺乏特异性,对口腔癌来说只能作为检测预后、判断预后以及在临床提示治疗后癌肿有无复发的可能,而不能作为临床诊断的最后依据。

五、治疗原则

对口腔颌面部恶性肿瘤,应根据肿瘤的组织来源、生长部位、分化程度、发展速度、临床分期、患者机体状况等全面研究后再选择适当的治疗方法。强调以手术为主的综合治疗,特别是三联疗法,即手术＋放疗＋化疗,其目的是提高疗效。有条件时,应根据患者全身情况,针对不同性质的肿瘤和发展的不同阶段,有计划和合理地利用现有治疗手段,制订出一个合理的个体化治疗方案,其特点不但是个体的、综合的,而且还应当是治疗方法排列有序的。为此,更准确的应是"综合序列治疗"。

六、放疗护理

(一)口腔护理

①口干,进干食困难:系由于两侧腮腺组织受到照射破坏,唾液分泌减少所致,如大剂量照射,口干将难以恢复。宜少量多次饮水,或用淡盐水漱口,进半流饮食;口含止渴生津的乌梅、西洋参和维生素 C 等。②注意口腔卫生,保持饭后刷牙;凡放疗者,不能随意拔牙,严防颌骨感染和坏死;能安装假牙者应尽早行之。③张口困难:由于咀嚼肌群受到照射,多数患者有不同程度的张口困难,这需与鼻咽肿瘤复发相鉴别。防治办法,每天用一木制三角形开口器扩张门齿,有防止其恶化和稳定作用。

(二)饮食护理

①由于鼻咽癌放射治疗引起口腔唾液腺的损伤,口干、咽干,咀嚼困难,故食物应以半流食或高蛋白、低脂肪、多种维生素类食物为主。②多吃新鲜蔬菜和水果:晚期鼻咽癌患者食欲极差,饮食可用滋润适口、芳香化浊的冰糖煮米粥,香菜清炖大鲤鱼和鲜石榴、鲜乌梅、广柑、菠萝、青梅、菱角、白梨等水果;口含藏青果和鲜山楂,有消炎杀菌,清咽生津的作用。③补充硒麦芽:到底应该通过饮食补硒,还是通过硒制剂补硒呢?我们认为,硒毕竟是微量营养素,不能过量,否则会事与愿违;如果没有特殊情况,在饮食正常的情况下,一般(也包括糖尿病患者)不会缺硒;如果真的缺硒,首先要科学调理饮食,食物补硒一般就足够了,并且也是最安全的;一般来说,含蛋白质高的食品含硒量较高,动物内脏＞海产品＞鱼类＞蛋类＞肉类＞蔬菜＞水果。

在明确硒缺乏时,可以通过硒维康口嚼片补充,但最好在医生或营养师的帮助下服用。一要注意补硒量,二要注意补硒时间,防止过量带来的不利影响。

（吴　沙）

第十二章　手术室护理

第一节　常用手术体位及其安置方法

为充分显露手术野，便于手术操作，一般由巡回护士根据手术部位，利用手术台的转动、升降功能和附件的支持作用，使用枕垫、沙袋、固定带等物件为患者安置合适的手术体位，必要时请手术医生核实或协助完成。常用的手术体位有以下几种。

一、仰卧位

仰卧位包括水平仰卧位、上肢外展仰卧位和颈过伸仰卧位，适用于身体腹侧的各种手术。

（1）水平仰卧位适用于腹部、胸前手术。仰卧，两臂用中单固定于体侧，头部置软枕，腰曲、腘窝和足跟各置软垫，膝部加约束带固定。

（2）上肢外展仰卧位适用于乳房及腋部手术。仰卧，手术侧靠近手术床边，肩胛下置软垫，上肢伸直、外展90°置于托臂板上，对侧上肢用中单固定于体侧，其余与水平仰卧位相同。

（3）颈过伸仰卧位适用于颈前部（如甲状腺、气管）手术。仰卧，手术台躯干部抬高10°～20°，头板适当下落，颈后垫以圆枕，双肩下垫肩枕，使颈过伸头后仰或转向健侧，其余与水平仰卧位相同。

二、侧卧位

侧卧位适用于从身体侧面入路的手术，如胸部和肾脏手术。

（1）胸部手术侧卧位适用于胸腔手术。健侧侧卧90°，背部、胸部、腋下各垫一软枕，两上肢伸直固定于托臂架上、下层，位于上方的下肢屈曲，下方的下肢自然伸直，两膝、踝间分别垫软垫，髋部和膝部用固定带固定。

（2）肾手术侧卧位适用于肾手术。健侧侧卧90°，肾区对准手术床腰桥，腰部垫软垫，将手术床腰桥摇起，位于上方的下肢伸直，下方的下肢屈曲，手术床的头板和足板适当降低，其余与胸部手术侧卧位相同。

三、俯卧位

俯卧位适用于脊柱及其他身体背侧面手术。俯卧，头偏向一侧，两臂半屈置于头旁，头部、上胸部、耻骨及髂嵴处各垫一软枕，使腹部不接触床面，减轻对胸腹部的压迫，小腿、足背垫以软枕，使踝关节自然下垂，腘窝部用固定带固定，手术床的头板和足板适当降低。

四、截石位

截石位适用于会阴部、肛门、尿道等手术。仰卧，臀部下移，使骶尾部低于背板下缘，必要时臀下可垫一小枕，穿上腿套，两腿分别置于左右搁腿架上，腘窝部垫软枕，用固定带固定。

安置手术体位时，应注意以下事项：①最大限度地保证患者的舒适与安全；②有利于手术野的显露,方便手术者的操作;③对呼吸、循环的不利影响最小;④妥善固定,不使肢体、神经受到过度牵拉或压迫;⑤肢体应有托架支持,不可悬空放置,躯干或肢体贴近手术床的凹、凸部位应垫软枕;⑥便于麻醉和病情监测。

(牛彦斌)

第二节　手术中护理配合

一、洗手护士配合

(一)洗手护士工作流程

洗手护士工作流程主要包括以下几个步骤:①准备术中所需物品;②外科手消毒;③准备无菌器械台;④清点物品;⑤协助铺手术巾;⑥传递器械物品配合手术;⑦清点物品;⑧关闭伤口;⑨清点物品;⑩手术结束器械送消毒供应中心处理。

(二)洗手护士职责

1.手术前准备职责

洗手护士应工作严谨、责任心强,严格落实查对制度和无菌技术操作规程;术前了解手术步骤、配合要点和特殊准备,熟练配合手术;按不同手术准备术中所需的手术器械、力求齐全。

2.手术中配合职责

洗手护士应提前15 min洗手,进行准备。具体工作分为以下几个部分。

(1)器械准备包括:①整理器械台,物品定位放置;②检查器械零件是否齐全,关节性能是否良好;③正确、主动、迅速地传递所需器械和物品;④及时收回用过的器械,擦净血迹,保持器械干净。

(2)术中无菌管理包括:①协助医生铺无菌巾;②术中严格遵守无菌操作原则,保持无菌器械台及手术区整洁、干燥,无菌巾如有潮湿,应及时更换或重新加盖无菌巾。

(3)物品清点包括:①与巡回护士清点术中所需所有物品,术后确认并在物品清点单上签名;②术中病理标本要及时交予巡回护士管理,防止遗失;③关闭切口前与巡回护士共同核对术中所用的所有物品,正确无误后,告知主刀医生,才能缝合切口,关闭切口及缝合皮肤后再次清点所有物品。

3.手术后处置职责

术后擦净手术患者身上的血迹,协助包扎伤口;术后器械确认数量无误后,用多酶溶液浸泡15 min,初步处理后送消毒供应中心按器械处理原则集中处理,不能正常使用的器械做好标识并通知及时更换。

二、巡回护士配合

(一)巡回护士工作流程

巡回护士工作流程主要包括以下几个步骤:①术前访视手术患者;②核对(患者身份、所带物品、手术部位);③检查(设备仪器、器械物品);④麻醉前实施安全核查(Time-Out);⑤放置体位；⑥开启无菌包，清点物品；⑦协助术者上台；⑧配合使用设备仪器，供应术中物品，加强术中巡视观察；⑨手术结束前清点物品，保管标本；⑩手术结束后与病房交接。

(二)巡回护士工作职责

1.术前准备职责

(1)术前实施术前访视，了解患者病情、身体、心理及静脉充盈情况，必要时简单介绍手术流程，给予心理支持；了解患者手术名称、手术部位、术中要求及特殊准备等。

(2)术前了解器械、物品的要求并准备齐全；检查所需设备及手术室环境，处于备用状态。

(3)认真核对患者姓名、床号、住院号、手术名称、手术部位、血型、皮试、皮肤准备情况；按物品交接单核对所带物品；用药时认真做到"三查七对"。

(4)根据不同手术和医师要求放置体位，手术野暴露良好，使患者安全舒适。

2.术中配合职责

(1)与洗手护士共同清点所有物品，及时准确地填写物品清点单，并签全名。

(2)协助手术者上台，术中严格执行无菌操作，督查手术人员的无菌操作。

(3)严密观察病情变化，重大手术做好应急准备。

(4)严格执行清点查对制度，包括各种手术物品、输血和标本等，及时增添所需各种用物。

(5)保持手术间安静、有序。

3.手术后处置职责

(1)手术结束，协助医生包扎伤口。

(2)注意保暖，保护患者隐私。

(3)患者需带回病房的物品应详细登记，并与工勤人员共同清点。

(4)整理手术室内一切物品，物归原处，并保证所有仪器设备完好，呈备用状态。

(5)若为特殊感染手术，按有关要求处理。

三、预防术中低体温

(一)低体温的定义和特点

通常当手术患者的核心体温低于 36 ℃时，将其定义为低体温。在手术过程中发生的低体温呈现出三个与麻醉时间相关的变化阶段：即重新分布期、直线下降期和体温平台期。重新分布期，指发生在麻醉诱导后的 1 h 内，核心温度迅速向周围散布，可导致核心温度下降约 1.6 ℃；直线下降期，指发生在麻醉后的数个小时内，在这一时期，手术患者热量的流失超过新陈代谢所产热量，在这一时期给予患者升温能有效限制热量的流失；体温平台期，指在之后一段手术期间内，手术患者体温维持不变。

(二)与低体温相关的不良后果和并发症

手术过程中出现的低体温，除了给手术患者带来不适、寒冷的感觉外，在术中及术后可能导致一系列不良后果和并发症，包括术中出血增加，导致外源性输血、术后伤口感染率增加、术后复苏时间延长、麻醉复苏时颤抖、心肌缺血、心血管并发症、药物代谢功能受损、凝血功能障碍，创伤手术患者的病死率增加、免疫功能受损、深静脉血栓发生率增加。

(三)与低体温发生相关的风险因素

1.新生儿和婴幼儿

由于新生儿和婴幼儿体积较小，体表面积相对较大，从而导致热量快速地通过皮肤流失；

同时新生儿和婴幼儿的体温中枢不完善且体温调节能力较弱,容易受环境温度的影响,当手术房间室温过低时,其体温会急剧下降。

2.外伤性或创伤性手术患者

由于失血、休克、快速低温补液、急救被脱去衣服等多因素导致外伤性或创伤性手术患者极易在手术过程中发生低体温,而且根据研究显示,术中低体温会增加创伤性手术患者的病死率。

3.烧伤手术患者

被烧伤的组织引起的热辐射、暴露的组织与空气进行对流传导以及皮肤保护功能的损伤,都使烧伤手术患者成为发生低体温的高危人群。

4.麻醉

全麻和半身麻醉(包括硬膜外麻醉和脊髓麻醉)过程中使用的麻醉药物尤其是抑制血管收缩类药物,使手术患者血管扩张,导致核心温度向患者体表散布。因此当麻醉过程长于 1 h,患者发生低体温的风险增加。

5.年龄

老年手术患者在生理上不可避免地出现生命器官功能减退,如脂肪肌肉组织的减少、新陈代谢率降低、对温度敏感性减弱等,以及对麻醉和手术的耐受性和代偿功能明显下降,因此更容易导致低体温。

6.其他与低体温发生相关的因素

体质量(消瘦患者)、代谢障碍(甲状腺功能减退、垂体功能减退)、抗精神病和抗抑郁症药物治疗的慢性疾病、使用电动空气止血仪、手术室室温过低、低温补液及血液制品输注,手术过程中开放的腔隙等。

(四)围手术期体温监测

1.围手术期体温监测的重要性

围手术期常规监测体温,能够为手术室护士制订护理计划提供建议,将体温监测结果与风险因素的评估结合,有助于采取有效措施,预防和处理低体温。

2.体温监测方式

能准确监测核心体温的四种体温监测方式是鼓膜监测法、食管末梢监测法、鼻咽监测法和肺动脉监测法,其中尤以前三种在围手术期可行性较高。此外,常用的体温监测部位还包括肛门、腋窝、膀胱、口腔和体表等。

(五)围手术期预防低体温的护理预措施

1.术前预热手术患者

进行麻醉诱导前对手术患者进行至少 15 min 的预热,能有效缩小患者核心温度和体表温度的温度梯度,同时能减小麻醉药物引起的血管扩张作用,预防低体温的发生,尤其是低体温发生第一阶段时核心温度的下降。

2.使用主动升温装置

(1)热空气加温保暖装置:临床循证医学已证明热空气动力加温保暖装置能安全有效预防术中低体温,对新生儿、婴幼儿、病态肥胖患者均有效果。

(2)循环水毯:将循环水毯铺于手术患者身下能有效将热量通过接触传导传递给患者,维持正常体温。

3.加温术中输液或输血

术中当手术患者需要大量输液或输血时,尤其当成年手术患者每小时的输液量大于 2 L 时,应该考虑使用加温器将补液或血液加温至 37 ℃,防止因过量低温补液输入引起的低体温。同时有研究表明,热空气动力加温保暖装置与术中静脉补液加温联合使用,预防低体温的效果更佳。

4.加温术中灌洗液

在进行开放性手术的过程中,当需要进行腹腔、胸腔、盆腔灌洗时,手术室护士可加温灌洗液至 37 ℃左右或用事先放于恒温箱中的灌洗液进行术中灌洗。

5.控制手术房间温度

巡回护士应有效控制手术间温度,避免室温过低。在手术患者进手术间前 15 min 开启空调,使手术间的室温在手术患者到达时已达到 22 ℃～24 ℃。

6.减少手术患者暴露

将大小适宜的棉上衣盖在非手术部位,保证非手术区域的四肢与肩部不裸露,起到保暖的作用。在运送手术患者至复苏室或病房的过程中,选用厚薄相适应盖被,避免手术患者肢体或肩部裸露在外。

7.维持手术患者皮肤干燥

术前进行皮肤消毒时,须严格控制消毒液剂量,避免过剩的消毒液流至手术患者身下,术中洗手护士应及时协助手术医生维持手术区域的干燥,及时将血液、体液和冲洗液用吸引装置吸尽,手术结束时,应及时擦净擦干皮肤,更换床单保持干燥。

8.湿化加温麻醉气体

对麻醉吸入气体进行湿化加温,这种护理预防措施对预防新生儿和儿童发生低体温尤其有效。

四、外科冲洗和术中用血、用药

(一)外科冲洗

外科冲洗即在外科手术过程中采用无菌液体或药液冲洗手术切口、腔隙及相关手术区域,达到减少感染、辅助治疗的目的。

外科冲洗常用于以下两种情况:①肿瘤手术患者常采用 42 ℃低渗灭菌水 1 000～1 500 mL 冲洗腹腔,或化疗药物稀释液冲洗手术区域,并保留 3～5 min,可以有效防止肿瘤脱落细胞的种植;②感染手术患者常采用 0.9% 生理盐水 2 000～3 000 mL 冲洗,或低浓度消毒液体冲洗感染区域,尤其对于消化道穿孔的手术患者可以有效降低术后感染率。

(二)术中用血

1.术中用血的方式

(1)静脉输血:经外周静脉、颈内静脉、锁骨下静脉进行输血。

(2)动脉输血:经左手桡动脉穿刺或切开置入导管,是抢救严重出血性休克的有效措施之一,该法不常用,可迅速补充血容量,并使输入的血液首先注入心脏冠状动脉,保证大脑和心脏的供血。

(3)自体血回输:使用自体血回输装置,将术中患者流出的血进行回收,经抗凝、过滤、离心后,将分离沉淀所得的红细胞加晶体液即可回输给患者。

2.术中用血的注意事项

(1)巡回护士应将领血单、领取血量、手术房间号等交接清楚,输血前巡回护士应与麻醉医生实施双人核对,核对无误,双方签名后方可使用,以防输错血。

(2)避免快速、大量地输入温度过低的血液,以防患者体温过低而加重休克症状。

(3)输血过程中应做好记录,及时计算出血量和输血量,结合生命体征,为手术医生提供信息以准确判断病情。

(4)手术结束而输血没有结束,血制品必须与病房护士当面交班,以防出错。

(5)谨防输血并发症及过敏反应,特别是在全麻状态下,许多症状可能不典型,必须严密观察。

(三)术中用药

(1)手术室应严格区分静脉用药与外用药品,统一贴上醒目标签,以防紧急情况下拿错。

(2)麻醉药必须专柜上锁管理,对人体有损害的药品应妥善保管,建立严格的领取制度,使用须凭专用处方领取。

(3)生物制品、血制品及需要低温储存的药品应置于冰箱内保存,定期清点。

五、手术物品清点

手术过程中物品的清点和记录非常重要,应遵循以下原则:①清点遵循"二人四遍清点法"原则,即洗手护士和巡回护士两人,在手术开始前、关闭腔隙前、关闭腔隙后、缝合皮肤后分别进行清点;②在清点过程中,洗手护士必须说出物品的名称、数量和总数,清点后由巡回护士唱读并记录;③清点过程必须"清点一项、记录一项";④如果在清点手术用物时,发现清点有误,巡回护士必须立即通知手术医生,停止关闭腔隙或缝合皮肤,共同寻找物品去向,直至物品清点无误后再继续操作。物品清点单作为病史的组成部分具有法律效应,不可随意涂改。

六、手术室护理文书记录

(一)手术室护理文书记录意义

手术室护理文书指手术室护士记录手术患者接受专科护理治疗的情况,能客观反映事实。部分手术护理文书需保存在病历内,并且具有法律效力。特别是《医疗事故处理条例》引入了"举证责任倒置"这一处理原则,护理文书书写的规范及质量显得更为重要。手术室护士应本着对手术患者负责、对自己负责的认真态度,根据原卫生部2010年3月1日印发的《病历书写规范》要求及手术室护理相关规范制度,如实、准确地书写各类护理文书。

(二)手术室护理文书记录的主要内容

手术室护理文书一般包含四大部分:手术患者交接、手术安全核查、术中护理及手术患者情况和手术物品清点情况。

1.手术患者交接记录

记录的护理表单是《手术患者转运交接记录单》。手术患者入手术室后,巡回护士与病区护士进行交接,对手术患者的神志、皮肤情况、导管情况、带入手术室药物及其他物品等内容交接记录并签名。

手术结束后,巡回护士对手术患者的神志、皮肤情况、导管情况、带回病区或监护室药物及其他物品等内容进行记录并签名。

2. 手术安全核查

记录的护理表单是《手术安全核查表》。手术室巡回护士与手术医生、麻醉师应分别在麻醉实施前、手术划皮前和患者离开手术室前进行手术安全核查,核查步骤必须按照手术安全核查制度的内容和流程进行,每核对一项内容,并确保正确无误后,巡回护士依次在《手术安全核查表》相应核对内容前打钩表示核对通过。核对完毕无误后,三方在《手术安全核查表》上签名确认。巡回护士应负责督查手术团队成员正确执行手术安全核查制度和签名确认,不得提前填写《手术安全核查表》或提前签名。

3. 术中护理及患者情况

记录的护理表单是《手术室护理记录单》。护理记录内容主要包括手术体位放置、消毒液使用、电外科设备及负压吸引使用、手术标本管理、术前及术中用药、术中止血带使用和植入物管理等内容。

4. 物品清点情况

记录的护理表单是《器械、纱布、缝针等手术用品清点单》。手术室护士应记录手术中所使用的器械、纱布、缝针等手术用品名称和数目,确保所有物品不遗落在手术患者体腔或切口内。手术过程中如需增加用物,应及时清点并添加记录。手术结束,巡回护士与洗手护士应确认物品清点情况后,签名确认。

(三)手术室护理文书的书写要求

根据《病历书写基本规范》,填写手术护理记录单时,应符合以下的要求。

(1)使用蓝黑墨水或碳素墨填写各种记录单,要求各栏目齐全、卷面整洁,符合要求,并使用中文和医学术语,时间应具体到分钟,采用 24 h 制计时。

(2)书写应当文字工整、字迹清晰、表述准确、语句通顺、标点正确;出现错字时用双划线在错字上,不得采用刮、粘、涂等方法掩盖或去除原来的字迹。

(3)内容应客观、真实、准确、及时、完整,重点突出,简明扼要,并由注册护理人员签名;实习医务人员、试用期医务人员书写的病历应当经过本医疗机构合法执业的医务人员审阅、修改并签名。

(4)护士长、高年资护士有审查修改下级护士书写的护理文件的责任。修改时,应当使用同色笔,必须注明修改日期、签名,并保持原记录清楚、可辨。

(5)抢救患者必须在抢救结束后 6 h 内据实补记,并加以注明。

(牛彦斌)

第十三章 中医内科疾病护理

第一节 脑出血

脑出血指原发性非外伤性脑实质内的自发性出血。最常见的病因是高血压伴发脑内小动脉硬化引起动脉破裂出血，即高血压性脑出血。我国脑出血占脑卒中的 20%～30%，是病死率最高的脑卒中类型。80% 为大脑半球出血，脑干与小脑出血占 20%。本病属于"脑卒中"范畴。

一、中医辨证分型

1. 中经络

(1)肝阳暴亢证：眩晕头痛，面红耳赤，心烦咽干，便秘尿黄。舌质红绛，舌苔黄或燥，脉弦有力。

(2)风痰阻络证：头晕目眩，痰多而黏。舌质暗淡，舌苔薄白或黄腻，脉弦滑。

(3)痰热腑实证：腹胀便秘，头痛目眩，口黏痰多。舌质暗红，苔黄腻，脉弦滑或偏瘫侧弦滑而大。

(4)气虚血瘀证：面色㿠白，气短乏力，口角流涎，自汗出，心悸便溏，手足肿胀。舌质暗淡，舌苔白腻，有齿痕，脉沉细。

(5)阴虚风动证：眩晕耳鸣，手足心热，咽干口燥。舌质红而体瘦，少苔或无苔，脉弦细数。

2. 中脏腑

(1)痰蒙清窍证：意识障碍，半身不遂，口舌歪斜，言语謇涩或不语，痰鸣漉漉，面白唇暗，肢体瘫软，手足不温，静卧不烦，二便自遗。舌质紫暗，苔白腻。

(2)痰热内闭证：意识障碍，半身不遂，口舌歪斜，言语謇涩或不语，鼻鼾痰鸣，或肢体拘急，或躁扰不宁，或身热，或口臭，或抽搐，或呕血。舌质红，舌苔黄腻。

(3)元气败脱证：昏语不知，目合口开，四肢松懈瘫软，肢冷汗多，二便自遗。舌卷缩，舌质紫暗，苔白腻。

二、护理

(一)护理评估

1. 健康史(生活史)

(1)家族史：了解亲属中有无脑卒中病史。

(2)了解患者发病前的生活及饮食习惯：有无情绪激动、活动过度、疲劳、用力排便等诱发因素和危险因素；有无过多地摄入钠盐和饱和脂肪酸饮食；有无暴饮暴食、酗酒。

(3)职业：了解患者职业性质，是否长期处于高压状态。

(4)既往史：了解患者既往有无高血压、动脉粥样硬化、血液病。

2. 心理-社会评估

(1)了解患者是否存在因突然发生肢体残疾或瘫痪卧床,生活需要依赖他人而产生焦虑、恐惧、绝望等心理反应。

(2)评估患者及其家属对疾病的病因和诱因、治疗护理、防治知识及预后的了解程度。

(3)了解患者家庭成员的组成、家庭环境、经济状况以及家属对患者的关心、支持程度等。

3. 身体状况

(1)了解患者血压情况及服药情况。

(2)了解患者有无中枢性高热和呼吸节律(潮式、间停抽泣样呼吸)、频率和深度异常;脉率和脉律的情况;瞳孔大小及对光反射有无异常。

(3)了解患者有无意识障碍及其程度;有无失语及类型;有无肢体偏瘫及其类型、性质和程度。

(4)了解患者进食情况,有无吞咽困难及饮水呛咳。

(5)了解患者有无排便、排尿障碍;有无颈部抵抗等脑膜刺激征和病理反射。

(6)了解患者机体的营养状况。

(二)一般护理

1. 病室要求

病室宜安静、整洁、舒适、空气清新、光线柔和、温湿度适宜,避免噪声、强光等一切不良刺激。

2. 生活起居护理

(1)指导患者起居有常,慎避外邪,保持大便通畅,养成定时排便的习惯,勿努挣。

(2)注意安全。防呛咳窒息、防跌倒坠床、防烫伤等意外。做好健康宣教,增强患者及其家属的防范意识。

(3)指导患者沐浴时水温不宜过高、时间不宜过长,谨防血压突然升高而发生意外。若患者出现头晕、眼花、恶心时,应立即躺平,抬高下肢以增加回心血量。

3. 饮食护理

饮食宜低盐、低脂、高蛋白质、高维生素饮食。可多食新鲜蔬菜、水果以防止便秘。少食辛辣、肥腻、生冷及刺激性食物,戒烟酒。神智障碍或吞咽困难者,根据病情予禁食或鼻饲喂服,以补充足够的水分及富有营养的流质,如果汁、米汤、肉汤、菜汤、匀浆膳等。

(1)肝阳暴亢证:饮食以清淡、低盐为佳,鼓励多食新鲜蔬菜、水果,如芹菜、海带、香菇、梨等具有疏肝理气的食品。

(2)风痰阻络证:饮食宜少量多餐,以进食祛风化痰开窍的食品为宜,如山楂、荸荠、黄瓜。食疗方:鱼头汤。忌食羊肉、牛肉、狗肉等。

(3)气虚血瘀证:进食益气活血的食物,如山楂。食疗方:大枣滋补粥(大枣、枸杞、猪瘦肉)。

4. 情志护理

(1)关心尊重患者,多与患者沟通,了解其心理状态,及时予以心理疏导。

(2)解除患者因突然得病而产生的恐惧、焦虑、悲观情绪,可采用释放、宣泄法,使患者心中的焦躁、痛苦释放出来。

(3)鼓励家属多陪伴患者,亲朋好友多探视,多给予情感支持。

(4)鼓励病友间相互交流治疗体会,提高认知,增强治疗信心。

5.给药护理

(1)遵医嘱及时给予降压药物,并应向患者及其家属介绍降压药物的性能、作用及用药方法,不可自行停药或减量。

(2)密切观察药物的疗效与不良反应,及时纠正不良反应。同时在用药期间应密切监测血压的变化,以评价药物的疗效。如果在用药期间患者的血压突然下降,并出现头晕等不良反应时,应立即通知医生进行药物调整。

(三)症状护理

1.意识障碍

(1)密切观察神志、瞳孔、心率、血压、呼吸、汗出等生命体征等变化,及时报告医师,配合抢救。

(2)保持病室空气流通,温湿度适宜,保持安静,避免人多惊扰。

(3)取适宜体位,避免引起颅内压增高的因素,如头颈部过度扭曲、用力,保持呼吸道通畅等。

(4)定时变换体位,用温水擦身,保持局部气血运行,预防压疮发生。

(5)眼睑不能闭合者,覆盖生理盐水纱布或涂金霉素眼膏;遵医嘱取藿香、佩兰、金银花、荷叶等煎煮后做口腔护理。

(6)遵医嘱鼻饲流质饮食,如肠外营养液、匀浆膳、混合奶、米汤等。

(7)遵医嘱留置导尿,做好尿管护理。

(8)遵医嘱给予醒脑开窍药枕,置于患者枕部,借中药之辛散香窜挥发性刺激头部腧穴,如风池、风府、哑门、大椎等。

2.半身不遂

(1)观察患侧肢体的感觉、肌力、肌张力、关节活动度和肢体活动的变化。

(2)加强对患者的安全保护,如床边上床挡,防止坠床摔伤,每天用温水擦拭全身1～2次,按摩骨隆突处和经常受压部位,促进血液循环,预防压疮发生等。

(3)协助康复医师进行良肢位摆放,经常观察并及时予以纠正,指导并协助患者进行肢体功能锻炼,如伸屈、抬肢等被动运动,注意患肢保暖防寒。

(4)遵医嘱穴位按摩,患侧上肢取穴:极泉、尺泽、肩髃、合谷等;患侧下肢取穴:委中、阳陵泉、足三里等。

(5)遵医嘱艾条灸,患侧上肢取穴:极泉、尺泽、肩髃、合谷等;患侧下肢取穴:委中、阳陵泉、足三里等。

(6)遵医嘱中药熏洗:在辨证论治原则下给予具有活血通络的中药局部熏洗患肢,每天1次或隔天1次。

3.眩晕

(1)观察眩晕发作的次数、程度、持续时间、伴随症状等。遵医嘱监测血压,若出现血压持续上升或伴有眩晕加重、头痛剧烈、呕吐、视物模糊等变化,及时通知医师,做好抢救准备。

(2)向患者讲解发生眩晕的病因、诱因,指导患者避免诱因的方法,如自我调适,保持心理平衡,避免急躁、发怒等不良情绪刺激,改变体位时动作缓慢,避免深低头、旋转等动作,防止摔倒。

(3)眩晕发作时应卧床休息,头部稍抬高,呕吐时取侧卧位,做好口腔护理。保持室内安静,空气流通,光线调暗,避免光刺激。多做解释工作以消除患者紧张情绪。

(4)遵医嘱穴位按摩:适用于风痰阻络、阴虚风动引起的眩晕头痛。取穴:百会、太阳、风池、内关、曲池等,每天 4～5 次,每次 30 min。

(5)遵医嘱耳穴贴压(耳穴埋豆),取穴:神门、肝、脾、肾、降压沟、心、交感等,每天按压 3～5 次,每次 3 min,隔天更换 1 次,双耳交替。

(6)遵医嘱穴位贴敷,取穴:双足涌泉穴,每天 1 次。

4.痰多息促

(1)密切观察痰的颜色、性状、量及气味,有无喘促、发绀等伴随症状,必要时给予氧气吸入。

(2)保持室内空气流通、温湿度适宜,避免外感风寒。

(3)保持呼吸道通畅,定时翻身拍背,及时清除口腔内分泌物,每天用中药漱口液清洁口腔 2 次;痰液黏稠时多饮水,或遵医嘱予雾化吸入,促进痰液排出;神昏或痰多无力咳出者可行机械吸痰。

(4)循经拍背法:排痰前,沿脊柱两侧膀胱经,由下往上轻拍,每天 2～3 次,每次 20 min,根据痰液的多少,增加力度、时间、次数。

(5)遵医嘱穴位贴敷,取穴:肺俞、膏肓、定喘、天突等。

5.高热

(1)遵医嘱定时观测体温,监测生命体征及汗出情况,及时擦干皮肤,更换汗湿的衣服、被褥等,保持皮肤和床单清洁、干燥。

(2)遵医嘱采用亚低温治疗仪、中药擦浴、头部冷敷等物理降温方法。

(3)遵医嘱穴位按摩:取穴大椎、合谷、曲池等。

(4)指导多饮温开水,漱口液漱口,使用中药时应遵医嘱。

(5)进食清热生津之品,如西瓜、荸荠等。忌辛辣、香燥、助热动火之品。

6.二便失禁

(1)观察排便次数、量、质及有无里急后重感;尿液的色、质、量,有无尿频、尿急、尿痛感。

(2)保持会阴及肛周皮肤清洁干燥,使用便器时动作轻缓,避免拖、拉,以免擦伤患者的皮肤,每次便后将会阴部及肛周擦洗揩干。如留置导尿,做好留置导尿护理。

(3)进食健脾养胃益肾食物,遵医嘱进行肠内营养补充。

(4)遵医嘱艾条灸:适用于气虚及元气衰败所致的二便失禁,取穴神阙、气海、关元、百会、三阴交、足三里等。

(5)遵医嘱穴位按摩:适用于气虚及元气衰败所致的二便失禁,取穴肾俞、八髎、足三里、天枢等。

7.便秘

(1)观察排便次数、性状、排便费力程度及伴随症状。

(2)指导患者保持生活规律,适当运动,定时排便,忌努挣。习惯性便秘者畅情志,克服对排便的恐惧与焦虑。

(3)鼓励患者多饮水,建议每天饮水量在 1 500 mL 以上,饮食以粗纤维为主,多吃有利于通便的食物,如黑芝麻、蔬菜、瓜果等;多饮水,戒烟酒,禁食产气多、刺激性的食物,如甜食、豆制品、圆葱等。热秘患者以清热、润肠、通便饮食为佳,可食用白萝卜、蜂蜜汁;气虚便秘患者以补气血、润肠通便饮食为佳,可食用核桃仁、松子仁;芝麻粥适用于各种症状的便秘。

(4)穴位按摩,遵医嘱取穴:胃俞、脾俞、内关、足三里、中脘、关元等穴,腹胀者加涌泉,用揉法。

(5)腹部按摩:取平卧位,以肚脐为中心,顺时针方向按揉腹部。以腹内有热感为宜,每次20~30周,每天2~3次。

(6)遵医嘱艾灸:取神阙、天枢、气海、关元等穴。

8.言语謇涩

(1)观察患者语言功能情况,建立护患交流板,与患者达到良好沟通,对家属进行健康宣教,共同参与语言康复训练。

(2)鼓励患者开口说话,随时给予肯定,在此过程中,尽量减少纠正,更不应责难,以增强患者的信心。对遗忘性患者应有意识地反复进行,以强化记忆。

(3)配合康复治疗师进行语言康复训练。包括放松疗法、发音器官运动训练、呼吸训练、发音训练及语言矫治等,初期可用手势或书面笔谈,加强沟通,进而从简单的字、音、词开始。鼓励患者读书看报,适当听收音机。

(4)遵医嘱穴位按摩,取廉泉、哑门、承浆、大椎等穴。

9.吞咽困难

(1)协助医师进行吞咽试验以观察有无呛水、呛食等情况。

(2)遵医嘱胃管鼻饲,做好留置胃管的护理。

(3)对轻度吞咽障碍以摄食训练和体位训练为主。采用改变食物性状和采取代偿性进食方法如姿势和手法等改善患者吞咽状况,一般先用糊状或胶状食物进行训练,少量多次,逐步过渡到普通食物。

(4)对中度、重度吞咽障碍患者采用间接训练为主,主要包括增强口面部肌群运动、舌体运动和下颌骨的张合运动;咽部冷刺激;空吞咽训练;呼吸功能训练等。

(5)保持环境安静、舒适,减少进餐时分散注意力的干扰因素,如关闭电视、收音机等,指导患者进餐时不要讲话,防止误吸。

三、健康教育

(一)向患者及其家属讲解疾病的相关知识

1.防治高血压

血压升高容易诱发脑出血,因此,要积极防治高血压。

2.影响脑出血的危险因素

(1)不合理的膳食结构:摄入过多的钠盐,饮食过于油腻,未做到荤素搭配。

(2)不良的生活习惯:生活不规律、精神紧张、吸烟、酗酒。酗酒可引起血压升高或凝血机制改变和脑血流加速而促发脑出血。

(3)不良的社会心理因素:激动、兴奋、愤怒等各种情绪反应常会引起神经内分泌功能的改变,导致血压升高。

3.常用药物的不良反应及注意事项

(1)常用药物的不良反应:甘露醇是渗透疗法中最常用的药物,适当延长甘露醇的治疗时间,可提高脑出血的治疗效果,但需密切观察肾功能。钙通道阻滞剂如尼莫地平可致头痛、头晕、面红、消化道不适等症状。

(2)用药注意事项:药物应遵医嘱调整剂量,不可自行增减药物。

4. 脑出血病的饮食禁忌

(1)忌过量食用脂肪:高脂肪食物(如肥肉、油炸食品)容易引起人体脂质代谢紊乱,高脂肪可以形成或加重动脉粥样硬化。

(2)忌多食高胆固醇食物:高胆固醇食物(如蛋黄、动物肝脏、心、肾等内脏)可使血脂升高,血液黏稠度增加,加速动脉硬化的进展。

(3)忌食过咸食物:盐中的钠可使血管平滑肌对去甲肾上腺素的反应性增强,血管收缩,外周血管阻力增大,血压升高,诱发脑血管意外。

(4)忌饱餐:饱餐可使大脑中酸性纤维芽细胞生长因子增加,促进脑动脉硬化的形成。

(5)忌吸烟:因烟中含有一氧化碳和尼古丁。一氧化碳可以促进动脉壁合成脂肪酸,加速动脉粥样硬化的形成;尼古丁能刺激交感神经,导致小动脉痉挛,还可能使血小板易于聚集形成血栓。

(6)忌酗酒:据报道,酗酒患者脑出血概率是不饮酒者的4倍以上。因酒中的酒精在体内达到一定的量时可使大脑神经细胞由兴奋转为抑制,可出现血管破裂或损害大脑细胞,还可以促进血小板聚集形成血栓。

(7)忌饮浓茶:茶叶中含有咖啡碱,可兴奋人体的中枢神经系统,如过度饮用浓茶,可使心跳加快,血压升高,加重病情。

5. 脑出血的先兆症状

(1)突然感到一侧身体麻木、无力、活动不便,手持物品掉落,嘴歪、流涎,走路不稳。

(2)与人交谈时突然讲不出话来,或吐字不清,或听不懂别人说的话。

(3)突然感到头晕,周围景物出现旋转,站立不稳甚至晕倒在地。

(4)暂时性视物模糊,以后可自行恢复正常,或出现失明。

(二)教会康复训练方法

1. 床上练习

床上练习包括翻身和上下左右移动体位,腰背肌、腹肌及呼吸肌练习,上下肢活动以及洗漱、穿衣、进餐、使用便器等日常生活活动练习。

2. 步行练习

步行是偏瘫患者生活自理的重要一环,先作步行前预备活动(如扶持立位下患肢前后摆动、踏步、负重等),然后扶持步行或平行杠间步行、扶拐步行、徒手步行。在步行练习中应多给予鼓励,留意改善步态练习。

3. 站立和站立平衡练习

先做站立预备活动(如坐位提腿踏步,患侧下肢肌力练习等,有条件可利用站立床练习),然后扶持站立、平衡杠间站立、徒手站立。

4. 坐起和坐位平衡练习

先从半坐位(30°~40°角)开始逐渐增加角度、次数和时间,从床上坐、床边坐、椅子或轮椅坐。因患者坐位时,不能控制,常向患侧偏斜,接着应进行坐位平衡练习,从无依靠不能坐稳,到躯干向不同方向摆动能坐稳,在他人一定外力推动下能坐稳。

四、出院指导

（1）保持情绪稳定和心态平和，避免引起血压骤然升高的各种因素，如过分的喜怒哀乐等不良的心理和惊吓等刺激。

（2）建立良好的生活方式，保证充足的睡眠，适当运动，避免体力或脑力过度劳累。

（3）养成定时排便的习惯，保持大便通畅，切忌大便努责，必要时使用缓泻剂。

（4）定时测量血压，复查病情，及时治疗动脉硬化、高脂血症。

（5）坚持定时定量用药，不可自行减药或停药，出现异常情况如头晕、肢体不遂、言语不利等情况，及时就医。

（楼晨雁）

第二节　脑栓塞

脑栓塞指脑血管被血流带进颅内的固体、液体或气体栓子阻塞，引起相应供血区域脑组织缺血、坏死与脑功能障碍。脑栓塞占全部缺血性脑卒中的 15％～20％，但 45 岁以下者的发病率更高。只要产生栓子的病因不消除，脑栓塞就有反复发病的可能。有 2/3 的复发患者，均发生在第一次发病后的 1 年内。临床上最常见的为心脏并发症。在古代中医文献中，没有脑栓塞的记载，现代医家根据其主要症状的不同，将其归属于"中风"等范畴。

一、中医辨证分型

1.中脏腑

（1）痰蒙清窍证：意识障碍，半身不遂，口舌歪斜，言语謇涩或不语，痰鸣漉漉，面白唇暗，肢体瘫软，手足不温，静卧不烦，二便自遗。舌质紫暗，苔白腻。

（2）痰热内闭证：意识障碍，半身不遂，口舌歪斜，言语謇涩或不语，鼻鼾痰鸣，或肢体拘急，或躁扰不宁，或身热，或口臭，或抽搐，或呕血。舌质红，舌苔黄腻。

（3）元气败脱证：昏语不知，目合口开，四肢松懈瘫软，肢冷汗多，二便自遗。舌卷缩，舌质紫暗，苔白腻。

2.中经络

（1）风火上扰证：眩晕头痛，面红耳赤，口苦咽干，心烦易怒，尿赤便干。舌质红绛，舌苔黄腻而干，脉弦数。

（2）风痰阻络证：头晕目眩，痰多而黏。舌质暗淡，舌苔薄白或白腻，脉弦滑。

（3）痰热腑实证：腹胀便干便秘，头痛目眩，咯痰或痰多。舌质暗红，苔黄腻，脉弦滑或偏瘫侧弦滑而大。

（4）气虚血瘀证：面色㿠白，气短乏力，口角流涎，自汗出，心悸，便溏，手足肿胀。舌质暗淡，舌苔白腻，有齿痕，脉沉细。

（5）阴虚风动证：眩晕耳鸣，手足心热，咽干口燥。舌质红而体瘦，少苔或无苔，脉弦细数。

二、护理

（一）护理评估

1. 健康史（生活史）

（1）家族史：主要了解家族中有无罹患心脑血管疾病者，其预后的死亡原因。

（2）生活史：了解患者的生活环境和地理位置，有无盐分摄取过多、高脂、酗酒等饮食习惯，有无长期口服避孕药，有无生活压力增加和久坐等不健康的行为和生活方式。

2. 心理-社会评估

（1）了解急性意识障碍患者是否给家属带来不安及恐惧，慢性意识障碍患者是否因给家属增添负担，而产生厌烦心态和不耐心的言行；言语障碍的患者是否感到孤独、烦恼甚至悲观。

（2）了解脑血管疾病患者对疾病治疗有无信心。

（3）了解患者有无恐惧、绝望、烦躁、悲观失望、焦虑和情绪不稳定等心理变化，以及有无器质性心理特征，家属对患者所患疾病的了解及家庭、社会对患者的理解和支持程度。

3. 身体状况

（1）了解患者的各项生命体征、精神等。

（2）了解患者的意识程度。

1）通过患者的言语反应、对答是否切题、对疼痛刺激的反应、肢体活动、瞳孔对光反应、角膜反射等来判断意识觉醒障碍（嗜睡、昏睡和昏迷）以及意识内容障碍（意识模糊和谵妄）。

2）对患者进行睁眼反应、运动反应和语言反应的测试，记录其 Glasgow 昏迷量表（GCS）总分来描述意识程度。

（3）了解发病过程中有跌倒者，应观察头部有无外伤，耳、鼻、结膜有无流血或溢液。

（4）了解瞳孔的形状、大小、对称与否、对光反应以及眼底有无视盘水肿。

（5）了解有无脑膜刺激征。

（6）了解患者有无瘫痪、共济失调，应观察患者的日常生活动作，如穿衣、吃饭、系纽扣、取物。书写、站立、姿势和步态等是否协调正确，有无震颤、言语顿挫等。

（二）一般护理

1. 病室要求

病室宜安静、无噪声，整洁、舒适，空气清新，光线柔和，温湿度适宜。室内可适当加以隔音防噪设施，为患者创造一个良好的休息环境。

（1）风火上扰的患者病室宜保持凉爽，定时开窗通风。

（2）气虚血瘀的患者病室宜保持安静，无噪声，注意保暖。

2. 生活起居护理

（1）急性发作期或病情严重者应卧床休息。

（2）保持床单、衣裤的清洁干燥。

（3）保持环境整洁，光线柔和，定时开窗通风，室温一般以 18 ℃～22 ℃，湿度 40%～60%为宜。

（4）接受溶栓治疗后需保持室内环境安静、舒适，避免强光和一切可引起出血及颅内压增高的诱因。患者应绝对卧床休息，减少探视。保持情绪乐观，避免情绪激动，防止血压突然增高。

（5）注意劳逸结合，保证充足的睡眠，避免过度劳累。

3.饮食护理

（1）风痰阻络证：进食祛风化痰开窍的食品，如山楂、荸荠、黄瓜。食疗方：鱼头汤。忌食羊肉、牛肉、狗肉等。

（2）气虚血瘀证：进食益气活血的食物，如山楂。食疗方：大枣滋补粥（大枣、枸杞、猪瘦肉）。

（3）阴虚风动证：宜多食养阴生津之品，如绿豆粥、莲子粥、赤豆粥等，忌烟酒辛辣等助火之品及猪头肉等动风之品。

（4）神智障碍或吞咽困难者，根据病情予禁食或鼻饲喂服，以补充足够的水分及富有营养的流质，如果汁、米汤、肉汤、菜汤、匀浆膳等，饮食忌肥甘厚味等生湿助火之品。

（5）注意饮食宜忌，如糖尿病患者注意控制葡萄糖及碳水化合物的摄入，高血脂患者注意控制总热量、脂肪、胆固醇的摄入等。

4.情志调理

（1）语言疏导法。运用语言，鼓励病友间多沟通、多交流。鼓励家属多陪伴患者，家庭温暖是疏导患者情志的重要方法。

（2）移情易志法。通过戏娱、音乐等手段或设法培养患者某种兴趣、爱好，以分散患者注意力，调节其心境情志，使之闲情逸致。

（3）五行相胜法。在情志调护中，要善于运用《内经》情志治疗中的五行制约法则，即"怒伤肝，悲胜怒；喜伤心，恐胜喜；思伤脾，怒胜思；忧伤肺，喜胜忧；恐伤肾，思胜恐"。同时，要注意掌握情绪刺激的程度，避免刺激过度带来新的身心问题。

5.给药护理

（1）溶栓治疗时注意观察生命体征、意识、瞳孔变化。有无出现严重头痛、急性高血压、恶心和呕吐等继发出血性疾病症状，如有异常，应立即报告医生。

（2）应用肝素抗凝或选用溶栓治疗脑梗死者，每天测活化部分凝血酶原1次，密切观察有无出血倾向，如口腔黏膜、牙龈、皮下出血及血尿、黑便等，备好鱼精蛋白锌、6-氨基己酸等药物以便作对抗治疗。

（3）降压类药物不可自行停药或减量，宜饭后服用，服药后卧床片刻，防止直立性低血压。

（4）中药汤剂宜温服，丸剂宜开水送服，或用水溶化后服用。

（5）鼻饲者药片需碾碎后溶解注入。

（6）坚持按医嘱服药，不得随意增减药物。

（三）症状护理

1.意识障碍

（1）密切观察神志、瞳孔、心率、血压、呼吸、汗出等生命体征等变化，及时报告医师，配合抢救。

（2）保持病室空气流通，温湿度适宜，保持安静，避免人多惊扰。

（3）取适宜体位，避免引起颅内压增高的因素，如头颈部过度扭曲、用力，保持呼吸道通畅等。

（4）定时变换体位，用温水擦身，保持局部气血运行，预防压疮发生。

（5）眼睑不能闭合者，覆盖生理盐水纱布或涂金霉素眼膏；遵医嘱取藿香、佩兰、金银花、荷叶等煎煮后做口腔护理。

（6）遵医嘱鼻饲流质饮食，如肠外营养液、匀浆膳、混合奶、米汤等。

（7）遵医嘱留置导尿，做好尿管护理。

（8）遵医嘱给予醒脑开窍药枕，置于患者枕部，借中药之辛散香窜挥发性刺激头部腧穴，如风池、风府、哑门、大椎等。

2. 半身不遂

（1）观察患侧肢体的感觉、肌力、肌张力、关节活动度和肢体活动的变化。

（2）加强对患者的安全保护，如床边上床挡，防止坠床摔伤，每天用温水擦拭全身 1～2 次，按摩骨隆突处和经常受压部位，促进血液循环，预防压疮发生等。

（3）协助康复医师进行良肢位摆放，经常观察并及时予以纠正，指导并协助患者进行肢体功能锻炼，如伸屈、抬肢等被动运动，注意患肢保暖防寒。

（4）遵医嘱穴位按摩，患侧上肢取穴：极泉、尺泽、肩髃、合谷等；患侧下肢取穴：委中、阳陵泉、足三里等。

（5）遵医嘱艾条灸，患侧上肢取穴：极泉、尺泽、肩髃、合谷等；患侧下肢取穴：委中、阳陵泉、足三里等。

（6）遵医嘱中药熏洗：在辨证论治原则下给予具有活血通络的中药局部熏洗患肢，每天 1 次或隔天 1 次。

3. 眩晕

（1）观察眩晕发作的次数、程度、持续时间、伴随症状等。遵医嘱监测血压，若出现血压持续上升或伴有眩晕加重、头痛剧烈、呕吐、视物模糊等变化，及时通知医师，做好抢救准备。

（2）向患者讲解发生眩晕的病因、诱因，指导患者避免诱因的方法，如自我调适，保持心理平衡，避免急躁、发怒等不良情绪刺激，改变体位时动作缓慢，避免深低头、旋转等动作，防止摔倒。

（3）眩晕发作时应卧床休息，头部稍抬高，呕吐时取侧卧位，做好口腔护理。保持室内安静，空气流通，光线调暗，避免光刺激。多做解释工作以消除患者紧张情绪。

（4）遵医嘱穴位按摩：适用于风痰阻络、阴虚风动引起的眩晕头痛。取穴百会、太阳、风池、内关、曲池等，每天 4～5 次，每次 30 min。

（5）遵医嘱耳穴贴压（耳穴埋豆）：取穴神门、肝、脾、肾、降压沟、心、交感等，每天按压 3～5 次，每次 3 min，隔天更换 1 次，双耳交替。

（6）遵医嘱穴位贴敷：取穴双足涌泉穴，每天 1 次。

4. 痰多息促

（1）密切观察痰的颜色、性状、量及气味，有无喘促、发绀等伴随症状，必要时给予氧气吸入。

（2）保持室内空气流通、温湿度适宜，避免外感风寒。

（3）保持呼吸道通畅，定时翻身拍背，及时清除口腔内分泌物，每天用中药漱口液清洁口腔 2 次；痰液黏稠时多饮水，或遵医嘱予雾化吸入，促进痰液排出；神昏或痰多无力咳出者可行机械吸痰。

（4）循经拍背法：排痰前，沿脊柱两侧膀胱经，由下往上轻拍，每天 2～3 次，每次 20 min，根据痰液的多少，增加力度、时间、次数。

（5）遵医嘱穴位贴敷：取穴肺俞、膏肓、定喘、天突等。

5.高热

（1）遵医嘱定时观测体温，监测生命体征及汗出情况，及时擦干皮肤，更换汗湿的衣服、被褥等，保持皮肤和床单清洁、干燥。

（2）遵医嘱采用亚低温治疗仪、中药擦浴、头部冷敷等物理降温方法。

（3）遵医嘱穴位按摩：取穴大椎、合谷、曲池等。

（4）指导多饮温开水，漱口液漱口，使用中药时应遵医嘱。

（5）进食清热生津之品，如西瓜、荸荠等。忌辛辣、香燥、助热动火之品。

6.二便失禁

（1）观察排便次数、量、质及有无里急后重感；尿液的色、质、量，有无尿频、尿急、尿痛感。

（2）保持会阴及肛周皮肤清洁干燥，使用便器时动作轻缓，避免拖、拉，以免擦伤患者的皮肤，每次便后将会阴部及肛周擦洗揩干。如留置导尿，做好留置导尿护理。

（3）进食健脾养胃益肾食物，遵医嘱进行肠内营养补充。

（4）遵医嘱艾条灸：适用于气虚及元气衰败所致的二便失禁，取穴神阙、气海、关元、百会、三阴交、足三里等。

（5）遵医嘱穴位按摩：适用于气虚及元气衰败所致的二便失禁，取穴肾俞穴、八髎穴、足三里、天枢等。

7.便秘

（1）观察排便次数、性状、排便费力程度及伴随症状。

（2）指导患者保持生活规律，适当运动，定时排便，忌努挣。习惯性便秘者畅情志，克服对排便的恐惧与焦虑。

（3）鼓励患者多饮水，建议每天饮水量在 1 500 mL 以上，饮食以粗纤维为主，多吃有利于通便的食物，如黑芝麻、蔬菜、瓜果等；多饮水，戒烟酒，禁食产气多、刺激性的食物，如甜食、豆制品、圆葱等。热秘患者以清热、润肠、通便饮食为佳，可食用白萝卜、蜂蜜汁；气虚便秘患者以补气血、润肠通便饮食为佳，可食用核桃仁、松子仁；芝麻粥适用于各种症状的便秘。

（4）穴位按摩，遵医嘱取穴：胃俞、脾俞、内关、足三里、中脘、关元等穴，腹胀者加涌泉，用揉法。

（5）腹部按摩：取平卧位，以肚脐为中心，顺时针方向按揉腹部。以腹内有热感为宜，每次 20～30 周，每天 2～3 次。

（6）遵医嘱艾灸：取神阙、天枢、气海、关元等穴。

8.言语謇涩

（1）观察患者语言功能情况，建立护患交流板，与患者达到良好沟通，对家属进行健康宣教，共同参与语言康复训练。

（2）鼓励患者开口说话，随时给予肯定，在此过程中，尽量减少纠正，更不应责难，以增强患者的信心。对遗忘性患者应有意识地反复进行，以强化记忆。

（3）配合康复治疗师进行语言康复训练。包括放松疗法、发音器官运动训练、呼吸训练、发音训练及语言矫治等，初期可用手势或书面笔谈，加强沟通，进而从简单的字、音、词开始。鼓励患者读书看报，适当听收音机。

（4）遵医嘱穴位按摩，取廉泉、哑门、承浆、大椎等穴。

9.吞咽困难

(1)协助医师进行吞咽试验以观察有无呛水、呛食等情况。

(2)遵医嘱胃管鼻饲,做好留置胃管的护理。

(3)对轻度吞咽障碍以摄食训练和体位训练为主。如采用改变食物性状和采取代偿性进食方法如姿势和手法等改善患者吞咽状况,一般先用糊状或胶状食物进行训练,少量多次,逐步过渡到普通食物。

(4)对中度、重度吞咽障碍患者采用间接训练为主,主要包括:增强口面部肌群运动、舌体运动和下颌骨的张合运动;咽部冷刺激;空吞咽训练;呼吸功能训练等。

(5)保持环境安静、舒适,减少进餐时分散注意力的干扰因素,如关闭电视、收音机等,指导患者进餐时不要讲话,防止误吸。

三、健康教育

(一)向患者及其家属讲解疾病的相关知识

1.家庭康复护理

近年来由于脑血管意外的诊断、抢救和治疗水平的提高,其急性期病死率明显下降,但仍有部分患者残留有运动、语言功能障碍、心理和情感障碍及其并发症,而住院期间很难完全康复,因此出院后的家庭康复护理对患者及其家属都是一件重要的事情。

2.影响脑栓塞的危险因素

(1)心脏病:以风湿性心脏病伴心房纤维颤动引起脑栓塞位居首位,约占半数以上;其他常见的有:冠状动脉硬化性心脏病伴有房颤,亚急性感染性心内膜炎的赘生物,心肌梗死或心肌病的附壁血栓,二尖瓣脱垂,心脏黏液瘤和心脏手术合并症等的栓子脱落。

(2)动脉粥样硬化斑块脱落:主动脉、颈动脉或椎动脉粥样硬化所致血管内膜溃疡斑块脱落,造成脑栓塞,此外,颈部大血管外伤,肺静脉血栓脱落等。

(3)细菌性栓子:如亚急性细菌性心内膜炎患者,其心脏瓣膜上常形成含有大量细菌的赘生物,该赘生物性质松脆而易脱落成栓子。

(4)脂肪栓子:常见于肱骨、股骨及胫骨等长骨骨折或长骨手术时,骨髓内脂肪组织被挤压进入血液中,形成脂肪栓子。

(5)空气栓子:如在胸部手术或颈部手术、人工气胸、气腹、皮下气肿伴有血管损伤时,空气进入血液循环中形成气泡,便成为空气栓子;还有潜水作业者上升过快或进行高压氧治疗时高压氧舱减压过快时,溶解在血液中的空气游离出来,在血液中形成气泡并相互融合,也可形成空气栓子。

(6)其他栓子:如支气管扩张、肺脓肿等形成的栓子,以及身体其他部位的感染(如肺部感染、肢体感染、败血症),肿瘤物质脱落形成的瘤栓子,寄生虫或虫卵,羊水等均可引起脑栓塞。

3.常用药物的不良反应及其注意事项

(1)常用药物的不良反应:甘露醇结晶易阻塞肾小管引起血尿或无尿等肾功能损害,利尿剂能产生低钠、低钾、低氯及高尿酸血症等,尿激酶易引起颅内出血、皮肤黏膜出血倾向、黑便等,改善微循环的药物低分子右旋糖酐易引起出血倾向、颅内压增高及心肾功能不全等。

(2)用药注意事项:甘露醇静滴应加压,且要专人守护以防空气进入静脉,应注意尿量、尿色,如输入后 4 h 内尿量少于 200 mL 则应慎用或停用。使用药物应从小剂量开始,不可自行增减或突然撤换药物。使用尿激酶前应测出凝血时间和凝血酶原时间等以备对照。使用右旋糖酐-40 前应做过敏试验。

4.脑栓塞患者的饮食禁忌

(1)适量增加蛋白质。由于膳食中的脂肪量下降,就要适当增加蛋白质,可由瘦肉、去皮禽类提供;可多食鱼类,特别是海鱼。每天要吃一定量的豆制品,如豆腐、豆干,对降低血液胆固醇及血液黏滞度有利。

(2)脑血栓的患者要经常饮水,尤其在清晨和夜间,清晨饮水可冲淡胃肠道,水分入血液后,随活动以汗液和尿液的形式排出体外。夜间活动量小,睡眠前饮水的最大好处是可以稀释血液,防止血栓栓塞。

(3)要增加膳食纤维和维生素 C 的食物,其中包括粗粮、蔬菜和水果。有些食物如洋葱、大蒜、香菇、木耳、海带、山楂、紫菜、淡茶、魔芋等食品有降脂作用。

(4)平时宜吃清淡、细软、含丰富膳食纤维的食物,宜采用蒸煮、炖、熬、清炒、余、熘、温拌等烹调方法,不适宜煎、炸、爆炒、油淋、烤等方法。

(5)忌高脂肪、高热量食物:若连续长期进高脂肪、高热量饮食,可使血脂进一步增高,血液黏稠度增加,动脉粥样硬化斑块容易形成,最终导致血栓复发。忌食肥肉、动物内脏、鱼卵等,少食花生等含油脂多、胆固醇高的食物;忌用或少用全脂乳、奶油、蛋黄、肥猪肉、肥羊肉、肥牛肉、肝、内脏、黄油、猪油、牛油、羊油、椰子油;不宜采用油炸、煎炒、烧烤烹调。

(6)忌肥甘甜腻过咸刺激、助火生痰之品:少甜味饮品、奶油蛋糕的摄入;忌食过多酱、咸菜等。

(7)忌嗜烟、酗酒:烟毒可损害血管内膜,并能引起小血管收缩,管腔变窄,因而容易形成血栓;大量饮用烈性酒,对血管有害无益。据调查,酗酒是引起脑血栓的诱因之一。

5.脑栓塞的危害

(1)起病急骤:多数无前驱症状,发病急骤,以秒计,发病后常于数秒钟内病情达高峰。

(2)多数患者有神经系统体征:如偏瘫、偏身感觉障碍和偏盲,在主半球则有运动性失语或感觉性失语,少数患者为眩晕、呕吐、眼震及共济失调,可有短暂意识丧失,或局限或全身抽搐,严重患者可以有昏迷、消化道出血、脑疝,甚至很快死亡。

(3)有产生栓子来源的疾病:多数患者有产生栓子来源的疾病,如心脏病、心房纤颤、心肌病、心肌梗死等,尤其是心房纤颤的症状和体征。

(二)教会患者自我监测的方法

(1)脑栓塞患者再栓塞机会很大,因此必须采取预防措施,心房纤颤兼有高血压或糖尿病或心脏衰竭患者,植入人工心瓣者,二尖瓣狭窄的慢性风湿性心脏病兼有心房纤颤患者也属高危人群,即使未发生脑栓塞也应采取预防措施。

(2)多项大规模临床试验清楚证明,调整剂量的口服华法林能减少高危人群脑栓塞 2/3,二尖瓣狭窄的慢性风湿性心脏病患者以及植入人工心瓣者应该口服华法林,阿司匹林疗效就远远不及华法林,但用华法林必须严格控制抗凝程度。

四、出院指导

(1)保持心情舒畅,避免急躁恼怒、情志过激而使疾病再度复发。

(2)生活起居有常,避免过劳,适当休息。随天气变化增减衣被,注意保暖。

（3）饮食以低盐、低脂肪、低胆固醇食物为宜，多吃新鲜水果、蔬菜及豆制品，不宜过饱，忌食辛辣、刺激之品，戒烟酒。

（4）保持大便通畅，避免用力过度，以免再发脑出血。经常食用含纤维素多的新鲜蔬菜、水果，以润肠通便。

（5）积极治疗原发病，按时服药，注意血压的变化，定期到医院复查。

（6）根据自身的情况，适当参加锻炼，加强肢体功能活动。

（楼晨雁）

第三节　阵发性心房颤动

阵发性心房颤动是由于多重折返小波引起间歇性快速而不规则的心房节律，是起搏点在心房的异位性心动过速。发作时心房每分钟发生 350～600 次不规则的冲动，引起不协调的心房乱颤。房室传导系统仅能接受部分心房兴奋的传导。阵发性房颤时心室搏动快而不规则，每分钟 120～180 次。阵发性房颤是成人最常见的心律失常之一，远较房扑多见，两者发病率之比为（10～20）∶1。阵发性的经过反复发作可转变为持久性的。自觉心悸，或快速，或跳动过重，或突发突止。呈阵发性，可伴胸闷不适、心烦寐差、颤抖乏力、头晕等症。

一、中医辨证分型

（一）辨证

1. 气阴两虚证

心中悸动，五心烦热，失眠多梦，短气，咽干，口干烦躁。舌红少苔。

2. 心虚胆怯证

心悸怔忡，善惊易恐，坐卧不安，恶闻声响，多梦易醒。舌质淡红，苔薄白。

3. 痰热内扰证

心悸，睡眠不安，心烦懊恼，胸闷脘痞，口苦痰多，头晕目眩，胸闷或胸痛。舌红，苔黄腻。

4. 气虚血瘀证

心悸怔忡，气短乏力，胸闷心痛阵发，面色淡白，或面唇紫暗。舌质黯淡或有瘀斑。

（二）分级

1 级：无症状。

2 级：症状轻微，日常活动不受限制。

3 级：症状严重，日常活动明显受限。

4 级：不能从事任何活动。

二、护理

（一）护理评估

1. 健康史（生活史）

（1）家族史：主要了解患者父母是否有房颤史。

（2）了解患者发病前的生活及饮食习惯，有无过多摄入钠盐、大量饮酒及饱和脂肪酸等；是否肥胖或超重，有无便秘习惯；有无剧烈运动、长期环境噪声及视觉刺激史等。如工作环境、强度、交通方式、社交活动等。

（3）职业：了解患者的职业性质，如脑力劳动者患病率高于体力劳动者，城市居民高于农村居民。

2.心理-社会评估

（1）了解患者在发病前有无不良的精神刺激，是否处在持续的精神紧张状态，如长期工作压力、焦虑、紧张等。

（2）了解患者的文化素养、家庭背景、经济条件、医疗保障及家庭社会人际关系，以及家庭主要成员对患者的关心支持力度等。

（3）注重了解患者对疾病的认知程度，所持态度及心理承受能力等。

3.身体状况

（1）了解患者的各项生命体征、精神和神志反应等。

（2）了解患者心悸、气短、心前区不适及忧虑不安等表现。

（3）了解患者眩晕，甚至昏厥等表现。

（4）了解患者是否有心力衰竭及休克等表现。

（二）一般护理

1.病室要求

病室宜安静、无噪声，整洁、舒适，空气清新，光线柔和，温湿度适宜。室内可适当加以隔音防噪设施。并可在室内放置鲜花或盆景等物，为患者创造一个良好的休息环境。

2.生活起居护理

（1）合理安排休息与活动，协助患者制订合理作息时间，不宜晚睡，睡前不宜过度兴奋。最好在上午、下午各有 1 次卧床休息或短暂睡眠的时间，以 30 min 为宜。

（2）季节交替、早晚温差变化大时，注意预防感冒。

（3）发作期静卧休息，缓解期适当锻炼，根据患者情况制订活动计划，活动量应按循序渐进的原则，以不引起胸闷、心悸等不适症状为度，活动中密切观察患者心率、呼吸、血压变化，如有头晕、气促、汗出、胸闷痛等症状要停止活动、休息缓解，严重不适及时报告医生处理。

（4）指导患者养成每天定时排便习惯，排便时勿过于用力屏气，保持排便通畅。

3.饮食护理

（1）气阴两虚证：宜食补气、性平、味甘或甘温，营养丰富、容易消化的食品，如大枣、花生、山药等。忌食破气耗气、生冷性凉、油腻厚味、辛辣的食品，避免煎炸食物。

（2）心虚胆怯证：宜食滋阴清热、养阴安神的食品，如柏子玉竹茶。忌食辛辣香燥食品。

（3）痰热内扰证：宜食清化痰热、补中益气、滋养心阴的食品，如荸荠、甘蔗等；也可选用薏苡仁、大枣、山药、莲子等熬粥食用。

（4）气虚血瘀证：宜食补气、化瘀通络、行气活血的食品，如山药、菱角、荔枝、葡萄、鲢鱼、鳝鱼等。也可食用桃仁、油菜等活血祛瘀的食品。忌食破气耗气、生冷酸涩、油腻厚味、辛辣等食品。

4.情志护理

（1）对心悸发作时自觉心慌恐惧的患者专人守护，稳定情绪。

（2）指导患者平淡静志，避免七情过激和外界不良刺激。消除患者的紧张心理，树立战胜疾病的信心和勇气，以利于疾病的好转或康复。

（3）告知患者诱发促脉证的各种因素，使患者对疾病有正确的认识，积极主动加强自我保健，提高患者的依从性。

5.给药护理

（1）遵医嘱及时给予降压药物，并应向患者及其家属介绍药物的性能、作用及用药方法和注意事宜。

（2）密切观察药物的疗效与不良反应，及时纠正不良反应。同时在用药期间应密切监测患者病情的变化，以评价药物的疗效。

（三）症状护理

1.心悸

（1）严密观察心率、心律、呼吸、面色、血压等变化。重症患者遵医嘱持续心电监护。患者出现呼吸不畅、面色苍白、大汗或自觉濒死感时，报告医师并留置静脉通路，遵医嘱予吸氧、药物治疗，配合做好急救工作。

（2）心悸发作时，卧床休息，取舒适体位，尽量减少搬动患者；病室保持安静，避免噪声干扰，减少探视。

（3）遵医嘱中药泡洗。

（4）遵医嘱穴位贴敷，取关元、气海、膻中、足三里、太溪、复溜、内关、三阴交等穴。

（5）遵医嘱耳穴贴压，取心、肺、肾、神门、皮质下等穴；伴失眠者可配交感、内分泌等穴。

（6）遵医嘱穴位按摩，取神门、心俞、肾俞、三阴交、内关等穴；伴汗出者可加合谷穴。

2.胸闷胸痛

（1）密切观察胸闷胸痛的部位、性质、持续时间、诱发因素及伴随症状，遵医嘱监测心率、心律、脉搏、血压等变化。绝对卧床休息，遵医嘱给予氧气吸入。出现异常或胸痛加剧、汗出肢冷时，报告医师，配合处理。遵医嘱用药，并观察服药后症状缓解程度。

（2）遵医嘱穴位贴敷，取心俞、膈俞、脾俞、肾俞、内关、膻中等穴。

（3）遵医嘱耳穴贴压，取心、神门、交感、内分泌、肾等穴。

（4）病情稳定时可遵医嘱中药泡洗。

（5）遵医嘱穴位按摩，取内关神门、心俞、膻中等穴。

（6）遵医嘱艾灸治疗，取心俞、膈俞、膻中、足三里、内关、气海等穴；气虚血瘀者，给予隔姜灸，取心俞、膻中、关元、气海等穴；也可给予艾条灸，取足三里、内关等穴。气阴两虚、痰热内扰者慎用此方法。

3.气短乏力

（1）卧床休息，限制活动，减少探视。

（2）加强巡视和生活护理，做好患者安全防护。

（3）遵医嘱中药泡洗。

（4）遵医嘱穴位贴敷，取内关、神门、关元、气海等穴。

4.夜寐不安

（1）环境安静舒适，光线宜暗，床被褥松软适宜，避免噪声。

（2）遵医嘱穴位按摩，睡前按摩神门、三阴交、中脘等穴。

（3）遵医嘱耳穴贴压，取心、脾、神门、三焦、皮质下、肝等穴。

（4）遵医嘱中药泡洗，每晚睡前半小时遵医嘱予中药泡足。

三、健康教育

（一）向患者及其家属讲解疾病的相关知识

1.阵发性心房颤动

本病是由于多重折返小波引起间歇性快速而不规则的心房节律，是起搏点在心房的异位性心动过速。发作时心房每分钟发生 350～600 次不规则的冲动，引起不协调的心房乱颤。房室传导系统仅能接受部分心房兴奋的传导。阵发性房颤时心室搏动快而不规则，每分钟120～180 次。阵发性房颤是成人最常见的心律失常之一，远较房扑多见，两者发病率之比为（10～20）：1。阵发性的经过反复发作可转变为持久性的。

2.影响阵发性房颤的危险因素

引发阵发性房颤的临床常见的疾病包括高血压、冠心病、慢性心力衰竭、瓣膜病、糖尿病，以及导致心房扩张、心房肌缺血、增生、纤维化、炎症浸润和渗出等病变的其他心脏病，交感和副交感神经活性增强、全身感染、肺部疾病、肺栓塞、甲状腺功能亢进及其他一些代谢异常等，相当比例的阵发性房颤的发生与这些基础疾病有关，当患者的某种日常活动加重了。上述病症，就会诱导阵发性房颤复发。

3.常用阵发性房颤药物的不良反应及注意事项

（1）常用阵发性房颤药物的不良反应：口服地高辛时易出现黄绿色视、胃肠反应、心律失常等中毒症状。奎尼丁可引发皮疹、发热、腹痛、腹泻，严重者可导致尖端扭转性室速，发生昏厥。因此，在复律期间，应进行心电监护，注意 QRS 波宽度和 QT 间期，如 QTc 超过 0.50 s，则停药。氟卡尼对有病变心脏的传导抑制作用明显，易致新的心律失常，心脏严重受损者不宜选用此药。

（2）用药注意事项。

1）无器质性心脏病的阵发性心房颤动及有器质性心脏病（但非冠心病，亦不伴左心室肥厚）的阵发性心房颤动者，可首选ⅠC类药如普罗帕酮，次选索他洛尔、依布利特。若仍无效，可选用胺碘酮，它也可作为首选。

2）有器质性心脏病或心力衰竭者：胺碘酮为首选药。

3）冠心病（包括急性心肌梗死）合并心房颤动者：应首选胺碘酮，次选索他洛尔。

4）迷走神经介导性心房颤动：选用胺碘酮，或胺碘酮与氟卡尼联合应用，也可用丙吡胺（双异丙吡胺）。

现阶段我国对器质性心脏病合并心房颤动者使用的药物中仍以Ⅰ类抗心律失常药较多，但它可增高这类患者的病死率，故应引起重视。器质性心脏病的心房颤动，尤其是冠心病和心力衰竭患者，应尽量使用胺碘酮、索他洛尔，避免使用ⅠA类（奎尼丁）和ⅠC类（普罗帕酮）药物。

4.阵发性房颤的饮食禁忌

（1）戒烟、戒酒：烟和酒都是对身体具有毒害作用的东西，烟中的烟碱和酒中的酒精都是增加心脏负担的物质，所以，戒烟和戒酒是房颤患者饮食上需首要注意的。

（2）合理饮食，应有合理的饮食安排。从心脏病的防治角度看营养因素十分重要。原则上应做到"三低"即：低热量、低脂肪、低胆固醇。

(3)少吃含饱和脂肪酸和胆固醇高的食物，如肥肉、蛋黄、动物油、动物内脏等。

(4)饮食有规律，不可过饥或过饱。

5.阵发性房颤对人体健康的危害

血栓形成和栓塞是房颤最严重的危害所在。房颤时由于心房丧失收缩功能，血液容易在心房内淤滞而形成血栓。如果血栓脱落则可以随着血液流至全身各处，从而导致脑栓塞(中风、偏瘫)、肢体动脉栓塞(严重者甚至需要截肢)等。房颤患者的血栓栓塞事件发生率是正常人的 5～17 倍。房颤发作时过快的心室率和节律不整齐可以使患者感到心悸、胸闷、气短、烦躁、坐立不安等，明显降低患者的生活质量。而心房收缩功能丧失和长期心率增快可以引起心动过速性心肌病，会因此导致或加重心力衰竭。此外，房颤本身就可以增加患者的病死率(是健康人群的 2 倍)。

(二)教会患者自测房颤的方法

1.心慌

心慌指心跳得不舒服，专业上称为心悸。其中包括多种不同的感觉，比如心跳快、心跳慢、心跳重、心跳乱、心跳有间歇等。"心跳快且乱"是房颤相对比较有特点的感觉。如果持续有心慌的感觉，就是提示你该去医院做系统的心脏检查了。

2.脉搏

房颤时心跳往往快且不规则，反映在脉搏上，表现为脉搏增快和节律紊乱。如果把脉搏比作鼓点，正常的脉搏就是间隔相等的整齐鼓点，如"咚—咚—咚—咚"；而房颤时"鼓点很乱"，完全没有节奏。总之，不规则、强弱不等且往往偏快的脉搏可能提示房颤的发生。

四、出院指导

(1)保持轻松、愉快的心情，避免精神过度紧张和情绪波动。

(2)合理安排规律的作息时间，养成良好的生活方式。如早睡、早起，避免熬夜。

(3)适当参加体力劳动和体育活动，如散步、打太极拳、做广播操等。避免爬山、踢足球等剧烈运动。运动的程度视个人情况而定，以不出现胸闷、心悸等不适为宜。

(4)肥胖者要逐步减轻体质量。少吃动物脂肪和胆固醇含量高的食物，如蛋黄、肥肉、鱿鱼、动物内脏等，多吃鱼、蔬菜、水果、豆类及其制品。应适当控制糖类食品、食盐。

(5)针对出院后的患者进行定期电话随访监控，出院后 15 d、30 d、60 d。随访内容为：用药依从性、生活起居规律性、自我疾病管理的自律性。提升患者自我护理能力。

(6)日常生活中，特别是外出时，要携带保心丸。

(楼晨雁)

第四节　高血压

高血压是以体循环动脉血压增高为主要表现的临床综合征，是最常见的心血管疾病。近10 年来发病率不断升高，它能引起动脉粥样硬化，造成血管狭窄，常常引起心脑血管及肾脏疾病,是造成这些疾病发病率和病死率增高的重要因素之一。

一、诊断

(一)西医

按照《中国高血压预防指南(2010)》,高血压诊断标准为:在未服用降压药的情况下,非同日 3 次测量血压,收缩压≥140 mmHg 和(或)舒张压≥90 mmHg。

患者既往有高血压史,目前正在服用抗高血压药,血压虽低于 140/90 mmHg 也诊断为高血压。

(二)中医

在中国古代文献中,没有高血压病的记载,现代医家根据其表现的主要症状的不同,将其归属于中医的"眩晕""头痛"等范畴。

二、高血压的分级及分类

(一)西医

1.原发性高血压

原发性高血压又称高血压病,是一种以血压升高为主要临床表现而病因尚不明确的独立疾病(占所有高血压患者的 90％以上)。原发性高血压多以 H 型高血压(伴随同型半胱氨酸升高的原发性高血压)为主,这与我国人群特有的高遗传突变及生活饮食等有关。同型半胱氨酸水平与年龄和性别有关,男性高于女性,随年龄增长而升高。

2.继发性高血压

继发性高血压又称症状性高血压,在这类疾病中,病因明确,高血压是该种疾病的临床表现之一,血压可暂时性或持续性升高,如慢性肾脏病、睡眠呼吸暂停综合征、原发性醛固酮增多症、肾动脉狭窄、嗜铬细胞瘤、皮质醇增多症、大动脉疾病、药物引起的高血压。

(二)中医辨证分型

1.肾气亏虚证

腰脊酸痛(外伤性除外),胫酸膝软和足跟痛,耳鸣或耳聋,心悸或气短,发脱或齿摇,夜尿频、尿后有余沥或失禁。舌淡苔白、脉沉细弱。

2.痰瘀互结证

头如裹,胸闷,呕吐痰涎,胸痛(刺痛、痛有定处或拒按),脉络瘀血,皮下瘀斑,肢体麻木或偏瘫,口淡食少。舌胖苔腻脉滑,或舌质紫暗有瘀斑瘀点,脉涩。

3.肝火亢盛证

眩晕,头痛,急躁易怒,面红,目赤,口干,口苦,便秘,溲赤。舌红苔黄,脉弦数。

4.阴虚阳亢证

腰酸,膝软,五心烦热,心悸,失眠,耳鸣,健忘。舌红少苔,脉弦细而数。

(三)几种特殊类型的高血压

1.高血压危象

在高血压疾病发展过程中,因为劳累、紧张、精神创伤、寒冷所诱发,出现烦躁不安、心慌、多汗、手足发抖、面色苍白、异常兴奋等临床表现,可伴有高血压脑病的临床表现。血压升高以收缩压升高为主,往往收缩压>200 mmHg。

2.高血压脑病

在高血压疾病发展过程中,因为劳累、紧张、情绪激动等诱发急性脑血液循环障碍,引起脑水肿和颅内压增高,出现头痛、呕吐、烦躁不安、心跳慢、视物模糊、意识障碍、甚至昏迷等临床表现。血压升高以舒张压升高为主,往往舒张压＞120 mmHg。

3.恶性高血压

恶性高血压又称急进型高血压,是指舒张压和收缩压均显著增高,病情进展迅速,常伴有视网膜病变,多见于青年人,常常出现头晕、头痛、视物模糊、心慌、气短、体质量减轻等临床表现,舒张压＞130 mmHg,易并发心、脑、肾等重要脏器的严重并发症,短时间内可因肾衰竭而死亡。

三、治疗原则

高血压药物治疗如下。

1.治疗目标

(1)基本目标:血压达标,以期最大限度地降低心脑血管病发病及死亡总危险。

(2)主要目标:预防脑卒中。

(3)目标血压:①18 岁≤年龄＜65 岁,血压降至 140/90 mmHg 以下;②年龄≥65 岁,血压降至 150/90 mmHg 以下,若可耐受,可降至 140/90 mmHg 以下;③一般糖尿病或慢性肾脏病患者的血压目标可以再适当降低。

(4)血压达标的时间:在患者能耐受的情况下,推荐尽早血压达标,并坚持长期达标。治疗2~4 周,评估血压是否达标;如达标,则维持治疗;如未达标,及时调整用药方案。对1~2 级高血压,一般治疗后 4~12 周达标,若患者治疗耐受性差或高龄老年人达标时间可适当延长。

2.治疗时机

高血压初步诊断后,均立即采取治疗性生活方式干预。评估为高危患者应立即启动降压药治疗;中危、低危患者可分别随访 1 个月、3 个月,多次测量,血压仍符合诊断标准,可考虑药物治疗。

3.治疗原则

①小剂量开始;②尽量用长效药;③联合用药;④个体化治疗。

4.高血压非药物治疗

高血压确诊后,所有患者均应长期坚持非药物治疗,即生活方式干预,大多数患者需要长期坚持降压药治疗。限盐是预防治疗高血压重要而有效的非药物措施。

四、护理

(一)护理评估

1.健康史(生活史)

(1)家族史:了解患者父母是否有高血压病史。

(2)了解患者发病前的生活及饮食习惯,有无过多摄入钠盐、大量饮酒及饱和脂肪酸等;是否肥胖或超重,有无便秘习惯;有无剧烈运动、长期环境噪声及视觉刺激史等。如工作环境强度、交通方式、社交活动等。

(3)职业:了解患者的职业性质,如脑力劳动者患病率高于体力劳动者,城市居民高于农村居民。

2.心理-社会评估

(1)了解患者在发病前有无不良的精神刺激,是否处在持续的精神紧张状态,如长期工作压力、焦虑、紧张等。

(2)了解患者的文化素养、家庭背景、经济条件、医疗保障及家庭社会人际关系,以及家庭主要成员对患者的关心支持力度等。

(3)注重了解患者对疾病的认知程度,所持态度及心理承受能力等。

3.身体状况

(1)了解患者的各项生命体征、精神和神志反应,尤其是要注意患者的血压变化,如有无持续的血压升高或波动过大等。

(2)了解患者的头痛、头晕、头胀的程度。有无失语或暂时性失语、肢体麻木或瘫痪、意识模糊等表现。

(3)了解患者有无心悸、气促、夜间呼吸困难、咳嗽,或突然胸骨后疼痛发作等症状。有无心绞痛甚至心肌梗死。

(4)了解患者的尿量变化,有无血尿、蛋白尿及有无水肿及水肿程度。

(5)了解患者有无眼花、视力模糊、失明等。

(6)了解患者有无恶性高血压、高血压危象的发生,如明显的血压升高、头痛、多汗等。

(二)一般护理

1.病室要求

病室宜安静、无噪声,整洁、舒适,空气清新,光线柔和,温湿度适宜。室内可适当加以隔音防噪设施,并可在室内放置鲜花或盆景等物,为患者创造一个良好的休息环境。

(1)对于肾气亏虚的患者,严寒刺激可使血管收缩、血压升高,故寒冷季节,患者外出应注意防寒保暖,室温不宜太低。

(2)肝火亢盛的患者,病室应安静,凉爽通风,光线宜略偏暗为宜;阴虚阳亢的患者,病室宜凉爽湿润为宜。

(3)痰瘀互结的患者,居室宜温暖干爽,谨防潮湿。

2.生活起居护理

(1)患者生活起居要有规律。应注意劳逸有度,动静结合,谨防过劳。要做到寤寐有时,保证充足的睡眠。患者睡眠欠佳时,可遵医嘱临时用镇静剂或安眠药。

(2)根据病情适当控制探视人员及时间,避免多言情扰而加重病情。并要保证患者的大便通畅,防止因便秘而诱发本病。

(3)高血压初期可不限制一般的体力活动,但必须避免重体力活动。血压较高、症状较多或出现严重并发症时,应绝对卧床休息。一切生活需要应有护理人员协助进行,必要时应由专人护理。若痰涎壅盛、呕吐严重时,患者应取侧卧位为宜,防止痰涎阻塞气道。

(4)患者起居动作不宜过快,应少旋转、弯腰等,避免突然或强力的头部运动,致体位骤变、血压波动,而加重头晕、头痛等症状及发生脑血管意外。

(5)应根据患者的病情,适当组织轻患者或康复期患者参加户外活动,如慢跑、快步走、打太极拳、散步、医疗体操等体育锻炼。

(6)指导患者沐浴时水温不宜过高、时间不宜过长,谨防血压突然升高而发生意外。若患者出现头晕、眼花、恶心时,应立即躺平,抬高下肢以增加回心血量。

3. 饮食护理

患者饮食宜清淡,易消化,少食多餐。可多食富含维生素的蔬菜、水果以防止便秘。宜少食辛辣、肥腻、生冷、钠盐及忌烟酒等刺激性的食物。肥胖者要适当控制饮食。

(1)肝火亢盛证:饮食应以清淡、低盐、素食为佳。多食蔬菜、水果,如芹菜、紫菜、海蜇、海带、香菇、豆制品、梨等具有疏肝理气作用的食品。有条件者可多食清蒸甲鱼以滋阴潜阳,平时可用菊花、枸杞子、草决明泡水代茶饮。忌食肥甘厚味、动物内脏、公鸡肉、猪头肉等动风之品。戒烟酒及辛辣助火刺激之物,以免引动风阳上扰清窍。

(2)肾阴虚证:宜食具有补益肾精、滋阴润燥作用的食品,如甲鱼、海参、蜂蜜、银耳等。忌食海腥、羊肉、辛辣之物。

(3)痰瘀互结证:宜食具有清淡化痰、健脾益胃、清热利湿作用的食品,如党参粥、薏苡仁粥、茯苓饼,多食赤小豆、冬瓜等。形体肥胖者可用荷叶煎汤代茶饮。忌食油腻、肥甘厚味、生冷、烟酒等物,以防助湿生痰。并应控制食量。

4. 情志护理

了解患者思想动态,及时进行恰当的心理疏导和必要的疾病健康知识教育,提高患者对疾病的认识,尤其对于肝火亢盛的患者,更应向患者说明自我情感控制的重要性。谨防因忧郁恼怒,肝阳化火,风阳上扰清窍,甚至肝阳暴涨,脏腑阴阳失调,气血逆乱,直冲犯脑,导致中风等危证的发生。可根据患者的文化修养、性格爱好的不同,适当地指导患者看书、读报、欣赏音乐、下棋等,以转移患者对疾病的注意力和缓冲不良情绪的影响。

5. 给药护理

(1)遵医嘱及时给予降压药物,并应向患者及其家属介绍降压药物的性能、作用及用药方法和注意事宜。

(2)密切观察药物的疗效与不良反应,及时纠正不良反应。同时在用药期间应密切监测血压的变化,以评价药物的疗效。如果在用药期间患者的血压突然下降,并出现头晕等不良反应时,应立即通知医生进行药物调整。

(三)症状护理

1. 眩晕

(1)眩晕发作时应卧床休息,改变体位时应动作缓慢,防止跌倒,避免深低头、旋转等动作。环境宜清静,避免声光刺激。

(2)观察眩晕发作的次数、持续时间、伴随症状及血压等变化。

(3)进行血压监测并做好记录。若出现血压持续上升或伴有眩晕加重、头痛剧烈、呕吐、视物模糊、语言謇涩、肢体麻木或行动不便者,要立即报告医师,并做好抢救准备。

(4)遵医嘱耳穴贴压(耳穴埋豆),可选择神门、肝、脾、肾、降压沟、心、交感等穴位。

(5)遵医嘱穴位按摩,可选择百会、风池、上星、头维、太阳、印堂等穴位,每次 20 min,每晚睡前 1 次。

(6)中药泡足,根据不同证型,选用相应中药制剂,每天 1 次。

(7)遵医嘱穴位贴敷疗法:可选择双足涌泉穴,每天 1 次。

2. 头痛

(1)观察头痛的性质、持续时间、发作次数及伴随症状。

（2）进行血压监测并做好记录，血压异常时及时报告医师并遵医嘱给予处理。

（3）头痛时嘱患者卧床休息，抬高床头，改变体位时如起、坐、下床动作要缓慢，必要时有人扶持。

（4）避免劳累、情绪激动、精神紧张、环境嘈杂等不良因素。

（5）遵医嘱穴位按摩，常用穴位有太阳、印堂、风池、百会等穴。

（6）遵医嘱耳穴贴压（耳穴埋豆），可选择内分泌、神门、皮质下、交感、降压沟等穴位。隔天更换 1 次，双耳交替。

（7）遵医嘱穴位贴敷：贴敷两侧太阳穴。

（8）目赤心烦、头痛者，可用菊花泡水代茶饮。

3.心悸气短

（1）观察心悸发作是否与情志、进食、体力活动等变化有关。

（2）心悸发作时卧床休息，观察患者心率、心律、血压、呼吸、神色、汗出等变化。

（3）心悸发作有恐惧感者，应有专人陪伴，并给予心理安慰。必要时遵医嘱给予镇静安神类药物。

（4）遵医嘱耳穴贴压（耳穴埋豆），可选择心、交感、神门、枕等穴位。

（5）遵医嘱穴位按摩：可选择内关、通里，配穴取大陵、心俞、膻中、劳宫、照海等穴位。

4.呕吐痰涎

（1）急性发作、呕吐剧烈者暂禁食，呕吐停止后可给予流质或半流质易消化饮食。

（2）出现恶心呕吐者及时清理呕吐物，指导患者采取正确体位，以防发生窒息，可按揉双侧内关、合谷、足三里等穴，以降血压止吐。

（3）呕吐甚者，中药宜少量多次频服，并可在服药前口含鲜生姜片，或服少量姜汁。

（4）呕吐停止后协助患者用温开水或淡盐水漱口以保持口腔清洁。

（5）饮食宜细软温热素食，如生姜枇杷叶粥或生姜陈皮饮，忌食生冷、肥甘、甜腻生痰之品。

五、出院指导

（1）遵医嘱服药，注意自我血压监测，检测次数视病情而定。病情稳定，血压波动不大的患者，可每周测 1 次；血压不稳定，处于药物调整阶段的患者，应每天测 1 次；如有不适感，应及时测量。

（2）提高社会适应能力，保持心情舒畅，避免各种不良心理的影响。

（3）避免各种诱发因素，生活起居有常，注意劳逸结合及饮食调控。

（4）眩晕患者不宜从事高空作业，避免游泳、乘船及做各种旋转度大的动作和游戏，避免突然或较大幅度的头部运动。

（5）保持大便通畅，必要时服用缓泻剂，避免排便努责。

（6）坚持体育锻炼，增强体质。为避免强光刺激，外出时佩戴变色眼镜。

（7）定期随访。血压持续升高或出现头晕、头痛、恶心等症状时，应及时就医。

（何阳转）

第五节　肺　炎

肺炎是一种常见的、多发的感染性疾病,是指肺泡腔和间质组织的肺实质感染。

一、诊断

(一)西医

肺炎的诊断标准为:①新出现或进展性肺部浸润性病变;②发热≥38 ℃;③新出现的咳嗽咳痰,或原有呼吸道疾病症状加重,并出现脓性痰,伴或不伴胸痛;④肺实变体征和(或)湿性啰音;⑤血白细胞>10×10^9/L 或<4×10^9/L 伴或不伴核左移。以上①+②~⑤项中任何 1 项,并除外肺结核、肺部肿瘤非感染性肺间质病、肺水肿、肺不张、肺栓塞等,肺炎的临床诊断确立。

(二)中医

根据其表现的主要症状不同,将其归属于中医的"咳嗽""肺热病"等范畴。

二、肺炎的分类

(一)西医

1.按感染来源分类

(1)细菌性肺炎:占成人各类病原体肺炎的 80%,其重要特点是临床表现多样化、病原谱多元化、耐药菌株不断增加。

(2)真菌性肺炎:真菌引起的疾病是真菌病,肺部真菌占内脏深部真菌感染的 60%以上,大多数为条件致病性真菌,以念珠菌和曲霉菌最为常见,除了可由多种病原体引起外,其他如放射性、化学、过敏因素等亦能引起肺炎。

(3)非典型肺炎:是指由支原体、衣原体、军团菌、立克次体、腺病毒以及其他一些不明生物引起的肺炎。

2.按获病方式分类

(1)医院获得性肺炎:亦称医院内肺炎(HAP),是指患者入院时不存在、也不处在感染的潜伏期,入院 48 h 后在医院(包括老年护理院、康复院)内发生的肺炎。我国 HAP 发病率为1.3%~3.4%,是第 1 位的医院内感染(占 29.5%)。

(2)社区获得性肺炎:又称院外肺炎,是指在医院外罹患的感染性肺实质炎症,包括有明确潜伏期的病原体感染而在入院后于平均潜伏期内发病的肺炎。

3.按部位分类

按部位分类可分为大叶性肺炎、小叶性肺炎和间质性肺炎。

(二)中医辨证分型

1.风热犯肺证

症见咳嗽频剧,气粗声嘶、咽喉肿痛,咳痰不爽,痰黏稠色黄,咳时汗出,伴身热、口渴、恶心、头痛,鼻流黄涕。苔薄黄,脉浮数或浮滑。

2.痰热壅肺证

症见咳嗽气息粗促或喉中痰声,痰多黄稠,咯吐不爽,或有热腥味,吐血痰,胸胁胀满,咳时引痛,面赤,身热,口渴。舌质红,苔薄黄腻,脉滑数。

3.肺阴亏虚证

症见发病日久干咳,咳声短促,痰少黏白,或痰中带血,或声音逐渐嘶哑,口干咽燥,或午后潮热颧红,手足心热,盗汗,起病缓慢,日渐消瘦,神疲。舌红、少苔,脉细数。

三、治疗原则

细菌性肺炎治疗主要选择敏感抗菌药物及对症支持治疗。真菌性肺炎治疗目前尚无很理想的药物,临床所见真菌性肺炎常继发于大量广谱抗生素、肾上腺皮质激素、免疫抑制药等的应用,也可因体内留置导管而诱发,因此,本病的预防比治疗更为重要。

(一)一般治疗

去除诱发因素,治疗基础疾病,调整免疫功能。

(二)对症治疗

加强营养支持,进食高热量、富含维生素、易消化的饮食;补充液体,维持水、电解质、酸碱平衡,对病情较重、病程较长、体弱或营养不良者应输鲜血或血浆,或应用人血清蛋白。合并休克患者应注意保证有效血容量,应用血管活性药物及正性心力药物。当有呼吸急促或有缺氧、发绀时给予氧疗,必要时予机械通气治疗;高热时予物理或药物降温,注意祛痰,采取的体位应有利于引流排痰,结合药物祛痰,必要时可经纤维支气管镜或人工气道吸痰、冲洗,当有剧咳或有剧烈胸痛时方考虑加用镇咳药物。

(三)抗生素治疗

抗菌治疗是决定细菌性肺炎预后的关键,正确选择和及早使用抗菌药物可降低病死率。

治疗疗程根据病情轻重、感染获得来源、病原体种类和宿主免疫功能状态等有所不同,轻、中度肺炎可在症状控制后 3~7 d 停药,病情较重者常需 1~2 周,金黄色葡萄球菌肺炎、免疫抑制宿主、老年人肺炎疗程适当延长;吸入性肺炎或伴肺脓肿形成、真菌性肺炎时,总疗程则需数周至数月;抗感染治疗 2~3 d 后,若临床表现无改善甚至恶化,应调换抗感染药物;若已有病原学检查结果,则根据病原菌体外药敏试验选用敏感的抗菌药物。

四、护理

(一)护理评估

1.健康史(生活史)

(1)家族史:了解家属中近期有否严重呼吸道感染病史。

(2)了解有无使用免疫抑制剂,有无局麻、全麻史。

(3)了解患者居住环境是否拥挤、潮湿通风不良。经济条件和教育环境,近期有否遇生活灾难、工作压力增高等因素。

2.心理-社会评估

(1)了解患者及其家属应对疾病的心理准备情况,是否存在焦虑不安、不知所措。

(2)了解患者的文化素养、家庭背景、经济条件、医疗保障及家庭社会人际关系,以及家庭主要成员对患者的关心支持力度等。

(3)了解患者发热期间是否表现为情绪不安,因剧烈咳嗽、胸痛、呼吸困难导致痛苦等。

3.身体状况

(1)了解患者的各项生命体征,观察患者咳嗽的声音、频率、程度,有无刺激性咳嗽等。

(2)观察患者咳痰的颜色、量、气味、喉中痰鸣音等情况。

(3)了解患者体温的变化,有无恶寒、出汗等情况。

(4)了解患者是否出现低氧血症,有无气急、发绀、呼吸急促等。

(二)一般护理

1.病室要求

保持病室安静,空气流通,每天开窗通风。若为金黄色葡萄球菌、铜绿假单胞菌感染者,应做好呼吸道隔离。

2.生活起居护理

(1)保持居室内空气新鲜、湿润,室温宜偏暖,特别禁止吸烟,避免一切刺激性气体和灰尘。

(2)应注意卧床休息,有喘息者宜取高枕位或半卧位。咳嗽多痰,应准备好痰具,放于患者易取之处,要求患者取侧卧位,还应定时更换体位以利痰液排出。

(3)保持口腔清洁,每天以等渗盐水或中药漱口液漱口和擦拭,注意口腔有无真菌感染及黏膜变化。

(4)肺炎患者,因表气虚,易感外邪,要提醒患者避风保暖,以免加重病情。

(5)食醋熏蒸法:每立方米空间用食醋 1~2 mL 加水 1~2 倍水稀释后加热熏蒸作空气消毒。

3.饮食护理

饮食宜清淡可口、易消化、有营养,特别是富含维生素 A、维生素 C 的食物,如胡萝卜、番茄、白萝卜、绿叶蔬菜等。忌食生冷、过咸、辛辣、油腻及烟、酒等刺激性的物品,以免加重症状。喝淡盐水化痰:适量的饮水能稀释痰液,有利于排痰。

(1)风热犯肺证:咳嗽可用金银花、枇杷叶泡水代茶频饮,或以丝瓜炖汤以疏风化痰止咳。痰多黄黏用萝卜汁炖冰糖以清热化痰。

(2)痰热壅肺证:多食白萝卜、梨、荸荠和新鲜蔬菜。

(3)肺阴亏虚证:饮食宜进滋补肺阴、清热化痰之品。

4.情志护理

做好心理护理,由于病情多易反复,患者容易产生失望、焦虑、愤怒、悲观等不良情绪,应重视情志护理,提高其对治疗的信心。使患者消除不良情绪,保持情绪稳定,怡情放怀,能使气机通畅,有利于康复。多与患者交流使其了解有关疾病的知识及治疗情况,对于吸烟患者,积极开展戒烟咨询和心理上的支持,使其能配合治疗和护理。

5.给药护理

(1)按医嘱坚持用药切勿时停时用,以防止慢性阻塞性肺气肿及肺心病的发生。

(2)结合细菌培养结果,选择合适抗生素以控制感染。

(3)对伴有喘息者,应慎用镇静剂,如吗啡类;可致呼吸抑制药物更要禁用。

(4)中药按中医辨证选用。

(5)根据"冬病夏治"原则,慢性支气管炎的患者应在夏季就开始应用扶正固本的方剂,如补肺汤或七君子汤加减;或在夏末秋初开始采用菌苗疗法,如注射核酪、服用气管炎菌苗等,这些措施均需在医生指导下采用。

(6)患者出现痰液黏稠或痰少咳剧等症状,可口服复方甘草合剂或其他祛痰止咳药物;药物应饭后服用,尤其是含有甘草的药物,如复方甘草合剂、复方甘草片等,如空腹服用对胃黏膜刺激较强,会产生不适;合剂药物服用后,不要马上饮水,以保持咽部局部作用,止咳效果会更好。

(7)对于喘息型慢性支气管炎或并发肺气肿的患者,应选用解痉平喘的药物,如氨茶碱、喘定、沙丁胺醇气雾剂等,如有明显的呼吸加快、呼吸费力,应行氧疗。

(8)在服用利尿剂期间,应注意补钾,除了服用药物氯化钾外,多食橘子、橙或饮用鲜橙汁都可起到补钾作用。

(三)症状护理

1.咳嗽咳痰

(1)保持病室空气新鲜、温湿度适宜,温度保持在 18 ℃~22 ℃,湿度控制在 50%~60%。减少环境的不良刺激,避免寒冷或干燥空气、烟尘、花粉及刺激性气体等。

(2)使患者保持舒适体位,咳嗽胸闷者取半卧位或半坐卧位,持续性咳嗽时,可频饮温开水,以减轻咽喉部的刺激。

(3)每天清洁口腔 2 次,保持口腔卫生,有助于预防口腔感染、增进食欲。

(4)密切观察咳嗽的性质、程度、持续时间、规律以及咳痰的颜色、性状、量及气味,有无喘促、发绀等伴随症状。

(5)加强气道湿化,痰液黏稠时多饮水,在心肾功能正常的情况下,每天饮水 1 500 mL 以上,必要时遵医嘱行雾化吸入,痰液黏稠无力咳出者可行机械吸痰。

(6)协助翻身拍背,指导患者掌握有效咳嗽、咳痰、深呼吸的方法。

(7)遵医嘱给予止咳、祛痰药物,用药期间注意观察药物疗效及不良反应。

(8)耳穴贴压(耳穴埋豆):遵医嘱耳穴贴压(耳穴埋豆),根据病情需要,可选择肺、气管、神门、皮质下等穴位。

(9)穴位贴敷:遵医嘱穴位贴敷,三伏天时根据病情需要,可选择肺俞、膏肓、定喘、天突等穴位。

(10)拔火罐:遵医嘱拔罐疗法,根据病情需要,可选择肺俞、膏肓、定喘、脾俞、肾俞等穴位。

2.发热

(1)保持病室整洁、安静,空气清新流通,温湿度适宜。

(2)体温 37.5 ℃以上者,每 6 h 测体温、脉搏、呼吸 1 次,体温 39.0 ℃以上者,每 4 h 测体温、脉搏、呼吸 1 次,或遵医嘱执行。

(3)采用温水擦浴、冰袋等物理降温措施,患者汗出时,及时协助擦拭和更换衣服、被褥,避免汗出当风。

(4)做好口腔护理,鼓励患者经常漱口,可用金银花液等漱口,每天饮水≥2 000 mL。

(5)饮食以清淡、易消化、富营养为原则。多食新鲜水果和蔬菜,进食清热生津之品,如苦瓜、冬瓜、绿豆、荸荠等,忌煎炸、肥腻、辛辣之品。

(6)遵医嘱使用发汗解表药时,密切观察体温变化及汗出情况以及药物不良反应。

(7)刮痧疗法:感受外邪引起的发热,遵医嘱刮痧疗法,可选择大椎、风池、肺俞、脾俞等穴位。

五、出院指导

(1)肺炎虽可治愈,但若不注意身体,易复发。

（2）出院后应戒烟，避免淋雨、受寒，尽量避免到人多的公共场所。室内经常开窗通风，防止感冒，及时治疗上呼吸道感染，1 个月以后回院复查胸部 X 线片。

（3）合理饮食，保持心情愉快，增强机体抵抗力。

（4）积极参加力所能及的体育锻炼，如打太极拳、练气功等，以调节呼吸，增加肺活量，使支气管肌肉松弛，提高呼吸道纤毛清除能力，以免细菌生长繁殖。

（5）如有高热、寒战、胸痛、咳嗽、咯痰立即就诊。必要时可接受流感疫苗、肺炎球菌疫苗注射。

（何阳转）

第六节　慢性阻塞性肺疾病

慢性阻塞性肺疾病（COPD）是一种以气流受限为特征的肺部疾病，这种气流受限常呈进行性进展，不完全可逆，多与肺部对有害颗粒物或有害气体的异常炎症反应有关。

慢性阻塞性肺疾病与慢性支气管炎和肺气肿密切相关，且患病率高，病情呈缓慢进行性发展，严重影响患者的劳动能力和生活质量。现代医家根据其表现的主要症状的不同，将其归属于中医的"喘病""肺胀"等范畴。

一、中医辨证分型

1.风寒袭肺证

咳嗽声重，咯痰稀薄色白，恶寒，或有发热，无汗。舌苔薄白，脉浮紧。

2.风热犯肺证

咳嗽气粗，咯痰黏白或黄，咽痛或咳声嘶哑，或有发热微恶风寒，口微渴。舌尖红，舌苔薄白或黄，脉浮数。

3.燥热犯肺证

干咳少痰，咯痰不爽，鼻咽干燥，口干。舌尖红，舌苔薄黄少津，脉细数。

4.痰热壅肺证

咳声气粗，痰多稠黄，烦热口干。舌质红，舌苔黄腻，脉滑数。

5.肝火犯肺证

咳呛气逆阵作，咳时胸胁引痛，甚则咯血。舌苔薄黄少津，脉弦数。

6.痰浊阻肺证

咳声重浊，痰多色白，晨起为甚，胸闷脘痞，纳少。舌苔白腻，脉滑。

7.肺阴亏虚证

咳久痰少，咯吐不爽，痰黏或夹血丝，咽干口燥，手足心热。舌质红，少苔，脉细数。

8.肺气亏虚证

病久咳声低微，咳而伴喘，咯痰清稀色白，食少，气短胸闷，神疲乏力，自汗畏寒。舌淡嫩，舌苔白，脉弱。

二、护理

(一)护理评估

1.健康史(生活史)

(1)家族史:家属中有无慢性阻塞性肺部疾患史。

(2)了解患者有无慢性心肺疾病,有无反复上呼吸道感染史,有无气喘等,起病的时间和进展的情况。

(3)了解患者的工作生活情况,如吸烟史、居住环境和工作环境、日常生活活动能力等。

2.心理-社会状况

(1)了解患者及其家属对疾病的态度。

(2)了解疾病对患者的影响,如情绪性格和生活方式的改变。

(3)了解患者日常生活自理能力是否减退或丧失,社会活动及人际交往是否受到限制,患者是否感到在家庭和社会中地位降低,因而失去自信,常有焦虑和抑郁。

3.身体状况

(1)了解患者呼吸困难的程度,慢性支气管炎合并肺气肿时,在原有咳嗽、咯痰等症状的基础上出现逐渐加重的呼吸困难。

(2)了解患者咳嗽、咳痰的情况,当合并呼吸道感染时,发热、咳嗽、咳痰加重,痰为黄色脓性,伴喘息。

(3)了解患者食欲不振、体质量减轻的程度,慢性缺氧时胃肠道功能紊乱,摄入减少,常引起营养供给相对不足或营养不良,在有感染时,机体处于高代谢状态,对营养的需求也增加。

(4)了解患者体温情况,有无发热恶寒等情况。

(5)了解患者腹胀的程度。

(二)一般护理

1.病室要求

病室安静整洁,空气清新,避免空气污浊或刺激性气体的吸入。夏、秋季保持空气流通,但是应避免患者直接吹风,冬季气候寒冷,应定时开窗换气。室温在 20 ℃ ~ 24 ℃,湿度在 50% ~ 60% 为宜。每天定时空气消毒。

(1)风寒袭肺的患者病室环境宜温暖、阳光充足,寒冷季节外出应注意防寒保暖,室温不宜太低。

(2)风热犯肺、痰热壅肺、肺阴亏虚的患者,病室环境应清新凉爽、通风。

(3)痰湿蕴肺的患者,病室环境宜温暖、干燥、通风。

2.生活起居护理

(1)病室内空气清新、湿润,室温宜偏暖,避免呼吸道刺激。吸烟患者应戒烟。

(2)不可忽视叩背排痰的重要性,卧床患者还应定时更换体位以利痰液排出。

(3)日常起居应避免胸、腹内压过高,如不用力屏气,不做过于激烈的运动、保持大便通畅等。

(4)患者出现心力衰竭时都有不同程度的下肢水肿,家人应观察水肿增长、消退情况并记录全日尿量,作为服用利尿剂的依据。

(5)要学会以消耗最少的热量和氧气,达到最大可能的肺膨胀;要处于舒适的体位,最好是端坐位;要学会放松肩和颈部的肌肉;呼吸时尽量延长呼气时间;尽量保持有节律的呼吸;养成安静、不慌张的习惯。

(6)患者在家中禁用镇静剂,无论患者是在缓解期还是在发作期。因为镇静剂能抑制呼吸中枢,并可引起呼吸暂停。

(7)有条件的患者可在家中氧疗,每天 15 h,最好在夜间进行。需要注意的是氧疗时氧流量一定不可过高,保证持续低流量吸氧,即每分钟 1~2L。

(8)加强个人防护,在寒冷季节或气候转变时,注意防寒保暖,防止呼吸道感染,这一点至关重要。

3.饮食护理

给予高蛋白质、高维生素饮食,特别是富含维生素 A、维生素 C 的食物,鼓励多饮水。急性发作期,饮食宜清淡、易消化、高营养为宜;恢复期饮食要有规律,忌辛辣、肥腻、生冷食物。

(1)风寒袭肺证:饮食以疏风散寒、宣肺止咳为宜,可选用温性调味品,如生姜、胡椒、葱等,以助祛寒。可用生姜、红糖、红枣加水适量煎,热服,盖被取微汗,以祛风散寒。忌肥甘、厚味的食物。

(2)风热犯肺、痰热壅肺证:饮食以疏风清热、宣肺止咳为宜,多食萝卜、梨、枇杷、荸荠等新鲜蔬菜、水果,或选雪梨 1 只,去核,加冰糖适量,炖服,以润肺化痰止咳。忌食香燥、肥厚、过咸之品。

(3)燥热犯肺、肝火犯肺、肺阴亏虚证:鼓励多饮水或清凉饮料,多食润肺之品。干咳少痰、口咽干燥者,可予苦杏仁去皮打碎,与去核切块的生梨加水同煮,生梨熟后加冰糖少许饮用。痰中带血者可食生藕片、藕汁以清热止血。

(4)痰浊阻肺证:可食赤小豆、白扁豆、山药等食物。忌糯米、甜食、过咸食物。

(5)肺气亏虚证:喘息、咳嗽者可常食杏仁奶。

4.情志护理

(1)对久咳不愈、肝火犯肺者,做好情志调护,避免精神刺激,教会其自我调节的方法,如听音乐、阅读等。

(2)正确评估患者的心理需求,辅以适当的心理指导,并做好疾病知识的相关宣教,以消除其担心、怀疑、焦虑、恐惧的心理,树立信心,配合治疗。

(3)指导患者进行生活方面的自我护理。宜升高床头并采用高枕卧位,注意居室通风。

5.给药护理

(1)中药汤剂适宜温服,每天 1 剂,分 2 次于饭后服用,丸剂用温开水送服。观察用药后反应及效果。

(2)遵医嘱应用抗炎、止咳、平喘、化痰、强心、利尿等药物,并观察疗效和不良反应。

(3)慎用镇静安眠药,患者烦躁不安时,要警惕呼吸衰竭的发生。切忌随意服用安眠药及镇静剂,以免诱发和加重肺性脑病。尤其要禁用吗啡、哌替啶,以免抑制呼吸,加重病情。

(三)症状护理

1.咳嗽咳痰

(1)保持病室空气新鲜、温湿度适宜,温度保持在 18 ℃~22 ℃,湿度控制在 50%~60%。减少环境的不良刺激,避免寒冷或干燥空气、烟尘、花粉及刺激性气体等。

(2)使患者保持舒适体位,咳嗽胸闷者取半卧位或半坐卧位,持续性咳嗽时,可频饮温开水,以减轻咽喉部的刺激。

(3)每天清洁口腔 2 次,保持口腔卫生,有助于预防口腔感染、增进食欲。

(4)密切观察咳嗽的性质、程度、持续时间、规律以及咳痰的颜色、性状、量及气味,有无喘促、发绀等伴随症状。

(5)加强气道湿化,痰液黏稠时多饮水,在心肾功能正常的情况下,每天饮水 1 500 mL 以上,必要时遵医嘱行雾化吸入,痰液黏稠无力咳出者可行机械吸痰。

(6)协助翻身拍背,指导患者掌握有效咳嗽、咳痰、深呼吸的方法。

(7)指导患者正确留取痰标本,及时送检。

(8)遵医嘱给予止咳、祛痰药物,用药期间注意观察药物疗效及不良反应。

(9)耳穴贴压(耳穴埋豆):遵医嘱耳穴贴压(耳穴埋豆),根据病情需要,可选择肺、气管、神门、皮质下等穴位。

(10)穴位贴敷:遵医嘱穴位贴敷,三伏天时根据病情需要,可选择肺俞、膏肓、定喘、天突等穴位。

(11)拔火罐:遵医嘱拔罐疗法,根据病情需要,可选择肺俞、膏肓、定喘、脾俞、肾俞等穴位。

(12)饮食宜清淡、易消化,少食多餐,避免油腻、辛辣刺激及海腥发物。可适当食用化痰止咳的食疗方,如杏仁、梨、陈皮粥等。

2.喘息气短

(1)保持病室安静、整洁、空气流通、温湿度适宜,避免灰尘、刺激性气味。

(2)密切观察生命体征变化,遵医嘱给予吸氧,一般给予鼻导管、低流量、低浓度持续给氧,每分钟 1～2 L,可根据血气分析结果调整吸氧的方式和浓度,以免引起 CO_2 潴留,氧疗时间每天不少于 15 h。

(3)根据喘息气短的程度及伴随症状,取适宜体位,如高枕卧位、半卧位或端坐位,必要时安置床上桌,以利患者休息;鼓励患者缓慢深呼吸,以减缓呼吸困难。

(4)密切观察患者喘息气短的程度、持续时间及有无短期内突然加重的征象,评价缺氧的程度。观察有无皮肤红润、温暖多汗、球结膜充血、搏动性头痛等 CO_2 潴留的表现。

(5)指导患者进行呼吸功能锻炼,常用的锻炼方式有缩唇呼吸、腹式呼吸等。

(6)耳穴贴压(耳穴埋豆):遵医嘱耳穴贴压(耳穴埋豆),根据病情需要,可选择交感、心、胸肺、皮质下等穴位。

(7)穴位按摩:遵医嘱穴位按摩,根据病情需要,可选择列缺、内关、气海、足三里等穴位。

(8)艾灸疗法:遵医嘱艾灸疗法,根据病情需要,可选择大椎、肺俞、命门、足三里、三阴交等穴位。

(9)指导患者进食低碳水化合物、低脂肪、高蛋白质、高维生素饮食,忌食辛辣、煎炸之品。

3.发热

(1)保持病室整洁、安静,空气清新流通,温湿度适宜。

(2)体温 37.5 ℃以上者,每 6 h 测体温、脉搏、呼吸 1 次,体温 39.0 ℃以上者,每 4 h 测体温、脉搏、呼吸 1 次,或遵医嘱执行。

(3)采用温水擦浴、冰袋等物理降温措施,患者汗出时,及时协助擦拭和更换衣服、被服,避免汗出当风。

(4)做好口腔护理,鼓励患者经常漱口,可用金银花液等漱口,每天饮水≥2 000 mL。

（5）饮食以清淡、易消化、富营养为原则。多食新鲜水果和蔬菜,进食清热生津之品,如苦瓜、冬瓜、绿豆、荸荠等,忌煎炸、肥腻、辛辣之品。

（6）遵医嘱使用发汗解表药时,密切观察体温变化及汗出情况以及药物不良反应。

（7）刮痧疗法:感受外邪引起的发热,遵医嘱刮痧疗法,可选择大椎、风池、肺俞、脾俞等穴位。

4.腹胀纳呆

（1）保持病室整洁、空气流通,避免刺激性气味,及时倾倒痰液,更换污染被褥、衣服,以利促进患者食欲。

（2）保持口腔清洁,去除口腔异味,咳痰后及时用温水或漱口液漱口。

（3）与患者有效沟通,积极开导,帮助其保持情绪稳定,避免不良情志刺激。

（4）鼓励患者多运动,以促进肠蠕动,减轻腹胀。病情较轻者鼓励下床活动,可每天散步20～30 min,或打太极拳等。病情较重者指导其在床上进行翻身、四肢活动等主动运动,或予四肢被动运动,每天顺时针按摩腹部 10～20 min。

（5）耳穴贴压（耳穴埋豆）:遵医嘱耳穴贴压（耳穴埋豆）,根据病情需要,可选择脾、胃、三焦、胰、胆等穴位。

（6）穴位按摩:遵医嘱穴位按摩,根据病情需要,可选择足三里、中脘、内关等穴位。

（7）穴位贴敷:遵医嘱穴位贴敷,根据病情需要,可选择中脘、气海、关元、神阙等穴位。

（8）饮食宜清淡易消化,忌肥甘厚味、甜腻之品,正餐进食量不足时,可安排少量多餐,避免在餐前和进餐时过多饮水,避免豆类、芋头、红薯等产气食物的摄入。

三、健康教育

向患者及其家属讲解疾病的相关知识。

1.影响慢性阻塞性肺疾病的危险因素

（1）酶的缺乏。

（2）气道高反应性:支气管哮喘和气道高反应性是发展成为 COPD 的重要危险因素,与某些基因因素和环境因素等相关的复杂发病因素有关。气道高反应性可能与吸烟或暴露于其他的环境因素相关。

（3）环境因素:如吸烟、生物燃料（柴草、木头、木炭和动物粪便等）、职业粉尘和化学物质、大气污染（氯、氧化氮、二氧化硫等烟雾）、呼吸道感染（肺炎球菌和流感嗜血杆菌）。

（4）气候因素:气候变化,特别是寒冷空气能引起黏液分泌物增加,支气管纤毛运动减弱。在冬季,COPD 患者的病情波动与温度和温差有明显关系。

（5）迷走神经功能失调:这可能是本病的一个内因,大多数患者有迷走神经功能失调现象。部分患者的副交感神经功能亢进,气道反应性较正常人增强。

2.常用药物的不良反应及注意事项

（1）常用药物的不良反应:使用支气管扩张剂者可出现头晕、头痛、心悸、手指震颤等;长期使用糖皮质激素,可诱发和加重感染、溃疡、精神症状、骨质疏松等;长时间大剂量抗生素使用可引起二重感染,如口腔溃疡等。

（2）用药注意事项:使用糖皮质激素,应同时加用足量有效的抗菌药物,以防感染扩散;病情改善后,应将剂量逐渐减少,避免骤停、骤减。祛痰剂仅用于痰黏难咳者,不推荐规则使用。

镇咳药可能不利于痰液引流,应慎用。

3.慢性阻塞性肺疾病的饮食禁忌

(1)少食胀气、油脂类食物:胀气、油腻食物可致消化不良,痰浊内生,因此应减少食用。

(2)少食海鱼、虾、蟹等:海鲜类食物容易生痰,因此,应该尽量少食或者避免食用。

(3)减少糖类的摄入:糖类食物容易发生 CO_2 潴留,加重病情,发生危险,因此应该减少摄入。

(4)忌辛辣酒等刺激性食物:防止对呼吸道产生刺激,加重病情。

(5)忌烟:香烟中的化学品及吸烟时喷出的烟雾对 COPD 患者都会有直接的影响,因为它们会刺激呼吸道,患者也要尽量避免吸入二手烟。

4.慢性阻塞性肺疾病对人体健康的危害

(1)自发性气胸:慢性阻塞性肺疾病可引起自发性气胸,因基础肺功能差,且多为张力性气胸,病情常较重。

(2)呼吸衰竭:慢性阻塞性肺疾病可诱发呼吸衰竭,有些重症患者处于慢性呼吸衰竭代偿期,在某些诱因如呼吸道感染、不适当氧疗、应用镇静剂过量或外科手术影响下,通气和换气功能障碍进一步加重,可诱发呼吸衰竭。

(3)慢性肺源性心脏病和右心衰竭:低氧血症和高碳酸血症以及肺毛细血管床破坏等可引起肺动脉高压和慢性肺源性心脏病。

(4)继发性红细胞增多症:慢性缺氧引起红细胞代偿性增多,以提高血氧含量和机体氧供。红细胞增多,全血容量相应增加,血黏度增高,从而引起头痛、头晕、耳鸣、乏力等症状,并易发生血栓栓塞。

四、出院指导

(1)预防感冒及治疗呼吸系统疾病。晨起按揉迎香穴 50 次,可预防感冒。外出戴口罩,避免受凉。

(2)保持呼吸道通畅,禁止吸烟。指导患者做腹式呼吸、缩唇呼气等。

(3)生活起居有规律,随气候变化增减衣物。保持情绪乐观、稳定。注意休息,合理运动。

(4)积极治疗呼吸系统原发病,预防上呼吸道等肺部感染。注意药物的不良反应。

(5)可从夏季开始进行耐寒锻炼,如冷水擦脸、背、身,适当参加体育锻炼。

(6)饮食以高热量、低盐、富营养、易消化为原则,不喝浓茶、咖啡等,忌刺激性食物,戒烟、酒。

(7)定时复查,防止并发症的发生。

(楼晨雁)

第七节　慢性支气管炎

慢性支气管炎是因内外多种因素长期反复作用,引起支气管黏膜及其周围组织的慢性非特异性炎症,以咳嗽、咯痰或伴喘息,且反复发作为特征的呼吸系统常见病。

一、临床表现

1.风寒袭肺证

咳嗽声重,咯痰稀薄色白,恶寒,或有发热,无汗。舌苔薄白,脉浮紧。治宜疏风散寒,宣肺止咳。

2.风热犯肺证

咳嗽气粗,咯痰黏白或黄,咽痛或咳声嘶哑,或有发热,微恶风寒,口微渴。舌尖红,舌苔薄白或黄,脉浮数。治宜疏风清热,宣肺止咳。

3.燥热犯肺证

干咳少痰,咯痰不爽,鼻咽干燥,口干。舌尖红,舌苔薄黄少津,脉细数。治宜疏风清肺,润燥止咳。

4.痰热壅肺证

咳嗽气粗,痰多稠黄,烦热口干。舌质红,舌苔黄腻,脉滑数。治宜清肺化痰。

5.肝火犯肺证

咳呛气逆阵作,咳时胸胁引痛,甚则咯血。舌质红,舌苔薄黄少津,脉弦数。治宜平肝清肺。

6.痰浊阻肺证

咳声重浊,痰多色白,晨起为甚,胸闷脘痞,纳少。舌苔白腻,脉滑。治宜燥湿化痰。

7.肺阴亏虚证

咳久痰少,咯吐不爽,痰黏或夹血丝,咽干口燥,手足心热。舌质红,少苔,脉细数。治宜滋阴润肺。

8.肺气亏虚证

病久咳声低微,咳而伴喘,咯痰清稀色白,食少,气短胸闷,神疲乏力,自汗畏寒。舌淡嫩,舌苔白,脉弱。治宜补益肺气。

二、护理

(一)临证护理

1.风寒袭肺证

(1)注意保暖,有恶寒发热表证时,及时添加衣被,防止受凉,并卧床休息。汗出较多者及时更衣,切忌汗出当风。

(2)烹调时可选用温性调味品,如生姜、胡椒、葱等,以助祛寒。可用生姜、红糖、红枣加水适量煎,热服,盖被取微汗,以祛风散寒。忌肥甘、厚味的食物。

(3)中药汤剂宜温热服,服药后宜加盖衣被,进食热饮、热粥,以助药效。

(4)注意观察寒热的轻重、咳嗽的性质、痰涕的颜色和舌苔、脉象的变化。

2.风热犯肺证

(1)病室宜空气清新、流通,室温偏凉。

(2)多食萝卜、梨、枇杷、荸荠等新鲜蔬菜、水果,或选雪梨1只,去核,加冰糖适量,炖服,以润肺化痰止咳。忌食香燥、肥厚、过咸之品。

(3)中药汤剂宜温服,服后观察汗出情况。

(4)密切观察生命体征、咳嗽情况。发热咳嗽频剧者，应卧床休息。

3.燥热犯肺证

(1)病室宜凉爽、通风、湿润。

(2)鼓励多饮水或清凉饮料，多食润肺之品。注意饮食调养。干咳少痰、口干咽燥者，可予苦杏仁去皮打碎，与去核切块的生梨加水同煮，生梨熟后加冰糖少许饮用。痰中带血者，可食生藕片、藕汁，以清热止血。

(3)中药汤剂宜武火轻煎、温服。服药期间忌食辛辣、香燥之品。

4.痰热壅肺证

参照"风热犯肺证"护理处理。

5.肝火犯肺证

参照"燥热犯肺证"护理处理。

6.痰浊阻肺证

(1)病室宜温暖，干燥通风。

(2)可多食赤小豆、白扁豆、山药等食物，忌糯米、甜食、过咸食物。

(3)痰多色白者，要鼓励咯出，可变换体位，促进痰液排出。

7.肺阴亏虚证

参照"燥热犯肺证"护理处理。

8.肺气亏虚证

(1)畏寒自汗者，注意保暖，保持口腔清洁。

(2)喘息、咳嗽者，可常食杏仁奶。

(二)饮食护理

饮食宜清淡可口，易消化，有营养，忌食生冷、过咸、辛辣、油腻及烟、酒等刺激性的物品，以免加重症状。

1.鼓励多饮水

水能稀释痰液，有利于排痰。

2.多食蔬菜

每餐可适量多吃，如白萝卜、胡萝卜及绿叶蔬菜等。

3.多食蔬菜汁、果汁

将(生)白萝卜、鲜藕、梨等切碎绞汁，加蜂蜜调匀食用。果菜汁能止咳化痰，且补充维生素与矿物质，对慢性支气管炎有较好疗效。

4.多食止咳平喘、温肺祛痰及健脾的食物

如白果、枇杷、柚子、北瓜、山药、栗子、百合、海带、紫菜等。

(三)用药护理

(1)中药按中医辨证服用。

(2)根据"冬病夏治"的原则，慢性支气管炎的患者应在夏季就开始应用扶正固本的方剂，如补肺汤或七君子汤加减；或在夏末秋初开始采用菌苗疗法，如注射核酪、服用气管炎菌苗等，这些措施均需在医师指导下采用。

(3)患者出现痰液黏稠或痰少咳剧等症状，可口服复方甘草合剂或其他祛痰止咳药物。药物应饭后服用，尤其是含有甘草的药物，如复方甘草合剂、复方甘草片等，若空腹服用对胃黏膜刺激较强,会产生不适;咳嗽止咳药物服用后,最好不要马上饮水,以保持咽部局部药物作用,止咳效果会更好。

(4)对于喘息型慢性支气管炎或并发肺气肿的患者,应选用解痉平喘的药物,如氨茶碱、二羟丙茶碱(喘定)、沙丁胺醇(舒喘灵)气雾剂等,如有明显的呼吸加快、呼吸费力,应行氧疗。

(5)在服用利尿剂期间,应注意补钾,除了服用药物氯化钾外,多食橘子、橙子或饮用鲜橙汁都可起到补钾的作用。

(四)情志护理

情志是一个人的心理活动和心理反应,保持良好的心态,对于疾病的发生、发展与治疗都是密切相关的。了解患者对疾病的心理反应,给予耐心详细的解释和疏导,指导患者合理安排生活,并取得患者和其家属的信任,减少外来因素的过分刺激,保持情绪稳定,使其能积极配合治疗,促进早日康复。

(五)并发症护理

(1)稳定情绪,取半卧位或坐位,经常改变体位,促进有效排痰。禁烟,避免烟尘和有害气体吸入。

(2)注意每日进食量、饮水量。合并肺源性心脏病者,要注意观察尿量等出、入液量变化,保持大便通畅,并准确记录。

(3)密切观察患者咳嗽、咯痰、呼吸困难进行性加重的程度,观察全身症状、体征和并发症情况。监测动脉血气分析和水、电解质、酸碱平衡情况。如突然出现严重急性呼吸和心力衰竭等,应立即采取急救措施,遵医嘱使用抗心力衰竭、呼吸兴奋等药物。

(4)服用含麻黄的汤药时,应观察疗效及心率、血压等情况。若心率明显增快,血压升高,应报告医师。

(5)注意饮食营养,多补充蛋白质类食物。有心力衰竭者,则应注意忌盐。若长期饮食量较少,又用利尿剂者应注意补充钾离子。食品中以橘子、香蕉、鲜蘑菇等钾离子含量较高。

(楼晨雁)

第八节　自发性气胸

多因久病肺虚或素体不强,如先天不足、肾气虚弱、内伤久咳、哮喘等肺部慢性疾患,迁延失治,痰浊内生,肺气痹阻,日久耗伤肺气阴,肺不主气,每因再感外邪而发病。相当于中医学"咳嗽""喘证"之范畴。

一、临床表现

1. 风寒袭肺证

喘息胸闷,面色㿠白,自汗畏风,倦怠懒言,语声低怯,咳嗽有白稀痰。舌质淡胖、苔薄白、脉虚弱。治宜宣肺散寒。

2. 肺肾亏虚证

喘促日久,心悸怔忡,动则喘咳,胸闷如窒,不能平卧,或心烦不寐,唇甲发绀。舌质紫红,少苔,脉结代。治宜益肺补肾,纳气平喘。

3.肺气亏虚证

喘息短促无力,语声轻微,自汗心悸,面色㿠白,神疲乏力,食少便溏。舌淡,少苔,脉弱,或口干咽燥,舌质红,脉细。治宜补肺益气。

4.肺络不畅证

胸胁疼痛,呼吸不畅,或有闷咳。舌苔薄白,脉弦细。治宜理气和络。

二、护理

(一)临证护理

1.风寒袭肺证

注意观察寒热的轻重,胸闷、胸痛的症状,注意保暖,有恶寒发热时卧床休息,予氧气吸入。有胸痛气促、痰中带血立即报告医师。

2.肺肾亏虚证

室温宜凉爽湿润,保持空气流通,观察胸闷、胸痛、呼吸困难的程度,取舒适的坐位或半坐卧位,以利呼吸,减轻压迫所致的疼痛。指导患者采用放松技术及减轻疼痛的方法,如深呼吸、分散注意力、避免体位的突然改变等。协助医师给患者行胸穿抽气术。

3.肺气亏虚证

室温宜偏暖,注意咳嗽的声音、性质、节律与咳出痰的性状、颜色、气味等,以及有无发绀、汗出等伴随症状。严密观察呼吸频率、幅度及缺氧症状。患者出现呼吸急促、呼吸困难、发绀,应予以吸氧,氧流量 $2\sim4L/min$,血压平稳者予半卧位,以利于呼吸、咳嗽排痰及胸腔引流。

4.肺络不畅证

避免情绪抑郁及忧虑,经常进行呼吸功能锻炼,以胸式呼吸为宜。

(二)饮食护理

饮食宜清淡、易消化、富营养之品,忌肥甘、油腻、煎炸、辛辣刺激性饮食及烟、酒。

1.风寒袭肺证

饮食宜清淡、辛散,可适当食用温性调味品,忌食生冷、肥甘、厚腻、腌制等易滋痰生湿之品。

2.肺肾亏虚证

可多食滋润补养之品,如银耳、百合粥、蜂蜜等。痰中带血者可食藕汁、藕片等,以清热止血。

3.肺气亏虚证

可食温补之品,忌生冷食物。

4.肺络不畅证

饮食易消化、富营养之品,忌辛辣刺激性饮食及烟酒。

(三)用药护理

(1)中药汤剂一般宜温服,服后观察效果与反应。

(2)咳嗽剧烈者,遵医嘱使用镇咳剂,避免应用强烈镇咳剂,以免抑制中枢加重病情。合理选用抗生素以控制感染。

(3)对有喘证的患者慎用镇静剂。

(四)情志护理

(1)稳定情绪,解除患者思想顾虑,指导患者采用放松技术及减轻疼痛的方法,如深呼吸、分散注意力、避免体位的突然改变等。介绍有关疾病相关知识,使之对疾病治疗有一定的了解,对治疗充满信心。

(2)气胸患者大多出现胸痛、气促、呼吸困难而感到恐惧、烦躁不安,医护人员对患者应做到热情、亲切、耐心,且操作熟练,使患者从医护人员中获得信任和安全感,配合治疗,有利于病情的恢复。

(五)并发症护理

1.脓气胸、血气胸

(1)病室保持整洁、安静,每日定时开窗通风。

(2)急性期卧床休息,勿大声说话,勿用力屏气,排便勿努责。

(3)给予高热量、高蛋白、高维生素饮食,多食新鲜蔬菜和水果。

(4)观察患者咳嗽、胸痛、胸闷、呼吸等情况,定时测量体温、脉搏、血压、心率,呼吸困难者遵医嘱予氧气吸入,做好吸氧护理。有胸腔闭式引流者,做好胸腔引流护理。

(5)观察生命体征的变化,注意痰液的色、质、量,以了解感染控制情况。遵医嘱及时留取痰标本送检。

(6)保持胸腔闭式引流管的通畅,记录引流液的色、质、量,防止引流管滑脱。

2.纵隔气肿与皮下气肿

(1)观察患者是否出现干咳、呼吸困难、呕吐及胸骨后疼痛。

(2)观察患者有无发绀颈静脉怒张,以及脉速、低血压等。

(3)皮下气肿时可出现捻发音,宜经常触摸,了解气肿有无吸收或加重。

(4)如有上述情况,立即通知医师。

(楼晨雁)

第九节　呼吸衰竭

呼吸衰竭指各种原因引起的肺通气和(或)换气功能严重障碍,以致在静息状态亦不能维持足够的气体交换,导致低氧血症伴(或不伴)高碳酸血症,进而引起一系列病理生理功能和相应临床表现的临床综合征。

一、中医诊断

中医学无呼吸衰竭这一病名,根据发病过程中的病机和临床表现,慢性呼吸衰竭及其急性加重多属于中医学"肺胀"范畴。

参照中华中医药学会 2008 年制订的《中医内科常见病诊疗指南中医病证部分》(中国中医药出版社 2008 年 7 月第一版)"肺胀病"(ZYYXH/T4−49−2008)和 2010 年全国中医内科肺系病第十四次学术研讨会通过《慢性阻塞性肺疾病中医诊疗指南》进行诊断。

(1)喘息、胸闷、气短或呼吸困难、咳嗽、咳痰,动则气短、呼吸困难,早期仅于活动时出现,后逐渐加重,以致日常活动甚至休息时也感气短。

(2)常有吸烟、反复的加重病史。

(3)或伴有消瘦、食欲缺乏、心烦等。

(4)肺功能检查,使用支气管扩张剂后 $FEV_1/FVC<70\%$ 表示存在不可逆气流受限。

二、中医辨证

1.肺脾气虚证

①咳嗽或喘息、气短,动则加重;②神疲、乏力或自汗,动则加重;③恶风,易感冒;④纳呆或食少;⑤胃脘胀满或腹胀或便溏;⑥舌体胖大或有齿痕,舌苔薄白或腻,脉沉细或沉缓或细弱。具备①、②、③项中的 2 项,加④、⑤、⑥项中的 2 项。

2.肺肾气虚证

①喘息、气短,动则加重;②乏力或自汗,动则加重;③易感冒,恶风;④腰膝酸软;⑤耳鸣,头昏或面目虚浮;⑥小便频数、夜尿多,或咳而遗尿;⑦舌质淡、舌苔白,脉沉细或细弱。具备①、②、③项中的 2 项,加④、⑤、⑥、⑦项中的 2 项。

3.肺肾气阴两虚证

①喘息、气短,动则加重;②自汗或乏力,动则加重;③易感冒;④腰膝酸软;⑤耳鸣,头昏或头晕;⑥干咳或少痰、咳痰不爽;⑦盗汗;⑧手足心热;⑨舌质淡或红、舌苔薄少或花剥,脉沉细或细弱或细数。具备①、②、③项中 2 项加④、⑤项中的 1 项加⑥、⑦、⑧、⑨项中的 2 项。

三、中医治疗

1.辨证选择口服中药汤剂或中成药

(1)肺脾气虚证:补肺健脾,降气化痰。

(2)肺肾气虚证:补肾益肺,纳气定喘。

(3)肺肾气阴两虚证:益气养阴滋肾,纳气定喘。

2.穴位贴敷

(1)药物组成:主要有白芥子、延胡索、甘遂、细辛等组成,磨成粉,姜汁调敷。

(2)穴位选择:选取膻中、肺俞、脾俞、肾俞、膏肓,或辨证选穴。

(3)操作方法:患者取坐位,暴露所选穴位,局部常规消毒后,取贴敷剂敷于穴位上,于 6~12 h 后取下即可。

(4)外敷后反应及处理:严密观察用药反应。①外敷后多数患者局部有发红、发热、发痒感,或伴少量小水泡,此属外敷的正常反应,一般不需处理;②如果出现较大水泡,可先用消毒毫针将泡壁刺一针孔,放出泡液,再消毒,要注意保持局部清洁,避免摩擦,防止感染;③外敷治疗后皮肤可暂有色素沉着,但 5~7 d 会消退,且不会留有瘢痕,不必顾及。

穴位贴敷每 10 d 1 次,视患者皮肤敏感性和反应情况对贴敷次数进行调整。

3.益肺灸(督灸)

益肺灸(督灸)是在督脉的脊柱段上施以隔药灸来治疗疾病的特色疗法,汇集督脉、益肺灸粉、生姜泥和艾灸的治疗作用于一炉;每月 1~2 次,3~6 次为 1 个疗程。

4.拔罐疗法

选择背部太阳经及肺经,辨证取穴,运用闪罐、走罐、留罐等多种手法进行治疗,每周进行 2 次。

5.穴位注射

可选曲池、足三里、尺泽、丰隆穴，或者辨证取穴注射卡介菌多糖核酸注射液，每穴0.5 mL，3 d 1 次，7 次为 1 个疗程。

6.穴位埋线法

根据不同证候辨证选穴，15 d 1 次，3 次为 1 个疗程。

7.针灸

根据不同证候选择热敏灸、雷火灸等，辨证取穴或循经取穴，如肺脾气虚证配气海、丰隆，肺肾气虚证配太溪等。

8.其他中医特色疗法

根据病情可选择中药离子导入、电针疗法、沐足疗法、砭石疗法、经络刺激疗法等。经络刺激法可选用数码经络导平治疗仪、针刺手法针疗仪等设备。

9.冬令膏方

辨证选用不同的补益方药。

10.肺康复训练

采用肺康复训练技术，如呼吸操、缩唇呼吸、肢体锻炼等，或选用中医传统气功、导引等方法进行训练。

四、护理

（一）护理评估

（1）评估患者既往基础疾病的情况，有无慢性支气管炎、支气管哮喘、支气管扩张、肺结核、慢性阻塞性肺心病等病史。

（2）评估患者的神志、血压、呼吸、脉搏、体温、皮肤颜色、尿量和大便颜色等，有无休克、肺性脑病、消化道出血等。

（3）评估各类药物作用和不良反应，尤其是呼吸兴奋剂。

（4）评估机械通气患者的缺氧程度和通气效果；监测动脉血气分析和各项化验指标变化。

（5）评估患者的心理状态及社会支持情况。

（二）一般护理

1.起居护理

（1）保持室内空气新鲜，保持室内相对湿度 60%～70%。房间定期消毒，护理人员吸痰或处置后洗手，防止医源性感染。

（2）监测生命体征：观察患者的血压、意识状态、呼吸频率，昏迷患者要检查瞳孔大小、对光反射、肌张力、腱反射病理特征。

（3）饮食：呼吸衰竭患者体力消耗大，尤其在施人工通气者，机体处于应激状态，分解代谢增加，蛋白质供应量需增加 20%～50%，每天至少需要蛋白质 1 g/kg。鼓励清醒患者进食，增加营养，给高蛋白质、高脂肪和低糖类的饮食，如瘦肉、鸡蛋等。

（4）皮肤护理：睡气垫床，每 2 h 翻身拍背按摩骨突处，防止压疮及坠积性肺炎的发生。

（5）记录出入量：24 h 的出入量准确记录，注意血钾电解质变化。

（6）备好各种抢救器材、药品，如吸引器、呼吸机、气管插管、喉镜、气管切开包、呼吸兴奋剂、强心、利尿、扩血管药物等，随时准备急救。

2.饮食护理

饮食宜清淡、易消化、富营养,忌食辛辣、煎炸或过甜、过咸之品。多汗者,注意补液,以及进食含钾食物。纳呆者,可少食多餐,并注意饮食的色、香、味。喘促气粗、水肿者,给予低盐或无盐饮食。

(1)痰热壅肺证:多食蔬菜和水果,鼓励多饮水,忌食油腻、荤腥之品。

(2)痰浊阻肺证:可食赤小豆、白扁豆、薏苡仁、山药、冬瓜等健脾利湿化痰之品,可饮清热化痰之品。忌肥甘食物。

(3)肺肾气虚证:可常食百合、核桃、黑芝麻、木耳等温补脾气,补肾清肺之品。

3.用药护理

(1)遵医嘱服用中药汤剂,服药后观察效果和反应。

1)痰热壅肺证:中药汤剂宜偏凉服,服后观察有无汗出。

2)痰浊阻肺证:化痰降气汤药不宜久煎,服药期间注意保暖。

(2)遵医嘱应用抗感染、止咳、平喘、化痰、强心、利尿等药物,并观察疗效和不良反应。

利尿药:观察尿量,以及水、电解质等变化。

强心药物:应观察心率、心律和胃肠道反应等。

平喘药物:静脉注射氨茶碱时必须稀释后缓慢注入,同时观察有无恶心、呕吐、头痛、血压等变化。

抗生素类药物:遵医嘱合理使用,并掌握药物的适应证、作用和不良反应,加强疗效的观察。

(3)遵医嘱予中药塌渍,每天 1 次,每次 20 min,温度控制在 38 ℃~40 ℃,注意观察局部皮肤情况及患者的全身反应。

4.情志护理

(1)患者病情缠绵反复,易产生忧虑情绪,应做好开导、劝解工作,解除顾虑。

(2)指导患者合理安排生活起居,保持情绪乐观稳定。

(3)患者心烦意乱时忌用安神药,睡前可用足浴等助眠方式。

5.症状护理

(1)呼吸困难的护理

1)痰液清除:指导患者有效咳嗽、咳痰,更换体位和多饮水。

2)危重患者每 2~3 h 翻身拍背 1 次,帮助排痰,如建立人工气道患者,应加强湿化吸入。

3)严重呼吸衰竭意识不清的患者,可用多孔导管经鼻或经口给予机械吸引,吸痰时应注意无菌操作。

4)神志清醒者可每天 2~3 次超声雾化吸入。

5)人工气道建立:必要时气管插管或气管切开。

(2)咳嗽、咳痰

1)取舒适体位,指导患者有效咳嗽、咳痰、深呼吸的方法。卧床患者定时翻身拍背,痰液无力咳出者,予胸部叩击或振动排痰。

2)遵医嘱耳穴贴压,取肺、气管、神门、皮质下等穴。

3)遵医嘱拔火罐,取大椎、定喘、肺俞、风门、膏肓等穴。

4)遵医嘱足部中药泡洗。

5)遵医嘱中药雾化。

(3)喘息、气短

1)观察喘息、气短的程度及有无发绀,遵医嘱给予氧疗,观察吸氧效果。

2)取合适体位,如高枕卧位、半卧位或端坐位,指导采用放松术,如缓慢呼吸、全身肌肉放松、听音乐等。

3)指导患者进行呼吸功能锻炼,常用的锻炼方式有缩唇呼吸、腹式呼吸等。

4)遵医嘱穴位贴敷,取大椎、定喘、肺俞、脾俞、天突等穴。

5)遵医嘱耳穴贴压,取交感、心、胸、肺、皮质下等穴。

6)遵医嘱穴位按摩,取列缺、内关、气海、关元、足三里等穴。

7)遵医嘱艾灸,取大椎、肺俞、命门、足三里、三阴交、气海等穴,用补法。

(4)自汗、盗汗

1)衣着柔软、透气,便于穿脱;汗出时及时擦干汗液、更衣,避免汗出当风。

2)遵医嘱耳穴贴压,取交感、肺、内分泌、肾上腺等穴。

3)遵医嘱穴位贴敷,取神阙等穴。

(5)腹胀、纳呆

1)病室整洁,避免刺激性气味,咳痰后及时用温水漱口。

2)顺时针按摩腹部 10～20 min,鼓励患者适当运动,促进肠蠕动,减轻腹胀。

3)遵医嘱穴位贴敷,取中脘、气海、关元、神阙等穴。

4)遵医嘱耳穴贴压,取脾、胃、三焦、胰、交感、神门等穴。

5)遵医嘱穴位按摩,取中脘、足三里等穴。

6)遵医嘱艾灸,取中脘、足三里等穴。

五、健康教育

(1)生活起居有规律,随气候变化增减衣服。保持情绪乐观稳定。

(2)饮食宜清淡、易消化、富营养,忌食辛辣、刺激性食物,戒烟、酒。

(3)指导患者做呼吸肌锻炼,如腹式呼吸、缩唇呼气等。

(4)加强体质锻炼,以增强抗病力。可从夏季开始进行耐寒锻炼,如冷水擦脸、背、身,适当参加体育锻炼。每天晨起按揉迎香穴 50 次,可预防感冒。

(5)积极治疗呼吸系统原发病,预防上呼吸道等肺部感染。

六、出院指导

1.呼吸训练指导

为预防呼吸困难,患者必须学会调整自己的活动量,学会放松技巧,避免呼吸困难的诱发因素,学会缩唇呼吸,让气体均匀地通过缩窄的口型呼出,腹部内陷,膈肌松弛,尽量将其呼出,呼气与吸气时间比为 2∶1 或 3∶1,以不感到费力为适度,每天 2 次,每次 10～15 min,呼吸频率每分钟 8～12 次。

2.指导有效咳嗽

患者尽可能采用坐位,先进行浅而慢的呼吸 5～6 次,后深吸气至膈肌完全下降,屏气 3～5 s,继而缩唇,缓慢地通过口腔将肺内气体呼出,再深吸一口气屏气 3～5 s,身体前倾,从胸腔进行 2～3 次短促有力的咳嗽,咳嗽同时收缩腹肌,或用手按压上腹部,帮助痰液咳出,也可以让患者取俯卧屈膝位,借助膈肌、腹肌收缩,增加腹压,咳出痰液。

3.卫生宣教指导

教育患者注意个人卫生,不随地吐痰,防止病菌污染空气传染他人,保持室内空气新鲜。避免呼吸困难的诱发因素,如冷风、空气不流通和人群拥挤的地方,适应新的饮食习惯,接受疾病带来的限制。注意生活规律,适当参加体育锻炼,预防感冒。

（楼晨雁）

第十节　上消化道出血

上消化道出血是指屈氏韧带以上的消化道,包括食管、胃、十二指肠或胰胆等病变引起的出血,胃空肠吻合术后的空肠病变出血亦属这一范围。大量出血是指在数小时内失血量超出1 000 mL 或循环血容量的 20%,其临床主要表现为呕血和(或)黑便,往往伴有血容量减少引起的急性周围循环衰竭,是常见的急症,病死率高达 8%~13.7%。

中医诊治上消化道出血,一般要遵循血证论治,其证属于吐血和便血范围,吐血多由食管或胃而来,便血则要分清近血和远血,近血不属上消化道出血,远血则属血在便后者,其远,远者或在小肠或在于胃。

不论吐血或便血,中医证治首先要辨清寒热,若寒热混淆,就会加重病情。对于吐血,多认为由热邪而致,故治疗以降逆清火、凉血止血为大法。便血则多由脾胃虚寒,气虚不能统摄,阴络损伤所致,治疗以益气摄血为主。

中医治疗血证,要辨清标本,出血之现象是标证,出血之根源是本,治疗大出血之时,首先治标,血止后再治本。治疗中小量出血,则可标本兼顾,一方面迅速采取措施,达到立即止血,另一方面针对原发病,制止出血之由。

一、中医辨证分型

1.胃中积热证

主症:吐血紫暗或呈咖啡色,甚则鲜红,常混有食物残渣。大便色黑如漆。兼症:口干口臭,喜冷饮,或胃脘胀痛。舌、脉象:舌红苔黄,脉滑数。

2.肝火犯胃证

主症:吐血鲜红或紫暗,大便色黑如漆。兼症:口苦目赤,胸胁胀痛,心烦易怒,失眠多梦,或有黄疸,或见赤丝蛛缕,痞块。舌、脉象:舌红苔黄,脉弦数。

3.肠道湿热证

主症:下血鲜红,肛门疼痛,先血后便,大便不畅。舌、脉象:舌苔黄腻,舌质红,脉滑数。

4.脾虚不摄证

主症:吐血暗淡,大便漆黑稀清。兼症:病程较长,时发时愈,面色萎黄,唇甲淡白,神疲,腹胀,纳呆,便溏,四肢乏力,心悸,头晕。舌、脉象:舌淡苔薄白,脉细弱。

5.气衰血脱证

主症:吐血倾碗,大便漆黑,甚则紫红。兼症:面色及唇甲白,眩晕,心悸,烦躁,口干,冷汗淋漓,四肢厥冷,尿少,神志恍惚或昏迷。舌、脉象:舌淡,脉细数无力或微细欲绝。

二、护理

(一)护理评估

(1)询问患者有无引起上消化道出血的疾病,如食管疾病、胃十二指肠疾病、门静脉高压症、肝胆疾病及血管性疾病等。

(2)评估患者呕血与黑便的量、颜色和性状,判断出血的量、部位及时间。

(3)评估患者体温、脉搏和血压,观察患者面色,评估有无失血性周围循环衰竭。

(4)了解患者的饮食习惯、工作性质,评估患者对疾病的心理反应。

(二)一般护理

(1)口腔护理:出血期禁食,需每天2次清洁口腔。呕血时应随时做好口腔护理,保持口腔清洁、无味。

(2)便血护理:大便次数频繁,每次便后应擦净,保持臀部清洁、干燥,以防发生湿疹和压疮。

(3)饮食护理:出血期禁食;出血停止后按序给予温凉流质、半流质及易消化的软饮食;出血后3d未解大便患者,慎用泻药。

(4)使用双气囊三腔管压迫治疗时,参照双气囊三腔管护理常规。

(5)使用特殊药物,如施他宁、垂体后叶素时,应严格掌握滴速不宜过快,如出现腹痛、腹泻、心律失常等不良反应时,应及时报告医师处理。

(三)对症护理

1.出血期护理

(1)绝对卧床休息至出血停止。

(2)烦躁者给予镇静剂,门脉高压出血患者烦躁时慎用镇静剂。

(3)耐心细致地做好解释工作,安慰体贴患者的疾苦,消除紧张、恐惧心理。

(4)污染被服应随时更换,以避免不良刺激。

(5)迅速建立静脉通路,尽快补充血容量,用5%葡萄糖生理盐水或血浆代用品,大量出血时应及时配血、备血,准备双气囊三腔管备用。

(6)注意保暖。

2.呕血护理

(1)根据病情让患者侧卧位或半坐卧位,防止误吸。

(2)行胃管冲洗时,应观察有无新的出血。

3.便血的护理

便后应擦净,保持肛周清洁、干燥。排便后应缓慢站立。

4.发热的护理

治疗后如出现发热,遵医嘱给予输液及抗炎药物,定时观察体温变化情况。

5.疼痛的护理

(1)遵医嘱给予抑酸、胃黏膜保护剂等药物。

(2)观察疼痛部位、性质、程度、持续时间、诱发因素及伴随症状,做好疼痛评分,可应用疼痛自评工具"数字评分法(NRS)"评分,记录具体分值。

（3）指导患者卧床休息，避免活动及精神紧张。出现呕吐或便血时立即报告医师，协助处理。

（4）遵医嘱耳穴贴压，取脾、胃、交感、神门、肝胆等穴。

三、健康教育

（一）病情观察

（1）出现吐血、便血或大便呈黑色要立即告知医生。

（2）患者出现头晕、心慌、皮肤湿冷等表现要及时告知医生。

（3）患者出现烦躁不安、表情淡漠、呼之不应、四肢不温等休克状态要立即告知医生。

（二）饮食宣教

（1）出血期应禁食，禁饮水。

（2）出血控制住后先吃温凉、清淡无刺激性流食如牛奶、西瓜汁、梨汁、温凉的米汤等。

（3）当大便隐血转为阴性后可进无刺激、少渣、低温、半流质饮食。如藕粉、稀面条、稀饭、米粥和少量青菜等。

（4）恢复期应食软而易消化、无刺激的营养饮食，如稀饭、细面条、牛奶、软米饭、豆浆、鸡蛋、瘦肉、豆腐和豆制品；富含维生素 A、B 族维生素、维生素 C 的食物，如新鲜蔬菜和水果等。戒烟、酒，禁食辛辣动火之品以及过热过烫的饮食，忌食生冷油腻、坚硬不宜消化的食物，以避免再出血。

（5）平时可选食木耳、甲鱼、红枣、山药等滋阴清热及补血养血的食物，限制多渣食物，应避免吃油煎、油炸食物以及含粗纤维较多的芹菜、韭菜、豆芽、火腿、腊肉、鱼干及各种粗粮。但经过加工制成菜泥等易消化的食物可以食用。避免过饥、过饱，可少食多餐，尽量不吃生、硬、粗糙食物。

（三）环境宣教

保持环境清洁、安静，减少探视，定时开窗通风。

（四）心理宣教

注意生活规律，保持精神愉悦，避免动怒及过分激动，对于工作和生活中的不良事件要选择合适的时间以合适的方法告知患者。

四、出院指导

（1）生活有规律，保证充足的睡眠，避免精神过度紧张。

（2）饮食要合理，定时进食，少量多餐，每餐不宜过饱，富于营养易消化的饮食，以面食为主或软食、粥等，要充分咀嚼。

（3）积极治疗消化道出血的病因：如消化性溃疡要持续遵医嘱药物治疗，预防复发，尤其在季节转换时更应注意。

（4）在医生指导下服用药物，慎用或勿用致溃疡药物，如乙酰水杨酸、咖啡因、利血平等。

（5）患者及其家属均要学会观察粪便的情况。

（6）定期门诊随访，如上腹疼痛节律发生变化或加剧，出现呕血、黑便时，应立即就医。

（楼晨雁）

第十一节　慢性胃炎

胃炎是指任何病因引起的胃黏膜炎症。它是一种临床常见病。按临床发病的缓急,胃炎一般分为急性胃炎、慢性胃炎,以及其他特殊型胃炎(巨大肥厚性胃炎、痘疮样胃炎、残胃炎等)三大类。

一、诊断

(一)西医

本病的诊断主要有赖于胃镜检查和直视下胃黏膜多部位活组织病理学检查。胃炎的确诊以及程度判定主要靠病理学检查。因此,只做胃镜不做活检是不完整不客观的评价。由于研究时,要求取 5 块标本,胃窦 2 块取自距幽门 2~3 cm 的大弯和小弯,胃体 2 块取自距贲门 8 cm 大弯和小弯(距胃角近侧 4 cm)和胃角 1 块。对可能或肯定存在的病灶要另取。标本要足够的大,达到黏膜肌层。用于临床时,建议根据病变情况和需要取 2~5 块活检组织。一般胃角部萎缩和肠化比较严重,亦是异型增生的好发部位。活检除取胃窦黏膜外,还可取胃角和胃体下部小侧弯,有助于估计萎缩和 Hp 感染的范围。通过胃镜检查能明确胃炎的诊断,同时对胃癌、消化性溃疡等疾病也可以排除。

(二)中医

现代医学根据其表现的主要症状的不同,将其归属于中医学的"胃脘痛""呕吐""泛酸"等范畴。

二、胃炎的分类

(一)西医分类

1.急性胃炎

急性胃炎是指各种病因引起的胃黏膜急性炎症。其病变可广泛性或局限于胃窦、胃体或胃底,组织学特点是黏膜固有层以中性粒细胞浸润为主。有明显糜烂和出血时又称为急性糜烂出血性胃炎。急性胃炎一般呈可逆性,大多数患者通过治疗可以愈合。

2.慢性胃炎

慢性胃炎是指不同病因引起的各种慢性胃黏膜炎性病变,是一种常见病,其发病率在各种胃部疾病中居首位。自纤维内镜广泛应用以来,对本病认识有明显提高。常见慢性浅表性胃炎、慢性糜烂性胃炎和慢性萎缩性胃炎。后者黏膜肠上皮化生,常累及贲门,伴有 G 细胞丧失和胃泌素分泌减少,也可累及胃体,伴有泌酸腺的丧失,导致胃酸、胃蛋白酶和内源性因子的减少。

(二)中医辨证分型

1.肝胃气滞证

胃脘胀满或胀痛,胁肋胀痛,症状因情绪因素诱发或加重,嗳气频作,胸闷不舒。舌苔薄白,脉弦。

2.肝胃郁热证

胃脘不适或灼痛,心烦易怒,嘈杂反酸,口干口苦,大便干燥。舌质红,苔黄,脉弦或弦数。

3. 脾胃湿热证

脘腹痞满,食少纳呆,口干口苦,身重困倦,小便短黄,恶心欲呕。舌质红,苔黄腻,脉滑或数。

4. 脾胃气虚证

胃脘胀满或胃痛隐隐,餐后明显,饮食不慎后易加重或发作,纳呆,疲倦乏力,少气懒言,四肢不温,大便溏薄。舌淡或有齿印,苔薄白,脉沉弱。

5. 脾胃虚寒证

胃痛隐隐,绵绵不休,喜温喜按,劳累或受凉后发作或加重,泛吐清水,神疲纳呆,四肢倦怠,手足不温,大便溏薄。舌淡苔白,脉虚弱。

6. 胃阴不足证

胃脘灼热疼痛,胃中嘈杂,似饥而不欲食,口干舌燥,大便干结。舌红少津或有裂纹,苔少或无,脉细或数。

7. 胃络瘀阻证

胃脘痞满或痛有定处,胃痛拒按,黑便,面黄暗滞。舌质暗红或有瘀点、瘀斑,脉弦涩。

三、治疗原则

胃炎的药物治疗如下。

1. 治疗目标

(1)基本目标:Hp 感染引起的胃炎,特别在有活动性者,应予根除治疗。对未能检出 Hp 的胃炎,应分析其病因:非甾体抗炎药引起;胆汁反流。

(2)主要目标:预防癌前病变。

(3)胃炎治疗时间:急性胃炎常在数天内恢复。如致病因素持续存在,可发展为慢性浅表性胃炎,最终可导致胃腺体萎缩。慢性胃炎,大多数和胃酸分泌过多有关,还有一部分伴有幽门螺杆菌感染,还有些患者伴有情绪方面的问题,这种疾病治疗疗程最少 2 周,这种疾病是三分治七分养,一方面是药物治疗,一方面是生活方式的改善。

2. 治疗时机

当出现胃痛(多为隐痛,半数以上与饮食有关,空腹时比较舒适;饭后不适,常因进冷食、硬食、辛辣或其他刺激性食物引起症状或使症状加重,有的与天气寒冷有关)、饱胀(患者进少量食物,甚至空腹时,都觉上腹饱胀)、打嗝(又称嗳气,患者胃内气体增多,经食管排出,可使上腹饱胀暂时缓解)、其他(泛酸、胃灼热、恶心、呕吐、食欲缺乏、乏力等)。胃炎种类多,分为急性和慢性,慢性胃炎又有浅表性和萎缩性之分,因此不同的胃炎有不同的症状表现,并且胃炎与消化性溃疡的症状也类似,所以患者应该积极地检查确定病因病情再进行治疗。

3. 治疗原则

戒除烟酒;饮食治疗;药物治疗。

4. 胃炎非药物治疗

过酸、过辣等刺激性食物及生冷不易消化的食物应尽量避免,饮食时要细嚼慢咽,使食物充分与唾液混合,有利于消化和减少胃部的刺激。饮食宜按时定量、营养丰富,多吃含维生素 A、维生素 B 族、维生素 C 多的食物。忌服浓茶、浓咖啡等有刺激性的饮料。

四、护理

（一）护理评估

1.健康史(生活史)

(1)家族史:主要了解家族中有无恶性贫血和慢性胃炎者。

(2)了解有无消化不良症状、Hp感染史,疾病发生时间、病程及诱发因素。

(3)了解是否有胆汁反流、急性胃炎未予治愈和长期贫血史。

(4)了解生活是否有规律,饮食习惯如何,嗜酒和吸烟史的情况,有无长期服用消炎药物史等。

2.社会心理评估

(1)慢性胃炎病程迁延,大多无明显症状,易被患者忽视。一旦症状明显而久治不愈时,患者易出现急躁、疑虑、悲观、抑郁情绪。

(2)经胃镜确诊后,尤其对于胃黏膜萎缩或肠化等病理报告,患者会更加茶饭无味、失眠、产生疑病症,怀疑得了胃癌。

(3)了解患者及其家属对疾病的认识程度和心理反应。

3.身体状况

(1)轻者可无体征,有时可有上腹部压痛。

(2)慢性胃体炎严重时可有舌炎、消瘦、贫血、营养不良和四肢感觉异常等周围神经病变。

（二）一般护理

1.病室要求

病室宜保持整洁,安静,阳光充足,空气流通,定时通风换气。病房保持一定的温湿度,温度一般在18 ℃～22 ℃,湿度在50％～60％为宜。

(1)脾胃虚寒的患者,应注意气候变化,随时增加衣服。

(2)肝胃气滞证者要注意室内通风,无噪声。

2.生活起居护理

(1)一般轻症胃炎可适当活动,动静结合,如配合做太极拳、气功疗法等会更好,生活要有规律。慢性胃炎急性发作时,或伴有上消化道出血者应卧床休息。

(2)观察胃痛的部位、时间、性质、规律,虚寒型胃部疼痛可给热水袋敷痛处,病情好转后可适当增加活动,根据自己的情况而定,如散步、打太极拳等,但要劳逸结合,适当运动不但可以调节气血,增强体质,还可以调节胃肠道分泌和蠕动功能。

(3)病室安静、整洁、空气清新,温湿度适宜。

(4)指导患者养成良好的饮食卫生习惯,制订推荐食谱,改变以往不合理的饮食结构。

(5)指导患者注意保暖,避免腹部受凉,根据气候变化及时增减衣服。

3.饮食护理

饮食以质软、少渣、易消化、定时进食、少量、多餐为原则;宜细嚼、慢咽,减少对胃黏膜的刺激;忌食辛辣、肥甘、过咸、过酸、生冷之品,戒烟酒、浓茶、咖啡。

(1)肝胃气滞证:进食疏肝理气的食物,如香橼、佛手、山楂、桃仁、山药、萝卜、生姜等。忌食壅阻气机的食物,如豆类、红薯、南瓜等。食疗方:金橘山药粟米粥等。

(2)肝胃郁热证:进食疏肝清热的食物,如栀子、杏仁、薏苡仁、莲子、菊花等。食疗方:菊花饮等。

（3）脾胃湿热证：进食清热除湿的食物，如荸荠、百合、马齿苋、赤小豆等。食疗方：赤豆粥等。

（4）脾胃气虚证：进食补中健胃的食物，如鸡蛋、猪瘦肉、羊肉、大枣、龙眼、白扁豆、山药、茯苓。食疗方：莲子山药粥等。

（5）脾胃虚寒证：进食温中健脾的食物，如猪肚、鱼肉、羊肉、鸡肉、龙眼、大枣、莲子、生姜等。食疗方：龙眼糯米粥等。

（6）胃阴不足证：进食健脾和胃的食物，如蛋类、莲子、山药、白扁豆、百合、大枣、薏苡仁、枸杞等。忌油炸食物、羊肉、狗肉、酒类等助火之品。食疗方：山药百合大枣粥、山药枸杞薏苡仁粥等。

（7）胃络瘀阻证：进食活血祛瘀食物，如桃仁、山楂、大枣、赤小豆、生姜等。忌粗糙、坚硬油炸、厚味之品，忌食生冷性寒之物。食疗方：大枣赤豆莲藕粥等。

4.情志护理

（1）责任护士多与患者沟通，了解其心理状态，指导其保持乐观情绪。

（2）针对患者忧思恼怒、恐惧紧张等不良情志，指导患者采用移情相制疗法，转移其注意力，淡化、甚至消除不良情志；针对患者焦虑或抑郁的情绪变化，可采用暗示疗法或顺情从欲法。

（3）鼓励家属多陪伴患者，给予患者心理支持。

（4）鼓励病友间多沟通交流疾病防治经验，提高认识，增强治疗信心。

（5）指导患者和家属了解本病的性质，掌握控制疼痛的简单方法，减轻身体痛苦和精神压力。

5.给药护理

（1）服用制酸剂时不宜药量过大，应在两餐之间，在胃酸分泌高峰时以及睡前服用。服药时应观察有无乏力、腹泻、粒细胞减少、皮疹等不良反应。如雷尼替丁、法莫替丁等。

（2）服用胃黏膜保护剂时应注意有无口干、腹泻、无力、头痛、恶心及肢端麻木等不良反应，应于饭后服用。

（3）对于幽门螺杆菌阳性的患者需要用三联疗法，一般为 10～14 d，如出现食欲缺乏、恶心、呕吐、腹泻等不良反应时应及时报告医生。

（4）慢性胃炎的治疗需要较长一段时间服药，一般连续服 3 个月，如不坚持服药病情易反复发作。

（5）中药汤剂宜温服、顿服，分早晚 2 次服用，脾胃气虚及脾胃虚寒的患者中药汤剂宜热服，服药之后宜进热粥、热饮，还可饮姜糖水，脾胃湿热者宜凉服，如痛有定时可发作前 30 min服。

（6）慎服对胃黏膜有刺激的药物。

（三）症状护理

1.胃脘疼痛

（1）观察疼痛的部位、性质、程度、持续时间、诱发因素及伴随症状。出现疼痛加剧，伴呕吐、寒热，或出现厥脱先兆症状时应立即报告医师，采取应急处理措施。

（2）急性发作时宜卧床休息，给予精神安慰；伴有呕吐或便血时立即报告医师。

(3)根据证型,指导患者进行饮食调护,忌食辛辣、肥甘、煎炸之品,戒烟酒。

(4)调摄精神,指导患者采用有效的情志转移方法,如深呼吸、全身肌肉放松、听音乐等。

(5)遵医嘱穴位贴敷,取穴:中脘、胃俞、足三里、梁丘等。

(6)遵医嘱穴位按摩,取穴:中脘、天枢、气海等。

(7)遵医嘱艾灸,取穴:中脘、气海、关元、足三里等。

(8)遵医嘱药熨,脾胃虚寒者可用中药热罨包热熨胃脘部。

(9)遵医嘱拔火罐,取穴:背俞穴。遵医嘱 TDP 电磁波治疗,取穴:中脘、天枢、关元、中极等。

2.胃脘胀满

(1)观察胀满的部位、性质、程度、时间、诱发因素及伴随症状。

(2)鼓励患者饭后适当运动,保持大便通畅。

(3)根据食滞轻重控制饮食,避免进食过饱。

(4)保持心情舒畅,避免郁怒、悲伤等情志刺激。

(5)遵医嘱穴位贴敷,取穴:脾俞、胃俞、肾俞、天枢、神阙、中脘、关元等。

(6)遵医嘱穴位注射,取穴:双侧足三里、合谷。

(7)遵医嘱艾灸,取穴:神阙、中脘、下脘、建里、天枢等。

(8)腹部按摩:顺时针按摩,每次 15～20 min,每天 2～3 次。

3.嗳气、反酸

(1)观察嗳气、反酸的频率、程度、伴随症状及与饮食的关系。

(2)指导患者饭后不宜立即平卧,发作时宜取坐位,可饮用温开水;若空腹时出现,应立即进食以缓解不适。

(3)忌生冷饮食,少食甜、酸之品,戒烟酒。

(4)指导患者慎起居,适寒温,畅情志,避免恼怒、抑郁。

(5)遵医嘱穴位注射,取穴:双侧足三里、内关。

(6)遵医嘱穴位按摩,取穴:足三里、合谷、天突、中脘、内关等。

(7)遵医嘱艾灸,取穴:肝俞、胃俞、足三里、中脘、神阙等。

(8)遵医嘱低频脉冲电治疗,取穴:中脘、内关、足三里、合谷、胃俞、膈俞等。

4.纳呆

(1)观察患者饮食状况、口腔气味、口中感觉、伴随症状及舌质舌苔的变化,保持口腔清洁。

(2)定期测量体质量,监测有关营养指标的变化,并做好记录。

(3)指导患者少食多餐,宜进高热量、高优质蛋白质、高维生素、易消化的饮食,忌肥甘厚味、煎炸之品。

(4)遵医嘱穴位按摩,取穴:足三里、内关、丰隆、合谷、中脘、阳陵泉等。

(5)遵医嘱耳穴贴压(耳穴埋豆),根据病情需要,可选择脾、胃、肝、小肠、心、交感等穴位。

五、出院指导

(1)饮食应节制有规律,定时定量,避免暴饮暴食,食物应选富营养、新鲜、易消化的细软食物为主,多吃植物蛋白质、维生素多的食物,避免过硬、过辣、过咸、过热、过分粗糙、刺激性强的食物和咖啡等饮料,对胃酸缺乏者,宜选酸性食品及饮品。

（2）生活要有规律，劳逸结合。

（3）保持乐观情绪，避免精神过度紧张、焦虑、愤怒、忧郁。

（4）按医嘱定时服药，不可擅自加量和减量，慎用阿司匹林、吲哚美辛等对胃黏膜有刺激的药物。

（5）定期复查，如有不适，及时就诊。

（何阳转）

第十二节　消化性溃疡

消化性溃疡主要指发生于胃和十二指肠的慢性溃疡，是一种多发病、常见病。溃疡的形成有各种因素，其中酸性胃液对黏膜的消化作用是溃疡形成的基本因素，因此得名。酸性胃液接触的任何部位，如食管下段、胃肠吻合术后吻合口、空肠以及具有异位胃黏膜的憩室，绝大多数的溃疡发生于十二指肠和胃，故又称胃、十二指肠溃疡。

一、诊断

（一）西医

1. X 线钡剂检查

X 线钡剂检查多采用钡剂和空气双重对比造影。溃疡的 X 线征象有间接和直接 2 种，前者是诊断本病的可靠依据，而后者的诊断无特异性。龛影是溃疡的直接征象；局部痉挛、激惹现象、球部畸形和局部压痛等是溃疡的间接征象。现 X 线检查已逐步被更可靠的胃镜检查取代。

2. 内镜检查

内镜检查是诊断消化性溃疡的首选方法。不仅可以直接观察胃、十二指肠黏膜，还可以进行病理组织学检查。对于消化性溃疡的诊断和良、恶性溃疡的鉴别诊断准确性高于钡剂检查。

3. 实验室检查

（1）Hp 检查：Hp 感染的诊断方法分为侵入性和非侵入性两大类，前者需要做胃镜检查和胃黏膜活检，优点是可以同时确定有无胃十二指肠疾病；后者仅提供有无 Hp 感染的信息，为开展 Hp 治疗提供依据。

（2）血清促胃液素（胃泌素）测定：消化性溃疡患者的血清促胃液素较正常人稍高，但诊断意义不大，故不列为常规。如怀疑有胃泌乳素瘤，应做此项测定。

（二）中医

在中国古代文献中，没有消化性溃疡的记载，现代医家根据其主要症状的不同，将其归属于"胃脘痛"等范畴。

二、消化性溃疡的分类

（一）西医

1. 胃溃疡

胃溃疡是位于贲门至幽门之间的慢性溃疡，是消化性溃疡最常见的一种，主要是指胃黏膜被胃消化液自身消化而造成的超过黏膜自身的组织损伤。

其典型表现为饥饿不适,饱胀,嗳气、泛酸或餐后定时的慢性中上腹疼痛,严重时可有黑便和呕血。

2.十二指肠球部溃疡

十二指肠球部溃疡是我国人群中常见病、多发病之一,是消化性溃疡的常见类型。好发于气候变化较大的冬春两季。男性发病率明显高于女性。十二指肠溃疡多发生在十二指肠球部(95%),以前壁居多,其次为后壁、下壁、上壁。

(二)中医辨证分型

1.肝胃气滞证

胃脘胀痛,攻窜胁痛,嗳气则舒,每因情志因素而诱发或加重。舌苔薄白,脉弦。

2.胃热炽盛证

胃脘灼痛,嘈杂吐酸,心烦口渴,口苦口臭,牙龈肿痛。舌质红,苔黄腻,脉数。

3.胃阴亏虚证

胃痛隐作,灼热不适,嘈杂似饥,食少口干,大便干燥。舌苔红少津,脉细数。

4.脾胃虚寒证

胃痛绵绵,空腹为甚,得食则缓,喜温喜按,泛吐清水,纳差便溏。苔白润,脉沉细。

(三)几种特殊类型的消化性溃疡

1.出血

出血是消化性溃疡最常见的并发症,十二指肠溃疡比胃溃疡易发生。多数患者消化道出血为首发症状,出血量与被侵蚀的血管大小有关,可表现为呕血与黑便,出血量大时甚至可排鲜血便,出血量小时,粪便隐血试验阳性。

2.穿孔

穿孔通常为外科急诊,最常发生于十二指肠溃疡。表现为腹部剧痛和急性腹膜炎体征,当溃疡病变为持续性,进食或用制酸药后长时间疼痛不能缓解,并向背部和两侧上腹部放射时,常提示可能出现穿孔。

3.幽门梗阻

幽门梗阻主要由十二指肠溃疡或幽门管溃疡引起,表现为餐后上腹部饱胀,频繁呕吐宿食,严重时可引起水和电解质紊乱,常发生营养不良和体质量下降。

4.癌变

少数胃溃疡可发生癌变,尤其是45岁以上的患者。

三、治疗原则

消化性溃疡的药物治疗如下。

1.治疗目标

(1)基本目标:使损害胃十二指肠黏膜的侵袭因素与黏膜自身的防御因素之间保持平衡。

(2)主要目标:预防癌变。

(3)消化性溃疡的治疗时间:活动期患者休息是必要的,严重者应住院卧床休息1～2周,有紧张、焦虑、失眠等症状者,可短期给予镇静剂,愈合期患者也应保持生活规律,避免过分紧张和劳累,或戒烟,尽量避免使用糖皮质激素等治疗溃疡的药物。

2.治疗时机

当出现胃痛(多为隐痛,半数以上与饮食有关,空腹时比较舒适;饭后不适,常因进冷食、硬食、辛辣或其他刺激性食物引起症状或使症状加重,有的与天气寒冷有关)、饱胀(患者进少量食物,甚至空腹时,都觉上腹饱胀)、打嗝(又称嗳气,患者胃内气体增多,经食管排出,可使上腹饱胀暂时缓解)、其他(泛酸、胃灼热、恶心、呕吐、食欲缺乏、乏力等)。消化性溃疡的症状与胃炎也类似,所以患者应该积极地检查确定病因病情再进行治疗。

3.治疗原则

①戒除烟酒;②饮食治疗;③药物治疗。

4.消化性溃疡非药物治疗

过酸、过辣等刺激性食物及生冷不易消化的食物应尽量避免,饮食时要细嚼慢咽,使食物充分与唾液混合,有利于消化和减少胃部的刺激。饮食宜按时定量营养丰富,多吃含维生素A、B族维生素、维生素C多的食物。忌服浓茶、浓咖啡等有刺激性的饮料。

四、护理

(一)护理评估

1.健康史(生活史)

(1)家族史:主要了解患者父母是否有消化性溃疡病史。

(2)了解患者有无急慢性胃炎、十二指肠炎、Hp感染、促胃液素瘤、传染病或营养不良等病史,治疗过程和效果如何。

(3)了解患者的饮食习惯、食欲情况。

(4)了解有无长期服用阿司匹林、糖皮质激素等药物史。

2.心理-社会评估

(1)了解患者的生活压力(家庭角色、家庭成员关系和经济状况)。

(2)了解患者的工作压力、个性特征(即事业心强、责任感重,事事追求完美,情绪易激动等)。

(3)了解患者对疾病的认知程度和家属的支持状况,包括精神和物质两方面。

3.身体状况

(1)了解患者的腹痛的特点,发生的部位及性质等。

(2)了解患者是否服用某些药物、不良饮食、过度劳累、气候变化或精神刺激等因素而诱发并加重疼痛。

(3)了解患者有无嗳气、泛酸、上腹饱胀、恶心、呕吐等消化不良症状。

(4)了解患者有无因疼痛或消化不良症状影响进食而致体质量减轻,或因频繁进食可缓解疼痛而致体质量增加。

(5)了解患者有无因贫血而有黏膜苍白或心率加快。

(二)一般护理

1.病室要求

病室宜安静、舒适、无噪声、整洁、空气清新、光线柔和、温湿度适宜。并可在室内放置鲜花或盆景等物,为患者创造一个良好的休息环境。

(1)脾胃气滞患者,要注意保持室内安静、通风。

(2)脾胃虚寒患者,应注意保暖,避免着凉。

2.生活起居护理

(1)消化性溃疡的患者生活要规律,避免劳累和精神刺激,注意保暖。

(2)溃疡发作期间应注意休息,保证充足的睡眠,疼痛剧烈合并出血时要卧床。

(3)要树立乐观情绪,消除焦虑。情绪波动时,可适当服用一些镇静剂,如艾司唑仑(舒乐安定)等。加强身体锻炼,提高机体功能状态和免疫力。

3.饮食护理

(1)饮食原则:选用营养丰富的食物,特别是蛋白质含量高和维生素 C、B 族维生素、维生素 A 丰富的食物,以利于帮助修复受损伤的组织和促进溃疡面的愈合。

(2)为了补充营养和中和胃酸,宜常饮用牛奶、豆浆;为了减缓胃部蠕动和胃液分泌,宜多吃奶酪和奶油。

(3)不宜多吃促进胃酸分泌的浓缩肉汁、香料、浓茶、咖啡、酒(除有治疗作用者外)及过甜过酸、过辣、过硬的或含纤维素过多的不易消化及易产气的食物,如整粒大豆、芹菜、韭菜、泡菜等。

(4)煎、炸、烟熏、腌腊、生拌等法烹制的菜,不易消化,易增加胃的负担,不宜多食。

(5)少量出血时,宜适当食用牛奶、豆浆、米汤、藕粉一类流质饮食,但不宜多加糖,以免引起胃酸过多,并应少食多餐,待出血停止病情稳定后,逐渐改用面糊、稀粥、蛋羹及饼干等食物。

(6)肝胃气滞证:遵医嘱饮食以软食为主,忌食南瓜、山芋、土豆等。中药汤剂宜少量多次温服。

(7)胃热炽盛证:平时多吃水果、蔬菜,如梨汁、甘蔗汁等。保持大便通畅,给蜂蜜适量以润肠通便。胀痛时避免进食过饱或粗糙食物。胃酸缺乏者可于饭后食少许米醋、山楂片、金橘等。

(8)胃阴亏虚证:饮食宜温热、质软,忌食生冷瓜果。饭前疼痛者,可在饥饿时进食少许。气虚消瘦者,饭后休息片刻,不宜过度劳累。

(9)脾胃虚寒证:胃脘痛时遵医嘱可热敷,以利祛寒止痛。

4.情志护理

(1)多与患者沟通,了解其心理状态,指导其保持乐观情绪。

(2)以乐观豁达的心态对待他人,气滞型的患者更应注意调整自己的情绪,可适当以音乐疗法来缓解紧张不愉快的情绪。

(3)鼓励家属多陪伴患者,给予患者心理支持。

(4)鼓励病友间多沟通交流疾病防治经验,提高认识。增加治疗信心。

5.给药护理

(1)服制酸药物应选择餐前 1～2 h。

(2)胃黏膜保护药宜在进餐前 1 h。

(3)含铁剂药物忌用茶水送服;中成药、西药片宜碾碎或嚼碎吞服。

(4)对胃出血者应特别注意,诊断未明确前忌用麻醉性止痛剂,以免掩盖病情。

(5)避免服用对胃有损伤的药物,如阿司匹林、吲哚美辛(消炎痛)、利舍平、肾上腺皮质激素等。

(6)遵医嘱服用中药汤剂,服药后观察疗效与反应。

(三)症状护理

1.胃脘疼痛

(1)观察疼痛的部位、性质、程度、持续时间、诱发因素及伴随症状。出现疼痛加剧，伴呕吐、寒热，或出现厥脱先兆症状时应立即报告医师，采取应急处理措施。

(2)急性发作时宜卧床休息，给予精神安慰；伴有呕吐或便血时立即报告医师，指导患者暂禁饮食，避免活动及精神紧张。

(3)根据证型，指导患者进行饮食调护，忌食辛辣、肥甘、煎炸之品，戒烟酒。

(4)调摄精神，指导患者采用有效的情志转移方法，如深呼吸、全身肌肉放松、听音乐等。

(5)遵医嘱穴位贴敷，取穴：中脘、胃俞、足三里、梁丘等。

(6)遵医嘱穴位按摩，取穴：中脘、天枢、气海等。

(7)遵医嘱耳穴贴压(耳穴埋豆)，根据病情需要，可选择脾、胃、交感、神门、肝胆、内分泌等穴位。

(8)遵医嘱艾灸，取穴：中脘、气海、关元、足三里等。

(9)遵医嘱药熨，脾胃虚寒者可用中药热罨包热熨胃脘部。

(10)遵医嘱拔火罐，取穴：背俞穴。遵医嘱 TDP 电磁波治疗，取穴：中脘、天枢、关元、中极等。

2.胃脘胀满

(1)观察胀满的部位、性质、程度、时间、诱发因素及伴随症状。

(2)鼓励患者饭后适当运动，保持大便通畅。

(3)根据食滞轻重控制饮食，避免进食过饱。

(4)保持心情舒畅，避免郁怒、悲伤等情志刺激。

(5)遵医嘱穴位贴敷，取穴：脾俞、胃俞、肾俞、天枢、神阙、中脘、关元等。

(6)遵医嘱穴位注射，取穴：双侧足三里、合谷。

(7)遵医嘱艾灸，取穴：神阙、中脘、下脘、建里、天枢等。

(8)腹部按摩：顺时针按摩，每次 15～20 min，每天 2～3 次。

3.嗳气、反酸

(1)观察嗳气、反酸的频率、程度、伴随症状及与饮食的关系。

(2)指导患者饭后不宜立即平卧，发作时宜取坐位，可饮用温开水；若空腹时出现，应立即进食以缓解不适。

(3)忌生冷饮食，少食甜、酸之品，戒烟酒。

(4)指导患者慎起居，适寒温，畅情志，避免恼怒、抑郁。

(5)遵医嘱穴位注射，取穴：双侧足三里、内关。

(6)遵医嘱穴位按摩，取穴：足三里、合谷、天突、中脘、内关等。

(7)遵医嘱艾灸，取穴：肝俞、胃俞、足三里、中脘、神阙等。

(8)遵医嘱低频脉冲电治疗，取穴：中脘、内关、足三里、合谷、胃俞、膈俞等。

4.纳呆

(1)观察患者饮食状况、口腔气味、口中感觉、伴随症状及舌质舌苔的变化，保持口腔清洁。

(2)定期测量体质量，监测有关营养指标的变化，并做好记录。

(3)指导患者少食多餐，宜进高热量、高优质蛋白质、高维生素、易消化的饮食，忌肥甘厚味。

（4）遵医嘱穴位按摩，取穴：足三里、内关、丰隆、合谷、中脘、阳陵泉等。

（5）遵医嘱耳穴贴压（耳穴埋豆），根据病情需要，可选择脾、胃、肝、小肠、心、交感等穴位。

五、出院指导

（1）秋末冬初，冬春之交，一般容易复发，尤其注意休养，以免复发。

（2）按时服药、坚持服药。H_2受体拮抗剂或质子泵阻滞剂治疗溃疡的疗程一般为十二指肠溃疡 4～6 周，胃溃疡 6～8 周。

（3）避免使用致溃疡药物，吲哚美辛、阿司匹林等，必须使用时应尽量采用肠溶剂型或小剂量间断应用或造成不良反应小者，同时必须进行充分的抗酸治疗和加强黏膜保护治疗。

（4）纠正不良的饮食习惯，如避免在两餐之间吃零食，避免睡前进食，避免暴饮暴食，戒烟、酒。

（5）门诊随访，出院后 3 个月需复查胃镜，当出现腹痛节律变化并加重、黑便等症状时应及时就诊。

（何阳转）

第十三节　急性胰腺炎

急性胰腺炎是指胰酶在胰腺内被激活后引起胰腺组织自身消化的急性化学性炎症。临床表现以急性腹痛，恶心，呕吐，发热及血、尿淀粉酶增高为特点。

按照病理变化，可将急性胰腺炎分为急性水肿型和急性出血坏死型，前者病轻，约占90％，预后良好，后者病重，并发症多，病死率高。本病为常见急腹症，可发生于任何年龄，女性多于男性。

一、中医诊断

1.脾心痛（急性胰腺炎轻型）

主要症状：起病突然，常有饮酒和进油腻食物等诱因，以急性起病的上腹疼痛为主要症状。次要症状：常伴有腹胀、恶心、呕吐，可伴有轻度发热、黄疸、便闭等表现。体征：上腹部压痛，伴或不伴腹肌紧张和反跳痛，肠鸣音减弱或正常。舌脉：舌淡红或红，苔薄白、或薄黄、或黄厚、或黄腻、或燥，脉细或紧或弦数或弦滑数。

现代影像技术（超声、CT、MRI）：表现出胰腺炎的特征，可见胰腺非特异性增厚或肿大，胰周边缘不规则或有一个间隙的少量积液。

2.脾心痛（急性胰腺炎重型）

主要症状：脘腹胀满疼痛，心烦喜呕。次要症状：寒热往来，口干渴，尿短赤。舌脉：舌质红，苔黄腻，脉弦数或洪数或弦滑。

二、中医辨证

1.急性胰腺炎轻型

（1）肝郁化火证：突发的中上腹疼痛，走窜两胁、腰背，伴低热、咽干、口苦、嗳气、恶心、呕吐、大便干结。舌质淡红,苔薄白或薄黄,脉弦或弦数。

(2)肝胆湿热证:持续的腹部及两胁疼痛、阵发性加剧,胸闷、恶心、呕吐、发热或寒热往来,口苦、目黄、身黄、尿黄。舌红,苔黄腻,脉弦数或弦滑数。

(3)腑实热结证:上腹疼痛,拒按,痛如刀割,腹胀难忍,时有恶心呕吐,发热口渴,烦躁,大便秘结,小便短黄。舌质红或红暗,苔黄厚或燥,脉弦数或洪数。

2.急性胰腺炎重型

(1)结胸里实证:寒热往来,胸胁苦满,默默不欲饮,心烦喜呕等与痞满燥实坚。

(2)热毒炽盛证:脘腹胀满,腹胀拒按,高热,口渴,头痛,烦躁不宁,肌肤发斑。舌绛苔黄,脉数。

(3)气阴两虚证:神疲乏力,气短懒言,咽干口燥,烦渴欲饮,午后颧红,小便短少,大便干结。舌体瘦薄,苔少而干,脉虚数。

三、中医治疗

1.急性胰腺炎轻型

(1)辨证选择口服中药汤剂

1)肝郁化火证:疏肝解郁,通腑泻火。

2)肝胆湿热证:疏肝利胆,清热利湿。

(2)静脉滴注中药注射液:根据病情可选用丹参注射液,或灯盏细辛注射液,或红花注射液,或丹参酮注射液等具有活血化瘀作用的中药注射液;以及生脉注射液,或参麦注射液,或参芪注射液等具有益气养阴作用的中药注射液和参附注射液(恢复期)等具有益气温阳作用的中药注射液。

(3)针刺疗法

1)体针。主穴:下巨虚、内关、中脘、梁门、阳陵泉、地机等。镇痛操作:电针刺激足三里、三阴交穴,频率等幅 2/15 Hz。止吐操作:平补平泻中等强度刺激公孙、太冲穴。

2)耳针。主穴:胆胰区、交感、神门、内分泌、阿是穴等。

3)穴位注射法。双侧足三里穴位注射新斯的明 0.5 mg,每天 1～2 次。

(4)其他疗法

1)中药鼻饲:适用于腹胀、呕吐甚者。症状改善后,改用口服。

2)中药保留灌肠:根据临床辨证用药煎剂,保留灌肠,每天 2～3 次,每次 200 mL,酌加芒硝。

3)结肠透析机给药:根据临床辨证用药煎剂,运用结肠透析机灌肠治疗。

4)中药外敷:六合丹(大黄、黄柏、白芨、薄荷叶、白芷、乌梅肉、蜂蜜)外敷于上腹部及腰肋部。

5)物理治疗:肠麻痹较明显者可运用超声电导仪,选取中药胃肠宁贴片;高脂血症胰腺炎可运用光电治疗仪;胰周炎性渗出较多者可运用极超短波治疗仪等物理治疗手段。

2.急性胰腺炎重型

(1)辨证选择口服中药汤剂或中成药

1)结胸里实证:通里攻下,理气开郁,活血化瘀。

2)热毒炽盛证:清热解毒,活血化瘀,通里攻下。

3)气阴两虚证:益气养阴,活血化瘀,健脾和胃。

(2)静脉滴注中成药注射剂

1)结胸里实证:参麦注射液、血必净注射液、血塞通注射液、灯盏花素注射液等。

2)热毒炽盛证:苦参注射液、血必净注射液等。

3)气阴两虚证:参芪注射液、参麦注射液、参附注射液等。

(3)针灸治疗:常用穴位为足三里、下巨虚、内关、中脘、梁门、阳陵泉、地枢、脾俞、胃俞等,呕吐重者加天突,腹胀明显者加上巨虚,强刺激,得气后留针 20 min,每天 2~3 次,也可用电针。耳针取胆区、胰区、交感、神门,强刺激手法,留针 30 min,或埋针。

四、护理

(一)护理评估

1.健康史

(1)了解患者既往有无胆道结石、感染等胆道疾病,有无十二指肠疾患,有无暴饮暴食和酗酒的习惯,是否有手术和外伤史等。

(2)了解患者的腹痛部位,疼痛程度及发病的主要诱因。

(3)了解患者患病后的主要治疗经过和病情控制情况等。

2.身体状况

(1)一般状态:仔细观察患者的各项生命体征,尤其是血压变化;观察患者的精神神志反应;注意患者的体位,以及是否呈急性危重面容;注意是否有失液征象等。

(2)体征:观察患者腹部有无压痛、反跳痛;有无 Grey-Turner 征或 Cullen 征;是否出现腹部膨隆,可否扪及肿块;有无腹肌紧张和移动性浊音,肠鸣音是否减弱或消失;皮肤黏膜、巩膜有无黄染。

3.心理-社会状况

(1)了解患者的文化层次、社会地位、家庭角色、经济生活状况等。

(2)了解患者发病前是否有强烈的精神刺激史。

(3)观察患者对疾病及治疗所持的态度,并注意其是否存在紧张、焦虑、恐惧等心理问题。

(4)了解患者和家庭主要成员对本病的认识程度,评估患者家属对患者治疗所持的态度,以及患者的医疗保障程度和所在社区的医疗保健服务情况等。

(二)护理措施

1.一般护理

(1)病室要求:病室安静、温湿度适宜、保证空气流通,每天消毒。注意调节室温与环境,高热患者室温宜偏低,凉爽、通风为宜。高热烦躁者,环境应舒适、安静,避免噪声、阳光直射,避免不良的知觉刺激。患者汗出过多时,应及时更换被褥及内衣,谨防汗出受凉复感他病。并应保持床单清洁干燥。

(2)情志护理

1)加强情志护理,避免不良刺激,尽量使患者保持良好的精神状态,以防情绪波动而加重病情。对于因疼痛而导致烦躁不安的患者,应给予理解和关怀,鼓励患者诉说内心的苦恼,尽量满足患者的身心需要。

2)肝郁气滞者应与患者进行恰当的心理沟通,针对患者存在的心理问题,进行有效的疏导,以消除抑郁恼怒等不良情绪,达到条达气机、缓解气滞的目的。

3)在病情允许的情况下,指导患者适当地活动或欣赏曲调流畅的音乐等,并与患者进行恰当的思想沟通,为患者解除心中的疑虑,使患者做到"恬淡虚无,精神内守",以达到良好的护理效果。

（3）饮食护理

1)急性发作时应禁食或遵医嘱行胃肠减压,以减轻腹痛和腹胀。

2)清醒的患者待病情好转后,可在医生的指导下先进食少量低脂饮食,而后逐步增加饮食,饮食中应控制脂肪和淀粉的摄入量。避免暴饮暴食,尤其是避免高脂肪饮食、饱餐和酗酒以防复发。

3)如果患者恶心呕吐严重,可给予具有和胃止呕、疏肝理气作用的食品,如金橘、柑橘或佛手片、陈皮煎水代茶饮。

4)肝胆湿热证无禁食者,可给予具有清热利胆的饮食,如赤小豆、绿豆、扁豆煎汤饮,或茵陈、白糖、糯米粥等。

5)热盛伤阴、精神萎靡、汗多、不思饮食、舌质干红少苔或苔光剥者,可用沙参、麦冬、石斛、芦根等煎水代茶饮,频频送服。并遵医嘱补充足够液体。

（4）生活起居护理

1)做好口腔护理,防止口腔内感染。如患者能生活自理,应嘱其每天刷牙 1～2 次,口干、口渴时可含漱或湿润口唇,或用生理盐水或金银花水漱口。

2)如果患者躁动不安,则应加床护栏,以防坠床。

3)加强皮肤护理,对于高热卧床的患者要协助定时翻身,预防压疮。

4)患者应注意劳逸结合,在能够下床时应适当活动,有助于脾胃运化和机体的恢复。

5)腹痛时患者应取弯腰、屈膝侧卧位,以减轻疼痛。急性期患者应绝对卧床休息,以降低机体代谢率,增加脏器血流量,促进组织修复和体力恢复。对于因剧痛辗转不安者应加护栏或派专人看护,以防坠床。

6)密切观察病情变化,注意体温、血压、呼吸、脉搏、脉象、舌质、舌苔和尿量的变化,动态进行腹部检查,了解有无腹肌紧张,压痛程度及范围扩大等,了解各项检查结果。

（5）给药护理

1)剧烈疼痛时,可遵医嘱给予哌替啶等止痛药,但反复使用可致成瘾,严禁使用吗啡。注意观察用药后反应,若疼痛持续并伴有高热,应考虑是否并发胰腺脓肿,若疼痛剧烈,腹肌紧张、压痛和反跳痛明显,则提示并发腹膜炎,立即通知医生进行紧急处理。

2)肝胆湿热证者可遵医嘱给予抗感染和止痛药,或给中药小柴胡汤合龙胆泻肝丸,以清肝利胆、除热化湿。

3)如果患者呕吐严重时服中药,应温后少量多次服用,服前可用生姜汁滴舌以止呕。

4)若腹胀如鼓、呕吐、便秘不通者,应立即行胃肠减压,中药可由胃管按时滴入。

五、健康教育

1.向患者及其家属介绍疾病的相关知识

（1）胰腺是仅次于肝的第二大消化腺,在生理上具有内分泌和外分泌的功能。外分泌部的腺泡细胞和小的导管管壁细胞所分泌的胰液,对食物的消化十分重要;而内分泌所分泌的胰岛素、胰高血糖素、生长抑素主要参与糖代谢的调节。

（2）急性胰腺炎就是指胰腺内胰酶激活后引起胰腺组织自身消化的急性化学性炎症。临床上以急性腹痛、发热、恶心、呕吐、血淀粉酶、尿淀粉酶升高为特点，是常见的消化系统急症之一。青壮年多见。

（3）病因及发病机制：在我国，约50%的急性胰腺炎由胆道结石、炎症、胆道蛔虫或胰管结石引起，尤以胆石症最多见。大量饮酒和暴饮暴食可刺激胰腺分泌及Oddi括约肌痉挛，也是引起该病的常见原因。其他少见的因素包括毒素、药物（糖皮质激素、免疫抑制剂、口服避孕药、四环素、磺胺药等）、手术、外伤、ERCP（逆行胰胆管造影）术后等。

2.教育患者

积极防治胆道疾病，消除诱发胰腺炎的因素；及时治疗水肿型胰腺炎，防止其转化为出血坏死型胰腺炎。

3.指导患者及其家属

要遵医嘱服药，并告诉其服药须知，如药名、作用、剂量、途径、不良反应及注意事项等。指导并发糖尿病的患者进行饮食控制，并遵医嘱用药。

4.起居

患者应起居有常，劳逸结合，保证充足睡眠，维持心情舒畅，避免情绪波动。

5.饮食调养

指导患者及其家属掌握饮食卫生知识，养成规律的进食习惯，避免暴饮暴食，避免强刺激、产气多、高脂肪和高蛋白质食品，戒烟酒，防止复发。

（1）总的原则：应遵循低脂肪、高蛋白质、高维生素、高糖类和无刺激性、易消化等原则。

（2）急性发作期：应禁食1～3 d，以免引起对胰腺的刺激，可静脉补充营养。

（3）症状缓解后，可给予无脂肪、低蛋白质的流质饮食，如果汁、米汤、藕粉、面汤、蜂蜜水、番茄汁、西瓜汁、绿豆汤等。

（4）病情稳定后，可给低脂肪、半流质饮食，如鱼、虾、鸡、鸭、瘦肉、豆及豆制品和含维生素A、维生素B族、维生素C丰富的新鲜蔬菜水果。

（5）患病期间，胰脏功能薄弱，故应少食多餐，可每天5～6餐，上述饮食每餐只给1～2样食物，以免加重病情。在症状消除后的一定时期内，仍要避免富于脂肪和有刺激性的食物，每天膳食中脂肪含量不超过50 g。

6.用药与饮食禁忌

（1）禁用诱发胰腺炎的药物：应避免使用肾上腺糖皮质激素、四环素、磺胺、硫唑嘌呤等类药物，因其可使胰液分泌或黏稠度增加，从而诱发胰腺炎。

（2）忌茶与多酶片同服：茶叶中所含的鞣酸可与蛋白质发生化学作用，使其活性减弱，甚至消失而影响疗效。

（3）忌碱性食物与喹诺酮类药物同用：碱性食物可减少喹诺酮类药物的吸收，故服药期间应避免与菠菜、胡萝卜、黄瓜等碱性食物同服。

（4）忌胰酶片与酸性片同服：胰酶片在中性或弱碱性环境中活性较强，遇酸可使其失去活力。故服用胰酶片时应忌服山楂片、山楂丸、醋等酸性物。

（5）忌胰酶片与含有鞣质、大黄粉的中成药合用：此类药物合用可使胰酶片疗效降低或消失。

(6)忌饭后服用阿托品:阿托品可抑制腺体分泌,饭后服用会影响食物消化。

(7)忌盲目使用止痛药:滥用止痛剂会掩盖病情,进而延误治疗,故应在医生指导下使用。

(8)忌酗酒:酒精可增加胰腺泡的分泌,使胰管内压力骤增,从而致胰小管及胰腺泡破裂,释放活性胰酶,消化胰腺及周围组织而诱发急性胰腺炎。

(9)忌饮食不节:暴饮暴食刺激胰腺消化酶大量分泌,诱发胰腺炎;长期大量进高脂饮食,引起毛细血管栓塞或内膜损伤而导致胰腺炎。

六、出院指导

(1)遵医嘱服药,每2～4周复查1次,如有腹痛、体温增高等病情变化,随时就诊。

(2)避免各种诱发因素,生活起居有常,注意劳逸结合及饮食调控。

(3)提高社会适应能力,保持心情舒畅,坚持适度的体育锻炼,增强体质。

(楼晨雁)

第十四节　慢性前列腺炎

前列腺炎是由于细菌、病毒等病原微生物侵犯前列腺组织或其他的非感染因素对前列腺产生刺激作用,从而引发局部组织的炎性反应。临床出现以前列腺区域局部的疼痛、坠胀或不适等,以及排尿的异常,尿道口流白等症状为特征的临床症状群。慢性前列腺炎是青壮年男性常见临床病症,近半数的男性在其一生中的某个时段都会遭遇到前列腺炎症状的影响。国外报道前列腺炎综合征发病率约为 $2.3\%\sim6.3\%$;而我国 $15\sim60$ 岁男性,前列腺炎综合征发病率可高达 8.4% 。慢性前列腺炎治愈率低,复发率高,主要原因是其发病原因和发病机制还不明确。慢性前列腺炎不仅引起患者躯体的诸多不适,而且在心理上造成重大危害,对患者的生活质量造成严重影响。因此,大多数学者认为前列腺炎是心身疾病。

一、中医诊断

中医古籍中无"前列腺炎"病名的记载,但西医学中前列腺炎所表现的临床症状应归属于中医"白淫""精浊""淋浊"等范畴,为中医男科常见病症之一。

中医证型的诊断标准:具备主症1项、次症2项和舌脉者,即辨证成立。临床科研时可以进行量化诊断:根据主症1项计2分,次症、舌脉一项计1分的原则,累计得分≥5分辨证成立。

二、中医辨证分型

1.湿热下注证

小便灼热涩痛,尿频尿急。尿黄短赤、尿后滴沥,小便白浊,阴囊潮湿,心烦口干,口臭脘痞。舌苔黄腻,脉滑实或弦数。

2.气滞血瘀证

会阴部,或外生殖器区,或下腹部,或耻骨上区,或腰骶及肛周疼痛,以上部位坠胀。尿后滴沥,尿刺痛,小便淋漓不畅。舌质黯或有瘀点、瘀斑,脉弦或涩。

3.肝气郁结证

会阴部,或外生殖器区,或下腹部,或耻骨上区,或腰骶及肛周坠胀不适,以上部位似痛非痛,精神抑郁。小便淋漓不畅,胸闷善太息,性情急躁焦虑,疑病恐病。舌淡红,脉弦。

4.肾阳亏虚证

畏寒怕冷,腰膝软或痛。尿后滴沥,精神萎靡,阳痿或性欲低下。舌淡苔薄白,脉沉迟或无力。

三、中医治疗

中药保留灌肠、栓剂塞肛、针灸治疗、前列腺按摩及生物反馈等物理疗法、心理治疗。

四、护理

(一)护理评估

1.健康史

(1)个人史。①年龄、职业:50岁以上的男性重点关注,高龄是前列腺炎样症状的危险因素;评估是否有久坐,即一天端坐时间达8 h以上或(和)一天中至少有2次持续端坐时间达2 h以上,每月类似上述情况达20 d以上,持续时间达3个月以上。②生活习惯:喜嗜辛辣、甜食,每周3~4次;长时间骑车、憋尿;是否有吸烟及饮酒史。③冶游史。

(2)家族史:家族成员中是否有前列腺疾病史、肿瘤史等。

(3)既往史:是否曾经罹患病原体感染、排尿功能障碍、免疫反应异常、神经内分泌疾病、精神心理疾病、盆腔疾病等。

2.心理-社会因素

(1)患者及其家属对疾病的认知程度,评估患者的心理状态,是否有焦虑、失落、孤独、自卑、自责等消极悲观心理。

(2)病程超过6个月的患者重点关注,这些患者有共同的特点:有强烈的求治欲望和自责感;总是纠缠于某些症状或检验报告结果;经过多种或多方诊治但效果不佳。

3.身体状况

(1)评估是否出现代谢综合征加重前列腺炎症状。代谢综合征包括中心性肥胖、血脂异常、高血压、胰岛素抵抗及代偿性高胰岛素血症和糖耐量异常等多种代谢异常。

(2)评估患者是否有排尿功能失调,排尿困难的程度,有无血尿及膀胱刺激症状等。

(3)了解患者是否伴有前列腺外周带静脉丛扩张、痔和精索静脉曲张等,或存在久坐,不适当的性活动等引起的慢性盆腔充血。

(二)一般护理

1.房间环境

病室要温湿度适宜,安静舒适,干净整洁,私密性好。

2.生活起居

(1)起居有常,规律作息,勿熬夜,保证充分休息。

(2)根据气候增减衣物,注意保暖特别是会阴部避免着凉,石凳、台阶等勿久坐。

(3)房事有节,勿纵欲过度,保持会阴部清洁。

(4)不憋尿,憋尿可引发化学性前列腺炎。

3.饮食护理

(1)湿热下注者饮食宜清淡,多食苦瓜、赤小豆、鲤鱼、冬瓜、西瓜、雪梨等清热燥湿利尿之品,戒烟酒,忌辛辣、煎炸、肥甘等助生湿热之品。

(2)气滞血瘀者应多喝水,饮食以清淡、素食、易消化为主,忌生冷辛辣食物,可酌情少量饮酒。

(3)肾阳亏虚者可多食牛羊肉、动物内脏、鸡肉、虾等补阳,忌生冷辛辣刺激食物。

4.情志调护

(1)多数患者均对自己的病情过度关注,而产生焦虑、抑郁和烦躁的情绪,往往会辗转多家医院看病。在临床护理工作中,应尽量消除患者过度关注的情绪,以避免患者精神症状的加重。

(2)耐心开导,及时解除患者对病情的误解,详细告知病情预后及转归、适时转移患者的注意力,合理的心理疏导对于患者病情的转归至关重要。

(3)针对不同的患者制订不同的护理方案,根据治疗中出现的情况及时做出相应的调整。护士应根据每个人的情况与其进行情感交流,保护患者隐私,合理劝导,鼓励其树立康复的信心,消除焦虑、紧张的情绪。

(4)教会患者放松疗法,如深呼吸、听舒缓的音乐等。

5.用药护理

(1)口服中药者,注意观察有无恶心、呕吐等胃部或上腹部不适,有无腹痛、肛门不适及腹泻等症状;严重不能耐受者应告知医生处理。

(2)应用前列安栓等塞肛者,注意观察有无腹泻等症状,便后及时清洁会阴部,必要时告知医生。

(二)症状护理

1.疼痛

(1)评估疼痛的部位、性质、程度,急性期卧床休息,避免剧烈运动。

(2)穿着宽松、质地柔软的衣裤,避免穿紧身衣裤摩擦会阴部。

(3)遵医嘱予以热疗,部位为耻骨上脐下区,隔天1次;每晚入睡前给予前列安栓1枚纳肛。

(4)必要时家属陪伴患者,给予情感支持,告知患者不良的情绪会加重疼痛,引导患者进行感兴趣的娱乐活动以分散注意力。

2.排尿障碍

(1)指导患者多饮水,每天摄入量大于3 000 mL,有冲洗尿道的作用。

(2)可建议患者每次排尿均采取蹲式,不可坐式,不可用力,适当增加腹压,使残留在膀胱及前列腺尿道内的尿液充分流出。

(3)向患者解释精神紧张对排尿的影响,可进行腹部热敷、听流水声等促进排尿。

(4)若为盆底肌疼痛引起的排尿困难,遵医嘱给予高频热疗、中药坐浴及止痛药。

五、健康教育

1.相关疾病知识的介绍

(1)循序渐进地向患者讲述前列腺炎的相关知识,注意保护患者隐私,引导患者树立正确认知,彻底消除患者疑虑,调动其主观能动性,以积极的心态配合治疗。

(2)告知患者虽然前列腺炎可能导致不育、前列腺癌；慢性前列腺炎易发生前列腺增生，可能会导致前列腺增大而发生急性尿潴留等疾病，但积极配合治疗，前列腺炎是可以治愈的。

(3)让患者认识到慢性前列腺炎的有些症状是自己过度焦虑造成的，而且这种情况会和病情相互促进，形成恶性循环。

2.预防前列腺炎复发

(1)注意个人卫生，勤换内衣裤，保持会阴部清洁，避免感染。

(2)饮食结构合理，饮水充足，不憋尿。

(3)注意保护会阴部，避免外伤、长时间骑跨动作，如骑车等。

(4)避免冶游。

3.心理指导

(1)鼓励患者及其家属，帮助其树立战胜疾病的信心，避免其情绪低落、焦虑。

(2)运用聚焦解决模式耐心倾听患者及其家属的诉求，了解其需求并与患者及其家属共同决策解决。

(3)让患者感觉到自己既是疾病治疗的施行者也是疾病治疗的接受者，医护人员怀着欣赏的心态善待患者，充分肯定患者前期成功的同时，并提出下个阶段建设性的治疗方案，促进患者完全康复。

(4)对"疑病素质"患者会整日集中感觉症状，从而主观上放大症状和派生出新的症状（如失眠等），焦虑情绪或强迫思维由此而生，可运用森田心理疗法进行调节疏导。

(5)医务人员多与性格内向的患者及其家属沟通，鼓励其表达自己的感受和不适症状。

4.康复训练

(1)帮助患者及其家属掌握前列腺自我按摩的方法，并要求患者每周按摩1～2次，每次按摩治疗至少间隔3 d以上。

(2)指导患者掌握提肛运动的方法，并要求患者每天至少锻炼4次；争取患者家属的理解和支持，并对其家属进行教育，指导患者建立和谐的家庭关系。

六、出院指导

(1)以诱导方式了解患者的生活习惯，及时纠正其不健康行为，指导其建立健康的生活方式。如戒酒，禁忌辛辣刺激食物；防寒保暖，避免久坐阴凉地方、涉水淋雨、前列腺部受凉；适度的性生活，避免冶游；保证充分休息，避免过度劳累。

(2)指导患者严格遵医嘱用药并坚持治疗，不能自行停药或更换药物。

(3)家庭情感干预：对患者的家属进行家庭支持相关知识的教育，指导家属多与患者沟通，给予患者情感及生活上的支持。

(4)职业为司机、飞行员等的患者建议避免久坐，加强体育锻炼。

(5)急性前列腺炎预后较好，指导患者出院后避免诱发因素等。慢性前列腺炎患者迁延不愈影响生活质量，更加关注心理状态及治疗依从性方面。

(6)指导患者获得相关健康咨询的途径，如医院健康讲座、健康教育门诊、相关网站等。不要轻易相信夸大宣传效果的广告，切忌"乱投医"，去正规医院进行诊治。

(7)老年患者运动锻炼每周5～6次，每次30～40 min，运动强度以患者有轻微疲劳感为限。

（楼晨雁）

第十四章 护理管理

第一节 护理人力资源管理概述

一、护理人力资源管理的概念

(一)人力资源与人力资源管理的概念

(1)人力资源是指一定范围内人口总体中所蕴含的劳动能力的总和。"人力资源"一词是当代著名管理大师彼得·德鲁克于 1954 年在《管理的实践》一书提出的。20 世纪 70 年代以后,逐渐取代"人事"或"人力"等狭隘的字眼,这种转变正是由于发达国家在过度强调物质和财政资源之后,认识到人在组织中的关键地位后出现的。对一个医院来说,人力资源包括从最高管理层、专家、教授到最基层工作人员在内的全体职工的劳动能力。

(2)人力资源管理是指对人力资源进行有效开发、合理配置、充分利用和科学管理的制度、法令、程序及方法的总和。它贯穿于人力资源的整个过程,包括人力资源的预测与规划、工作分析与设计、人力资源的维护、成本核算、人员的甄选及录用、合理配置和使用,还包括对人员的智力开发、教育培训、调动人的工作积极性、提高人的科学文化素质和思想道德觉悟等。人力资源管理是全体管理者的共同职责,而不只是人力资源部门的责任。

(二)护理人力资源与护理人力资源管理的概念

(1)护理人力资源是指在医疗体系中能够提供保健、护理服务的护理人员,这些人员必须接受过正规的教育和培训,达到一定学历和技术水平,并获得执业资格和专业执照,才能提供护理服务。它是以促进疾病康复,促进全民健康,延长寿命为目标的一种人力资源,是卫生人力资源的重要组成部分,并在卫生医疗保健的进程中起着举足轻重的作用。

(2)护理人力资源管理是指以科学的方法对各种人员进行有效的选聘、培训和开发,合理配置,科学地使用和考评,将人与事进行适当的配合,最有效地发挥人力的作用,促进护理事业的发展。

二、护理人力资源管理的内容

人力资源管理的内容十分丰富,具体包含职业生涯规划、人力资源规划、入职指引、培训管理、招聘管理、员工激励、薪酬、绩效、人力资源会计、劳动关系等。

护理人力资源管理内容尚未完全统一,从护理管理的角度出发,其主要内容应包括以下几个方面。

(一)护理人力资源规划

护理人力资源规划是根据医院发展战略,论证确定医院护理人员需求量并做出策划的全过程。主要任务包括评估护理人力资源的现状,预测护理人力资源供求发展趋势,从而规划护理人员在数量和质量上的需求,使护理人员能适应医院的护理服务活动。

(二)护理人员招聘和组织

护理管理部门和医院人力资源主管部门协作,以各护理岗位工作分析为基本依据,根据医院护理工作动态调整需要,决定招聘的人数和层次,对具备资格的申请人提供均等的聘用机会,通过考核比较,筛选出符合医院护理岗位要求的护理人员。组织就是科学地、合理地编设护理人员。

(三)护理人员的教育和培训

根据组织和人员两方面的共同需要,采取多种方式对人员进行培训。可以通过工作指导、教育和业务培训,使护理人员在职业态度、知识水平、业务技能和工作能力方面得到不断提高和发展,帮助护理人员在工作岗位上保持理想的职业水平,并得到个人事业的全面发展和自我实现。卫计委制订了护理人员继续教育的法规、条例,以指导护理人员的培训。

(四)护理人员的绩效评价

绩效评价是根据各岗位职责,对相应岗位人员的工作作出评价。其目的是调动护理人员工作积极性,改进人力资源管理工作。一般通过管理人员和护理人员双向沟通,对护理人员在实现工作目标过程中的工作效率、效果、效益进行评价、诊断。评价应定期进行,并与奖惩、培训、升迁、离退等挂钩。随着医疗体系的调整和内部改革的深化,绩效评价更显示出其重要作用。

(五)护理人员的职业发展

管理部门和管理人员应关心、鼓励护理人员的个人发展,帮助制订个人发展计划,引导护理人员将个人发展目标与医院的发展目标相结合。护理人员是一个知识技能型的群体,有着较强的自我发展需要,护理管理者应充分总结这一特点,积极引导和帮助个人发展计划的制订和实施。

(六)护理人员的薪酬管理

建立合理的护理人员薪酬体系,根据各级护理人员的岗位、资历、工作能力、工作表现和绩效等方面因素制订合理、具有吸引力的薪酬标准和制度,并采取有效的项目为护理人员提供医疗保险、养老保险、劳动保护等福利待遇。

三、护理人力资源管理的意义

2010 年 1 月,卫计委在全国卫生系统开展"优质护理服务示范工程"活动。开展优质护理服务,要求医院要做到:一是保证临床一线护士的配置,增加护士直接护理患者的时间;二是改革临床护理患者的服务模式,安排每个责任护士负责一定数量的患者,即每个患者都有责任护士对其负责;三是责任护士要按照《护士条例》和《护士守则》的规定,履行对患者的专业照顾、病情观察、治疗处置、心理护理、健康指导等各项护理任务,为患者提供全程、全面、专业的整体护理服务;四是医院要加强科学管理,完善薪酬分配,建立激励机制,采取有效措施稳定临床护士队伍,充分调动广大护士的工作积极性。实践证明,重视和加强医院护理人力资源的管理,对于促进医院的发展,提高护理工作效率和工作质量,提高患者满意度具有重要作用。其作用具体体现在以下几个方面。

1. 有利于促进护理工作的顺利开展

护理人员是开展护理工作的基本保证,只有通过合理的配置,协调护理人员之间、护理人员与护理工作之间、护理人员与患者的需求之间的关系,才能充分利用护理人力、物力和财力等资源,使护理人员在护理工作过程中最大限度地发挥作用,并在空间上和时间上使护理人员、护理活动、患者的需求方面形成最优配置,从而保证护理工作有条不紊地进行。

2.有利于调动护理人员的积极性,提高工作效率

护理人员是社会人,他们不但需要物质生存条件,而且有思想、有情感、有尊严,这就决定了护理管理者必须设法给护理人员创造一个满足他们多方面需要的工作环境,使他们安心工作,并积极主动地把个人潜力和智慧奉献出来,为护理工作做出贡献。护理管理者还必须善于处理好物质奖励、行为激励以及思想教育工作三者之间的关系,使护理人员始终保持旺盛的工作热情,充分发挥自己的特长,努力学习专业技术和钻研业务,不断改进工作,从而达到提高工作效率的目的。

3.有利于现代护理制度的建立

科学的护理管理制度是现代护理制度的重要内容,而人力资源的管理又是护理管理中最为关键的部分。只有拥有一流的护理人才,才会有一流的护理工作计划、一流的护理管理者,才能充分而有效地掌握和应用一流的护理技术,创造出一流的护理质量。提高医院现代化护理管理水平,最重要的是提高护理人员的素质。可见,注重和加强护理人力资源的开发和利用,做好护理人员培训教育工作,是建立现代护理制度的基本保证。

4.有利于减少护理人力需求,提高经济效益

经济效益是指经济活动中成本与利益的比较。合理组织护理人力,科学配置护理人力资源可以有效地减少护理人力的需求,从而提高经济效益。

(楼晨雁)

第二节　护理人员编设

一、护理人员编设的原则

根据原卫计委统计信息中心数据,截至 2010 年底,全国注册护士总数为 204.8 万人,比 2005 年增长了 70 万,增长了 52%,每千人口护士数从 2005 年的 1.06 提高到 2010 年的 1.52。护士数量增长了,但床位与护士之比仍远远达不到发达国家的要求。面对这样一个现状,如何做到既能满足患者的需要,又保持护理人员的工作积极性、提高护理质量,是摆在护理管理人员面前的又一个严峻考验。

护理人员编设是指经过科学系统方法,对护理人员进行恰当而有效的选择、安排护理人员于组织中各护理岗位的过程,从而保证护理工作的正常进行,实现为患者提供高质量护理服务的目标。因此,在护理人员编设中应遵循以下原则。

1.满足患者需要原则

满足患者需要是护理人员编设的最基本的原则。虽然各个医院规模、级别和任务均有所不同,各个科室的设置、装备也不相同,但都是以为患者提供高质量的医疗护理服务为目的,所以,在护理人员编设上应以满足患者的需要为最基本原则,在护理人员的数量、质量、整体结构(学历、职称、护龄)等方面充分考虑患者的需要,以利于护理目标的实现。

2.结构合理原则

护理人员编设过程中,不仅要看个人的素质和能力,还要特别注重整体和系统的效应,只有这样,护理人员个人的潜能才有可能在其岗位上充分发挥出来。这是"人"与"人"的协调。结构合理主要包括护理管理人员与专业技术人员,高、中、初级专业技术人员,老、中、青不同资历护理人员,不同学历护理人员的比例等,以形成稳定的梯队,实现各取所长,优势互补。

3.责、权、利统一原则

护理人员与岗位的结合,就意味着赋予其责、权、利,这是"人"与"事"的协调。护理各岗位职务的要求就是护理人员的职责;恰当的权利使护理人员能主动实施工作计划,担当起所负的责任;同时,与责、权相配套的权益也是必不可少的保障条件,就是将经济效益也考虑在护理管理内,最大限度地发挥人力资源的效能,以最少的投入达到最大的产出。

4.动态发展原则

随着护理管理体制、制度等方面不断地进行改革,护理专业的发展和护理的组织目标也在不断发生变化;同时,护理人员形成整体,为共同的目的组合在一起,既有分工,又有合作。原来合理的群体结构,因条件的改变也可能发生变化。因此,合理的护理人员编设必然是动态的。护理人力资源的管理要保证护理人员能出能进、能上能下,不断地进行合理流动,从而保证护理组织结构合理。

二、影响护理人员编设的因素

护理人员的编设总是在特定组织中,并且在一定环境下进行。护理管理者在遵循上述原则的基础上,还要充分考虑影响护理人员编设的因素,才能使护理人员合理编设有基本的保证。影响编设的因素主要有以下几个方面。

1.护理工作任务

护理工作中工作量和质量要求是主要影响因素。工作量主要受病床数、床位使用率、床位周转率和手术开展率等因素影响。质量要求是由患者的护理需要决定的。不同类型和级别的医院、不同护理级别的患者、不同护理方式(功能制、个案护理)所要求的护理质量标准不同,其工作内容、任务轻重也不同。

2.护理人员素质

护理人员训练有素、工作能力强,可以充分发挥功能、省时节力,工作效率高,编制少而精;反之则需人多。

3.护理工作条件

护理工作条件包括环境、设备、后勤供应等条件。集中式建筑,机械化、自动化程度高的仪器设备,后勤供应及时等均有利于提高护理工作效率。

4.管理水平

管理水平包括护理管理系统和其他相关部门的管理水平。护理管理系统能科学地组织、使用人力资源,注意调动护理人员的积极性,并能有效地协调好各部门的关系,则可节省人力并提高工作效率。

5.政策规定

如公休日、产假、职工培训等政策规定均会影响人员编设。在人员编设方面,在执行国家政策规定的同时,对护理人员的假期做出合理的计划,体现人性化管理。

6.社会影响

人为或自然灾害、服务对象经济情况、医疗付款制度等特征均为社会影响因素。在社会发展的进程中，自然灾害或某些不可抗拒的因素会使原计划发生改变，因此，人员编设要充分考虑到社会因素，有弹性地进行编设，以应对各种突发事件的发生。

三、护理人员编设的计算法

护理人员编设的计算是在已确定的医院组织编制原则指导下，综合考虑影响人员编制的诸因素，通过测定护理劳动量，再计算出人员编制数和编设比例。目前常用的护理人员编设的计算法主要有以下两种。

（一）按卫计委《医院分级管理标准》计算法

在 1989 年卫计委《医院分级管理办法（试行草案）》和《综合医院分级管理标准（试行草案）》中，提出了各级医院人员编制的标准。

1.综合医院病床数与门诊量

两者之比按 1：3 计算，不符合 1：3 时，按每增减门诊 100 人次，增减 5～7 人。

2.病房护理人员的配备

人员包括护士（含护师）和助理护士，护士和助理护士之比为 3：1。每名护理人员承担的工作量按病床数计算，日班 12～14 张；小夜班 18～22 张；大夜班 34～36 张。

3.非病房科室护理人员的配备

门诊护理人员与门诊医师之比为 1：2；急诊室护理人员与医院总床位之比为（1～1.5）：100；婴儿室护理人员与病床之比为 1：（3～6）；供应室护理人员与病床之比为（2～2.5）：100；手术室护理人员与手术台之比为（2～3）：1；助产士与妇产科病床之比为 1：（8～10）。此外，以上各科室每 6 名护理人员增加替班机动人员 1 名。

近年来，国内各省市医院根据医院分级管理标准和对医院的需求，在某些特种科室也配备了护理人员，如血液透析室、内镜室、高压氧舱、CT 室等。

4.护理管理人员的配备

一般每个科室设护士长 1 名，如病床多，可设副职。300 张床位以上的医院可设专职护理副院长，并兼职护理部主任，另设护理部副主任 2～3 名。病床不足 300 张，但医、教、研任务繁重的专科医院，设护理部主任 1 名，护理部副主任 1～2 名；其他 300 张床位以下的县和县以上医院，设总护士长 1 名。100 张床位以上或 3 个护理单元以上的大科以及任务繁重的手术室、急诊科、门诊部，设科护士长 1 名。

（二）按实际工作量计算法

护理实际工作量是以完成护理工作任务所需耗费的工时来确定的。计算护理人员编制，需通过直接或间接地进行工时测定确定实际工作量，再进一步计算出编制人数和设置比例。

1.按工时测定确定护理人员编制

工时测定即对完成某项护理工作任务全过程的每一环节必须进行的程序和动作所耗费时间的测定，是确定工作量的最基本方法。通常以分作为计算单位。工时单位是指完成某项工作所消耗的平均工时，通常以分计算。每人每小时完成的工时单位称工时单位值。最理想的工时单位值为每小时 45 个工时单位。因此，每名护理人员日有效工时单位值为 360 个工时单位，即每天的实际有效工作时间为 360 min。

原卫计委规定：一级医院床位使用率不少于 60%，二级医院不少于 85%，三级医院不少于 93%。计算公式如下：

$$应编护士人数=\frac{床位数×床位使用率×每名患者日均所需护理时间}{每名护理人员日有效工时单位值}+机动数$$

注：机动数一般为 20%~25%，包括因各种假期缺勤人数。

2. 按工作量计算护理人员编制

根据护理质量标准要求，各类患者所需护理项目可分为直接护理和间接护理两类。直接护理项目是每日面对面直接为患者提供护理服务的护理活动。间接护理项目是为直接护理做准备的项目及沟通协调工作（包括会议、交接班、书写记录等）所需要的护理活动。根据我国分级护理要求内容，计算每名患者在 24 h 内所需的直接护理时间和间接护理时间的平均时数，以"平均护理时数"为依据计算工作量。

经研究测定，大多数综合医院一级护理患者，每日所需护理时数为 4.5 h，二级护理为 2.5 h，三级护理为 0.5 h；间接护理 40 张床日均护理时间为 13.5 h，平均每人为 20 min。利用已测定的平均工时表，间接推算工作量和所需护士数。

$$应编护士人数=\frac{各级护理所需时间总和}{每名护士每天工作时间}+机动数$$

四、护理人员的分层使用

从 20 世纪 70 年代以来，护理专业进入了迅速发展时期，为护理人员的职业发展提供了更广阔的空间。世界上许多国家已经将护理人员分成不同的级别，明确划分各级的岗位职责，提出了"级别特异性的能力"这一概念，即根据一项设计好的标准来塑造不同级别护理人员的工作能力，为全方位整体护理模式的开展提供了良好的制度基础。在经济全球化的进程中，护理领域的国际化交流与合作日益扩大，对我国护理教育、护士队伍建设、护理管理及护理服务模式产生了深远影响。护理人员结构配置是否合理直接关系到护理工作的效率和决策的质量和护理队伍的稳定，为与教育结构的转型及护理专业的发展相适应，对我国护理人员进行分层岗位聘任势在必行。《中国护理事业发展规划纲要（2005~2010 年）》中明确指出：根据临床护理岗位的工作职责和技术水平要求，调整护士队伍结构。将护理岗位工作职责、技术要求与护士的分层次管理有机结合，充分发挥不同层次护士的作用。

1. 护理人员分层使用的概念

护理人员的分层使用是根据各层次护理人员的准入标准、能力标准聘用不同层次护理人员，让其承担相应的岗位工作内容，并在此过程中配以相应的绩效考核制度、激励制度等，以期在现有的护士编制情况下，提高护士工作满意度，稳定护理队伍，为患者提供专业化、人性化的护理服务，保证患者安全和改善护理服务质量。

2. 护理人员分层使用的优点

护理人员的分层使用是优化护理人力资源管理的有效方法，多家试点医院通过实践证明，是提高管理效益的良策。其优点有：①体现以人为本的管理理念，实现人力资源的充分利用，激发护士的工作热情；②各级职责明确，有利于提高护理质量，促进护患关系的和谐；③增强护理队伍的凝聚力；④实现薪酬与劳动成果的紧密结合，为人才培养提供条件。

目前，国内尚未形成护理人员分层管理模式，管理者必须与当代的中国国情、地方特点相结合，分析各种护理人员分层的因素，探索具有独特性的护理人员分层使用方案、明确各级人员的岗位职责,加强培训和管理,才能使各级护理人员积极发挥各自的能力,提高护理服务质量,提升护理服务品质。

（楼晨雁）

第三节　护理人员的选聘与排班

一、选聘

护理人员的选聘,主要包括招聘和甄选两个环节。招聘是管理者为吸引一定数量的符合空缺职位要求的合格应聘者而进行的所有活动。甄选是管理者判断应聘者的相对资格以及在特定岗位上取得良好绩效的潜力的过程。招聘和甄选护理人员应按需设岗,按岗定人定酬,坚持"公平、公正、公开,鼓励竞争,择优聘用"的原则。

1.制订招聘计划

招聘的最终目标是获得胜任招聘岗位的人才。所以,在招聘前进行应聘岗位分析尤为重要。岗位分析应包括从事该工作的人员所必须具备的一般要求、生理要求和心理要求。管理者应根据护理人力资源规划和工作分析制订招聘计划。

2.招聘候选人

候选人可在医院内部和外部招聘。招聘途径包括直接申请、职工推荐、职业机构推荐、招聘广告等。

3.初步筛选

应聘者首先提交一份带有附件的个人简历,内容包括学历、特长、知识技能水平、工作经历、奖惩情况和就业期望等。招聘者根据这些材料初步筛选出基本符合职位需要的候选人。

4.考核

考核的内容和形式要针对具体护理岗位的职责要求选择。一般护理人员的选聘考核内容重点是护理学基础知识和基本技能,采用理论和操作考试的形式。

5.面试

面试是指用人单位在特定的时间和空间里,面对面以观察、询问、测验等多种手段了解应聘者,并对应聘者的品质、知识、能力等多方面素质进行综合性评判与考核的一种人才录用方式,在护理人员选聘工作中必不可少。

二、护理人员的排班

护理工作中的排班问题是护理人员分工的具体表现,也是护理管理者的基本管理职能。如何合理安排人力,为患者提供最佳服务,需要根据护理工作任务、专业特点和不同年龄、技术职务的人员数量,采取不同的排班方式,力求达到工作的最高效率。

（一）排班原则

1.满足需要原则

排班要以患者为中心,满足患者护理需要,适应护理 24 h 不间断的特点,使各班次紧密衔接,确保护理工作的连续性。同时,应注意护、教、研等各方面工作统筹、顺利进行。

2.结构合理原则

掌握护理人员全面情况,合理安排人力,按职上岗、能级对应。做到既利于按经验与责任分配工作,又利于传帮带,确保患者安全。

3.工作量均衡原则

掌握护理工作规律,保持工作量均衡。分清主次缓急,合理配置各层次人员。按工作量安排人力,使患者得到及时、正确的治疗和护理。

4.相对稳定原则

排班方式相对稳定,不任意更换型态,保证护理人员休息及学习时间。同时也应做到遇有紧急情况需要人力时,能对护理人员做出适当调整。

5.公平原则

适当照顾人员的特殊需求。

6.弹性原则

有计划,又有弹性,常备机动人员,以便随时调配。

(二)影响排班的因素

根据工作目标和排班原则,做到科学、合理、有弹性的排班是很不容易的,因为不能忽视影响排班的因素。

1.医院特色

排班与人力编设有密切关系,卫计委在医院分级管理文件中规定各级人员编制的比例,但各医院的人力配置政策,没有按护理工作量和患者对护理需要考虑护理人员的编制人数,有的医院重视专科分工、新技术新业务的开展来进行人员编设。

2.护理模式

医院护理模式的不同也直接影响到排班方式,个案护理和责任制护理人力需求比功能制护理要多,在不同技术职务方面要求的人员数也不相同。

3.护理人员素质

护理人员的教育程度、工作能力、心理素质等都会影响其压力承受度和工作绩效。

4.部门的特殊性

医院监护病房、手术室、门诊部等均有本部门的特殊要求,无论在排班的方法或人员要求方面,均不同于一般病房。

5.不同工作时间

每天的护理工作量,以白天工作负荷最重,小夜班、大夜班逐渐减轻,在人员安排上也是从多到少;周末的护理工作量也比平时少,除有危重抢救患者外,所需护理时数增加而在排班时要考虑在内。

(三)护理人员的排班方法

1.排班类型

排班依照权利的归属主要分为以下几种。

(1)集权式排班:由部门主管、秘书负责排班。随着计算机的临床应用,护理人员排班亦可由电脑负责操作。此方式的最大优点是排班者能随时调整各单位的人数,避免忙闲不均;若护理人员生病,发生意外或患者需要改变时,易于调整;此外,这种方式也比较客观、公平。但是这种方式没有顾及护理人员的个别需要,易降低工作积极性或不能真正了解各单位的需求,而且这种方式否定了护士长的排班权力。

(2)分权式排班:由护士长排班。这种排班方式使基层护理管理者充分了解本单位的人力需求,依据患者的需要,合理考虑护理人员的愿望和特殊要求。但这种方式因护士长的职责范围限制,无法在更大范围内灵活运用人力资源,会碰到护理人员数量、质量与工作的矛盾。

(3)自我排班:由护理人员自行排班。Miller(1984 年)认为自我排班是护理管理者激励护理人员自主性和工作满意度最有效的方法之一。因为这种方式可以增强向心力,改善护理管理者和护理人员的合作关系,提高工作积极性,也可节省护士长排班时间。但自我排班要事先拟订排班规则,以满足患者需要和保证高质量的护理服务为前提。

2.排班方法

排班方法因医院组织结构、管理方式不同而异,护理人员的排班主要根据护理模式来确定。按目前多数医院护理人员的排班情况来介绍几种方法。

(1)周期性排班:将 24 h 内预定的上班时间做出规定,然后将各种班固定轮回,根据单位护理人员配置情况决定一个周期为多长时间,此方法的优点为减少排班所花费时间,护理人员获得公平而又可预知的休假时间,上班的护理人员相对固定。

(2)每日两班或三班制排班:一般每日分为两班或三班。三班为日班、小夜班、大夜班;两班为日班和夜班。

(3)上班时数的种类:每日上班时数可为 8 h 制、10 h 制或 12 h 制,各有优缺点。

(4)连续性排班模式:按照 24 h 时间连续排班的模式,如 APN 排班。近年来,国内各地区各级医院推行 APN 排班,总体思路是按 A 班(8:00～16:00)、P 班(16:00～0:00)、N 班(0:00～8:00)连续三班的原则安排班次,并对护士进行层级管理。APN 排班模式的改革,从护理安全和护理管理的角度来说是有一定优势的。

排班虽是基层护理管理者的一项基本工作,但却是显示护理管理者思想观念、管理能力的一种方式。

（楼晨雁）

第四节　护理人员的培训与考核

一、护理人员的培训

(一)护理人员培训的原则与内容

护理人员培训是护理人力资源管理的重要内容之一。它是指在完成护理专业院校基础教学后,为了培养合格的临床护理人才,而对在职护理人员进行的规范化培训。目的是使护理人员始终保持高尚的道德风格,不断提高专业工作能力和业务水平,以适应临床工作和学科发展的需要。

1.培训原则

(1)基本理论与临床实践相结合原则:理论是实践的先导,对于大多数护理人员,学习理论的目的是要解决临床护理问题,因此,要紧密围绕为患者服务和临床工作服务的原则设定培训内容。

(2)分类培训与因材施教相结合原则:要根据护理人员工作岗位职责要求不同分类进行培训;每个人的经历、能力、知识背景和理想与追求均不同,培训要有一定的灵活性、针对性,才能收到较好效果。并从培训对象的实际出发,同时考虑未来的发展方向和需要安排培训内容,因材施教。如对于工作和家庭负担较重的护理人员激励更为重要。

(3)基本素质和专科技能培养相结合原则:基本素质培养是提高护理质量的前提,是培养实事求是科学态度的有效措施,也是护理技术发展的基本要求。基本素质培训内容应包括政治思想、职业素质等。专科技术训练要求不断学习新理论和技术,加深对护理理论的理解,加强专科技术培训,培养具有扎实的专科理论知识和丰富的临床经验的技术骨干。

(4)一般培养和重点培养相结合原则:在普遍规范化培训和继续教育并行的基础上,选拔和重点培养优秀人才。

(5)当前需要和长远规划相结合原则:对护理人员的业务教育,不仅要考虑当前需要,还应根据专业发展趋势,结合本单位长远规划,制订培养计划,把当前需要和长远需要结合起来,全面安排。

2.培训的内容

培训的内容应该根据不同的工作性质、岗位要求和护士的学习需求确定。从专业技术培训方面应该考虑的内容有以下几方面。

(1)职业道德培训:主要包括护理道德、护理伦理、护理人员的行为规范与社会责任以及护理人员的素质要求等。

(2)护理基础理论和技能培训:主要指完成护理任务所必需的基本理论知识、护理操作技能,属于护士的基本功训练,也是专科护理的基础。

(3)专科护理理论和技能培训:为了适应医院拓展新业务、新技术的需要,护理人员还必须掌握专科护理理论知识及技能,这是成为既具有专科理论知识,又具有临床工作经验的护理人员的必备条件。

(4)护理管理、教学科研能力培训:一个合格的护理人员,不仅要能胜任本职护理工作,还应该具有现代护理管理能力、教学能力和科研能力,这是高素质护理人才必备的条件。

(5)外语交流能力培训:随着社会、经济的发展,对外交流的日渐增加,外语作为对外交流的工具其重要性日益突出。所以,护理人员必须掌握一门外语,以扩大国际交流,缩短我国与国外护理的差距。

(二)护理人员培训的方法

1.培训形式

面对复杂多变的环境和服务对象,护理人员需要不断接受教育和培训。培训不仅可以增加他们的护理专业知识,减少护理差错事故的发生,还可以提高工作积极性,为患者提供高水平的护理服务。常见的培训形式有以下几种。

(1)岗前培训:是护理专业毕业生上岗前的基础训练,训练内容分为公共部分和专科部分。公共部分由护理部统一制订计划,并组织实施;专科部分由各科室分别制订计划。并按计划逐项落实。新护士的岗前培训是一项重要的工作。通过岗前培训可帮助新护理人员进入角色。即从护生角色转换为护士角色;帮助其尽快熟悉医院环境;有利于新护士严格执行医院各项规章制度。使其很快地投入临床工作,成为一名合格的护理者。岗前培训时间较短,必须注意质和量两方面,帮助新护士树立工作信心,达到能尽快地独立开展护理工作的目的。岗前培训一般在新护士进院后1~2周集中进行,可以采用讲座、自学、参观、示范、练习等方式。

(2)规范化培训:是指在职护理人员在完成护理专业院校基础教育后,医院为进一步培养其成为临床护理人才,实施规范的护理专业化培训。培训内容包括职业素质、医德医风、临床操作技能、专业理论知识等,依据卫计委《临床护士规范化培训试行办法》中的大纲要求,不同层次毕业生的培训内容如下。

大学本科毕业生(毕业后1年):专业知识,巩固大学理论知识,学习有关专业的理论知识。阅读本学科进展状况资料,完成1篇综述或论文。专业技能,掌握本专业的各项操作技能,掌握常见病、多发病及一般急症患者的抢救配合及监护,独立运用护理程序为患者实施整体护理,正确书写护理病历,完成临床教学工作。

大学专科毕业生(分2个阶段)。①第一阶段(毕业后1年):专业知识,巩固学校期间学习的理论知识,学习大学本科护理专业教材;专业技能,熟练掌握基础护理操作技能,完成对常见患者的护理措施。②第二阶段(毕业后2年):专业知识,深入学习有关专业的理论知识,了解本学科进展情况,完成1篇综述或论文;专业技能,掌握本专业各项操作技能,掌握对危急重症患者的抢救配合及护理,能运用护理程序对患者实施整体护理,正确书写护理病历,完成临床教学工作;外语水平,借助辞典每小时能笔译2 000个印刷符号以上。

中专毕业生(分3阶段)。①第一阶段(毕业后1年):专业知识、巩固学校期间学习的专业理论知识,复习卫计委国家考试中心规定的护士执业考试内容,掌握护理程序的理论知识;专业技能,掌握各项基础护理技术操作,初步掌握本专科常见的护理操作及常见患者的护理;外语水平,熟记常用医用英语词汇。②第二阶段(毕业后2~3年):专业知识,完成本省、市卫生人员晋升教材中医学基础知识部分的复习内容,学习护理心理学、护理伦理学理论知识并运用于临床护理实践,了解本专科的进展状况;专业技能,熟练掌握各项基础护理技术操作,掌握本专科护理技术操作及各项护理常规,基本掌握本专科急、重症患者的抢救配合及病情观察。外语水平,借助于辞典阅读医用科普短文。③第三阶段(毕业后4~5年):专业知识,完成本省、市卫生人员晋升教材中全部专业知识内容,掌握本专科重症监护患者护理知识,能阅读大学专科或本科护理教材内容;专业技能,熟练掌握本专科各项护理技术操作,掌握重症监护病房常用仪器的使用和保养,能运用程序对患者实施整体护理,并能书写护理病历、完成对中专护生实习的带教工作。

(3)继续教育:卫计委继续医学教育委员会在《继续护理学教育试行办法》卫继委发(1997)第08号附件一中明确指出:"继续教育是指护理人员完成规范化专业培训后,以学习新理论、新知识、新技术、新方法为主的一种终身性护理学教育,目的是使护理人员在整个专业生涯中,保持高尚的医德医风,不断提高专业技术能力和业务水平,跟上护理学科的发展。"美国护士学会认为:"继续教育是有计划、有组织地为提高注册护士在护理服务、教育、管理、研究等方面的能力,提高其理论知识、操作技能和工作方法而安排的学习过程。"继续教育以护理人员的专科护理知识技能更新为特点,教育形式灵活多样,一般以短期培训和在职业余学习为主。主要的形式有讲座、疑难病例护理讨论、学术会议、发表论文等。

(4)护理管理人员的培训:医院的未来主要掌握在管理者的手中,管理者能否做出正确的决策是组织生存发展的第一步。因此,对管理人员的培训是十分迫切的任务。护理管理人才培训的主要目的是向护理管理人员提供管理岗位所必需的知识和技能,使管理人员的管理能力得以不断提高。

2.培训方法

护理人员培训方法多种多样,培训人员应根据医院自身的特点和条件、培训要求等因素进行选择。常用的培训方法有以下几种。

(1)讲授法:一种经典的教育培训方法。这种方法的优点是有利于受训人员较系统地接受新知识,利于教学人员控制学习进度,通过教学人员的讲解可以帮助学员理解有一定难度的内容,可同时对数量较多的人员进行培训。但这种方法也有局限性,就是讲授的内容具有强制性,受训人员不能自主选择学习内容;学习效果容易受教师水平的影响,没有反馈等。

(2)培训班:针对某一专题,开展集理论、操作于一体的短期培训,内容新颖,达到继续教育的目的。如急救护理、整体护理、护士长管理学习班等。

(3)演示法:是一种借助实物和教具通过实际示范,使受训者了解工作是如何完成的,如监护仪的使用。演示法的优点是感官性强,能激发学习者的学习兴趣;有利于加深对学习内容的理解,效果明显。局限性是适应范围有限,准备工作较费时。

(4)讨论法:是一种通过受训人员之间的讨论来加深学员对知识的理解、掌握和应用,并能解决疑难问题的培训方法。优点是参与性强,受训者能够提出问题,表达个人感受和意见;集思广益,受训者之间能取长补短,利于知识和经验交流;促使受训者积极思维,利于能力锻炼和培养。局限性是讨论题目的选择和受训者自身的水平将直接影响培训效果,不利于学员系统掌握知识。

二、护理人员的绩效考核

(一)绩效考核的概念

绩效考核(performance appraisal,PA)是护理管理者评价护理人员的工作表现、个人的优缺点,评价所设定的工作目标完成情况,进而采取预防和矫正措施,促使护理人员改进工作的一种方法。自从1970年美国最高法院决定以工作绩效考核为甄选、升迁、调职的依据以来,绩效考核已被广泛使用。医疗护理管理也普遍使用绩效考核来协助护理管理工作。护理人员绩效考核是对各级护理人员工作中的成绩和不足进行系统的调查、分析、描述的过程。护理人员绩效考核需要获得的信息包括被评价护理人员在护理工作中取得了哪些成果;取得这些成果的成本投入是多少以及所取得成果对组织的经济效益和社会效益带来多大影响。护理人员绩效考核是一个长期过程、连续的评价,在本质上是呈周期性的,它要求考核者要本着慎重的态度、尊重的心理去评价护理人员的工作表现、工作态度和行为、仪表与举止等。此外,如果护理人员和护理管理人员能够共同制定目标和标准,则更有助于护理人员目标的实现。

(二)绩效考核的原则

1.全面考核

对各级护理技术职称人员在政治上和业务上全面考核。包括政治、思想、道德品质、工作态度和专业知识水平、专业技术能力,进行全面的考核。

2.考核标准科学合理

护士绩效考核标准应根据工作本身来制订,即用以评价护理人员业绩的标准必须与其工作密切相关,否则考核将失去意义。

3.考核过程标准化

绩效考核的标准化有以下几层含义:首先,是指在同一负责人领导下从事同种工作的人,应使用同一考核方法对其进行评价;其次,是考核的间隔时间应该是基本相同的;再次,是定期安排所有人员的考核反馈会议和考核面谈时间;最后,是提供正式的考核文字资料,被考核人应在考核结果上签字;同时,在考核过程中尽量减少考核者的主观因素和个人臆断、按考核程序(确定目标、制订方案、实施方案、鉴定决策)进行,做到实事求是,公正合理地评价被考核人。

4.严格甄选考核者

护士绩效考核的责任应该由那些能直接观察到护士工作业绩典型样本的人来承担,通常这些人就是护士长。为了保证考核工作的可靠性和连贯性,护士长和参与考核的人员应接受甄选和培训。

5.结合面谈考核

无论护理管理人员工作如何繁忙,都要进行绩效考核面谈。因为面谈为考核提供了一个沟通交流、深入了解的极好机会。面谈一般包括 3 个方面的内容:①被考核人的工作业绩;②帮助被考核人确定改进工作的目标;③提出实现这些目标所采取措施的建议。

6.激励原则

通过绩效考核结果比较,使护理人员之间拉开距离以此作为医院人事或管理部门使用、晋升、奖惩和培训的依据。对工作出色的护理人员进行肯定奖励,实行成就激励,以巩固和维持组织期望的业绩;对工作表现不符合组织要求的护理人员进行适当的批评教育或惩罚,帮助建立危机意识,促进改进工作。

护理管理人员要把握上述原则,做到考核标准科学合理,考核过程公平、公正、公开,考核结果能反映实际绩效,才能对护理人员起到激励作用。

(三)绩效考核的内容

护理人员绩效是护理人员在护理活动中所做出的成绩和贡献,是其知识、才能、品德的综合反映。因此,要对护理人员进行全面、综合的考核、评价。按照中央组织部下发《关于实行干部考核制度的意见》,考核的内容包括德、能、勤、绩 4 个方面。

(1)德是人的精神境界、道德品质和思想追求的综合体现。包括政治思想品德和职业道德。主要体现在以下方面:①护士应热情工作,尊重每一位患者,不因社会地位、经济地位、个人特征、疾病性质不同而有差异;②护士的基本职责是服务于患者,满足患者的正常需求;③护士应为促进患者健康,为人民大众提高健康水平和维护患者的权利而奋斗;④护士应养成诚实、正直、慎独、上进的风格和沉着、机敏、严谨的工作作风;⑤护士应对个人的护理行为负责,努力为患者提供最佳的、最适宜的护理服务;⑥护士应参与建立、保持和提高有益于护理工作质量和患者安全的工作环境和工作程序;⑦护士应通过实践、教育、管理、学习等方式提高专业水平;⑧护士的使命是体现护理工作的价值,促进人类健康,护士应与其他卫生保健人员合作,为提高整个社会及人类的健康水平而努力。

(2)能是指人的能力素质,即认识世界和改造世界的能力。对能力的评估应在素质考察的基础上,结合其在实际工作中的具体表现来判断。一般包括操作能力、认识能力、思维能力、表达能力、研究能力、组织能力等。对不同的职位,在评估过程中应各有侧重。

(3)勤是指一种工作态度,它主要体现在护士日常工作表现上,如工作态度、事业心、责任心、组织纪律性上。

(4)绩是指工作人员的工作业绩,包括完成工作的数量、质量、效益。对绩的考评是对护理人员绩效评估的核心。

(四)绩效考核的方法

护理人员绩效考核的方法取决于绩效考核的目的。为了达到考核目的,考核方法必须具备一定的信度和效度。选择的考核方法应体现组织目标和考核目的,能较客观真实地反应护理人员的工作,考核方法简单有效且易于操作。目前运用的绩效考核方法主要有以下几种。

1.考核表法(绩效核对表)

考核表法是一种被广泛采用的绩效考核方法。其具体操作是根据评定表上所列出的指标,对照被考核人的具体工作进行判断并记录。评价护理人员所采用的指标一般有两类:一是与工作相关的指标,如工作量和质量;二是与个人特征相关的指标,如积极性、主动性、合作精神等。

2.评语法(行为特征评定法)

考核者对被考核者的情况以评语的方式写出,这是一种非正式的方法,主要以观察为基础,如可以观察被考核者的协调能力,对患者或其家属的影响能力等。该方法的优点是简单易行,缺点是带有主观成分,尤其是当上级对下级缺乏了解时,评价的效度和信度会降低。

3.评分法

根据护理人员岗位职责和操作技能的要求,设计出不同的分值进行评定。由考核者对被考核者评出不同的分数或等级。优点为容易测量、省时省力,缺点为有些考核项目常无法赋分值或等级。

4.目标管理法

管理者与护理人员共同制定工作目标,要求制定的目标具体、可测量和量化,以避免评价的主观性,管理者定时按目标进行考核,根据积分高低来考核其工作的情况。与此同时,双方定期讨论,修正完善目标标准。此方法的优点是因为护理人员参与了考核自己的工作,可以激励他们自我认识、自我控制的意识;且考核比较客观。缺点是制定目标和标准费时较长。

5.实绩记录法

实绩记录法是以被考核者实际工作情况的记录作为考核依据,通常是发放统一的表格,按时记录实绩,定期进行考核评价。

6.重要工作成效记录法

记录护理人员实际工作中的成效及重要差错、事故、事实。记录中对行为特征的描述较少。优点是促使评价者多接触下属,了解实际情况;缺点是需要评价者记录被评价者的每件有意义的工作,较费时间。

(五)护理人员绩效考核的意义

1.控制功能

对组织来说,考核为护理人员的职称晋升、奖惩、调配等提供依据;对个人来说,考核可以使护理人员牢记工作职责、工作程序,形成按规章制度办事的自觉性。

2.激励功能

考核能产生一种心理效应,起到激励、监督和导向的作用。对一个人工作的肯定和奖励能鼓舞其继续努力,也会使落后者奋起直追。

3. 开发功能

考核按已制订的标准进行,考核结果显示的不足之处,就是组织应当关注的护理人员培训的需求。护理管理者据此可以制订护理人员培训计划,提高护理人员素质。

4. 沟通功能

考核结束后,由护理管理者将考核结果反馈给护理人员,听取意见和建议,提供了领导和员工之间沟通的机会,有利于增进相互了解,解决护理管理中的问题。

对护理人员的晋升晋级、培训、人事调整、奖惩、留用解聘等方面做出人事管理决策,都是以绩效考核结果为依据的。对护理管理工作而言,采取有效的方法衡量医院护理人员的绩效是提高护理质量和管理效率的关键。

(楼晨雁)

第五节　护理风险管理

护理风险是指护理人员在临床护理过程中,如操作、处置、配合抢救等各个环节,可能会导致医院及患者各种损失和伤害的不确定性。医疗护理风险管理是指对患者、医护人员、医疗护理技术、药物、环境、设备、医疗护理制度与程序等风险因素进行识别、评价和处理的管理活动。临床上,有时极为简单或看似微不足道的护理活动都带有风险。

一、护理风险管理的意义

1. 护理风险管理水平关系到医患安全

护理风险是与护理安全相并存的概念,两者是因果关系,在护理风险系数较低的情况下,护理安全系数就较高,反之,护理安全系数就低。医疗护理活动可产生正反两方面截然不同的结果:一是使疾病向好的方向转化;一是向不好的方向转化。无论何种结果,均是因为多种风险因素作用于医疗护理活动而产生的。通过风险管理可以降低医疗护理活动中的风险,从而保障患者的安全。

2. 护理风险管理水平影响医院的社会效益和经济效益

护理风险管理不善,可使病程延长和医疗护理方法复杂化,物资消耗增加,提高医疗成本,增加患者经济负担,甚至医院还要付出额外的经济赔偿,会使医院的形象受到损害,影响医院的社会效益和经济效益。

3. 护理风险管理水平影响医院功能的有效发挥

做好护理风险管理除保障患者的身心安全外,还包括从事医疗护理及医学工程技术人员本身的健康与安全。如医疗场所被各种废弃物、放射线、各种有毒作用的药物和化学试剂等一些物质污染,会无形地对医护人员的健康构成危害,使医院功能的有效发挥受到影响。

4. 风险意识和管理水平直接影响医院和医护人员的自身安全

在医疗护理活动中如果医疗机构和医护人员因风险意识不强、管理不力发生医疗事故和医疗纠纷,医院及医护人员将承担风险,包括经济风险、法律风险、人身风险等。

二、护理风险管理的过程

护理风险管理的目的是使护理风险系数降到最低程度,保障患者与医护人员安全。护理风险管理包括以下 4 个阶段:风险识别、风险评价、风险处理及风险管理效果评价。这 4 个阶段周而复始构成风险管理的周期循环过程。

(1)风险识别:护理风险识别就是对潜在的和客观存在的各种护理风险进行系统地连续识别和分类,并分析产生护理风险事故的原因及过程。

(2)风险评估指在识别了可能出现的风险后,对各类风险发生的频率、损失程度,结合其他因素进行综合评价,得出风险事故发生的可能性及危害程度,确定危险等级,为采取相应的医疗风险管理措施提供决策依据。

(3)风险处理是针对经过风险识别、风险评估之后的风险问题采取措施。

(4)风险管理的效果评价是对风险管理手段的效益性和实用性进行分析、检查、评估和修正,为下一个周期的风险管理提供依据。评估风险管理效益的高低,主要看其能否以最小的成本取得最大的安全保障。

(周鲜玲)

第六节　护理安全管理

护理安全是指在实施护理过程中,患者不发生法律、法规允许范围以外的心理、机体结构或功能上的损害、障碍、缺陷或死亡,从广义的角度和现代护理管理的发展看,护理安全还应包括护士的执业安全,即在执业过程中不允许可承受范围之外的不良因素的影响和损害,安全的管理是护理管理的重点。

一、护理安全管理的重要性

1.影响护理质量

安全、有效的护理可促使患者疾病痊愈或好转,而护理不安全因素则使患者疾病向坏的方向转化,如病情恶化,甚至造成患者器官功能障碍或死亡。由此可见,护理安全管理与护理效果存在因果关系,护理安全产生高质量的护理效果。护理效果体现护理安全水平。

2.影响医院的社会效益与经济效益

护理不安全带来的后果,如出现护理差错或事故,不仅损坏医院在患者和公众心目中的形象,给医院的信誉造成负面影响,而且还增加医疗费用的支出及物资消耗,使医疗成本上升,增加患者经济负担和医院额外开支。

3.衡量医院的护理管理水平

护理管理是将护理工作的各个要素,如人员、技术、设备、信息等进行科学的计划、组织、控制、协调,使护理系统达到最优化运转,发挥最大功能,最终达到为患者提供最优质的护理,如果护理安全管理不到位,不安全因素得不到有效控制,就会给患者带来痛苦甚至伤残,达不到护理管理的目标,所以,护理安全是衡量医院护理管理水平的重要标志。

二、影响护理安全的因素

随着社会不断进步,医疗水平的不断提高,现代医疗护理日趋复杂,各种影响因素越来越多,其中最主要的有以下几方面。

1. 人员素质

个人素质是指护理人员思想素质、职业道德素质、心理素质、身体素质,当这些素质不符或偏离了护理职业的要求,就可能造成言语,行为不当或过失,给患者身心带来不安全的结果或不安全感。常见的现象:①劳动纪律差,离岗,脱岗;②服务态度差,言语冲撞;③有章不循,违反制度或技术操作常规;④缺乏同情心,不重视患者的主诉;⑤弄虚作假,不懂装懂;⑥发生错误不报告,不采取或不及时采取补救措施;⑦依赖陪护、护工及实习同学;⑧工作责任心差,观察不细、粗疏;⑨工作计划性不强,工作不按时或遗漏;⑩注意力分散,错误用药或错误执行医嘱;⑪情感受挫、情绪波动或失控;⑫疲劳、疾病。

2. 技术因素

业务知识缺乏,经验不足,技术水平低或不熟练,操作失误或操作错误等均可给患者造成不良后果。常见的现象:①新药品种多,更新快,护士对药物的用途、不良反应不明;②对一些新的医疗产品的认识不够,使用错误或考虑不周;③专业理论知识缺乏,对病情观察不细致、不周到、不及时,记录不详细;④对急救设备不会使用,使抢救不得力;⑤技术操作不熟练,延误抢救。

3. 管理因素

管理不严或失控是影响护理安全的重要因素。常见的现象:①思想工作薄弱,教育不落实;②制度不健全、措施不得力、监控不严;③不重视业务技术培训,业务技术水平差;④护理管理人员对患者中存在的不安全因素缺乏预见性,未采取措施或措施不及时;⑤护理人员严重不足、配置不合理,超负荷工作或分工协调不当。

4. 物质因素

护理物品、设备与药品是构成护理能力的重要组成部分,质量好坏直接关系到护理技术的正常发挥,影响护理效果,形成护理不安全的因素。常见的现象:①药品质量差、失效、变质;②护理药品数量不足、质量不好;③设备性能不好,不配套,如电源失灵,给微泵输液的患者造成不良后果。

5. 环境因素

环境隐患因素是指患者住院期间的生活环境安全。常见的现象:①医院的基础设施、病区物品配备和放置存在的不安全因素,如地面过滑引致跌伤,床旁无护栏造成坠床,热水瓶放置不当致烫伤;②环境污染所致的隐性不安全因素,如因隔离消毒不严造成的院内感染,危险品管理及使用不当也是潜在的不安全因素,如氧气的管理;③病区的治安问题,如防火、防盗、防止犯罪活动等。社会环境中,患者的经济状况、家庭及社会对患者的关心度对患者的情绪构成影响。

6. 患者因素

护理是一项护患双方共同参与的活动,护理活动的正常开展有赖于患者的密切配合与支持。患者的心理素质,对疾病的认识及承受能力,将影响患者的情绪,进而影响患者的行为及医嘱的依从性,形成护理安全隐患。

三、医院护理安全管理策略

1.加强教育,提高护理安全认识

护理人员对护理安全重要性的认识是做好护理安全工作的前提。因此,应对全体护理人员进行经常性安全教育,树立"安全第一"的意识,增强其保证护理安全的自觉性。第一,应注意规章制度的学习,使护理人员明确规章制度是护理安全的保证;第二,应和职业道德教育相结合,使护理人员明白护理安全是职业道德的基本要求,自觉地按职业道德的要求,全心全意,以高度的责任感做好护理安全工作,防范护理质量缺陷的发生;第三,要加强对护理法规的学习,护理安全与法律、法规有着密切的关系,护理人员应自觉守法,防范由于法制观念不强而造成的护理质量缺陷。

2.建立护理安全监控机制

①明确责任,实行"护理部、科护士长、病区护士长"三级目标管理责任制,各级护理人员明确分工,定期检查,分析实际情况,发现隐患,及时控制;②建立健全各项规章制度,落实安全管理制度是有效防范护理缺陷的重要措施,因此,应建立健全安全管理制度,如交接班制度、差错事故登记报告制度、分级护理制度、查对制度、抢救工作制度、消毒隔离制度、健康教育制度、病房管理制度、药品管理制度、陪护探视制度等,各级护理管理人员要严格要求、严格管理,促进安全管理制度的落实,使护理安全工作走上制度化、标准化、规范化的道路;③坚持预防为主,重视事前控制,做到"三预、四抓、两超",即预查、预想、预防,抓易出错的人、时间、环节、部门,超前教育、超前监督;④把好物品采购关,护理用品质量对防止护理缺陷,保证护理安全具有重要作用,在采购护理物品时应检查物品质量、性能是否符合要求,能否对患者和操作人员构成潜在危险,检查物品有无商标、厂址、合格证书等,以防购入假冒伪劣商品。

3.提高护理人员素质,合理配置人力资源

加强护理人员专业理论技术培训,如不断完善各种操作规程和护理常规,对专科开展的新项目及新技术应及时制定护理常规,定期进行专业培训,不断提高护理人员的专业技术和理论水平,同时要合理配置护理人力资源,使护理人员数量适宜,各类职称、各种层次的护理人员比例适当,避免由于人员素质低、人力配备不足引起的安全隐患的发生。

(周鲜玲)

第七节 护理质量管理的基本方法

一、质量管理的基本工作

进行质量管理工作必须具备的一些基本条件、手段和制度,是质量管理的基础。护理质量管理也不例外。

首先,要重视质量教育,使全体人员树立"质量第一"的思想。质量管理教育包括两个方面:一是技术培训,二是质量管理的普及宣传和思想教育。通过教育要达到以下目的:①克服对质量管理认识的片面性,进一步理解质量管理的意义,树立质量管理人人有责的思想;②使每个护理人员掌握有关的质量标准、管理方法和质量管理的工具,如会看图表等;③使全体人员弄清质量管理的基本概念、方法及步骤。

除进行质量管理教育外,还要建立健全质量责任制,即将质量管理的责任明确落实到各项具体工作中,使每个护理人员都明白自己在质量管理中所负的责任、权力、具体任务和工作关系,在其位,任其责,形成质量管理的体系,并与奖惩制度联系起来。

二、质量管理的工作循环

全面质量管理保证体系运转的基本方式是以 PDCA(计划-实施-检查-处理)的科学程序进行循环管理的。它是 20 世纪 50 年代由美国质量管理专家戴明根据信息反馈原理提出的全面质量管理方法,故又称戴明循环。

(一)PDCA 循环的步骤

PDCA 循环包括质量保证系统活动必须经历的四个阶段八个步骤,其主要内容如下所示。

1. 计划阶段(plan)

计划阶段包括制订质量方针、目标、措施和管理项目等计划活动,在这阶段主要是明确计划的目的性、必要性。这一阶段分为四个步骤:①调查分析质量现状,找出存在的问题;②分析影响质量的各种因素,查出产生质量问题的原因;③找出影响质量的主要因素;④针对主要原因,拟定对策、计划和措施,包括实施方案、预计效果、时间进度、负责部门、执行者和完成方法等内容。

2. 执行阶段(do)

执行阶段是管理循环的第五个步骤。它是按照拟定的质量目标、计划、措施具体组织实施和执行,即脚踏实地按计划规定的内容去执行的过程。

3. 检查阶段(check)

第三阶段即检查阶段,是管理循环的第六个步骤。它是把执行结果与预定的目标对比,检查拟定计划目标的执行情况。在检查阶段,应对每一项阶段性实施结果进行全面检查、衡量和考查所取得的效果,注意发现新的问题,总结成功的经验,找出失败的教训,并分析原因,以指导下一阶段的工作。

4. 处理阶段(action)

处理阶段包括第七、八两个步骤。第七步为总结经验教训,将成功的经验加以肯定,形成标准,以便巩固和坚持;将失败的教训进行总结和整理,记录在案,以防再次发生类似事件。第八步是将不成功和遗留的问题转入下一循环中去解决。

PDCA 循环不停地运转,原有的质量问题解决了又会产生新的问题,问题不断产生而又不断解决,如此循环不止,这就是管理不断前进的过程。

(二)PDCA 循环的特点

(1)大环套小环,互相促进:整个医院是一个大的 PDCA 循环,那么护理部就是一个中心 PDCA 循环,各护理单位如病房、门诊、急诊室、手术室等又是小的 PDCA 循环。大环套小环,直至把任务落实到每一个人;反过来小环保大环,从而推动质量管理不断提高。

(2)阶梯式运行,每转动一周就提高一步:PDCA 四个阶段周而复始地运转,而每转一周都有新的内容与目标,并不是停留在一个水平上的简单重复,而是阶梯式上升,每循环一圈就要使质量水平和管理水平提高一步。PDCA 循环的关键在于"处理这个阶段",就是总结经验,肯定成绩,纠正失误,找出差距,避免在下一循环中重犯错误。

(三)护理质量的循环管理

护理质量管理既是一个独立的质量管理系统,又是医院质量管理工作中的一个重要组成部分,因此,它是在护理系统内不同层次上的循环管理,也是医院管理大循环中的一个小循环。所以,护理质量循环管理应结合医院质量管理工作,使之能够纳入医院同步惯性运行的循环管理体系中。

我国大多数医院在护理管理中实施计划管理,即各层次管理部门有年计划、季计划、月安排、周重点,并对是否按计划达标有相应的检查制度及制约措施。

各护理单元及部门按计划有目的地实施,护理各层管理人员按计划有目的地检查达标程度,所获结果经反馈后及时修订偏差,使护理活动按要求正向运转。具体实行时可分为几个阶段:①预查:以科室为单位按计划、按质量标准和项目对存在的问题进行检查,为总查房做好准备;②总查房:护理副院长、护理部主任对各科进行检查,现场评价,下达指令;③自查:总查房后,科室根据上级指令、目标与计划和上月质量管理情况逐项分析检查,找出主要影响因素,制订下月的对策、计划、措施;④科室质量计划的实施:科室质量计划落实到组或个人,进行PDCA循环管理。这种动态的、循环的管理办法,就是全面管理在护理质量管理中的具体实施,对护理质量的保证起了重要作用。

(楼晨雁)

第八节　护理质量评价

一、评价的目的与原则

(一)目的

(1)衡量工作计划是否完成,衡量工作进展的程度和达到的水平。

(2)检查工作是否按预定目标或方向进行。

(3)根据实际提供的护理数量、质量,评价护理工作需要满足患者的程度、未满足的原因及其影响因素,为管理者提高护理管理质量提供参考。

(4)通过评价工作结果肯定成绩,找出缺点和不足,并指出努力的方向。也可以通过比较,选择最佳方案来完成某项工作。

(5)检查护理人员工作中实际缺少的知识和技能,为护士继续教育提供方向和内容。

(6)促进医疗护理的质量,保障患者的权益。

(7)确保医疗设施的完善,强化医疗行政管理。

(二)原则

1.实事求是的原则

评价应建立在事实的基础上,将实际执行情况与原定的标准和要求进行比较。这些标准必须是评价对象能够接受的,且在实际工作中可以测量的。

2.可比性的原则

评价与对比要在双方水平、等级相同的人员中进行,制订标准应适当,标准不可过高或过低。过高的标准不是每位护士都能达到的。

二、护理质量评价的内容

（一）护理人员的评价

护士工作的任务和方式是多样化的，因此在评价时应从不同的方面去进行，如护士的积极性和创造性、完成任务所具备的知识基础、与其他人一起工作的协作能力等。对护士经常或定期地进行评价，考察护理工作绩效，为护理人员的培养、职称的评定、奖罚提供依据。

一般从人员素质、护理服务效果、护理活动过程的质量或将几项结合起来进行评价。

1.素质评价

从政治素质、业务素质、职业素质三个方面来综合测定基本素质，从平时的医德表现及业务行为看其政治素质及职业素质；从技能表现、技术考核成绩、理论测试等项目来考核业务素质。方法可用问卷测评方式或通过反馈来获得综合资料，了解护士的基本情况，包括他们的道德修养、积极性、坚定性、首创精神、技能表现、工作态度、学识能力、工作绩效等素质条件。

2.结果评价

结果评价是对护理人员服务结果的评价。由于很多护理服务的质量不容易确定具体目标，评价内容多为定性资料，不易确定具体的数据化标准，所以结果评价较为困难。并且在评价后，只能告诉护理人员是否达到了目标，并不能告诉他以后怎样去达到目标，因此应采用综合方法进行评价，以求获得较全面的护理人员服务质量评价结果。通过信息反馈，指导护理人员明确完成护理任务的具体要求和正确做法。

3.护理活动过程的质量评价

这类评价的标准注重护士的实际工作做得如何，评价护理人员的各种护理活动，如某医院病室对主班护士任务的执行情况进行评价。

这种评价的优点是给工作人员以具体的标准、指标，使评价对象知道如何做才是正确的，有利于护理人员素质和水平的提高。不足之处是费时间，且内容限制在具体任务范围之内，比较狭窄，对人的责任评价范围小，只能评价护理人员在具体岗位上的工作情况。

4.综合性评价

即用几方面的标准综合起来进行评价，凡与护理人员工作结果有关的活动都可结合在内，如对期望达到的目标、行为举止、素质、所期望的工作结果和工作的具体指标等进行全面的考核与评价。

（二）临床护理质量评价

临床护理质量评价，就是衡量护理工作目标完成的程度，衡量患者得到的护理效果。临床护理质量评价的内容有以下几方面。

1.基础质量评价

基础质量评价着重评价进行护理工作的基本条件，包括组织机构、人员素质与配备、仪器、设备与资源等。这些内容是构成护理工作质量的基本要素。具体评价以下几个方面。

(1)环境：各护理单位是否安全、清洁、整齐、舒适。

(2)护理人员的素质与配备：是否在人员配备上做出了合适的安排、人员构成是否适当、人员素质是否符合标准等等。

(3)仪器与设备：器械设备是否齐全、性能完好情况、急救物品完好率、备用无菌注射器的基数以及药品基数是否足够等。

（4）护理单元布局与设施：患者床位的安排是否合理、加床是否适当、护士站离重患者的距离有多远等。

（5）各种规章制度的制订及执行情况，有无各项工作质量标准及质量控制标准。

（6）护理质量控制组织结构：可根据医院规模，设置不同层次的质控组织，如护理部质控小组、科护士长质控小组、室护士长质量控制小组。

2. 环节质量评价

主要评价护理活动过程中的各个环节是否达到质量要求。

（1）是否应用护理程序组织临床护理活动，向患者提供身心整体护理。

（2）心理护理，健康教育开展的质量。

（3）是否准确及时地执行医嘱。

（4）病情观察及治疗效果的观察情况。

（5）对患者的管理如何，如患者的生活护理、医院内感染等。

（6）与后勤及医技部门的协调情况。

（7）护理报告和记录的情况。

此外，也可按三级护理标准来评价护理工作的质量。在环节质量的评价中，还常用定量评价指标来评价护理工作质量，其具体内容如下。

（1）基础护理合格率。

（2）特护、一级护理合格率。

（3）护理技术操作合格率。

（4）各种护理表格书写合格率。

（5）常规器械消毒灭菌合格率。

（6）护理管理制度落实率。

3. 终末质量评价

终末质量评价是评价护理活动的最终效果，是从患者角度评价所得到的护理效果与质量，是对每个患者最后的护理结果或成批患者的护理结果进行质量评价。

终末评价的选择和制订是比较困难的，因为影响的因素比较多，有些结果不一定能说明护理的效果，如伤口愈合率与治愈率的高低不一定完全是护理的结果。根据现代医学模式，护理结果的评价应当包括患者的生理、心理、社会、精神等各个方面。

将上述三个方面相结合来进行评价，即综合评价，能够全面说明护理服务的质量。评价结果所获的信息经反馈纠正偏差，达到质量控制的目的。

三、护理质量的评价方法

（一）建立健全质量管理和评价组织

质量管理和评价要有组织保证，落实到人。

（二）加强信息管理

信息是计划和决策的依据，是质量管理的重要基础。护理质量管理要靠正确与全面的信息，因此应注意获取和应用信息，对各种信息进行集中、比较、筛选、分析，从中找出影响质量的主要的和一般的、共性的和特性的因素，再从整体出发，结合客观条件做出指令，然后进行反馈管理。

（三）采用数理统计指标进行评价

建立反映护理工作数量、质量的统计指标体系,使质量评价更具有科学性。在运用统计方法时,应注意统计资料的真实性、完整性和准确性,注意统计数据的可比性和显著性。应按照统计学的原则,正确对统计资料进行逻辑处理。

（四）常用的评价方式

常用的评价方式有同级间评价、上级评价、下级评价、服务对象评价(满意度)、随机抽样评价等。

（五）评价的时间

评价的时间可以是定期的检查与评价,也可以是不定期的检查与评价。定期检查可按月、季度、半年或一年进行,由护理部统一组织全面检查评价。但要注意掌握重点问题、重点单位。不定期检查评价主要是各级护理管理人员、质量管理人员深入实际,随时按质量管理的标准进行检查评价。

四、临床护理服务评价程序

评价工作是复杂的活动过程,也是不断循环的活动过程。一般有如下步骤。

（一）确定质量评价标准

1.标准要求

理想的标准和指标应详细说明所要求的行为或成果,将其存在的状况、程度和应存在的行动或成果的数量写明。制订指标的要求:①具体(数量、程度和状况);②条件适当,具有一定的先进性和约束力;③简单明了,易于掌握;④易于评价,可以测量;⑤反映患者需求与护理实践。

2.制订标准时要明确

①建立标准的类型;②确定标准的水平是基本水平或最高水平;③所属人员参与制订,共同确定评价要素及标准;④符合实际,可被接受。标准是衡量事物的准则,是医疗护理实践与管理实践的经验总结,是经验与科学的结晶。只有将事实与标准比较之后,才能找出差距,评价才有说服力。

（二）收集信息

收集信息可通过建立汇报统计制度和制订质量检查制度来进行。对护理工作数量、质量的统计数字应及时准确,做好日累计、月统计工作。除通过统计汇报获得信息外,还可采用定期检查与抽查相结合的方式,将检查所收集到的信息与标准对照,获得反馈信息,计算达标程度。

（三）分析评价

应反复分析评价的过程,如分析:①评价标准是否恰当、完整,被评价者是否明确;②收集资料的方式是否正确、有效,收集的资料是否全面,能否反映实际情况;③资料与标准的比较是否客观;④所采用的标准是否一致,等等。

（四）纠正偏差

将执行结果与标准对照,分析评价过程后找出差距,对评价结果进行分析,提出改进措施,以求提高护理工作的数量与质量。

五、评价的组织工作

(一)评价组织

在我国,医院一般是在护理部的组织下设立护理质量检查组,作为常设机构或临时组织。由护理部主任(副主任)领导,各科、室护士长参加,分项(如护理技术操作、理论、临床护理、文件书写、管理质量等)或分片(如门诊、病区、手术室等)检查评价。多采用定期自查、互查互评或上级检查方式进行。

院外评价经常由上级卫生行政部门组成,并联合各医院评价组织对医院工作进行评价。其中护理评审组负责评审护理工作质量。

(二)临床护理服务评价的注意事项

1.标准恰当

制订的标准恰当,评价方法科学、适用。

2.防止偏向

评价人员易产生宽容偏向,或易忽略某些远期发生的错误,或对近期发生的错误比较重视,使评价结果发生偏向,应对此加以克服。

3.提高能力

为增进评价的准确性,需提高评价人员的能力,必要时进行培训,学习评价标准、方法,明确要注意的问题,使其树立正确的评价动机,以确保评价结果的准确性与客观性。

4.积累资料

积累完整、准确的记录以及有关资料,既能节省时间,便于查找,又是促进评价准确性的必要条件。

5.重视反馈评价

会议前准备要充分,会议中应解决关键问题,注意效果,以达到评价目的。评价结果应及时、正确地反馈给被评价者。

6.加强训练

按照标准加强对护理人员的指导训练较为重要。做到平时按标准提供优质护理服务质量,检查与评价时才能获得优秀结果。

(楼晨雁)

第十五章　护理教学

第一节　护理教学目标

护理教学目标是护理教学活动的出发点和归宿。要保证护理教学取得预期的成功，首先必须提出明确而切实的教学目标，并紧紧围绕既定的目标开展教学活动。因此，很有必要对之进行比较深入的探讨。

一、护理教学目标的概念

护理教学目标是设计、实施和评价护理教学的基本依据，它贯穿于整个护理教学过程的始终。护理教学目标是师生通过护理教学活动预期达到的学习结果或标准。具体体现在护理教学活动结束之后，学生在护理知识、技能和态度等方面的变化。教学目标对教师而言，它是教授的目标；对学生而言，它是学习的目标。理想的教学目标应该是教授目标和学习目标的统一体。

二、布卢姆教学目标分类理论

布卢姆是美国芝加哥大学的教授。他的教育目标分类理论在教学目标分类理论领域具有深远的影响。布卢姆和他的同事们采用行为目标的形式来表述，将教学目标分为三大领域，即认知领域、情感领域和动作技能领域，每一个领域内的系列目标都遵循由简单到复杂、从低级到高级的顺序表述。

（一）认知领域

按认知技能从简单到复杂的顺序排列，分为六个层次。

1. 知识

知识指识记所学的材料。包括特定事物的知识，专门术语的知识，一般概念、方法、过程、形式、结构、背景等知识，某一学科领域中普遍原理与抽象概念的知识，应用原理与概括的知识，理论与结构的知识等。这一层次要求训练学生最基本的记忆能力。

2. 理解

理解指理解学习材料的意义。这一层次要求训练学生的理解能力，可借助三种形式表明学生是否理解，即转化、解释和推断。理解水平的目标要求学生不仅要记忆知识，而且能理解、解释知识。

3. 应用

应用指将所学知识运用于新的情境。包括规则、方法和概念等的运用。应用水平的目标要求学生会应用所学的知识，是教学中极其重要的目标。

4. 分析

分析指对材料的构成部分、各部分相互关系及解决问题步骤的分析能力。分析水平的目标要求学生能够对事实、观点、假设或判断进行分析,从而进行比较和对比。它是知识、理解、应用等能力的复合体现。

5.综合

综合指将所学的知识综合起来,使之成为新的整体的能力。综合是一种组织能力,即重组知识于新的整体。综合水平的目标要求学生能融会贯通地掌握知识,并能超越给定的信息,独立解决新问题。

6.评价

评价指对学习材料做出价值判断,评价水平是认知技能的最高层次,包括依据内在证据的评价和依据外部标准的评价。包含了以上五种能力要素,要求学生创造性地对客观事物进行判断、权衡、检验和分析。

(二)动作技能领域

布卢姆在创立教育目标分类时仅意识到这一领域的存在,未制订出具体目标层次。美国学者格兰隆德和塞勒等人将动作技能领域教学目标划分为六个层次。

1.知觉

知觉指运用感官获得技术上的知觉经验,领会操作信息、指导动作。可分为感觉刺激、线索选择、转化三个亚层次。

2.准备

准备是学生在观察教师示范时所产生的强烈的学习欲望,而想直接完成某动作,即为适应某种动作技能的学习做好心理上、生理上和情绪上的准备。如了解动作的难度、要领及流程,以便练习。

3.模仿

模仿指在教师指导下,学生能尝试完成模仿行为。

4.重复练习

重复练习指学习者能按程序步骤完成动作操作,不需要指导,能独立操作,并根据需要选择方法和用物。

5.娴熟

娴熟指能熟练地完成全套动作技能,并能恰到好处地应用,如熟练地完成无菌技术操作。

6.创新

创新指能创造新的动作模式以满足具体环境、条件等的需要,且能独具创意。

(三)情感领域

情感领域的教学目标以美国学者克拉斯沃尔为首于1964年提出,分为五个层次。

1.接受

接受指对特定的事件、现象或活动的感受,是道德或情感教学时,引发学生学习动机,集中注意力阶段。

2.反应

反应指参与或主动参与某事或某活动,可分为默认、愿意反应和满意几方面。

3.价值判断

价值判断指认识到某一事物、行为的价值,在行为上可表现出一定的坚定性。这一阶段,是教学生如何评价教学内容。

4.价值的组织

价值的组织指将不同的价值观念重构成内在一致的价值观念系统。价值的组织表现在价值的概念化和价值系统的组织化两个方面。

5.价值定型

价值定型指个人的价值观、信念及态度等应该形成和谐的系统，内化为个性的一部分，可分为组合化和性格化两个方面。

（张淑敏）

第二节 护理教学过程

一、概述

教学过程是在一定教育的规范下，教师的教和学生的学共同组成的一个复杂过程。在教学过程中，要建立科学的教学原则，组织合理的教学活动，选择适当的教学方法和实现预期的教学目的，就必须全面认识教学过程，遵循教学过程的原则。

（一）护理教学过程的概念

护理教学过程是护理教师和护理学生为完成护理教学任务，以课程内容、教学手段为中介开展共同活动的过程，是使学生掌握护理学专业知识体系及基础护理操作技能，形成独立从事护理工作能力的过程。

（二）护理教学过程的构成要素

构成护理教学过程的基本要素：护理教师、学生、教学内容和教学手段，它们之间有着内在的、必然的联系。在护理教学过程中，教师起主导作用。教学中，教学内容、教学方式如何选择，主要由他们决定。他们是护理教学活动的组织者和实施者。为此，护理学教师必须明确教学目标、熟悉内容、了解学生，善于处理好教学内容、教学手段和学生之间的关系，并善于发挥自己的教学专长。学生在护理教学过程中是学习的主体。学生如何学习，由其自身抉择。学生只有积极主动参与教学过程，才能提高理解和加工知识信息的能力，实现知识和能力的转化。教学内容是护理学教师对学生施加影响的主要信息，可见，教学内容的选择和编排必须合理，而且具有可接受性与可传递性。教学手段则是教师有效地传递信息、提高教学效率的重要保证。

二、教学过程的性质

护理教学过程从本质上来说是一种有组织的认识过程。在这个过程中主要是通过知识的传递和掌握来促进学生的发展。它是学生在教师指导下的一种认识过程，是认识过程的一种特殊形式，即除了具有一般认识过程的共通属性外，还具有特殊性。

（一）学生的认识主要是系统地学习间接知识的过程

在护理教学过程中，学生主要是掌握护理实践科学文化知识，并以此为中介来间接地认识客观世界。这种知识，就人类认识总体而言是已知的，被实践证明了的，对学生而言却是未知的、间接的。学生的认识过程不受时间、空间的限制，从而大大提高了学生认识的起点，缩短了对客观世界的认识过程,使之在相对较短的时间内达到现代社会需要的认识水平。

(二)学生的认识活动是在教师指导下进行的

护理学教师根据护理教育目标,遵循护理教育规律,借助各种教学环境(包括课堂、实验室、教学医院、社区卫生服务中心),运用各种专门制作的教具、模型、标本,以及录像、多媒体课件等,采取各种有效的学习形式(课堂教学、实验、临床见习、生产实习),选择恰当的教学方法,为学生迅速、大量掌握护理科学知识和发展护理技能提供重要的保证。在教师的指导下,学生的认识过程具有明确的指向性,是一种简约的认识过程。

(三)学生的认识过程是德、智、体、美全面发展过程

护理学教师在教授知识、技能的同时,一定会对学生思想道德的形成产生广泛而深远的影响。各种教材中反映的知识体系不仅包含人类传承与创新的文化,还蕴含着正确的价值观与科学的世界观,具有伦理、美学等多方面的教育价值。学生在掌握科学知识的同时,他们的情感、意志、个性等也在形成发展中。这是一个以认识为基础的德、智、体、美全面发展的过程,比单纯的认识过程更加复杂、丰富和深刻。

三、学生掌握知识、技能的基本阶段

护理教学过程的基本阶段是根据认识论和学生掌握知识、技能的心理活动过程来划分的。每一个阶段都应启发学生思维,提高掌握知识的效率。

(一)感知教学内容

学生要掌握的知识是他人的实践经验总结,要理解和掌握这些知识,必须以感性认识为基础,逐步发展为理性认识。如果学生感性认识丰富,表象生动,理解书本知识就相对容易,否则学生对所学概念就会感到抽象,难以理解。

指引学生感知教学内容,获得与之有关的感性认识的方式很多,包括以下方面。

(1)提供直观的感性材料,如直观教具、实验、演示、参观、临床见习等。

(2)向学生提出问题和要求,如撰写实验报告等,引导学生有目的地观察,培养观察能力。

(3)运用生动的语言形象描述,唤起学生对已有的表象和经验的回忆。

(4)通过复习已学过的基础知识,促进新旧知识连接,引发丰富联想,产生新的表象。

理解书本知识必须以感性知识为基础,因为"只有感觉到的东西,才能更好地理解它",但并不是要求每节课都从感知具体事物开始,而应根据学生实际发展水平确定。

(二)理解教学内容

学生在感知教学内容的基础上,逐步对教材进行理解和概括,形成科学概念,这是教学过程的中心环节。因为只有理解教学内容,才能深入了解事物的本质,把握客观过程的规律。

学生理解教学内容是一个复杂的思维发展过程。为了使学生正确地进行思维,将书本知识与感性知识结合起来,转化为自己的精神财富,护理学教师应做到以下方面。

(1)了解学生思维发展过程及规律,科学安排教学进程,提高课堂教学质量。

(2)恰当选择感性材料,善于运用典型案例揭示事物的特征,并注意举一反三,引导学生用已有知识去分析新问题。

(3)善于运用比较、分析和综合、概括和演绎等方法,引导学生发现问题、分析问题、检验假设,并培养学生的逻辑思维能力。

(4)要注意给概念以精确定义,并注意纠正学生已有的、与科学概念不相符的生活概念,以

形成科学的概念体系。如日常将所说的"开刀",转换为医学术语"手术"。

(三)巩固知识

学生学习书本知识要转化为自己的精神财富,必须经过知识的巩固。学生只有牢牢记住所学知识,才能顺利地掌握新知识,灵活地运用已有的知识。巩固知识是教学过程中重要的环节,没有知识的巩固过程,则如同竹篮打水一场空。为帮助学生巩固知识,护理教学中应注意以下方面。

(1)研究遗忘的规律,减少遗忘,及时复习,培养学生良好的记忆能力。

(2)引导学生在理解的基础上记忆,将意义记忆和机械记忆结合起来,提高记忆效果。

(3)科学地组织学习材料,便于学生理解记忆。

(4)指导学生掌握记忆的方法,如运用多通道协同记忆方法,养成边阅读、边理解、边记忆或用自己的语言复述知识的习惯,提高学习效果。

(四)运用知识

掌握知识的最终目的是应用知识,解决实际问题。学生通过运用知识,可以形成技能、技巧,还可以检验所学知识,丰富直接经验,使知识内化到已有的知识结构中。同时,进一步巩固知识,提高分析问题、解决问题的能力,运用知识,需要充分调动学生主观能动性,进行反复练习和实际操作。

因此,在护理教学中应注意以下几点。

(1)根据教学要求,精心设计组织多种形式的教学实践活动,并逐步加深内容,循序渐进,提高难度。

(2)明确教学实践、练习目的和要求,调动学生参与实践的积极性。

(3)适当组织综合性强的社会实践活动,以提供综合运用知识、展示学生才智的机会。

(4)对活动的过程实时监控,帮助学生改正缺点,并培养学生自己安排活动,自己检查实践结果的习惯与能力。

(五)评价学习效果

在护理教学中,可采用过程评价和结果评价等方法,对学生掌握护理知识与技能的情况进行检查。护理学教师在教学过程中,要通过过程评价,随时了解学生对知识的理解与技能掌握情况,及时调整教学内容、方法、进度;另外,通过结果评价,即在完成一定的教学量之后进行专门检查,了解学生知识掌握与能力发展情况,以便改进教学,提高教学质量。此外,为了提高学生自学能力,教师还应注意培养学生对所学知识的自我检查能力和习惯。

教学过程各阶段都有各自具体的教学任务和独特功能。它们既相互区别又相互联系,并不是每堂课都要体现这五个阶段,也不是每堂课都要遵循五个阶段的顺序。应根据教学对象的实际和学科知识本身的特点,灵活掌握。

四、教学过程中应处理好的几种关系

护理教学过程是护理教学双方为完成护理教学任务,以教学内容、教学手段为媒介开展共同活动的过程,教师、学生、教学内容和教学手段,在护理教学过程中有着内在的、必然的联系。因此,处理好他们之间的关系,是进行有效教学所必需的。

(一)间接经验与直接经验的关系

在护理教学过程中,学生的认识无外乎两个方面:一方面是获取直接经验,即学生亲自活动获得的知识;另一方面是获取间接经验,即前人的知识成果。正确处理这对关系,应该做到以下两点。

(1)学生学习知识必须以间接经验为主。人类知识的发展与丰富是不断地传承与创新的结果。任何知识都是直接经验开始的;而人类知识的获得途径,又主要是接受他人的认识成果,即间接经验。随着认识的发展,作为新生一代的学生在有限的活动范围和生命时限内,无论如何努力,也不可能只凭直接经验认识世界。他们要在短时间内掌握系统的科学文化知识、护理学专业知识和技能,达到专业现有的科学认识水平,并继续攀登科学文化新高峰,就必须以学习间接经验为主。

(2)学习间接经验必须有直接经验做补充。在护理教学过程中,学生仅掌握书本知识是不够的,现成的书本知识,一般表现为抽象的概念、原理、规律等,学生要把这种书本知识转化为自己能理解、运用的东西,必须有一定的直接经验、感性知识做基础,只有把直接经验与间接经验结合起来,感性知识与理性知识结合起来,学生才能获得运用知识于实际的能力,从而真正掌握完全的知识。陶行知先生做过一个精辟的比喻:"接知如接枝。"他说:"我们必须有从自己的经验里发生出来的知识做根,然后别人的相类似的经验才能接得上去。倘若自己对于某事毫无经验,我们决不能了解或运用别人关于此事之经验。"因此,在护理教学过程中,要创造条件为学生增加学习新知识所必需的感性认识,如课堂举例、观看录像、临床见习等,促进学生把个人的已有经验、知识或现实获得的感性认识与所学的新知识联系起来,提高护理教学质量。

(二)知识掌握与能力发展的关系

在护理教学过程中,知识掌握与能力发展是相互依赖、相互促进的关系,主要表现为三点。

(1)知识掌握是能力发展的基础。在护理教学过程中,学生能力的发展依赖于他们对学科知识的掌握,因为系统的学科知识是专业能力发展的必要条件。没有一定的知识作为基础,能力的发展就失去了前提,正如"问渠那得清如许? 为有源头活水来"。学生学习的护理学及相关科学知识,本身蕴含着丰富的认识方法,是人类知识传承积累的成果和能力创新的结晶。学生在掌握知识的过程中学会基本认识方法,发展自己的基本能力与专业能力,同时运用知识解决护理实际问题。因此,学生知识越丰富,理解越深刻,他们的能力发展水平就越高。

(2)能力发展是知识掌握的必要条件。随着护理教学过程的深入,学生对知识的掌握依赖于他们的能力发展。一般说来,能力发展较好的学生,学习效率较高;能力较差的学生,学习上的问题也增加。因此,发展学生能力是顺利进行知识教学的重要条件,是提高教学质量的有效措施。尤其是在科学技术迅猛发展、知识更新周期加快的年代,教学内容迅速增多,更需要在教学中培养和提高学生的能力,适应护理专业发展需要。

(3)在教学过程中应把知识掌握与能力发展有机结合。掌握知识与发展能力是在同一认识活动中实现的,两者相辅相成,教学中应促使两者有机结合。学生知识的多少并不意味其能力发展的强弱。学生的能力是他们成功完成某种活动的心理特征。因此,在护理教学中,应保证教学内容的科学性、系统性,注重调动学生学习的积极性与探索精神,引导学生主动参与教学过程,充分运用自己的精准认识能力、敏捷的思维能力,深刻理解和把握知识所反映的客观事物的内在联系与规律,创造性地运用知识来理解和解决实际问题。

(三)知识掌握与品德教育的关系

护理教学过程,不仅是学生掌握护理知识,构建合理的知识体系的过程,也是学生提高思想觉悟,养成良好的职业道德的过程。

(1)掌握知识是进行思想教育的基础。①在护理教学过程中,科学知识本身具有丰富的教育因素,无论是自然科学、社会科学,还是人文科学,都蕴藏着丰富的价值观、世界观及探索者的治学态度、精神力量,这都为学生确立正确的、科学的世界观和职业价值取向奠定了基础;②在护理教学过程中,教师所传授的知识,常会融入他们的立场、观点、思想感情、工作态度等,这也会对学生产生不同程度的影响,如果教师关爱学生,为人师表,热爱护理教育事业,那么他们的教学必然对学生产生潜移默化的思想教育作用;③学生掌握知识的过程,本身就是道德实践与品德修养的过程,要牢固掌握知识,学生必须具有勤奋、严谨的态度和坚强的意志,锲而不舍的精神。

(2)品德教育是知识掌握的重要条件。品德教育能帮助学生形成良好的思想品德,提高分辨是非的能力。这就为学生有效学习与发展提供了有效保证。教师在教学中,如果能结合学生思想实际,结合护理工作的性质与特点,有的放矢地对学生进行思想教育,就可以引导学生自觉地从所学知识中汲取思想营养,养成优良的职业素养。学生品行越好,学习目的越明确,他们对护理学专业会更热爱,他们学习就更主动、更富有创造性。可见,品德教育能促进学生知识的掌握。

(四)教师与学生的关系

护理教学过程是护理学教师与学生共同活动的过程,因此,教师与学生的关系是护理教学过程中最主要的关系。处理好师生在护理教学中的地位和作用的关系,是护理教学过程中至关重要的理论与实践问题。

(1)教师是教学过程的主导。教与学是一个矛盾的统一体。教师的教是矛盾的主要方面,教师受过教育专业训练,精通所教专业知识,了解学生身心发展规律,他们的任务是根据护理培养目标,把课程规划、课程标准、教科书所规定的内容传授给学生。对于学生来说,只有借助教师的教导与帮助,才能以简捷有效的方式掌握护理学专业知识与能力,教学如何进行,是由教师的教学水准所决定的。

(2)学生是教学过程的主体。在护理教学过程中,学生既是教育的对象,又是学习活动的主体。教师传播的护理知识、技能,施加的思想影响都要通过学生自己的认真观察、积极思考和自觉练习、运用,才能转化为他们自己的知识财富、智慧才能、思想观念。因此,学生如何学、学习效果怎样是由他们自己决定的。所以,学生的主体意识越明确,学习主动性就越强,学习效果就越好,个体身心发展就越大。

(3)教师与学生在教学过程中不可分割。在护理教学过程中,教与学双方是相辅相成、相互促进的关系。教师主导作用的充分发挥主要体现在承认学生在教学过程中的主体作用,教学中,将启发式理念贯彻始终,激发学生学习护理知识的兴趣与欲望,鼓励他们独立探索,引导他们积极思考,创造性地进行活动。如果背离教师的主导作用,学生主动性就会具有盲目性,导致学习过程事倍功半。而学生学习积极性的提高,又会进一步促进教师主导作用的实现。因此,在护理教学过程中,必须充分发挥教与学双方的积极性。

(张淑敏)

参 考 文 献

[1] 田玉凤,沈曙红.实用临床护理指南[M].北京:人民军医出版社,2011.

[2] 石洪菊,王小五,李忠菊.临床护理指南[M].西安:陕西科学技术出版社,2011.

[3] 温韬雪.危重症临床护理指南[M].北京:人民卫生出版社,2013.

[4] 王建荣,周玉虹.外科疾病护理指南[M].北京:人民军医出版社,2012.

[5] 姜军.现代乳腺外科[M].北京:人民卫生出版社,2014.

[6] 王建荣.肿瘤疾病护理指南[M].北京:人民军医出版社,2013.

[7] 刘悦新.妇产科护理指南[M].北京:人民军医出版社,2011.

[8] 梁小玲.实用手术室护理指南[M].兰州:兰州大学出版社,2012.

[9] 周文娟,刘义兰,胡德英.新编骨科康复护理指南[M].武汉:华中科技大学出版社,2013.

[10] 马燕兰,侯惠如.老年疾病护理指南[M].北京:人民军医出版社,2013.

[11] 杨晓玮,岳树锦.中医护理技术[M].北京:人民卫生出版社,2014.

[12] 孙秋华.中医护理技术及临床应用[M].北京:人民卫生出版社,2013.

[13] 杜春萍,梁红锁.康复护理技术[M].北京:人民卫生出版社,2014.

[14] 席淑华.实用急诊护理[M].上海:上海科学技术出版社,2012.

[15] 孙玫,田丽.急诊护理操作手册[M].北京:人民军医出版社,2011.

[16] 马小琴.常见恶性肿瘤放射治疗护理[M].兰州:甘肃科学技术出版社,2014.